中西医结合研究思路与方法

主　　编　　张子理　金　宇

副 主 编　　林　洪　岳双冰　田　欢　张广路

编　　委　　（按姓氏笔画排列）

甘洁文　田　欢　宋亚中　张　莉　张久梅

张广路　张子理　陈启庭　范中农　林　洪

卓超林　岳双冰　金　宇　蔡俊媛

编者单位　　深圳市第二人民医院

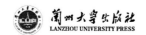

兰州大学出版社
LANZHOU UNIVERSITY PRESS

图书在版编目（ＣＩＰ）数据

中西医结合研究思路与方法 / 张子理，金宇主编
. -- 兰州 : 兰州大学出版社，2021.11
ISBN 978-7-311-06064-0

Ⅰ. ①中… Ⅱ. ①张… ②金… Ⅲ. ①中西医结合－
诊疗－研究 Ⅳ. ①R4

中国版本图书馆 CIP 数据核字 (2021) 第 234387 号

责任编辑 马媛聪
封面设计 汪如祥

书　　名　中西医结合研究思路与方法
作　　者　张子理　金　宇　主编
出版发行　兰州大学出版社　（地址:兰州市天水南路222号　730000）
电　　话　0931-8912613(总编办公室)　0931-8617156(营销中心)
　　　　　0931-8914298(读者服务部)
网　　址　http://press.lzu.edu.cn
电子信箱　press@lzu.edu.cn
印　　刷　西安日报社印务中心
开　　本　787 mm×1092 mm　1/16
印　　张　21(插页2)
字　　数　423千
版　　次　2021年11月第1版
印　　次　2021年11月第1次印刷
书　　号　ISBN 978-7-311-06064-0
定　　价　70.00元

前 言

　　中医、西医和中西医结合三支力量并存的局面是中国医学界独具的特点。中西医结合是我国医药工作的一个重要组成部分，是我国医药卫生事业的重要特色之一，中西医结合工作及学术发展，有利于我国医药卫生事业乃至世界医学事业的发展。近七十年来，我国的中西医结合研究工作，通过广大中西医药工作者的不断实践、努力探索，取得了丰硕成果，形成了我国医学的一大优势。2015年，著名药学家屠呦呦教授，因为对传统中药青蒿的有效成分青蒿素抗疟作用的研究，为人类健康做出了伟大贡献，荣获了诺贝尔生理学或医学奖，实现了中国科学家获诺贝尔生理学或医学奖零的突破，成为21世纪中西医结合研究领域的重大新闻焦点。2019年12月以来，新型冠状病毒肺炎疫情（以下简称新冠肺炎疫情）爆发，全国中医药工作者积极作为，不辱使命，充分发挥中医药的特色和优势，中医药参与救治确诊病例的占比达到92%。中医药的介入大大提升了新冠肺炎的治愈率和社区防控能力，有效缓减了治疗困境，迅速战胜了新冠肺炎疫情，取得了阶段性成果。

　　为了适应中西医结合临床、科研及教学的需要，展示我国中西医结合发展的历程与特色，我们编写了《中西医结合研究思路与方法》一书，供医学院校学生、中西医结合工作者以及相关的科研人员和医疗行政管理者参考。本书站在历史发展的角度，以中医学与西医学相比较的视野，对中西医结合的形成、发展与不断成熟的进程，中西医结合研究的方法、思路以及中西医结合研究所取得的成果等方面进行了系统论述。

　　本书内容包括总论、中西医学比较研究、中西医结合研究基本方法、中西医结合研究思路、中西医结合临床研究指南、恶性肿瘤中西医结合研究方法共六章。其中总论部分概括论述了中西医结合的定义，我国的中西医结合方针，中西医结合发展简史，中西医结合研究取得的成就及其发展趋势；中西医学比较研究一章较详细、客观地比较了中、西医学两个体系在生理学、病因学、病理学、药理学等基础理论以及诊断学、治疗学等临床体系方面的差异；中西医结合研究基本方法一章主要介绍了中西医结合研究领域中常用的方法，如实验研究方法，病、证、药结合研究方法，动物模型研究方法，多学科研究方法等；中西医结合研究思路一章包括中西医结合基础理论研究思路、临床体系中西医结合研究思路及中西医结合药理学研

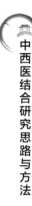

究思路等；中西医结合临床研究指南一章系统介绍了常见研究方法的中西医结合临床指南；恶性肿瘤中西医结合研究方法一章介绍了常见恶性肿瘤和并发症的中西医结合治疗及其中西医结合治疗现状和展望。

中西医结合学具有非常丰富的内涵，作为一门学科，目前已经形成并趋于成熟，但仍处于发展阶段，有许多有待研究和探讨的学术问题，本书仅仅提供了开展中西医结合研究工作的一些思路与方法，希望对有志于从事本领域工作的同学或正在从事本领域工作的同道有所帮助。限于我们的学术水平，加之编写时间较为仓促，不足之处在所难免，殷切希望教学人员和读者在使用过程中，提出宝贵意见，以便今后进一步修改和完善。

张子理 金宇

2021年10月

目 录

第一章 总 论

中医学和西医学是在两种不同的历史文化背景下发展起来的两种医学体系。两者在基本理论、思维方法、诊断标准、病机阐释等方面存在较大差异。中医学宏观博大，深及宇宙，而西医学微观精细，微至粒子。因此，许多人认为中、西医是不可能结合的。但中、西医学的研究对象都是人体及其疾病与健康，它们有着共同的内在本质，因此是完全可以相互结合的。

中西医结合学科是以我国传统中医学为基础，同时又吸收了西医学的特殊历史过程和现实条件。它是现代医学发展的必然结果，是相邻学科相互渗透、相互补充、相互融合和相互促进的必然结果，是我国医学70多年发展的产物。

中西医结合学科将传统的中医中药知识和方法与西医西药的知识和方法结合起来，在提高临床疗效的基础上，阐明作用机理进而获得新的医学认识的一种途径。中西医结合是中华人民共和国成立后政府长期实行的政策，也是我国医疗卫生事业的一项重大工作方针。中西医结合是中、西医学的交叉领域。中西医结合发轫于临床实践，以后逐渐演进为有明确发展目标和独特方法论的学术体系。

中西医结合的研究历来以中医理论为指导，坚持中医临床辨证施治的特点和优势，它与现代医学理论和实践的发展紧密结合。要提高医疗水平和医疗能力，就要根据广大群众的需要继承和发扬中医药传统，不断进步和创新发展。中西医结合的临床、教学和科研体系在发展中逐步形成。目前，中西医结合学科与传统中医学、中药学一样，都属于国家确定的一类学科。

中西医结合工作一直是中华人民共和国成立后我国医疗卫生工作方针的重要内容之一，是党的中医政策的重要组成部分。近年来，中央领导同志对中西医结合工作做了一系列指示，指出了这项工作的重大意义，阐明了中西医结合工作是我国一贯重视的卫生工作方针，是我国卫生事业的一大特色，认为中、西医学应加强团结，相互借鉴，弘扬中医药学，丰富现代医学，为人类健康做出贡献。在学术和临床实践中，应允许发挥两者的优势，探索中西医结合的理论和方法，提高防治疾病的能力，提高医学学术水平，促进中西医结合的发展。

中西医结合丰富了我国医学科学的内容，为广大人民群众的防病治病提供了更多更有效的手段，它为我国医学科学的发展开辟了一条新的重要途径，形成了中医

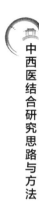

药的优势和特色，引起了中外医学界越来越多的关注。

一、中西医结合医学的形成

中西医结合的形成是一个漫长的过程，其理论体系的逐步完善凝聚了全体中、西医学家的集体智慧。中西医结合是指吸收中医和西医的精华，将其融合成为一个有机的整体，临床上达到最佳疗效。中西医结合在中国经过近半个世纪的相互促进、融合和结合，逐步发展起来，它吸收了中医和西医各自的优点和特点，取得了比单一中医或西医治疗更好的疗效。中西医结合的形成大体经历了以下四个阶段。

（一）中西医结合的简单描述阶段

20世纪50年代的临床试验描述阶段可以说是中西医结合的简单阶段。此阶段主要采用西医诊断、中医治疗或中、西药结合治疗，并结合西医观察临床疗效。

（二）中西医结合研究的初始阶段

20世纪60年代与70年代临床和实验研究的初始阶段。其特点是临床学科开展中西医结合防治研究，体现了中西医结合的优势。临床上主要采用辨证分型的方法对疾病进行分析，并进行试验研究，取得了一些研究成果，如针刺麻醉、中西医结合治疗骨折和急腹症等。

（三）中西医结合研究的深化发展阶段

20世纪80年代，基础研究和临床研究深化发展阶段，以及机制创新和理论探讨阶段。主要运用实验研究观察手段和动物模型，将证候与经络研究推向更深入的层面。

（四）中西医结合学科建设和发展阶段

20世纪90年代以后，中西医结合学科建设和发展阶段。1982年，国务院学位委员会将中西医结合确定为一级学科，开始招收中西医结合专业研究生，极大地推进了中西医结合学科建设；1992年，国家标准《学科分类与编码》将中西医结合医学确定为一门新学科，促进了中西医结合研究，把学科建设作为主要发展方向和重要任务。

二、中西医结合的方式方法

与传统中医和现代医学相比，传统中医和现代医学结合形成的中西医结合学具有很大的优势，它是两种医学的延伸和发展。人们可以通过疾病的预防、诊治、护理及对中医药的理论研究和处方应用使中西医得到结合。通过广大医务工作者的长期实践和研究，人们总结出中西医结合的具体途径和方法，可以归纳为以下几个主要方面：

（一）预防疾病方面的结合

中医学历来提倡体育锻炼，预防疾病，早在《内经》中就提出了"不治已病治未病"的预防思想。同样，西医也非常重视疾病的预防。在具体实践中，中医、西医都考虑了内外因素。中医认为"正气存内，邪不可干"，"邪之所凑，其气必虚"，它注重内因，善于调节机体抗病能力，即所谓的非特异性免疫。西方医学运用现代科学技术对传染病预防进行了大量的实验研究，在疾病预防方面积累了丰富的经验，尤其是在调动机体特异性免疫力方面。如果我们把两者的优势结合起来，便可以开辟一条新的预防途径。

（二）疾病诊断方面的结合

病证结合把疾病和证候结合起来诊断疾病，通过西医诊断确定病名，同时对中医辨证分型、分期。这样，从两个不同的医学角度来看待疾病，不仅是病因和局部病理改变，而且是整个病程的整体反应和动态变化。西医辨病可以弥补中医无证可辨的困境，中医辨证也可以弥补西医的不足，如西医诊断无病但患者有自觉症状，或西医诊断明确的疑难病但疗效差，可根据中医辨证论治。西医辨病与中医辨证相结合，是对临床辨证发展规律的深化，不仅弥补了辨证论治的一些不足，同时也丰富了传统辨证论治的内容，使辨证论治的理论有了新的发展。

（三）疾病治疗方面的结合

在治疗上，综合协调是指不同方面的治疗按照中、西医各自的理论选择自己的治疗方法，不是简单的西药加中药，而是有机协调和相互补充，往往可以取得较高的疗效。如中西医结合治疗胆石症有显著疗效。运用胆醇、熊去氧胆酸或爱活胆通等西药，结合清热解毒、利胆化湿、疏肝理气和溶石排石等中药，配合耳穴压豆或胆肾结石治疗仪、旋磁排石仪和推按运经仪等器械，可消炎止痛，增加胆囊收缩，松弛奥迪氏括约肌，加速胆汁流出。中西医结合的协同作用使排石效果显著提高。

（四）中西医诊断结合方法的研究

主要是运用西医和现代科学方法研究中医的四诊，或创新诊断方法。最常用的方法是经络诊断和脉诊、舌诊的研究。将经络检查结果与西医诊断对照，建立经络诊断方法。通过各种脉象和舌象仪器，用图像、曲线和图形等客观指标来表达医生诊断脉象时手指下的感觉，通过病理形态学、细胞学和生物化学等客观反映舌苔和舌质的变化，血液流变学和光学除脉象和舌象相关的中医控制外，还从病理生理学、生物化学、微生物学、免疫学和血流动力学等方面探讨疾病的病因和发病机制，有助于实现中医四诊的仪器化、客观化和规范化。

陈可冀院士认为，中西医结合就是用现代医学知识和方法继承与发展中医药。中、西医学相辅相成，相互借鉴，共同发展的新的医学体系。现代科学技术的发展推动了现代医学的进步。特别是近年来，随着医学影像学、分子生物学、生物技术

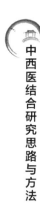

和生物医学工程学的飞速发展，它更准确地解释了疾病的病理生理学，其先进性和客观性是毋庸置疑的。中医学也可以利用这些科研成果来诊断疾病，达到西医物理诊断和中医治疗的目的。例如，对于中医证候不典型的输尿管结石，我们可以用 X 线检查找到结石。当然，对于患者有自我症状而西医诊断无病的，我们也可以通过中医进行诊断。例如，一些原因不明的腹泻，大便镜检和培养均为阴性，钡餐透视无异常，西医无法诊断本病，此时，根据中医脾阳虚或脾肾阳虚的辨证，分别采用温脾阳或温补脾肾法进行治疗。

（五）同时结合疾病的诊断和治疗

包括诊断上的病证结合、治疗上的综合配合和理论上的相互运用。病证结合是通过西医诊断确定病名，同时中医辨证分型、分期。这样，我们就可以从两个不同的医学角度来看待疾病，既要关注病因和局部病变，又要考虑整个病程的整体反应和动态变化，指导治疗。综合配合是指在不同的治疗环节，根据中、西医各自的理论选择不同的治疗方法，不是简单的中西医结合，而是有机的配合和相互补充，往往能取得较高的疗效。理论上的相互运用是根据不同的需要，或侧重于中医理论指导治疗，或侧重于西医理论指导治疗，或形成新的中西医结合理论指导治疗。

（六）疾病护理方面的结合

中西医结合可以更好地观察病情。在西医病情观察的同时，结合中医的望、闻、问、切四诊方法，对疾病的观察更加细致严谨，有助于及时发现病情变化，准确判断疾病的预后。中西医结合也改进了护理技术，如体针和耳针结合胃液提取和十二指肠引流，是中西医结合的一个很好的例子。在过去，由于恶心和呕吐导致这样的技术往往失败。针刺咽、交感、神门、内关和足三里穴可降低咽喉部敏感性，促进幽门开放，缩短十二指肠引流时间，减轻患者疼痛。

（七）病证动物模型方面的结合

动物实验是医学发展的基础和条件，每一项重要成果都要用到动物实验，而建立病证结合的动物模型是中医基础理论和临床研究的重要基础。病证结合动物模型是指在中医理论指导下，现代医学理论与实验动物科学知识的恰当结合，分别（或同时）采用中医病因病证动物模型和现代医学疾病动物模型，使动物模型具有病证兼备的特点。研究病证结合的动物模型，对于阐释中医基础理论的科学内涵和外延，具有重要的学术价值和应用前景。

（八）中医治法治则方面的结合

主要从活血化瘀、清热解毒、益气养血、通理攻下和扶正固本等方面进行论述。在肯定疗效的基础上，了解用药规律，筛选处方，对适合治疗原则的相关处方药物的药理作用和组成及配伍机理进行实验研究，并将所得知识应用于临床验证。

（九）中医基础理论方面的结合

中、西医理论都是劳动人民同疾病做斗争的经验总结。中医理论以朴素唯物主义和辩证法为指导，以阴阳五行学说为推理工具，以脏腑经络理论为核心，以辨证论治为临床特点，重视三因制宜以及人与环境的关系，它强调整体，注重内因。但是，由于历史的局限性，它是一种由人类感官直接研究的实用医学，缺乏现代实验研究，因此推理比较笼统，往往依靠自然哲学来解释，有时难免夹杂着唯心主义的糟粕。西医理论是在现代工业的基础上，运用现代科学技术和知识发展起来的。基础医学的根基比较牢固，对生理、生化和形态学的观察相对客观、细致，病因、病机和病理变化分析比较深刻，推理十分清楚。但由于受资产阶级哲学的影响，有时容易用孤立、片面和静态的观点来看待问题，因此不能充分揭示事物的内在本质。这就需要我们把两者结合起来鉴别疾病。

中医的基本理论非常丰富，其中一些完全不同于西医。以往对阴阳学说、气血学说和藏象学说及相关"证本质"的研究主要是从西医的角度进行的。方法是以临床证据为基础，建立研究对象的特点，通过建立中医理论的动物模型或动物疾病模型，寻找中、西医理论的结合点。临床上可从西医角度研究阴阳、脏腑状态和气血津液及相关证候。例如，对于藏象学说，通过测定脾虚证患者的唾液分泌量、排碘量、粪便淀粉酶、唾液淀粉酶和24小时尿量和痰量，来研究和探讨"脾主涎液"和"脾主运化水湿"的理论；通过心-眼反射、垂直-水平反射、局部出汗试验和血中乙酰胆碱的测定，观察脾虚证与自主神经的关系，揭示脾虚证的本质以及中医"脾"功能的物质基础。再比如经络理论，利用脉冲电流对人体不同部位进行刺激，研究经络的路径、循环和敏感点与穴位的关系，初步确认经络的存在。

（十）方剂药物研究方面的结合

用研究西药的实验方法来研究中药的作用机理，可以使中药西药化。例如，从中医的角度来看，人们知道麻黄具有发汗、散寒、宣肺、平喘、利尿和消肿的作用，从麻黄中提取麻黄碱，其药理作用与肾上腺素相似，可松弛小支气管平滑肌。因此，麻黄碱被归类为肾上腺素类似物或肾上腺素能受体激动剂，用于预防和治疗支气管哮喘。近年来，通过大量的现代研究，以中西医结合的观点，我们发现，麻黄通过增加汗液分泌、抗菌和抗病毒来开泄腠理；通过抗炎、抗痉挛、抗过敏、祛痰和减轻支气管黏膜肿胀等功能来达到宣肺平喘的作用；通过发汗和利尿等功能来利水消肿。这使人们了解到麻黄的发汗散寒、宣肺平喘和利尿消肿等的作用机制，并对麻黄的治疗效果有了更深入的了解。

在临床应用上，中药方剂与西药各有优势。中药方剂强调药物与机体相互作用的协调统一，作为一个整体起着多层次、多环节和多途径的调节作用，但难以达到方便快捷的目的；西医见效快，但其不良反应多，易产生耐药性。二者的合理组

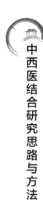

合，可以使药物产生协同作用，发挥优势，提高疗效，达到标本兼治的目的。

运用中、西药相须和相使的中西医结合原则，使中、西药疗效互补，可以提高临床疗效。例如，扩张冠状动脉的西药普利拉明可预防心绞痛，其疗效快但持续时间短，与中药三七和赤芍合用能增加冠脉血流量，降低血脂，加郁金活血化瘀，能防止动脉粥样硬化斑块形成，普利拉明与三七、赤芍和郁金等中药组成的舒心散相辅相成，抗心绞痛作用时间明显延长。

根据中、西药相畏和相杀的原则，通过中医药的应用，可以减缓西药的毒副作用。例如，一般癌症术后病人会接受放射治疗和化疗，这些治疗往往会产生副作用，如恶心、呕吐和食欲不振及其他肠胃症状；尿频、尿急、尿痛和血尿及其他泌尿系统症状；白细胞计数减少和贫血及其他血液系统症状。中医认为，肿瘤放化疗的并发症与中医的气虚下陷、阴虚内热、湿热下注和虚火上炎等症状相似。中医药的应用可以减少化疗和放疗的副作用，改善泌尿系统和消化道等全身反应，提高生活质量，提高生存率，帮助患者完成放化疗疗程。

（十一）针灸及经络方面的结合

将中医经络精髓与西医理疗相结合，开创了一种新的理疗方法。如新明穴和向阳穴电刺激治疗中枢性视网膜炎，穴位紫外线照射治疗神经衰弱，穴位激光治疗白内障等。同时，将传统的中医方法与放射学检查相结合，提高诊断质量。如针刺足三里和中腕穴结合上消化道钡餐检查鉴别十二指肠球部变形；针刺阑尾穴结合 X 线诊断慢性阑尾炎；口服中草药泻药作为肠道促进剂，完成消化道钡餐检查。

主要有五个方面：第一，针灸已应用于西医各临床部门，治疗 300 多种疾病；第二，传统针灸技术与西医理论方法相结合，创造了头针、耳针、电针、掀针和激光针灸以及穴位注射等治疗方法；第三，采用生理、化学、生物化学、微生物和免疫学等方法，研究针灸对人体各个系统的作用机理，为针灸提供现代科学依据；第四，将针麻的临床应用与针灸镇痛原理的研究结合起来；第五，在肯定经络现象和总结经络感觉传递规律的基础上，结合中西医理论，探讨经络的作用机理。实验性针灸学是在中西医结合的过程中逐渐形成的一门新兴学科。

（岳双冰）

第一节 概 述

中医、西医和中西医结合三支力量并存的局面是中国医学界独具的特点。中国传统医学的完整性、系统性和实用性以及在现代医学面前表现出来的优越性和稳固性，是世界任何民族的传统医学都无法比拟的。大力提倡、支持和促进大规模地、全面系统地运用现代科学方法发掘、整理和研究传统医学遗产，使之逐步形成一个相对独立的中西医结合学科，形成一支与中医、西医并列的中西医结合力量，是中国政府的一大创举。

作为中国传统医学和西方传入的现代医学相互碰撞和相互交流的产物，中西医结合的产生有其历史的必然性。而这种处理传统医学和现代医学关系的模式，在世界范围内完全没有成功的经验可以借鉴，中西医结合上的开创性，决定了它的艰巨性。几十年来，虽然中西医结合的层次不断提高，人才队伍不断壮大，科研、医疗、教学和编辑出版机构不断增多，相继取得的举世瞩目的科研成果，对世界医学乃至世界科学的影响日益扩大，但中西医结合的道路一直充满着坎坷，至今仍然存在着一些难以一时解决的问题，常常在医学界乃至社会各界引起各种不同的评议，包括来自不同方面的反对声。把中西医结合事业放到它产生和发展的特定环境中进行历史的考察，有助于对中西医结合的历史价值做出客观和公正的评价。中西医结合史是中国现代医学史的一个重要方面，系统回顾几十年来中西医结合的历史进程，全面总结经验教训，对发展中医、中西医结合事业乃至中国和世界的医学科学，都具有重要的历史意义和现实意义。

一、中西医结合概念的形成过程

（一）中西医结合的概念

中西医结合的概念，目前尚无定论。一般认为，应包括两个范畴：中国卫生工作政策的管理和中医学术研究的发展。关于它的概念有两种代表性的观点。一是主要从学术层面提出"中西医结合"的基本内容、模式和目标。认为：中西医结合可定义为，综合应用中国医药学与西医药学的方法和理论，在中西医结合研究过程中，不断创造中西医结合方法和理论，研究人体的结构和功能、人体与环境的关系以及人体与社会的关系等，探索和解决人类身心健康和疾病发生以及生命问题等的一门医学。二是主要从医学临床实践的层面，提出了中西医结合的概念。认为：中西和西医工作者应该相互合作，中西和西医学术应该相互配合，主要目的是提高临床疗效，这一实践过程，就是中西医结合。

目前，人们普遍认为，中西医结合是中医学知识和方法与西医学知识和方法相结合，在提高临床疗效的基础上，阐明机理，获取新医学知识的一种途径。是中华人民共和国成立后政府的一项长期政策。中西医结合是中、西医学的交叉领域，也是我国医疗卫生事业的一项工作方针。中西医结合起源于临床实践，逐渐形成了一个发展目标明确和方法独特的学术体系。

（二）中西医结合概念的形成过程

"什么是中西医结合？""中西医能够结合吗？""中西医就这样结合吗？""这也

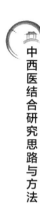
算中西医结合吗？"等等，这类问题一直在中医界和中西医结合界的学术讨论中引起激烈的口头辩论和严肃的文字争鸣。在人们的辩论和争鸣中，不少时候是由于对"中西医结合"概念理解的分歧，使得辩论和争鸣失去了应有的意义。所以，联系"中西医结合"概念的形成和演变过程，认清这一概念的最本质的含义，对所有从事中西医结合研究和思索中西医结合问题的人都是非常必要的。

有人指出："结合"即融合、合并、合一和统一之意。所以"中西医结合"就是把中医中药的知识和西医西药的知识结合起来，即把中、西医药相互融合、合并、合一和统一，从而创造我国的新医药学。但是，这一应该是最具有权威性的结论，只是解释了"中西医结合"的字面意思，对"中西医结合"概念的外延和内涵根本没有做真正的说明。这一问题仍然迫切需要更深入的研究。

"中西医结合"的概念具有比较宽泛的外延：中、西医生的团结合作，中、西医疗技术的并用，中、西药物的配伍，中、西医理的互证以及中、西医学的交融，都属于"中西医结合"的范畴。发展统一的具有中国民族特点的新医药学，是中西医结合的最终目标，所有与实现这一目标有关的自觉行为，都应当视为中西医结合的工作。当然，表达概念的同一个词可以表达不同的概念，表达同一个概念也可以使用不同的词。所以除了字面的含义之外，要想真正弄清特定概念的特定含义，还必须深刻理解其产生的背景和演变的历史。

毛泽东同志于20世纪40年代在延安时期即主张"中西医一定要结合起来"。1949年9—10月间，他在接见中央人民政府革命军事委员会卫生部召开的第一届全国卫生行政会议代表时指出：必须很好地团结中医，提高技术，搞好中医工作，发挥中医力量。1950年8月，他又为第一届全国卫生工作会议题词："团结新老中西各部分医药卫生工作人员，组成巩固的统一战线，为开展伟大的人民卫生工作而奋斗！"在毛泽东主席题词的指引下，那次会议将"团结中西医"与"面向工农兵"和"预防为主"一并确定为指导中华人民共和国卫生工作建设的三大方针。中华人民共和国成立前后党和政府提倡的中西医团结合作是"中西医结合"的最初含义。

"中西医团结"与"中医科学化"，是第一届全国卫生工作会议所强调的和中医工作有关的两大主题，也是会后制定中医政策的思想基础。"中医科学化"否定了中医理论的科学性，只强调中医经验和"科学医学"的结合。以"中医科学化"为目的的中医进修教育，虽然具有时代的必要性和一定的进步意义，但完全取消了产生新中医的教育，并制定了一系列限制、歧视中医的具体政策，影响了中医的积极性，实际上破坏了中西医的团结合作。1951年以后，中央卫生部轻视、歧视中医的错误得到纠正，中医被请进西医医院参加工作，中西医真正获得了在临床诊疗工作中团结合作的机会。在中西医团结合作的过程中，先后采取了西医诊断中医治疗、中西医综合治疗以及西医辨病和中医辨证相结合等临床诊疗方法，这些初级形式的中西医结合，后来也在中西医兼通的"西学中"新型医生的临床工作中得以实现。

中、西医关系的本质问题不是人士问题而是学术问题。中西医结合的关键并不是人士的团结，而是学术的结合。1952年何云鹤发表的《现代医学和中医的结合》一文，是中华人民共和国成立后最早明确提出"结合"概念的文章，而该文认为"可能的结合"只能是经验与实验的结合，而绝不是医学理论的结合，通篇充满了"中医科学化"的情调。后来当中医学作为一种完整的医学体系受到中国社会各界的重视后，很长时期内医学界无人再讨论中、西医能否结合的问题，因为在党和国家领袖的号召下，中西医结合迅速变成了大规模的群众运动。

这一群众运动是从西医学习中医开始的。全国第一届西医学习中医研究班于1955年底中医研究院成立的同时开学，至1958年7月毕业，培养出了中国医学史上第一批中西医兼通的新型医学人才。毛泽东主席于1958年10月11日就今后举办西医离职学习中医的学习班的问题，对《卫生部党组关于组织西医学习中医班总结报告》写了重要批语。中共中央遵照毛泽东指示写了《对卫生部党组关于组织西医学习中医班总结报告的批示》，于1958年11月18日附以《中央卫生部党组关于西医学习中医离职班情况成绩和经验给中央的报告》下发上海局及各省、市、自治区党委，并于1958年11月20日在《人民日报》发表，很快在全国引起了巨大反响。1958年11月28日，《人民日报》发表了《大力开展西医学习中医运动》的社论，对中央的批示进行了宣传，并发出了更加强有力的号召。毛泽东主席的批语"中国医药学是一个伟大宝库，应当努力发掘，加以提高"很快在全国传诵，并成为20世纪60—70年代家喻户晓的"最高指示"。

毛泽东主席1956年8月24日在同音乐工作者谈话时指出："要以西方的近代科学来研究中国的传统医学的规律，发展中国的新医学。"

1959年1月25日《人民日报》社论《认真贯彻党的中医政策》指出：在我国的医药学遗产里面，有大量的具有科学性的精华，我们必须把这些精华认真地吸收起来，这也是发展我国的新医学的必要条件。而用以发掘和整理这一座伟大宝库的手段则是现代科学的方法。发掘和整理我国医药学遗产的结果，无疑将使我国现代的医学科学知识更加丰富，便于我国的医药学家对现代医学做出更多的创造性的贡献，便于发展有独创性的医药学派。

1960年4月卫生部党组《关于全国西医学习中医经验交流座谈会情况的报告》指出，中西医结合，用现代科学方法整理研究祖国医学的工作，目前大体有以下几种类型：第一种是，用中医和西医的理论与方法，结合临床，对某些疾病进行综合性的研究，使中西医学术逐步交流，并开始产生出新的理论。第二种是，用生理学等现代基础医学研究中医学术，进而推动基础医学科学的发展。第三种是，在中西医结合治疗病人的过程中，系统整理临床经验，从一种病到多种病以至到整个科如内科和外科等，总结中西医结合的防治办法和临床治疗规律，并逐步深入到理论研究，以逐步形成新的临床医学体系。第四种是，用现代自然科学方法，从物理学、化学和电学等方面对祖国医学进行综合的研究，以丰富医学科学内容并产生出新的学科。这些牢牢建立在实验科学基础上的研究方式和方法一直沿用至今。

党和国家提倡的"中西医结合"的概念到1960年已经基本定型，以上引述的领袖指示、党报社论和政府文件等，应该成为理解"中西医结合"概念的基础。我们有充分的依据下这样一个定义使"中西医结合"的概念得以明确：中西医结合，就是在中西医团结合作的基础上，主要由中西医兼通的医学人才，用现代科学方法，发掘、整理和研究祖国医药学遗产，丰富现代医学科学，发展具有中国民族特点的统一的新医药学的过程。

以上为"中西医结合"所下的定义，明确了这样几个内涵：中、西医团结合作是中西医结合研究的基础；中西医兼通的新型人才是中西医结合研究的主体；现代科学方法是中西医结合研究的基本方法；中国传统医学是中西医结合研究的对象；丰富现代医学科学是中西医结合研究的直接结果；发展具有中国民族特点的统一的新医药学是中西医结合研究的最终目标。进一步论述这些思想要点，对真正深刻理解"中西医结合"的概念是非常必要的。

首先必须强调，中西医的团结合作是中西医结合的基础，是中西医结合研究过程的开端。由于总体水平和发展速度的差异以及执业者经济利益的矛盾，中国传统医学和近代传入的西洋医学的交流采取了碰撞和对抗的形式，与西医学的迅速壮大相反，中医学一度陷于濒临消亡的境地。如不改变近代以来形成的中西医学术割据、宗派纷争甚至攻讦敌对的局面，尤其是对中医的轻视、歧视、否定和消灭的态度，中西医结合研究则无从谈起。所以中华人民共和国成立初期制定的"团结中西医"的卫生工作方针，以及1954年以后中西医团结合作的真正实现，是中西医结合迈出的第一步。

在中西医结合的研究过程中，中西医兼通的新型人才是中西医结合研究的主体。在中西医团结合作的临床工作中，通过中西医诊断方法、治疗技术和常用药物的结合与配伍，实现了最初形式的中西医结合。而进一步的中西医结合研究工作，则主要由离职和在职的"西学中"教育培养出的一大批新型医学工作者所承担，几十年来他们一直是中西医结合研究的主要力量。当初强调"关键在于西医学习中医，而不是中医学习西医"，除了突出中医学的科学价值之外，还在于中医界的一般科学文化水平较低，难以通过短时间的教育使之掌握科学研究所必需的知识和能力。后来随着中医院校正规教育的发展，通过进一步学习西医而由中医成长为中西医结合人才者逐渐增多，这类人才与"西学中"人员相比，虽有西医学基础不够坚实的缺陷，但在"系统学习，全面掌握"中医学方面，却又表现出一定的优势。

二、中华人民共和国成立后中西医结合方针

1949年中华人民共和国成立后，中央高度重视中西医结合工作。1954年，"团结中、西医"被列为我国卫生工作的四大原则之一，1955年又提出了西医学习中医的原则。1955年11月4日，《光明日报》在《积极推进西医学习中医》的社论中指出：鼓励西医学习中医，是做好中医药工作，发扬祖国传统医学遗产的关键。中国共产党号召西医学习中医具有非常重要的目的和意义，就是为了利用先进科学方法整理和提高中医药，研究和发扬祖国医学，使它成为我国医药学的重要组成部分，从而为世界医学做出贡献。继而提出了"系统学习、全面接受和整理提高"的西学中十二字方针。

1955年底至1956年初我国先后在北京、广州、上海、武汉和天津等6大城市成立了6个西医学习中医的学习班，2年半为一期，共305人。1958年10月11日毛泽东主席对西医离职学习中医班做了重要批示："中国医学是一个伟大宝库，应努力发掘，加以提高"，为中医药工作和中西医结合指明了方向。批示中指出，培养"中西结合的高级医师，其中可能会出现几个高明的理论家"。它体现了毛泽东的中西医结合思想，对我国中西医结合人才培养给予了充分肯定和希望。这一批语意义深远。首先，它展示了毛泽东对中医的科学认识和判断，铸造了伟大的思想家、哲学家、理论家和战略家的思想、理想、信念、见识和博大情怀。二是具有划时代的意义，扭转了过去西方医学反对中医、歧视中医和排斥中医的局面，纠正了西医认为"中医是封建医学""中医是不科学的"等错误观念。在这一科学结论的深刻启示和指导下，我们开始重视和加强中医药的研究。三是成为中医药工作者和中西医结合工作者的行动纲领，极大地激发了广大西医学者学习中医的积极性。四是为党中央和国务院制定卫生工作、中医药和中西医结合政策奠定了思想理论基础，为创建统一的新型医药学提供了理论指导。

60多年的实践证明，毛泽东的教诲是中医药史和中西医结合史上最辉煌的经典篇章。《人民日报》《光明日报》和《健康报》都发表了社论。当时卫生部领导和中央宣传部领导多次发表讲话，使西医学习中医的工作达到高潮。1958年10月至1960年5月期间，共有37个西医学习中医班，学员超过2300人。中国在职西医学生约有36000人主修中医。高等和中等医学院校开设中医药学课程。在资深的西医人员中，有一批认真学习中医的积极分子。一些一流的西医专家积极研究中医学的宝库，并进行了一些高水平的理论探索。一些西学中人员和中医工作者对难治性疾病（如肿瘤、高血压、肝硬化和慢性肾炎等）进行了大量的研究，并对中医经络学说、验方和秘方以及中药等进行了研究，促进了中西医学的发展。

实践证明，中医药学伟大宝库能够为全人类的健康做出巨大贡献，培养出优秀

的中西医科学家。60多年的实践证明，毛泽东肯定了开办西学中班，中国组织西医学习中医，培养中西医结合人才的决策是完全正确的。在运用现代科学技术手段，包括现代医药学方法和中西医结合方法开展中西医结合研究，是否要继承和发扬中医药，推动中医药向世界现代化发展，或推动中西医结合发展，使之成为中国在世界上开创的一门新学科，以及改变现代医学界对中医学的认识上等方面，都获得了国内外关注的巨大成就和历史贡献。60多年来，中国有一批西学中学者成为学术界的精英，有的成为院士，也有一些成为中西医结合的著名专家。其中，最引以为豪的是我国西学中老前辈，中国中医科学院著名的药学家屠呦呦教授，她对青蒿素的抗疟作用的研究获得了2015年的诺贝尔生理学或医学奖，实现了中华人民共和国科学家获诺贝尔生理学或医学奖零的突破！证明了毛泽东主席关于中国医学是一个伟大宝库的科学论断，突出了毛泽东的科学远见，即中西结合的高级医生中会出几个高明理论家。2017年实施的《中医药法》明确规定，国家一定要发展中西医结合医学教育，大力培养高层次中西医结合人才。与毛泽东同志关于培养"中西医结合高级医生"的指示一脉相承。

1960年4月9日，卫生部党组给中央文教组的报告和给中央的报告指出，中西医结合，就是用现代科学技术的方法整理中国医药学的工作，当前主要有以下几个类型：第一是运用生理学等西医基础医学方法研究中医药学，以推动中医基础医学发展。第二是把中医与西医的理论和方法同中医临床结合起来，综合性研究某些疾病，促进中医药的学术交流，形成新的中医药理论。第三是用中西医结合方法治疗疾病的过程中，完整地、系统地整理临床经验，从单一病种到多个病种，从一个学科到所有学科，包括内科、外科、妇科和儿科等，甚至在麻醉科和医学影像科等辅助科室，全面总结中西医结合的临床诊疗规律和疾病预防方法，进一步渗透到理论研究工作中，逐渐形成临床医学新的体系。第四就是用化学、物理学和电学等自然科学的方法，综合研究祖国医学，丰富医学科学内涵，产生新的学科。几十年来，这些关于中西医结合的途径、方法和目标的意见和指导，指导了广大中西医结合工作者的研究方向，取得了很大的成绩，仍然具有重要的指导意义。

1980年3月13日，在全国中医药与中西医结合工作会议上，陈慕华副总理谈到中西医结合概念、方法和途径时，提出：中医与西医虽然是不同的两种学术体系，采用的手段和方法不同。但是它们所服务和研究的对象完全相同，目的都是同人类疾病做斗争。两者并肩作战，在防治疾病的过程中，必然要相互吸收、相互渗透、取长补短，这种相互吸收和渗透，就是中西医结合。事实证明，有许多有效的组合形式和方法，应该予以鼓励和支持。她还指出：中西医结合就是一个从量变到质变，从初级到高级不断前进和发展的历史过程，在这一过程中，中、西医基础理论的结合，从初级结合开始，逐步发展为中级结合，最后形成高级结合，这种不断的结合，必然在我国发展和形成新医药学。中西医结合是不断创新的过程，必然导致我国医学甚至世界医学的伟大变革。随后，在国家中医药管理局的领导下，多次召开中西医结合专题会议，成立了处级中西医结合管理机构，制定了中西医结合工作方案，有力推动了中西医结合工作。

1996年底，在中共中央和国务院召开的全国卫生工作会议上，中西医药发展被列为"九五"规划的重大战略任务和2010年的长远目标。这也写进了"中共中央和国务院关于医疗卫生改革与发展的决议"的重要文件中。文件明确指出：中、西医要互相学习，团结合作，取长补短，共同进步，促进中西医结合发展。为我们今后从事中西医结合工作提出了基本方针。

三、中西医结合主要成果

20世纪50年代以后，中西医结合工作不仅在临床医学和预防保健领域得到广泛开展，而且取得了一系列优秀的研究成果。在临床实践中，中西医结合治疗常见病、多发病和难治病取得了显著疗效。例如治疗再生障碍性贫血、心血管及脑血管疾病、月经不调、病毒性肺炎、肛门直肠疾病、骨折、中小型烧伤、血栓闭塞性脉管炎、硬皮病和系统性红斑狼疮等。

在某些急腹症的治疗中，传统的治疗原则发生了变化，成为具有中国特色的一种新的治疗方法。它不仅提高了治愈率，而且使部分患者免于手术治疗，减少了并发症和副作用。治疗内科急症，如心肌梗死、呼吸窘迫综合征、休克和急性弥散性血管内凝血等，亦有良好的效果。在治疗骨折方面，形成了一种新的复位固定方法，能缩短固定时间，促进功能恢复，保持良好的关节功能。

中西医结合也注重非创伤性治疗疾病。西医的一些诊疗方法与气功、针灸和推拿相结合，以其无损伤、简便和有效等优点，越来越受到人们的重视。如气功治疗高血压、针灸治疗神经功能性疾病和冠心病，以及正骨手法治疗软组织损伤等，通过临床观察，均取得了良好的效果。

近年来，中医病理学、实验针灸学和针灸麻醉学等一些新学科已经建立或正在酝酿之中。对中西医结合的认识，除了自身的实践，还取决于科学技术的进步。20世纪80年代以后，中西医结合突破了统一论，将中西医结合视为一种创新，在中、西医学发展的前提下，中西医结合工作取得了新的发展。

从华佗和关羽刮骨疗伤以来，中西医结合一直在进行，只不过在近四十年才开始系统化地结合。因为此时的西医和中医发展很快，特别是在外科和肿瘤治疗领域，中西医结合做出了巨大贡献。

自2019年末新型冠状病毒性肺炎爆发以来，以习近平同志为核心的党中央始终坚持把人民的生命和健康放在第一位，带领全国开展了一场震撼天地的防控疫情人

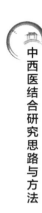
民战争。习近平总书记高度重视中医药在抗击新冠肺炎疫情中的作用，做出了重要指导和科学决策。中医药的介入，极大地提高了社区的治愈率和防治能力，有效地缓解了治疗的困境，加速了新冠肺炎疫情的控制。截至2020年2月17日，中医诊疗新型冠状病毒性肺炎患者60107例，占诊疗总数的85.2%。中西医并重和中西医结合的卫生机制体系，展示了中国特色社会主义卫生事业在抗击疫情中独特的制度优势和治理能力。

新冠肺炎的突然爆发，给了中医药工作者一个展示技能的机会，同时也是对中医能否有效应对和保障人民生命健康的一个重大考验。来自全国各地的中医专家齐聚武汉，共同探索古方。他们将《伤寒杂病论》中的传统经方及其他传统抗瘟疫的经方与当前疫情相结合，在辨证论治的基础上，认识到古方的新用途，开发出临床疗效十分显著的"清肺排毒汤"和"肺炎1号"。此外，当地中医专家还配合针灸和八段锦，有效地提高了治愈率，降低了感染率和死亡率，发挥了重要作用。中医优势在武汉等地的出现，是中医学在新时期繁荣发展的重要体现，这也是新时期中医学继承与创新生命力的最好证明。

中西医结合是打赢防疫战争的重要武器已成为不争的事实。正如张伯礼院士所言，中国人有中医和西医两套卫生保障体系来维护生命健康，是件很幸福的事情。

在党的中西医结合政策的指导下，中西医结合事业取得了可喜的成绩，主要表现在以下几个方面。

（一）建立中西医结合医院和中西医结合研究所

目前，我国已形成了以中西医结合医院为主体，以综合医院中西医结合科室为基础，以基层医疗卫生机构为补充，系统完善的中西医结合服务体系。截至2017年底，全国中西医结合医院已达597家，病床超过10万张，部分医院已成为"三级甲等医院"，服务患者超过6600万。中西医结合医疗服务能力不断提升，在SARS、甲型流感和新冠肺炎等传染病和肿瘤等慢性疾病防治中，发挥了不可替代的独特作用。在北京、上海、同济和中山等医科大学，设立有中西医结合研究所。

（二）大力发展中西医结合教育事业

中西医结合教育事业得到一定发展，20个中西医结合重点基础学科和51个中西医结合临床重点学科被列为国家中医药管理局重点学科建设单位，90多所高校和科研院所被选为重点研究机构。复旦大学和北京中医药大学等8所高校的中西医结合专业被教育部列入重点学科；共有48所高等学校设立中西医结合系或中西医结合专业，开展中西医结合本科教育，45所和18所高等学校分别开展了中西医结合硕士和博士研究生培养，设立了35个博士点和137个硕士点。北京、上海和广州的中医药大学开设了西医学习中医的双学位课程。据统计，从1958年到2000年底，全国共培养中西医结合医学人才7.8万余人，其中硕士和博士研究生1.3万余人。

（三）中西医结合科研成果丰硕

中西医结合的科学研究取得了巨大成就。在广大中医和中西医结合人员的共同努力下，取得了一系列世界领先的科研成果，如针刺麻醉和针刺镇痛原理的研究，促进了神经化学和神经生理学的发展，受到了国内外的充分重视和称赞。恶性肿瘤、心脑血管疾病、肾病、血液病、妇科、内科、眼科和皮肤科等疾病的中西医结合治疗都取得了不同程度的可喜成果。多器官功能衰竭和急腹症的综合治疗，以及中西医结合治疗骨折和烧伤等均处于国际领先水平。中西医结合研究成果荣获诺贝尔生理学或医学奖、国家最高科学技术奖和国家科学技术进步奖一等奖5个、二等奖61个、国家技术发明二等奖5个。

（四）中西医结合新药不断研制成功

在中药材研究、炮制研究、单味有效成分研究、中药复方药理作用和配伍机理研究、中药剂型改革和新制剂研究等方面做了大量工作，取得了一些公认的科学成果，如从青黛中提取的抗白血病新药靛玉红，治疗慢性肝功能不全的新药联苯双酯，从川芎嗪的活血化瘀功能研究到防治心脑血管疾病的新药川芎嗪，由中药青蒿治疗疟疾，研制成功世界著名的抗恶性疟新药青蒿素等。

（五）出版中西医结合专著

近年来，中西医结合基础与临床学科专著陆续出版，反映了我国40多年来中西医结合的研究成果和最新进展。介绍了中西医结合在理论和临床上的研究成果和现状，并对其研究前景进行了展望。例如，自20世纪80年代以来，中国中西医结合协会组织了来自全国各地的中西医专家和学者，汇编了一系列中西医结合研究方面的专著，编写了《中西医结合研究丛书》，包括《虚证研究》和《血瘀证及活血化瘀研究》等，该系列丛书不仅有利于中西医结合的科学研究，有利于医疗保健和教育的改革与发展，而且有利于促进我国医疗卫生事业的现代化，也有利于中医药与国际学术交流的融合。

（六）中西医结合学术研究不断发展

自1981年中国中西医结合学会成立以来，中西医结合分会在各地纷纷设立。根据医学基础和临床专业的划分，成立了具有多种专业特色的中西医结合专业委员会，建立了多种中西医结合学术期刊。中西医结合学术交流蓬勃发展，中西医结合学术氛围活跃，提高了学术水平，促进了中西医结合的临床、科研和教学等工作。

四、中西医结合与西医和中医的关系

西医、中医与中西医结合三者并存，是我国医学现状的明显特征之一，这种现实在今后相当一段历史时期内仍将继续存在和发展。正确认识并处理好它们三者间的关系，已经成为管理部门和医药学工作者必须长期面对的问题。下面简要介绍两

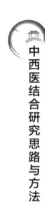

个认识上的问题。

（一）中、西医并重与中西医结合

中、西医并重是中国共产党的一贯方针政策，是正确处理我国存在两种医学的现实和矛盾的基本原则，体现了党和政府改变中医从属地位的指导思想。"发展现代医药和我国传统医药"于1982年正式写入了我国《宪法》，首先从法律上确立了传统医药和现代医药有同等重要的位置。1996年全国卫生工作会议明确提出中、西医并重，把发展中医药作为"九五"规划和2010年中国卫生工作长远目标的重大战略任务，并写入《中共中央和国务院关于医疗卫生发展和改革的决议》的重要文件。

中西医并重的核心是"并重"两个字。正如原卫生部部长张文康在1996年12月10日的全国卫生工作会议上所说：①在政治上要一视同仁。各级党委和各级政府都要关心和支持中医药事业发展，把中医和西医放在同样重要的位置。②在思想上和认识上"并重"。为了实现中国卫生事业的发展，解决中国的健康问题，必须紧密依靠中西医的共同努力。③在学术地位上要平等。科研成果评审、技术职称评定和医疗差错鉴定等应当进行同行评议。④在事业发展上"并重"。现代医药学要发展，传统医学必然也是要发展的。当然，"并重"并不是要求二者在数量和经费总投入上完全相等，而是指中医药机构的基础设施和设备等，应与其所要完成的任务、人民群众对中医药的需求和中医药自身的发展相适应。⑤共享社会卫生资源，共担群众医疗卫生服务。

中、西医并重与中西医结合，两者是不矛盾的，都是贯彻党的中医政策的具体体现。中西医并重主要是贯彻方针政策方面提出的指导思想；中西医结合还包括在学术及临床实践方面提出的具体要求，要求中医中药与西医西药在理论及技能方面实行有机地结合，要互相取长补短，互相渗透，优势互补，努力促进中医现代化，努力提高防治疾病的能力与水平，充分发挥我国医药的特点与优势。总之，政治上和指导思想上的中西医并重的方针政策为中医和中西医结合的发展提供了前提条件与必要保证。

（二）中西医结合与中医现代化

中西医结合不等于中医药现代化。中医药现代化要以中医理论为指导，既要保持和发展中医药的特色和优势，又要用现代科学技术研究和阐明中医药，体现科学发展时代的水平。要善于借鉴和吸收现代科学发展的先进方法和思想，运用现代新技术，形成比较完整的具有中医药特色的科研方法体系。而且，中医药现代化不仅是科学技术的现代化，更是中医药人才、设备和管理的现代化。

中医现代化不是中西医结合，更不是将中医西医化。应该说，中西医结合是中医现代化的一部分。根据两种不同医学的理论和实践，中西医结合可以相互借鉴，提高医学技术水平，促进医学发展，推动中医药现代化。中医、西医和中西医结合人才应共同努力，团结协作，为中医现代化和中西医结合学科发展做出贡献。

（岳双冰）

第二节 中西医结合发展史

中医药学源远流长，是中国人民几千年来在与疾病斗争中积累的经验。西医传入中国之前，中医药基本上是以中原为轴心在中国的地域范围内独立存在，奉献于我国民族的生存和人民的健康。西方医学是以欧洲古代医学为基础，经过几百年的发展，随着自然科学技术的发展而发展起来的一门现代医学科学体系。

当历史步伐迈入20世纪，中医药几千年来统治世界的格局已经被打破。中西医学的碰撞、交流和互补，形成了中医学发展的时代特征。

中、西两种异质医疗体系的沟通并不顺畅。不同历史背景和知识结构的学者提出了中西医结合、废除中医药和中医药科学化等诸多不同观点，形成了长期激烈的学术论战，争论的焦点在于面对西医在中国的快速发展，对中医药应该采取什么样的态度。

中华人民共和国成立初期，中央政府继承了延安时期的卫生方针政策，重视支持和保护中医药。然而，由于受废止中医思想回潮的影响，卫生部门的一些领导在中医科学化的旗帜下制定了一些错误的卫生政策，极大地阻碍了中医药的正常传承和发展。毛泽东同志及时发现了这种错误并进行了严肃批评。第三次全国卫生行政会议开始扭转轻视和歧视中医药的倾向。后来，逐步确立了正确的中西医结合原则。在对待中医药学的态度上，实现了思想认识和方针政策的革命。

中西医结合是指在中医、西医团结合作的基础上，对既精通中医，又精通西医的医学人才，运用现代科学知识和方法进行挖掘、整理和研究祖国医药学遗产，丰富现代医学，发展具有中国民族特色的统一的新的医学的过程。在几十年的实践过程中，在中西医结合的临床和实验研究中取得了许多可喜的成果和宝贵的经验，中医药学可以沿着传统与现代的道路不断进步，实践证明中西医结合是发扬中医药学的重要途径。

西医首先作为一种赢得中国人信任的手段传入中国，受到西方人的特别重视。近代西方国家热衷于在中国开展医疗活动，竞相设立医院，招收中国学徒，开办医学院校，招生中国医学生，创办中医学杂志，翻译出版西医书籍，致力于西医在中国的传播。

经过西方传教士和教会团体的努力，西医作为一种新的医学方法和体系，已经

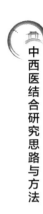

被越来越多的中国人所接受。随着西学传入中国，西医作为西方文化的一部分，越来越受到中国政府的重视。特别是民国时期，政府进一步加大了开办西医的力度，逐步在各地建立了医学院和医院，并派出了更多的海外留学生。在国内外的共同努力下，进口西药在我国迅速传播和应用。在中国培养的医学毕业生和留学回国的医学生之间形成了一支新的健康队伍，从此，中医界和西医界两股不同的医学力量并存。

进入20世纪后，中国的新文化运动逐渐兴起。以阴阳五行学说为基础的中医学，与其他中国传统文化一样，受到越来越多的批评。西医界有人以西医为标准，强烈谴责中医学所谓的缺点，甚至形成了以余云岫为代表的废除中医学流派，试图通过政府立法消灭中医。废除中医学派的言行激起了中医界人士的愤怒和反击。恽铁樵、杨则民和陆渊雷等著名中医学家积极参加了这次辩论，为保持中医学的继承和发展发挥了重要作用。

中医药学界"反废止、求生存"的基本立场是一致的，但在中医的存、废之争中所表达的学术观点和对中医药未来的理解是不同的。中西医结合和中医科学化是当时最具代表性和影响深远的学术观点。这两种主张成为现代中西医结合研究之前中、西医交流的主要指导思想。

中西医结合学派是西医学的传入和发展使中医学和中医界面临严峻挑战和严重危机时产生的一个学术流派。它的基本观点是，虽然中医和西医属于两个不同的学术体系，各有优缺点，但它们的客观对象都是人类的健康和疾病，因此这两种医学应该而且能够相互联系和相辅相成。从认识论原理来看，人们对同一对象的理解往往表现出不同的层次和角度。只要在不同层次和不同角度有相同的研究对象，就可以在交流过程中实现基于对象本质真实反映的统一。因此，汇通派的发展方向顺应历史潮流，中西和谐统一的新医学思想被中西医结合继承、改造和发展。但是，汇通学派几乎都是精通中医的著名专家，缺少精通西医的新学者，更缺少精通中、西医的学者。他们的根本目的不在于创造一个新的先进的医疗体系，而在于寻求一种适合中医生存的方法和途径。

虽然现代中西医结合的研究者和中西医汇通派的研究者一样，认为两种医学有着相同的研究对象，因此可以融会贯通，取长补短，最终形成统一的新医学。但他们的立场是，他们所要创造的新医学的研究方法和面貌，与汇通学派有着根本的不同：他们不再仅仅站在中医的立场上，运用推理和类比的方法，把西方医学知识融入中医学体系中，建立一种新的中医学，恽铁樵称之为"新中医"，而是站在两种医学上，用现代科学的方法即实证科学来解释中医学的规律，探索中医学的理论精髓和经验知识，使之与现代医学体系互相融合，建立以经验科学为基础的统一的新医学。"中西医结合"继承和发展了"中西医汇通"，并以发展为主，是一次质的飞跃。

"五四"新文化运动后，中国科技界著名学者掀起了一场影响深远的中国科学化运动。中医科学化是中国科学运动中提出的改良中医学的思潮。施今墨、陆渊雷、张赞臣、余无言、时逸人和叶橘泉等都是中医科学化的倡导者，其中以陆渊雷最具代表性。废除中医学派的代表余云岫不仅批评中医理论"不科学"，而且将中医的临床疗效描述为"巧合与幸运"，陆渊雷在充分肯定中医经验的同时，基本否定了中医学理论，提出了"从根本上推翻气化"的口号，彻底否定了气化学说。不难看出，中医科学化与废除中医学派的观点有着一致的倾向，两者的结果也趋于一致。

中华人民共和国成立后，"中西医结合"和"中医药科学化"成为第一次全国卫生工作会议形成的中医药政策的两大主题。当时的中医科学化与近代的中医科学化有着不同的含义：它不再是指中医理论的科学化，而是指中医师的科学化，即通过现代医学的基础知识和技能的学习，对合格的中医师进行科学化培养，使之成为"科学医"。至于中医理论，却没有得到足够的重视。

从1954年批判歧视中医的错误政策开始，中西医结合的卫生政策于1960年逐步确立。它既肯定了中医学的丰富经验，又承认了中医学有自己的理论体系。在这一理论体系中，有着"整体观念"和"辨证论治"等简单辩证法和简单唯物主义的合理内核，认为这些理论核心可以弥补西医认识论和方法论的不足，必须对其进行继承和发展。"中西医结合"是对"中医科学化"的直接否定。但是，"中西医结合"所运用的现代科学包括现代医学的知识和方法，虽然达到了继承和发扬中医药学遗产和创建新型中医药学的目的，但与"中医科学化"所倡导的"科学方法"是不同的。中西医结合和中医科学化虽然发展水平不同，但都属于经验科学范畴，表明中西医结合向中医科学化的回归。科学史与其他历史一样，总是在辩证否定的过程中前进，这是一个客观规律。

中西医关系是近代以来一直没有得到妥善解决的复杂社会问题。在毛泽东主席的关怀下，中华人民共和国卫生工作建设的三大方针是：面向工农兵，预防为主，团结中、西医。毛泽东主席在第一次全国卫生工作会议上题词："团结各部分新、老中西医药卫生工作人员，组成强大的统一战线，为开展伟大的人民卫生工作而奋斗。"虽然解决这一问题的基本原则是明确的，但中医药的具体决策仍有赖于决策者更加细致的工作。

中华人民共和国成立初期，卫生部领导一方面借鉴延安卫生工作经验，另一方面受到废除中医思潮的影响，把中西医团结和中医科学化作为两大中医政策。1951年，《中医师暂行条例》《中医诊所管理暂行条例实施细则》《中医师暂行条例实施细则》《中医诊所管理暂行条例》以及《关于组织中医进修学校和中医进修班的规

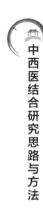

定》相继颁布，不仅极大地限制了中医的实践，而且开始了将中医转变为"科学医"的中医进修教育，中医正面临着无法继承和正常发展的危险。

自1953年4月毛泽东主席发现卫生部存在严重问题以来，多次对中医工作提出质疑、批评和教育，及时批评和纠正轻视、歧视和限制中医的错误做法。1954年10月26日，中共中央党组在提交中央关于改进中医药工作的报告中，提出成立中医药研究院所，将中医药纳入大医院工作，扩大和完善中医药服务，加强中医药研究，加强中医药产销管理，整理出版中医药图书，改善中医的进修工作，中华医学会吸收了中医药的参与，使其成为中国医学界的群众性学术团体。这些建议于1954年11月23日由中央政府批准实施，此后基本上得到执行。

1958年6月，由中医研究院创办的第一个中医研究班结业了。1958年10月11日，卫生部向中央委员会报告了西医学习中医离职班的成绩和经验，毛泽东主席做了重要指示，他要求全国各省市开办西医学习中医班，并指出："中国医药学是一个伟大的宝库，应当努力发掘，加以提高。"在毛泽东的指导下，西医学习中医，广泛发展中西医结合的群众运动迅速展开。

1962年，刚刚开始复苏的中国经济由于自然灾害和人为因素遭受了重大损失，中西医结合工作也陷入低潮。1966年以来，已取得初步成效的中西医结合临床和实验研究工作基本停滞。

作为国家高级领导人，周恩来也十分重视中西医结合工作。1970年夏，他特别指示卫生部筹备全国中西医结合工作会议，一些中西医结合的研究项目开始重新启动。1970年底，他亲自主持召开了全国中西医结合工作会议，表彰了二十二项中西医结合的研究成果。会议期间，他会见了所有与会者，并与取得重要成就的专家进行了亲切交谈，肯定了中西医结合的成就，并指出了今后的努力方向。

1977年7月22日至8月15日，卫生部召开全国中西医结合工作座谈会，讨论制定了1976—1985年全国中西医结合十年发展规划。《规划》将党和政府以前提倡的"现代科学方法"作为中西医结合的研究方法，改为"现代科学知识和方法"，以"逐步提出中西医结合的基本理论"取代"丰富现代医学科学"作为中西医结合的研究目标，《规划》指出：中西医结合在医疗、教学和科研中是中医药发展的主流。

中西医结合是中医药发展的必由之路的论断，是中西医学无法共同认可的。中西医结合研究不能在短时间内取得突破性进展，不能取代中医学自成体系，也不能阻碍中国现代医学赶超世界先进水平的步伐。1979年12月，中国科学技术协会在广州举办了医学辩证法研讨会，吸引了中医、西医、中西医结合和自然辩证法等六百多名各界人士参加。面对明显和严重的意见分歧，卫生部不得不认真分析和思考。最后得出结论，必须坚持中西医结合的方针政策。

1980年3月6—13日，卫生部组织召开了全国中医药和中西医结合工作会议。

会议总结经验，重申了党的中医药政策，提出了中医药发展和中西医结合的方针：中医、西医和中西医结合三股力量应该蓬勃发展，长期共存。我们要依托这三股力量，推进医学现代化，发展有中国特色的医药新事业，努力保障人民群众的健康，为建设现代化的社会主义强国而奋斗。"大力发展中医、西医和中西医结合三股力量，保持长期并存，是适合中国实际国情和科学发展规律的正确方针。"在这项政策的指导下，统一医学界的思想，是这次会议的一大成功。这一成就将永远载入中国医学发展史册。

广州会议上关于中西医结合的学术争论，引起了中西医结合领域学术领袖的共鸣。他们一致认为应该建立自己的组织，坚持中西医结合，回答那些认为中西医结合是不可能的人，于是他们发起了建立中西医结合研究会的倡议。在1980年3月举行的全国中医药与中西医结合会议上，《中西医结合杂志》的创办和中西医结合研究会的成立被列为未来的任务。1981年7月20日，《中西医结合杂志》第一期发行。11月8—12日，隶属于中国科学技术协会一级学会的中国中西医结合研究会成立大会暨全国中西医结合学术研讨会在北京召开。讨论了中国中西医结合研究会章程，并选出了第一届理事会。

回顾中华人民共和国前50年的历史，我们可以清楚地看到，20世纪80年代初，中西医结合的发展道路发生了显著的转折，医疗领域的内部矛盾和各种社会因素共同构成了这一转变的动力。

毛主席的一再指示和呼吁，是确定中西医结合原则的指导思想。毛泽东作为党和国家的领导人，必须首先为中华民族谋划国计民生，作为意识形态的导师，他只是给予人民一般的意识形态原则，不能提供可以直接用于科学研究的法宝。然而，对尊重和热爱领导的信念有时会使人们放弃思考和意志。例如，后来成长为中西医结合专家的学术带头人，当他们第一次加入学习中医团队时，他们中的一些人并不是出于自觉自愿，而是"服从组织"去做了他们不想做的事情。20世纪80年代以来，中西医结合研究者不顾一些人的反对和误解，坚持走中西医结合的道路。他们不再是对领导者伟大召唤的回应，而是他们基于体验到这项研究工作的意义和看到这项研究的光明未来而做出的正确选择。将被动的实施政策转化为自觉的科学研究，是20世纪80年代初以来中西医结合研究者的一大特色。首先，根据这一特征，将此前约30年的时间，划成了中西医结合史的第一阶段。

中西医结合第二阶段的另一个重要特点是医疗科研队伍相对独立。中国中西医结合研究会是中西医结合领域的学术组织，形成了强大的凝聚力。每年组织召开数次全国中西医结合学术会议，为加强中西医结合队伍团结，促进学术交流做出了重要贡献。1991年10月，中西医结合研究会更名为中国中西医结合学会，在全国各省市设立中西医结合分会，先后成立30多个专业委员会，深入开展中西医结合临床和

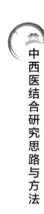

理论研究。截至目前，中国中西医结合学会会员6万余人。《中西医结合杂志》作为中西医结合从业者的学术载体，不仅及时反映中西医结合研究成果和结论，而且在宣传中西医结合政策、树立中西医结合团队形象、强化中西医结合研究者的信念等方面发挥了重要作用。《中国中西医结合杂志》于1992年更名为《中华中西医结合杂志》，1995年出版英文版《中华中西医结合杂志》，其科学性和应用性得到了国内外的广泛认可，成为唯一被SCI收录的中西医结合期刊。

中西医结合的相对独立性是针对中医而言的，相对独立性意识最早产生于中医领域。1982年4月16日至22日，卫生部在湖南省衡阳市召开了全国中医医院与高等中医教育大会。《关于加强中医医院整顿和建设的意见》《全国中医医院工作条例》和《努力提高教育质量，切实办好中医学院》三个文件，主要提出了加强中医事业建设，保持和发扬中医特色的问题，认为没有中医机构的建立，就没有中医医疗、教学和科研的基地；没有保持和发展中医特色的中医机构，就不可能在发展中医事业中发挥作用，从而失去中医机构的意义。衡阳会议精神的贯彻，引发了一股"纯中医"浪潮，甚至有人提出"非中医人员调离中医机构"。1982年11月14日，《健康报》发表评论员文章《全面理解保持中医特色问题》，驳斥了这一思潮。

1982年11月26日至29日，卫生部在河北省石家庄市召开了全国中西医结合和综合医院、专科医院中医科工作会议，中心议题是研究"衡阳会议"后出现的一些新问题的对策。石家庄会议制定的《关于加强中西医结合工作的意见》，突出了几个需要认真解决的问题。一些问题的解决，壮大了中西医结合的队伍，巩固了中西医结合的研究阵地，促进了中西医结合相对独立的发展。《关于加强中西医结合工作的意见》也强调，中西医结合是一项长期而艰巨的任务，经历了从简单到复杂、从初级到高级以及从量变到质变的发展过程。这是对以往中西医结合工作中存在的急躁情绪的一种很有意义的反思。

衡阳会议和石家庄会议是中国近代医学史上的两次重要会议。贯彻落实两会精神，形成了三种力量并存的新局面。中医机构的中医特色得到了加强，中医药院校中医药学科特色得到加强，中医药院校西医学科课时大幅度减少，中西医结合领域加强了综合医院中医科室建设，建立了中西医结合医院和研究所，重建了自己的医学和科研基地，建立了中西医结合研究生高等教育，培养了自己的接班人。被迫退出中医界的中西医结合队伍迅速壮大，多位学术带头人被选为中国科学院或中国工程院院士，跻身中国科学界最高层。

经过几十年中西医结合研究者的努力，中西医学各自的优势在临床实践中越来越融合，而中西医结合治疗多种疾病取得了比单纯西医或单纯中药更好的疗效，中西医结合临床体系的建立必将为医学治疗和卫生保健开辟一片光明的前景。

进入21世纪以来，中国的中西医结合事业取得了长足的进步，不仅得到了人民群众的普遍信赖，而且得到了国家政府更加充分的肯定和政策法规更加有力的支持。2003年10月1日国务院总理温家宝签署颁布实施的《中华人民共和国中医药条例》第3条规定，"推动中医、西医两种医学体系的有机结合，全面发展我国中医药事业"，从法律层面肯定了中西医结合的合法性和合理性。2003年11月5日，国家中医药管理局发布《关于进一步加强中西医结合工作的指导意见》［2003（52号）文件］，要求各地结合实际，认真落实。2005年3月21日，国务院总理温家宝为《中医杂志》出版50周年题词："实行中西医结合，发展传统医药学"，进一步激发了全社会的进取精神。

国家科技部、卫生部、国家中医药管理局、国家食品药品监督管理局等16个部委于2007年1月11日发布了《中医药创新发展规划纲要（2006—2020年）》（下面简称《纲要》）指出，"中医药具有易于普及和预防、治疗、康复、保健一体化的医疗模式"，是"我国最具原始创新潜力的领域"，但传统观念所表达的中医理论科学内涵难以为现代社会所普遍理解和接受，因此，中医药创新发展指导思想的核心是：在继承和发扬中医药优势的基础上，充分利用现代科学技术，努力确认和厘清中医药的科学内涵，通过技术创新提高中医药服务能力和中医药产业技术水平，通过知识创新丰富和完善中医药理论体系和保健模式。《纲要》提出的"促进东西方医学优势互补、相互融合，为建立具有中国特色的新医药学奠定基础"的战略目标，将对促进中西医结合的发展起到重要作用。目前，国家法律层面的中医药立法工作已取得一定成效。作为继承和发扬中医药的重要途径之一，中西医结合将在法律的保护下，在跨学科、维护患者利益和社会需要的客观规律的推动下，越来越广阔，未来会越来越光明。

中医药是中华民族的瑰宝，是中华文明宝库的钥匙。中医事业也是党的卫生事业的重要组成部分。长期以来，中国共产党在革命和建设的实践中，探索并形成了大力发展中医药，重视中医药传承与创新的中医药政策，为中医药的繁荣与发展提供了强有力的政策支持和制度保障。在这场防控疫情的战争中，中医之所以能够辉煌灿烂，重要的原因在于中共中央的正确领导和党的明智的中医政策。

曾几何时，中医药由于近代以来的"落后""非科学"的历史包袱，在民国时期举步维艰，陷入被取缔的境地。中华人民共和国成立后，中国共产党把团结中、西医两股力量共同建设社会主义作为重要方针，毛泽东亲自在20世纪50、60年代发起并推动了"西学中"运动，为中西医结合和中医现代化奠定了坚实的基础。1982年宪法明确提出"发展现代医学与中国传统医学"，把中医和西医摆在同等重要的地位。1986年，为保证中医药体系的相对独立发展和完整，国务院成立了国家中医药管理局，极大地促进了中西医结合体系的建立。在这一点上，可以说没有中医药，就没有办法建设有中国特色的医疗卫生事业。

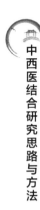

进入新时期，以习近平同志为核心的党中央把中医药工作摆在更加突出的位置，并颁布了一系列政策措施，把中医药发展提高到国家战略的高度。2016年，国务院发布了《中医药发展战略规划纲要（2016—2030年）》，我国首份《中国中医药》白皮书颁布，向世界宣告了中国对中医药发展的坚定信心和决心；2017年，我国首部《中医药法》正式实施。

2019年，习近平总书记在全国中医药大会上发表重要指示；中共中央、国务院颁布了《关于促进中医药传承创新发展的意见》等，为中医药的继承、创新和发展奠定了坚实的政策基础。中西医结合的繁荣与发展，也为中医药在新时期的发展赢得了良好的机遇。在新时期，中医药具有独特的卫生资源优势、巨大的潜在经济资源、原始科技资源、优秀的文化资源和重要的生态资源，在整个经济社会发展中具有重要的价值和作用。继承和发展中医药，已成为新时期建设中国特色社会主义事业的重要组成部分，成为实现中国梦的重要事件。

一、西医学书籍传入中国

西医传入中国始于明朝万历年间（公元1500—1600年）。当时，利玛窦的著作《西国记法》传入中国，成为第一部由西方传入中国的医学著作。这本书的一部分描述了神经病学的医学内容。明朝天启元年（公元1621年），德国人邓玉函来到澳门，进行了第一次解剖。他经常到大陆用西医治病，与山东省捷县进士毕拱辰成为好朋友。邓玉函向精通中医药的毕拱辰学习中国传统医药学，研究了80多种草药。毕拱辰还为邓玉函所译医学著作《人身说概》作序。

这一时期，涉及西医的《主制群征》《空际格致》《人身图说》等著作相继传入中国。虽然这些书籍并非仅为医学著作，但其中一些或大部分内容涉及西医的病理学、解剖学、药理学和治疗学。与当时中国的中医药相比，它的系统性、完整性和临床实用性都有很大的劣势，但却受到了当时善于吸收各学科的中医专家的关注，并积极吸收其精华，力图把它和中医结合起来。

清代金正希精通西学，他将西医神经科学的知识传给了汪昂，汪昂吸收了西医神经病学的知识，明确提出了大脑控制记忆的理论。在其《本草备要》中论述："吾乡的金正希先生曾说，人的记性，都在脑中。小孩子喜忘者，脑髓未满也；老人健忘者，脑髓渐空也。凡人看见一物，必有一形影留在脑中。昂按：今人记忆往事，必闭目思索之，即凝神于脑也，若不经先生道破，人皆习焉不察矣。"这就是专注于大脑的意义。

随着西方医学解剖学传入中国，特别是《人身图说》《人身说概》的翻译，影响了当时的中国医生，改变了西方解剖学知识"中国人所不能及"的说法。清代道光时期的医学家陈定泰，通过考证王清任先生之说及古代传人脏腑经络图编纂《医谈传真》两卷，提出了"九脏九窍二经二络"的学说。在解剖学知识渗透到我国的同时，西医药学技术也在我国传播和影响着我国。如西药中的药露提炼方法就是传承和借鉴的。在《本草拾遗》中，清代赵学敏说过"凡物之有质者，皆可取露，露乃物质之精华，其法始于大西洋传入中国"。这本书包含了20多种药用露，如薄荷露、金银花露、玫瑰露和佛手露等。药露有独特的功效，可滋润肌肉身体，清除油腥味，疏通胸腔堵塞滞气。现代医学中有许多药露，因其清冽之气，可以疏渝灵府，不似汤剂之腻滞肠膈也。由此可见，赵学敏显然受到了西医的影响。

二、西医医疗和教学机构的兴办

据统计，16世纪初，随着西医和西药的传播，随后又建立了医院诊所和医学教育，1827年英国传教士郭雷枢在澳门建立了诊所；1834年美国传教士彼得·帕克在广州开设了博济医院；1876年，在中国有26家传教士医院和24家诊所。到1905年，共有166家教会医院和241家诊所。同时，还开办了传教士医学院，如美国在北京开办的北京协和医学院、长沙湘雅医学院，英国在上海开办的圣约翰大学，德国在上海开办的"同济德文医学堂"，日本在沈阳开办的"南满医学堂"等，当时相当有影响力。到辛亥革命时，这样的西方医学院已经有二三十所了。这些西方医院和医学院将西医知识传播到中国，逐渐形成了中国的西医和西药体系。一方面，西医学的传入可以看作是一种西方文化的入侵，影响了中国文化和中医学的发展，但另一方面，随着西医学和西药学知识的传播，许多中医人员接受了西医学知识，促进了中医药学的发展，中、西医结合的优势已成为中西医学融合的萌芽。

三、中西医结合学术观的开端

自西医传入中国以来，一些中医学家接受了西医理论，接受了科学真理。例如，晚清时期的张锡纯和唐宗海分别提出了"衷中参西"和"折衷归一"等论点，虽然中西医结合理论由于历史条件的限制，没有取得明显的成就，但他们有勇气接受新知识，接受西医新论点、新技术和新经验，并根据自己的认识和理解提出了不同的见解。这在当时是一种科学的态度和开放的思想。

张锡纯以唐宗海的中西医结合思想为基础，主张在生理学、病理学和药理学等方面实现中西医结合。他还认为，西医主张人的神灵在脑中，而《黄帝内经·素问·脉要精微论》则说："头者，精明之府"，神明与精明是相似的，也就是说，"中西之说皆涵盖其中也"，中医所谓心主神，即"神明之体藏于脑也，神明之用发于心"。张锡纯还认为，"西医所说的脑出血是《内经》中提到的厥证，《内经》说：'血之与气，并走于上，则为大厥，气反则生，气不反则死。'所谓晕厥，就是仆人晕倒，头晕也叫晕厥。大厥之证，既由于气血相并上走，其上走之极，必至脑充血

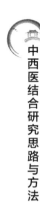

可知，此非中西之理相同乎。至谓气反则生，气不反则死者，盖气反则血随气下行，所以可生；若其气上走不反，血必愈随之上行，其脑中血管可以破裂，出血不止，犹可望其生乎？细绎《内经》之文，原与西人脑充血之议论句句符合，此不可谓不同也"。

张锡纯认为，中西医学不应该相互矛盾，应该结合使用。他认为，"西医用药重在局部，是重在病之标也，中医用药重在求因，是重在病之本也。究之标本本宜兼顾。如遇难治之证，以西药治其标，中药治其本，则奏效必捷，而临证亦确有把握"。张锡纯对中西医药结合运用也有自己独到的见解。例如，阿司匹林和石膏的结合可以说是中西医结合的有益尝试。在他看来，阿司匹林"其药善解温病初起，然解表法甚效，而清里则不足，恒有服之周身出汗，因其里热未清，而病不愈者。苦其正在出汗时，急用生石膏汤，乘热饮之，则汗出愈多，而热亦清，或用石膏煎汤送服阿司匹林，汗出后没有不愈者"。

在晚清医学家唐宗海提出的"折衷归一"论中，认为"保存中说，西说为证"。他在《中外医书四种合刻·中西医解自叙》说："都是人也，都是心也，西医亦有所长，中医岂无所短。盖中医沿讹，率多差谬；西医初出，未尽周详。因集《灵》《素》诸经，兼中西医之义解之，不存疆域异同之见，只求折衷归一也。"在这一思想的指导下，唐宗海认为：西医是指心脏有血管引导血液流出，有血管引导血液流入心脏。西医以关知名，中医以脉知名。两者都是一体的。还认为：西方医学说心脏有两个腔室，左心房和右心房。血液从左心房流出，血管从内部流向外部，然后进入后部血管。从外到内，心脏回到心脏。从右心房到左心房，血液循环无穷无尽。西医此说，即《内经》"'营周不休，五十而复大会'之实迹也，所谓'阴阳相贯，如环无端'也"。此外，唐医生还认为，西医认为苦胆汁是由肝血产生的，而中医认为肝气变成胆汁，并不矛盾。在唐宗海看来，整合中西医学理论并不难。唐宗海对中西医学的某些生理现象进行比较有些牵强，但在当时的历史条件下也应该有一定的进步作用。

陆彭年、恽树钰在中西医结合思想的指导下，不断对中西医理论进行比较和对比，特别是在脏腑的解剖位置、形态和功能等方面。陆彭年提倡中医药的科学化，他认为，"今用科学以所求其实效，解释其已知者，进而发明其未知者，然后不信国医可以信，不知国医可以知，然合国医之特长，可以公布于世界医学界，而世界医学界可以深此而有长足进步"。恽树钰主张改良中医，他认为"改进中医学，整理其学术，使欲退化之中医进步，使零乱之学术齐整"，并主张"决不能使中医被西医同化，只能取西医学理补充中医，可以借助他山，不能授儒入墨"。

总而言之，在这一时期，许多医生接受了西医的知识，主张中、西医学相互学习，取长补短，中、西药物配合使用，这是中西医结合的尝试。

四、中华人民共和国成立初期的中西医结合工作

中西医结合的迅速发展始于20世纪50年代初。中华人民共和国成立后，党和人民政府制定了一系列中西医结合和中医药发展的方针政策。许多医务工作者积极运用现代科学方法学习中医，继承和发扬中医。例如，早在20世纪50年代，就有人利用杠杆式脉搏记录仪，通过机械能的作用，直接记录高血压弦脉的波形。然后，研制出以酒石酸钾钠压电晶片为传感器的脉搏记录仪，通过传感器放大记录中医的寸、关、尺脉搏，初步确定了中医脉搏的弦脉、滑脉和平脉的特征。然后，通过对各种精密、灵敏仪器的探索与开发，从病理学、形态学、细胞学、生物化学、免疫学和血液流变学等方面，研究中医四诊、证候、治法、藏象、经络、气血的本质，研究中医动物实验模型，使中西医结合研究进入实验研究阶段。

1960年，复旦大学上海医学院藏象专题研究组在临床实践中总结了辨证施治的经验，发现六种疾病（功能性子宫出血、支气管哮喘、妊娠中毒症、系统性红斑狼疮、冠状动脉粥样硬化和神经衰弱）与西医理论无关，但均与肾虚有关，经补肾治疗后，效果满意。如按"脾不统血"的原则用归脾汤治疗非排卵性功能性子宫出血，未能改善月经周期和卵巢功能，但根据任、冲二脉不固的基础源于肾虚，改用滋补肾阴法治疗，结果73%的患者排卵。支气管哮喘患者采用补肾法治疗后随访3年，80%取得显著疗效，与对照组比较具有显著性差异。

根据中医理论，肾主藏精，养五脏六腑，为整个身体恢复的中心。对不同疾病肾虚患者进行的检测发现，只要符合肾阳虚证，24小时尿-17羟皮质类固醇含量普遍低于正常值。从西医神经体液系统的内在关系，论证了异病同治的物质基础。在此基础上，对中医肾的本质进行了一系列实验研究，结果表明：①异病同治原理，不同的疾病只要有肾虚证的表现，其治疗原则相同，均可用补肾法治疗。②肾阳虚证的物质基础是神经内分泌系统的潜在变化。③肾阳虚证患者下丘脑-垂体-靶腺轴出现不同层次、不同程度和不同性质的功能紊乱，主要环节在下丘脑，具体表现有甲状腺轴、性腺轴和生长激素等功能低下。④免疫功能低下。⑤自由基和血脂异常。⑥有些微量元素不平衡，微循环异常。以上对肾虚本质的实验研究，进一步促进了对脾虚本质、心气虚本质和血瘀证本质等一系列实验研究。

通过对脏腑证实质的实验研究，进而对脏腑证实验模型进行研究，促进中西医结合的发展。此外，结合藏象和证候的实验研究，进行了方药的一系列实验研究。20世纪80年代后期，随着分子生物学的发展，现代医学在这一领域取得了长足的进步，中医药研究不断接受现代医学技术，促进了中西医结合研究的发展，使中西医结合研究更加科学和先进。

（岳双冰）

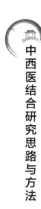

第三节　中西医结合的发展趋势

中西医结合的研究历史，从中西汇通派开始算，至今已经有100多年的历史。今天的中西医是什么关系？面对未来，我们应该如何处理中、西医的关系？一直是中西医结合工作者认真思索的问题。

这个问题的答案只有从中西医结合形成和发展的历史规律中得到解决。历史是不断连续的，过去、现在和未来都是相互关联的。因此，如果我们要展望未来，把握现在，就必须仔细研究过去，只有吸收过去的营养，才能促进现在和未来的发展。

据有关史料记载，西方医学知识传入中国始于明朝中后期。也有学者认为，始于明隆庆三年（公元1569年）。一些传教士来到中国，带来了西方医学知识，主要是古代的经验性医学知识，混合了现代实验研究成果。

汪昂在《本草备要》"辛夷"条下也提到"脑主记忆之说"，并指出这一理论是传教士金正希提出的。方以智的《物理小识》介绍了脑、神经和骨髓的解剖学知识，提出了脑控制记忆的理论。赵学敏的《本草纲目拾遗》收录了精油、吸毒石、金鸡纳、药露和强水等西药。王宏翰在《医学原始》中将西医学的"四体液学说"与中医阴阳学说和脏腑学说融会贯通，形成了"太极元行说"和"命门元神说"。

当时，中西医结合的研究是自发的。中医学试图以强大的包容性将西医学融入中医学体系，但由于中、西医学在理论、文化和技术等方面存在很大差异，难以实现两者的整合。

1840年鸦片战争爆发后，战争创伤对旧中国产生了重大影响。因此，洋务运动轰轰烈烈地发展起来，"中体西用"成为其指导思想。第一次甲午战争的爆发标志着洋务运动的失败，极力主张改革的百日改革维新运动兴起。在这样的社会背景下，中西医汇通学派应运而生。中西医汇通学的主要思想内容是：

1.承认中医学的价值和合理性，平等对待中西医学。

2.中、西医的知识相互解释、相互印证，以达到同一理论，也就是说，中、西医的区别只是表现形式上的不同，表现的内容实际上是一样的。既然西医是科学的，那么中医诊断和治疗疾病有效，自然具有科学性。

3.以中医理论为主体，结合西医学的知识和方法，创新中医学，如新中医理论的建设，西药中药化。这些做法将西医纳入了中医体系。

4.在临床上寻找中西医结合的切入点，采用中西医结合的方法和中西药联合使用的方法治疗疾病。

5.要发展中医，必须要结合西医学，为中医学增加新的内容。

这一时期的实践和认识是有原因的，为了中西医结合，两种医学需要交流和对话。在汇通时期，医生们试图用中医的语言来描述西医，从而实现中西医结合，但只能做到中、西医治疗上的协作或合作。

虽然蓬勃的洋务运动和百日维新运动失败了，但它们促进了西方科学技术和文化思想在中国的传播和发展。辛亥革命爆发后，封建专制制度被摧毁，西方先进的科学技术和文化在中国空前发展。

1919年，五四运动爆发，倡导科学民主，崇尚科学热情。在这样的社会背景下，一些进步人士认为，只有科学的中医药才能解决中医药的前途命运。他们普遍认为中医理论虽然不科学，但中医经验非常可贵，主张科学研究中医。

对于中医理论，部分人主张全部否定，有人却认为对于合理的内容有必要采纳，即与西医理论相一致的内容，进行科学的解释。事实上，这是在肯定中医理论有科学内涵，但表现形式不科学，因此有必要改变其表现形式。

在临床诊断和治疗上，提倡中西医结合，西医辨病和中医辨证相互结合。中医科学界人士提出用西医语言解读中医。因此，我们不得不抛弃中医理论，承认经验是宝贵的。在临床治疗中，我们没有看到中医的理论、文化和技术。

中华人民共和国成立之初，政府制定的医疗卫生政策是"团结中西医""中医科学化和西医中国化"，积极鼓励和支持中医学西医。后来，为了实现中西医结合，构建中国的新医学，又掀起了西学中运动。因此，各种现代科学技术手段和理论思想都被应用到中医学研究中。

到1958年，中西医结合的发展方向、目标和道路已经明确，在中央政府的领导和支持下，中西医结合的研究工作已经全面展开。

1978年，党的十一届三中全会做出了实行改革开放的重大决策。在开放自由的环境中，中西医结合得到了充分发展。到目前为止，中西医结合的基本方针政策没有改变，我们仍然坚持用现代科学方法研究中医药，实现中医药现代化。

50多年来，经过几代人的不懈努力，中西医结合取得了辉煌的成绩和丰硕的成果。但结果是，我们对中医理论似乎越来越陌生，对中医技术越来越怀疑和否定，对中医文化的认识也越来越少。中医在哪里，新的医学体系究竟在哪里？

我们用世界通用的医学语言来解读中医，实现中、西医的对话。结果，世界上越来越多的人对中医学越来越不了解，越来越多的人开始怀疑它。

中西医结合发展了几十年，虽然在实践和探索的过程中取得了很多成绩，了解了很多，但同时也失去了很多，困惑了很多。中、西医可以结合吗？中、西医能结合吗？中西医结合的未来是什么？我们该怎么做？这些问题必须加以考虑。实践证明，中西医结合是必然的。

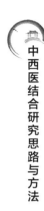

从认知上讲，根据辩证唯物主义真理观，客观真理只能有一个，决不能有两个或两个以上。如果对某些事物有很多种理论知识，那么这些理论知识一定不是完整的和完善的，需要不断地修正和发展。因此，这些理论需要我们把它结合起来，保留合理的内容，消除不合理的内容，把它们融入真理的海洋。

从实践的角度看，知识来自实践。中、西医认识的差异是其中一个重要原因。这种差异有其历史条件。由于中西医知识终将统一，其实践内容也必将统一。因此，从认识和实践的内容上中、西医必将结合起来。

中医与西医结合的意义不是用世界范围的现代医学语言来描述中医，而是检验中医理论内容的合理性和科学性，从而提高临床治疗的效果。

虽然目前中医和现代医学在疾病治疗上都有各自的优势，但由于疾病过于复杂，这两种治疗方法都有各自的局限性，面临着一些困惑。在多因素、多环节、多条件和单一线性思维下，考察因果关系比较复杂，系统的和模糊的综合思维往往不一定准确。因此，中西医结合是非常必要的。

今后，中西医结合不应是通过中医现代化将中医融入现代医学体系，不应该用现代医学语言解释和描述中医，从而失去自己的体系和语言，而应运用现代科技思想、方法和手段检验中医的科学性，保留合理的内容，修改不合理的内容，重建中医科学理论体系，达到科学合理地使用中医，提高临床疗效的目的。

中西医结合临床不再是失掉形式和内容的中医与西医的联合，而应该是两种医学的合作或协作。其目的是产生一种优于单一疗法的治疗效果。面对中西医结合的未来，我们该怎么办？

有学者提出，首先，应对中医理论所阐述的生命和疾病现象的客观性进行论证。其次，要用实验方法阐明中医理论所描述的现象的规律性。最后，在解决前两种问题的基础上，用现代科学的语言和形式重新表达经典理论，使其得到世界各地医学界的理解和接受。

中西医结合研究应从还原分析阶段转向系统综合阶段。因此，中医学研究包括对经典理论真实性的检验和论证，以及对中医学新的科学理论体系的新探索。

近年来，我们从实证研究的角度研究中医，在中医药研究方面取得了不少成果。虽然这些成果不能用来检验中医理论的真实性，但是通过系统的综合和逻辑的论证，我们可以客观地评价中医理论。通过深入的分析和系统的综合研究，在科学的体系中提出中医理论的合理内容，我们构建的中医理论体系将得到不断的修正和完善。

未来，中西医结合的最终目标，不是将中医学体系融入西医体系，而是打造一个也能得到世界认可的科学的中医药体系。这可能是中华人民共和国成立初期设想的未来的新医学。

中医学有着3000多年的悠久历史。20世纪50年代以来，在中国政府的大力支持下，中西医结合事业迅速发展。21世纪的到来给中西医结合的研究和发展带来了新的机遇和挑战。随着新技术和新理论的广泛应用，多学科的紧密合作已成为中西医结合研究快速发展的新平台。中西医结合新的基本概念、基本模式和理论体系的确立，将给中西医结合带来新的面貌。改革开放与和平发展的国际环境，为中西医结合融入世界提供了新的平台和更好的条件。同时，我们也应该意识到21世纪中西医结合发展面临的挑战。如何进一步完善中西医结合理论体系，深化基础研究和临床研究，提高中西医结合的科学化、规范化和标准化水平，真正提高中西医结合在世界科技领域的地位，是摆在我们面前的重要课题。以下几个方面的主要工作可供参考。

一、应用现代科学技术研究中医基础理论

纵观中医学发展史，在不同的历史时期，中医学并不排斥其他学科的研究成果，而是通过百家争鸣，兼收并蓄，丰富了中医学的理论和实践。现代科学技术的发展，以新的理论、新的方法和新的手段，促进了中医基础理论的研究。针对中医基础理论研究面临的困难，21世纪中医基础理论研究应特别注意以下几个方面。

（一）中医证本质的深入研究

"七五"计划和"八五"计划期间，运用现代科学技术对中医证本质的研究取得了重大进展。以藏象学研究为基础，探讨了肝阳上亢与自主神经功能和前列腺素代谢的关系；血瘀证与血小板结构、功能和代谢的关系；肝气郁结证与神经内分泌紊乱等的关系；以及肾与脑-垂体-肾上腺皮质系统的关系，肾虚与尿17-羟类固醇、尿17-酮皮质醇、甲状旁腺激素和降钙素的关系。这些成果对于研究证候的本质具有重要意义。脾气虚证本质的研究中，发现了唾液淀粉酶和木糖吸收率变化与脾气虚的关系，广州中医药大学王建华教授等人关于"脾虚证的系列研究"成果获2000年度国家科技进步二等奖。21世纪将寻求和发现更多的中西医结合点，实现理论与实践的飞跃。在实施宏观与微观以及辨证与辨病相结合的过程中，要大胆运用最新的科学技术，结合中医理论，加大力度进行中医病证标准化、客观化和规范化的系统研究与整理。

（二）建立现代化中医生理学

20世纪以来，国内外在中医基础理论方面对阴阳、气血、脏腑、经络和证候等进行了大量的研究。然而，这些关于中医关键基础理论的研究，自20世纪80年代末以来一直处于低谷，至今似乎没有复兴的迹象。最大的问题是什么？是现代科学技术无法满足这些研究的需要，还是中医理论体系本身限制了这些研究的开展？回顾中医药学的发展历程，对病理学（病因和病机）及治疗学的研究更为深入，甚至还涉及解剖学、胚胎学和动物实验的研究，唯独对生理学这门生命科学领域的重要

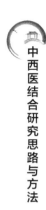

学科的研究不够深入。

中医学用"阴阳平衡"和"气血调和"来解释人体的正常生理状态,这种解释过于抽象或简单。中医现代生理学的建立,是对中医基础理论中生理学的基本概念和物质基础进行阐明,对中医理论体系的发展具有重要意义。在中医生理学的基础上过快地发展病理学和治疗学,而没有取得进展,似乎是不科学的逻辑思维。因为一个关键的科学问题的研究暂时受挫或进展缓慢而放弃源头且不采取措施,似乎是不明智的。

现代中医生理学是研究人体机能规律的科学。研究对象分为四个层次:研究生命元素的本质及其运动规律;研究脏腑系统的功能;研究脏腑经络之间的关系;研究人体与环境的相互关系。利用现代波场理论,中医生理学解释气血等生命元素的本质和运动规律,用系统熵和焓的概念,来说明阴阳对立统一和五行的生、克、乘、侮等,然后从中国传统医学的角度出发,系统地、科学地解释人体的生理现象,继承中医理论的精髓,将中医学研究推向一个新的高度。

(三)经络研究

经络是中医基础理论中一个非常抽象的概念。中医较多地描述了经络的现象和运动规律,但对经络本质的阐述不够深入和全面。经络仅仅是一个抽象的概念,还是一种具体物质?现代研究更倾向于后者。20世纪中叶以来,国内外对经络、穴位和经络感应现象的研究十分活跃。这些研究的内容可概括如下:

①运用神经测量仪和皮肤静电计检测电流通过皮肤时,皮肤表面发生的物理变化;②通过摄影技术显示人体皮肤的电特性;③利用红外光谱研究皮肤等。在探讨经络实质及运动规律方面,这些研究具有重要意义。

1992年,Darras等报道了利用遥测热像仪和闪烁摄影技术将放射性物质皮下注射到穴位后,放射性物质的迁移途径与中医经络相似,但与淋巴管和血管途径不同。西班牙的Koavacs在狗身上也得到了同样的结果。Lagrange观察到,在人体表面及其周围有三层磁共振线:第一层磁振线靠近皮肤表面,第二层磁振线距离皮肤约3～7 mm,第三层磁振线距离皮肤表面约10～15 mm。

1996年,政府将经络学研究列入国家重大基础研究项目"攀登计划",主要支持经络循经路线的客观研究和展示;脏腑与经脉相互联系的规律及联系的途径;经络路径的物质基础;经络的自组织结构及其非线性特征等。21世纪经络研究将从神经生理学、神经病理学、神经化学、电生理学和组织形态学,以及组织结构、外周过程和中枢机理等方面阐明经络的本质。

二、提高中医辨证的规范性和客观性

辨证是中医的精华所在,有其独特的优势。医生将通过望、闻、问、切等四诊方法所获得的资料，经过综合、分析、整理和推断的思维过程，对疾病形成一个比较完整的认识，从而得出中医的证候诊断，并据此确定治疗方法和方剂的过程就是辨证。但是，由于辨证思维方式的不同或医生临床经验的限制，有时会导致"同证异辨"或"异证同辨"等辨证错误的情况发生，从而得出差异很大或完全不同的结论。目前中医临床辨证存在的主要问题有：①没有统一的辨证分型标准，重复性比较差，不便于互相交流。②辨证标准无法完全反映证候的系统过程和动态变化，不利于临床诊断和治疗以及临床疗效的判断和评价。③缺乏严格的定性与定量标准，难以统一认识，无法制定国际标准，这也是中医难以走向世界的主要原因之一。因此，必须要提高中医临床辨证的规范性和客观性，充分利用现代科学技术手段和常用的临床检验和检查方法，把主观指标与客观指标有机地结合起来，建立新的中医辨证诊断模式；丰富和发展中医诊断学，指导临床、教学和科研，使临床辨证准确、辨证有据、有法可循，这将是21世纪研究的热点之一。

三、攻克世界难治病症的中医优势

日本名古屋大学前校长，著名的生理学家高木健太郎通过大量的临床实践和科学研究证明了汉方（中药）的许多优点，他认为，汉方可以弥补现代医学的不足之处，为患者提供优质服务，患者也越来越信任汉方在医疗保健和疾病治疗方面的作用，现代医学的许多研究者们也证明了这一点。通过实践人们认识到，在某些医源性疾病、心理学疾病和老年病等方面，以及传染病如艾滋病的治疗方面，西医无明显的效果，而且有些西药副作用严重，限制了西药在这些疾病治疗中的应用。中医学在整体观念理论的指导下，重视患者的个体差异，重视患者与环境的关系，特别是重视机体抗病能力的提高和调整。中医辨证施治不但能提高疗效，而且还可以减轻或消除西药的不良反应和毒副作用，引起了世界医学界的关注。

四、高科技手段研究中药

寻找濒危珍稀物种的代用品：全国天然药材12807种，植物11146种，动物1581种，矿产80种。然而，由于盲目的开采和狩猎，一些中药材资源已经接近枯竭，如虎骨、犀牛角、羚羊角和麝香等，有的甚至已经灭绝。世界上有80多种珍稀濒危动植物。目前，我国常用的药材有400多种，每年短缺20%。然而，对中药的需求却日益增长。因此，保护和开发中药资源显得尤为重要。我们应根据亲缘关系及分类学知识扩大资源，寻找亲缘关系密切的优良品种，深入研究其品质，探讨它们与濒危物种的差异，开发新的药源。例如厚朴、南方红豆杉、犀角和虎骨等。

生物技术在中药资源开发中的应用：利用诱变、杂交和多倍体等生物技术，可以获得高产优质的新品种，对需求量大但中药资源不足的品种进行原生质体融合和

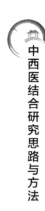

体外受精，提高植物抗病虫害能力，提高无重金属离子和农药污染的中药的数量和质量；开发利用单味中草药的有效部位和有效成分，从中筛选出可以人工合成或结构修饰转化的先导化合物，用来治疗肿瘤、艾滋病和阿尔茨海默病等疑难病症。

采用高效液相色谱（HPLC）和薄层色谱法（TLC）技术，建立专属性强、灵敏度高和方便性好的定性定量检测方法，建立中药标准文库，使其科学化和规范化，与国际标准接轨，为中药新药的研发提供技术支持。

在中医理论指导下，结合现代药理学和毒理学方法及植物化学和药物化学手段，对中药的药代动力学进行研究，找出与中药的作用和主治基本一致的有效成分或有毒成分以及有效单体和有效部位，并阐明中医药的物质基础和治疗机理。对一些药理活性强但毒性大的中药，如马钱子和雷公藤等进行减毒和解毒等研究，保证药物的有效性和安全性。

研究、开发和生产中成药单方或复方，根据疾病谱的变化，注重抗肿瘤、抗病毒、抗衰老以及调节机体免疫功能和神经内分泌功能等方面的中药制剂，按照GMP、GLP、GCP和GAP等国际公认规范，参照FDA和SFDA等标准和要求，方便中药产品顺利进入国内外市场。

五、针刺研究

目前，针灸镇痛的研究已达到分子和基因水平。内源性阿片肽，如甲硫氨酸、强啡肽、脑啡肽和甲啡肽，已被发现具有镇痛作用。这些阿片肽及其受体的结构已被确定，并广泛参与生理机制的调节，证明了不同的针刺参数产生的时效累积不同，观察到大脑皮层运动区可通过锥体系统及锥体外系，从抑制和兴奋两个方面产生对脊髓的下行调节，从而发挥镇痛作用。已有30多个国家开展了针麻手术，针药结合，提高麻醉效果，减少毒副作用。

针灸已被部分国家和地区纳入医疗保险，广泛用于治疗肥胖、戒毒、戒烟、美容、失眠和疲劳综合征等疾病。针灸有望在未来获得世界合法地位，激光针灸、超声针灸、低频电磁针等非侵入性穴位刺激技术将得到进一步发展。

中西医结合是一种全新的医学体系和医学模式，已经得到国内外的认可。对中西医结合的评价，关键在于疗效。"中医好，西医好，中西医结合更好"，是经过几十年的临床实践得出的结论。"中西医结合更好"如何体现，首先要跟上现代医学发展的步伐，找准它的弱点和突破口，发挥中医药的整体优势，在更高水平上实现中西医结合。要做好这种结合，不仅要积累病例和总结疗效，而且要用细胞生物学和分子生物学等方法阐明其有效性，解释其作用机理。

中西医结合是中、西医两种医学体系杂交产生的新品种，是两大医学体系共存、互补及相互渗透的产物。它们的结合具有继承性和科学性的特点。进入21世纪，由于人类基因组研究、克隆技术的发展和电脑信息革命，生命科学和现代医学飞速发展，中西医结合将迎来新的挑战和机遇。人们可以从中医学的微观世界更加深入地探索和了解人体。这不仅提高了我们的认知能力，也对我们提出了更高的期望和要求。

（岳双冰）

第四节　中西医结合研究成果

中西医结合的研究是从临床医学研究开始的。总结推广中医治疗乙脑以及中西医结合治疗骨折和急腹症的成功经验；确立辨证与辨病相结合的原则；针刺麻醉镇痛的成功等，都是中西医结合早期医学临床研究的重大成果。

1954年，石家庄市传染病医院，用白虎汤加减治疗流行性乙型脑炎，取得了显著的临床疗效。卫生部派出两个调查组进行确认，发现其疗效确切，于是开始在全国推广此治疗方法和处方。但在推广过程中，发现其并非对所有患者都有治疗作用。中医研究院脑炎工作组的调查结果认为，一些中医忽视了"辨证论治"原则，这是他们不能取得良效的一个重要原因。因此，他们根据证候调整处方和药物，最终使许多危重病人痊愈。当时，充分肯定了中医药治疗流行性乙型脑炎的疗效，极大地激发了中西医结合工作者的研究热情，具有深远的历史意义。

中医进入医院工作后，中、西医团结协作，逐步开展了中西医结合治疗方法。1959年以后，在两三年的时间里，中西医结合疗法在临床和各级医疗机构普遍应用于各种常见病、多发病和疑难杂症的治疗。人们往往以中医研究为目的，在明确西医诊断的基础上，先选择中医辨证论治，观察总结临床疗效，同时研究中医药的作用机制，逐步建立了西医辨病和中医辨证为主的中西医结合诊疗方法。中西医结合治疗已显示出明显的优越性。

北京医科大学附属医院外科于1958年用中药成功治愈了急性阑尾炎。开创了中西医结合治疗急腹症的先河。同年，山西医科大学附属医院中西医结合治疗组，在于载畿的指导下，用中药治疗陈旧性及新鲜破裂的子宫外异位妊娠取得了显著疗效。他们总结了一套治疗异位妊娠的非手术方法和护理措施，改变了异位妊娠以往必须手术治疗的观点。

从1960年起，天津医科大学附属医院外科和天津市第一、第二中心医院外科一直在开展急腹症治疗的中西医结合研究。他们大量阅读中医药文献，认真总结和学习各地的治疗经验，制定了统一的观察方法和诊疗方案，在几个月内治疗了数百例各种急腹症。1961年至1965年，吴咸中院士领导的中西医结合急腹症研究小组，广

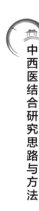
泛、深入地研究了急性阑尾炎、急性胆囊炎、胆道蛔虫、消化性溃疡穿孔、急性胰腺炎及急性肠梗阻等疾病，总结和积累了丰富的临床经验，探讨了急腹症的诊断和中西医结合治疗规律，以及针灸和中医药治疗急腹症的机理，总结了有价值的理论。同时，他们还通过实验方法深入研究了"通里攻下"等中医治疗方法的作用机理。

天津市医院骨科以著名骨科专家方先之和其学生尚天裕为首，中西医结合治疗骨折取得了突出成绩。他们在传统的八种骨折复位方法的基础上，结合现代科学成果的应用，总结出十种经实践证明可灵活应用于各种骨折的新技术，初步建立了一套中西医结合的骨折治疗新方法，这些方法以内因为主，以小夹板固定为特征；以手法复位和患者自觉功能锻炼为重要内容，以动静结合、筋骨并重、内外兼治和医患配合等为治则，突破了西医治疗骨折必须手术的传统观念，彻底改变了骨折治疗的学术理论。

针刺麻醉是中西医结合的伟大成就。1972年，《人民日报》首次公开报道针灸麻醉，引起了强烈的国际反响。在国务院总理周恩来的大力支持下，韩济生院士等通过动物实验首次从神经和神经化学的角度对针刺镇痛机制进行了研究。证明了针刺可以引起脑内某些化学物质的释放，产生镇痛作用。随着中枢镇痛物质的不断发现，我国的针刺麻醉相关学科已处于世界科学领域的前沿。

自20世纪70、80年代以来，许多中西医结合的临床研究已扩展到基础研究。如20世纪50—70年代，陈可冀院士与中国中医科学院郭士魁、吴应凯、黄婉和陈在嘉等人一起，率先用压电晶体作为能量转换元件，研制了脉象仪，对中医脉象进行客观观察。中国中医科学院组织北京地区冠心病防治合作小组开展了冠心 II 号方的临床试验，成为活血化瘀研究的先行者。血瘀证与活血化瘀的研究推动了各个学科对多种疾病的临床研究和基础研究，已成为促进和繁荣中西医结合的重要研究领域，以活血化瘀为主的中西医结合方法治疗心绞痛、急性心肌梗死的成果已被世界医学界认可。自20世纪90年代以来，介入治疗的普及和应用大大降低了心肌梗死的死亡率。然而，经皮冠状动脉腔内成形术（PTCA）及支架植入术后半年内复发率和再狭窄率分别为30%～40%和20%，已成为西医面临的难题。陈可冀院士等从"血瘀证"进行研究，通过大量实验研究和临床试验，证实了经古方血府逐瘀汤改制的血府逐瘀浓缩丸改良后对血管内皮细胞增殖具有明显抑制作用，能预防冠状动脉PTCA术后再次狭窄。血府逐瘀浓缩丸及赤芍和川芎等中药有效部位的临床应用，使冠脉介入术（PCI）后再次狭窄的发生率下降了50%。

中医基础理论实验研究起源于20世纪60年代，研究内容主要是"阴阳学说"和"肾本质"，邝安堃是第一位开展中医实验研究的中医科学家。在"肾实质"研究过程中，沈自尹院士运用现代科学方法阐明了中医学异病同治的内在原因，他发现了尿-17羟类固醇与肾阳虚证的内在关系，并证实了中医辨证论治理论的正确性，论证了西医辨病和中医辨证相结合的必要性，为中医辨证论治提供了客观依据，为中医补肾应用提供了稳定可靠的适应证，沈自尹院士提出的"微观辨证"新概念，为中医临床实践提供了非常重要的指导作用。

20世纪80年代以来，在中西医结合基础研究中，实验研究方法越来越多样，内容越来越丰富。阴阳、藏象、气血、经络、治则和诊法等基础理论的研究越来越活跃，中西医结合工作者为建立中西医结合生理学、病理学和药理学做出了大量探索，在中西医结合基础理论研究领域积累了许多宝贵经验。

中药研究也是中西医结合研究的一个重要方面。从20世纪50年代初开始，国家成立了中药研究所，研究内容从调查中药资源、药用动物饲养、药用植物种植、中药质量鉴定、中药饮片加工以及中成药生产工艺改进，逐步向中药综合研究和应用基础研究延伸，并不断取得新进展。发现并提取抗疟新药青蒿素，成功研发治疗急性早幼粒细胞白血病的有效药物三氧化二砷，均是古代用药经验结合现代科学知识和方法的成果，对于丰富现代医学具有重大意义。在国家大力支持下，运用现代科学方法研究，中药现代化建设取得了新成果，在国内外产生了重大影响。

（岳双冰）

第五节　中西医结合面对的问题

自《黄帝内经》作为中医药学理论的基础和《伤寒杂病论》作为中医临床诊疗疾病的奠基石分别问世以来，一直至清朝末期西医传入中国之前这一漫长的历史进程中，中医药学基本上以中原为轴心，在中国领土范围内独立发展。这就确立了中医理论和临床实践的特殊性。这种特殊性使中医药学明显有别于包括西医在内的自然科学而自成体系。当新的科技革命、信息社会和经济全球化的趋势随着21世纪的到来，对我们产生了全面而深刻的影响，我们要面对的，已不是一般的信心危机或是需要政策倾斜等问题了，而是中医药要如何面向一个全新概念的世界，准备去经受新世纪的洗礼。因而中医药学的发展就不可避免地要涉及以下一些基本问题。

一、中西医结合发展的有关问题

（一）中西医结合医学有无新的理论突破和可标志的重大历史性成果？

对20世纪中西医结合医药学有无新理论突破的回答，几乎是否定的。因为在该世纪，连像明末清初温病学说这样比较有影响的学术流派都没有出现，所以也就说不上有什么理论的突破了。其原因主要有三：一是西医药学进入中国后，逐渐成为

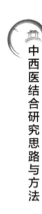
主流医学，中医药受到轻视和排挤；二是清末政治的腐败和科技的落后；三是民国时期的战乱和反动政府对中医的扼杀。

中华人民共和国成立之后，出现了一些具有历史意义的显著成就。如针刺麻醉、针刺镇痛原理以及青蒿素治疗疟疾等。这些成果大多属于临床应用领域，暂时不能推动中医基础理论的飞跃。对中医"证"本质的研究，试图揭示中医理论中最重要的问题，还有很长的路要走。这些成就的历史意义基本上局限于中医学领域。与当代世界前沿学科的科技成果相比，它们的生命力、影响力和推动力存在着明显的差距。

（二）跨入21世纪的中西医结合医药学有无出现重大理论飞跃的征兆？

只有中医药基本理论的飞跃才真正是中西医结合医药学发展的历史性标志，这应当是共识。实际上国家也非常重视中医药基本理论的研究工作，同时中医药行业也迫切需要解决好这个问题。20世纪下半叶中医药学的重大成果虽然没有导致基础理论的突破性发展，但却为21世纪的发展积累了宝贵的经验，蓄积了促使中医药理论飞跃的原动力。中医理论能否在21世纪实现质的飞跃？正确的答案在很大程度上取决于我们应该制定什么样的新世纪发展战略。

（三）我们离世界有多远？

在生产、贸易、金融和科技全球化的当代世界，谁都不能回避这样一个问题，那就是我们距离世界发展的前沿还有多远。事实上，我们一直在喊口号，走向世界或世界向我们走来。问题是，既然我们想走向世界，就有必要更清醒地估计我们与世界之间的距离。为了更好地分析这个问题，这里暂时把中医药学作为中国科技整体的一个组成部分来认识。以下引用1999年9月16日《科技日报》的一组资料来帮助了解我们的差距。

1.有一位博士在海外留学十多年，回国后发现他的师弟和师妹还在做他出国时的题目，导师的研究方向根本没有改变，而同一课题的国际研究已经更新了4次。

2.我国一家权威科研机构在国内挑选了许多属于前沿的课题准备参与国际合作，到美国后才发现，有三分之二的课题已经不属于前沿，在美国很少有人研究了。

3.美国《科学引文索引》（SCI）每年收录科技论文60多万篇，1989年至1995年间，被SCI收录的我国科学家论文数约占全世界的百分之一，美国论文数是我们的32倍，英国和日本是我们的7倍，印度是我们的1.8倍。按论文引用率排名，我国处在世界第65位；1990年至2000年，SCI定期公布被引用次数最多的10篇论文已有几千篇，却没有一篇中国科学家的论文。

4.中华人民共和国成立后50年内至少获得一个诺贝尔奖的国家有：苏联用了39年，捷克用了41年，波兰用了46年，巴基斯坦用了29年，印度用了30年；而中华人民共和国成立50年的时候，没有一个诺贝尔奖获得者，好像还需要相当一段时期的努力。

虽然，以上资料不一定能代表中国科技的全貌，但仍然可以作为重要参考。至于中医药本身，总体情况是：在国际中药市场上，我国中药只占有3%的份额；大多数发达国家允许针灸医师开业，但不论在诊所还是在商店里，针灸针几乎都是日本或韩国产品；而允许中医师正式开业的国家更是凤毛麟角。因此，无论是我们走向世界还是世界走向我们，都还有很艰苦和很长期的工作要做。

二、对中医药发展战略的思考

（一）中药现代化科技产业问题

"九五"计划期间，科技部将"新药研究与产业化开发"（1035工程）列为重大项目，会同有关部门和地方组建了天然药、化学药、中药制剂和中药现代化等国家技术研究中心，以及国家（上海）生物医药科技产业基地和国家（中山）健康科技产业基地。1997年，科技部又推出"中药现代化科技产业行动计划"，选定一批中药进行重点开发，力求打入国际市场，并组建"中药现代化科技产业四川基地"。此外，在国家"九五"攀登计划和"九五"攻关项目中，也对中药项目给予重点支持。这一系列战略决策和行动无疑极大地推动了中药现代化进程，在促进中药走向世界方面起着重大的作用。进入21世纪以后，中西医结合研究工作取得了突飞猛进的发展，取得了多项重大研究成果，得到了国际科学界的认可，屠呦呦获得诺贝尔奖，实现了有史以来中西医结合领域这一奖项"零"的突破，也是我国科学界获得的第一个诺贝尔生物学或医学奖。大量高水平论文在国际刊物发表，2017年，中国自然科学领域发表科技论文47.2万篇，其中医学论文所占比重超过四分之一。截至2017年，中国发表SCI论文236.1万篇，连续第九年排在世界第2位，占世界总量的18.6%。

在肯定这些工作成绩的同时，我们也要注意到其潜在的负面影响。首先是可能有中药与中医分家的倾向，当中药按FDA标准化越走越远的时候，中医药基础理论还能否在这些"药"中有什么意义。不需要中医药基础理论，这些"药"不是一样能够针对西医的病起良好的治疗作用吗？如果终有一天，人家说：请不要讲什么中医药基本理论，你们的中药只要按我们的规则来研究和使用就可以了。如果真的出现这种局面，咱们中医药行业将是如何的尴尬。其次是中医药理论和中医临床研究可能出现滞后。诚然，以中药研究（包括化学、药理、制剂、工艺、产品和市场等）为中医药研究的突破口，可能是目前最佳的一种选择，也许还是经过不少经验总结后的一种无奈的选择。但不管怎么样，至少到目前为止，还看不出这种选择有什么错误，而且事实上这一步战略决策和行动正在发挥着越来越大的影响和效益。问题在于中药现代产业化挤占了大量的人力和物力资源之后，对中医药理论研究的

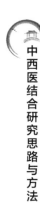

投入相对显得不足，工作也显得苍白无力，有可能加剧中医药基础理论和中医临床研究滞后的状况。任何情况下我们都要考虑到一个重要的基本原则，即中药现代产业化必须是有利于促进中医药学的发展，而不能以削弱中医药学的力量和阻碍其发展作为代价。

（二）中西医结合研究的切入点

"六五"计划后期和"七五"计划期间，我们对证本质进行了深入的研究，得出不少很有意义的成果，后来放弃了重点投入。此后，中药研究热潮兴起，中医研究似乎陷入反思时期。这个时期的无限制延长对中医的发展极为不利，我们不能这样继续等待下去。必须站在历史的高度上，怀着对中医药学的历史责任感，提出一些可行的战略思路。

1.构筑中医药基础理论研究发展的现代科学技术平台

科学理论应该是可持续的、动态的和永无止境的。它的生命力不断地被修饰、被发现、被创新，从一个高度到另一个高度。这是科学理论发展的客观规律，必须尊重，任何个人情感的东西在这里都可能成为科学理论发展的阻碍。

中医基础理论发展缓慢是不争的事实。问题出在哪里呢？主要是历史原因，它的体系不如其他现代科学理论那样开放、宽容和创新，从而影响了它的可持续发展。怎么解决这些问题？建议为中医药的研究和发展搭建一个现代化科技平台（中医药科技平台）。

在这个平台上，首先要把中医药基础理论内容铺设上去，应用现代生物和物理技术与中医学的某些理论和观点相结合，在此基础上逐步吸收这两个学科和其他学科的新进展，使之为我们所用，扩大和延伸联系点，最终形成中医药理论具有开放、包容、创新及可持续发展的特点，赋予它新的活力和创造力。

2.中医临床诊疗结构的现代化

中医学是一门高度临床化的学科。注重中医辨证论治的特点，强调从主体、短期评价、病例积累和群体总结四个方面进行临床疗效的评价方法。这就是中医的临床优势，没有这些特点，中医的疗效就无法体现。但是我们总不能用三个手指、一张嘴来诊疗疾病，这种几千年不变的情况必须改变。将什么样的新技术、新设备、新方法和新理论应用于中医临床，不仅可以保持中医临床诊疗的原有特点和优势，而且可以逐步实现中医临床诊疗的结构现代化，从而提高中医临床诊疗的实用性、高效率和科学性。这个思路可能更加可行，而且可以很快地显示出中医药的整体疗效。

20世纪末，科技部启动的国家重点基础研究发展规划项目《方剂关键问题的基础研究》、2000年国家自然科学基金招标指南以及论证中的"十五"中医现代化重点研究领域和重点任务都闪耀着很多中医药研究发展的新思维，起着非常关键的导向性作用，引起了全行业的重视。

（三）中西医结合医药学发展的基本条件

有了正确的思路，还需要有适合于贯彻这些思路的一些基本条件，包括中医药本身的内部条件和中医药学发展的外部条件。

1.中西医结合医药学本身的内部基本条件

首要条件是中医药理论必须成为一个以临床实践和科学实验为发展源泉的开放性学术体系。为了确保这个学术体系永恒的中医药学本色，而不是发展起来后变质成为一个别的什么东西，因此在任何时候和任何情况下都必须坚持中医药学辨证论治和整体观念的本质特征。

2.中西医结合医药学发展的外部基本条件

中西医结合发展需要宽松的学术环境、多元的视野、创新的思维和培育新的学术流派。继承与创新的关系问题，孰重孰轻问题，这场争论并不重要，不必纠结。没有继承的创新算什么创新呢？它不可能是创新，创新本身就是站在继承的肩膀上改进，创新本身就包含了继承。所以现在，最好还是鼓励创新。

当前经济全球化趋势发展迅速，中西医结合的发展将面临更严峻的挑战。如果不适时调整策略，不进一步加强创新意识和开放思想，不但将可能错过发展的机会，还有可能被拉开更大距离。中西医结合的发展需要新的战略思维，需要更加宽松的发展环境。

（岳双冰）

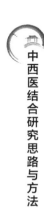

第二章　中西医学比较研究

　　中、西医学的研究对象和目标是一致的。它们既研究卫生保健，又研究人群和个体健康；既研究人体生理和病理，又研究疾病的诊断和治疗，都是保障人类健康的重要手段。但是，由于两者的社会历史条件、哲学文化基础和思维方式的不同，它们从不同的角度认识人体的生理和病理，采取不同的药物和治疗方法，从而形成两种不同的医学体系。采用比较的方法研究这两种医学体系，有助于中西医学的相互借鉴和互相了解。

　　古代唯物主义的原子论及其现代发展是西方科学思想的基础，科学家们试图通过认识原子来探索事物的本质。因为原子是在空间中运动的最小实体。要研究它，你需要解剖物体，打开黑匣子，进行深入分析，并将其还原为它们原来的元素或原子。实验方法就是为了达到这个目的。西医就是在这种哲学的基础上发展起来的。按照这一思路，他们严格遵循因果决定论的研究原则。任何生理和病理现象都有其内在的原因，在条件相同的情况下，其结果也必然一样。

　　19世纪，西方医学借助于显微镜发现了细胞，即生物最基本的单元，此后，生物科学迅猛发展，医学科学研究进入崭新的细胞水平和分子水平阶段。人体细胞、微生物细胞和药物分子的深入研究，促进了生理学、病因学、病理学、药理学和临床治疗学等领域迅速发展。通过这种方式，医学研究能够更加深入地了解人体每个细节。医学和现代科学建立了一个更加密切的联系。科技进步的每一步，都将迅速传播到医学领域，成为医学发展的前进动力。另一方面，医学的发展又丰富了现代科学的内容。然而，随着医学向微观的深入发展，人体越来越细分，整体观念在人们的视野中越来越模糊，生命的奥秘越来越难以被认识。

　　与西方医学起源不同，中国古代哲学家从另一个角度对世界进行了唯物主义的研究，他们提出了元气学说。认为气充满了宇宙，是万物的起源。它"聚则成形，散则无象，流动有序，连续不断"。因此，很难通过分析和归纳的方法来理解元气。所以提出了另一种方法，就是从整体的角度和阴阳对立统一的理论来把握事物。事物是多因素和多变量相互作用的复杂体，无法遵循一对一的因果关系，只能服从随机不确定性原理。元气学说的这些独特思想在中医学中得到了充分的体现。

　　几千年来，在元气学说和阴阳一体思想理论指导下，中医学坚持脏腑相关和形神相关的观点，从天、地、人、神的"天人合一"系统，整体考察人体阴阳、气血和五脏六腑之间的复杂关系，建立了藏象学说、辨证论治学说和中药学理论，总的来说，它是符合自然、社会生活和人们对心理和生理活动的实际认识的。因此，在实践中往往能提出许多切实有效的治疗思路，具有良好而独特的临床疗效。

实践证明，中医学充满了东方智慧。然而，迄今为止，中医学的学术体系尚未与现代科学体系相结合。中医学与现代科学体系的有关概念、范畴和逻辑形式仍然有很大的不同。如此一来，不仅让当代科学家难以理解，影响其自身的推广和传播。而且，很难系统地吸收当代科技成果，从而更好地发展自己。这样，我们就不能跟随现代科学技术快速发展的步伐。中医虽然有自己的发展规律，有其特色和优势，但在人体的具体细节上却相对模糊。这样就很难对生命的奥秘做出科学的解释。

中医学和西医学各有优缺点，一般来说，对方的优点往往是自己的缺点。中、西医学具有相同的研究对象和研究目的。因此，中、西医学相互借鉴是迫切的客观要求，中西医结合也是完全可能的。二者要互相学习，必须有共同的规则和语言。这一共同点尚未确立。虽然我们也开创了中西医结合的先河，一百年来都有不同程度的开展，特别是中华人民共和国成立后，在政府的大力倡导下，我们确实在临床实践和基础理论研究方面做了大量的工作，其中，中、西医共同的理论基础起到了一定作用。然而，这种共同的理论基础是与科学体系有关的重大问题。具体的实验室工作和临床实践无法完成这项任务。要实现这一伟大目标，必须从哲学和科学两个方面，从中、西医学两大基本体系出发，结合临床实践经验，进行艰苦的理论研究。

中医和西医是两种不同的医学体系，其方法论、哲学本体论、生理学、病理学、临床体系和药物作用都有明显的不同。它们都是数千年的人类科学文化成果的积累，是十分精深博大的学科。以下主要通过比较二者在生理学、病理学、药理学和临床诊疗学的区别，发现两种医学体系之间的不同，解释它们之间差别的原因。

（岳双冰）

第一节　中西医学认知方法比较

中医和中国传统文化是一脉相承的。它用中国古代特有的阴阳学说和五行学说来解释人体的生命现象和疾病。其理论体系包括脏腑学说、经络学说、药性理论和以《伤寒论》为代表的"六经辨证"体系。"辨证施治"是中医理论体系的一大特色。西医起源于古希腊，文艺复兴后，以现代生物学、物理学和化学为基础，通过

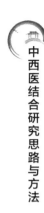

实验方法建立了以生理学、病理学、微生物学和药理学为基础的现代医学体系。中、西医有何区别，中医是否科学，一直是学术界讨论的话题。

在观察阶段，中医主要采用直接观察法、内证法和慧观法对人体进行观察，探讨人体的生理病理现象、中草药的气味功效和自然环境。西方医学主要依靠工具及现代科学技术手段观察人体组织、器官、细胞、生物分子和基因、细菌和病毒的结构和形态。中医的观察包括"形"的可见层，也包括对"气"的无形现象的观察和认识。西医学倾向于在形态层面上进行微观观察。

一、认知的定义

认知，又称认识。但是，一般来说，认识是一个更为宽泛的范畴，认识是主体（通常指人）通过对外界事物的体验，获取知识的过程和结果。这种认识过程可以是主动的、有序的和系统的，也可以是分散的、无序的和杂乱的。认知是一个系统的认识过程，通过这种系统的认识，我们可以得到系统的认知结果，包括理论体系、学说和定律等，换句话说，认知是一个科学的概念，可以把它看作是一种"科学的"认识，认知只是一种日常用语或哲学概念。

从认识不断深化的角度来看，知识的生产过程可以看作是一个从原料到毛坯再到成品的过程。首先通过观察获得科学事实，然后进行科学思维和科学概括，最后建立理论体系。虽然科学认识活动的实际情况并不一定如此机械，但知识提升的逻辑顺序一般遵循这样一个规律。

通过对中医认知的一般过程的研究，可以得出中医学满足科学活动的一般认知逻辑，即通过观察提出假设，然后构建假说-演绎体系，最后付诸实践（实验）的一般过程。就中、西医而言，首先，这两种医学体系本身就是系统的理论体系，它们都对人体和疾病做出了系统而有规律的解释，对人体的生理和病理有系统和详细的阐述。其次，中、西医都是在观察的基础上，运用一定的思维方法进行其理论建构。这说明中、西医虽然在术语和具体方法上存在一些差异，但从根本上是相同的。中医也是一门科学。基于这样一种认识论，以下对中、西医的认知特点进行比较。

二、中、西医学观察对象比较

（一）中医学观察对象

中医学是从古至今继承下来的传统医学体系，因此其与中国古代的文化传统和思维方法之间有着天然的、不可分割的联系。中国传统哲学一直把人和天地看作一个整体，认为一切事物都是相互影响的。《黄帝内经》说："善言天者，必有验于人。"因此，中国古代医学家不仅把人体和疾病作为观察和研究对象，而且还把天地、自然和万物等作为观察对象。

在中国古代，"天人合一"的思想贯穿于医学。所谓"天"，是指日月、星辰、山川和大地等自然事物。阴阳五行自然观是中医学的核心理论基础之一。阴阳五行学说不是主观想象的产物，而是建立在古代先哲对客观世界的观察基础上，经过提炼和总结的一种认知方法。阴阳是一个直观而简单的概念，具有高度的抽象性。凡是性质对立或相反的事物和现象，都可以分为阴阳，如寒与热、表与里、虚与实以及动与静等。所谓"五行"，是指五种功能和属性，如《尚书·洪范》中对"五行"的解释为：水曰润下，火曰炎上，木曰曲直，金曰从革，土曰稼穑。

因此，所谓"五行"是指五种具有直观特征的功能属性，如水性物质具有湿润和趋下的性质，火性物质具有发热和趋向上升的性质等。由此可见，阴阳五行的概念是以对客观事物的观察为基础的，它是在功能属性层面上定义和确立的。

中医的主要观察对象可分为三类，即人体的观察，药物的观察，季节、气候等自然条件的观察。

1.人体的观察

（1）生理学观察

中医对人体的观察可分为"生理观察"和"病理观察"。所谓"生理观察"是指通过长期观察对人体正常生命现象、生理结构、属性和功能的认知。《黄帝内经》概述了中医对人体生理的观察和总结。中国古代医学研究起步很早，例如商代伊尹就已作《汤液经》，东汉时期张仲景在此基础上总结并撰写了《伤寒杂病论》，发展了其理论，列举了以汤药本草治病的方法。可以说，《黄帝内经》的学说体系，是经历了几百年乃至几千年的长期医学观察和实践的结果。

中国古代医学家对人体的观察，首先是建立在最直观的基础上，而不是借助于实验。由于在人的发育和成长过程中，最直观的反应是生命现象、生理状态和功能等，可以清晰、直接地观察到人类成长的各个阶段不同的生理变化。所以在《黄帝内经》第一篇《上古天真论》中，描述了观察到的人体发育、生长和衰老情形。如："女子七岁，肾气盛，齿更发长；二七而天癸至，任脉通，太冲脉盛，月事以时下，故有子；三七，肾气平均，故真牙生而长极；四七，筋骨坚，发长极，身体盛壮；五七，阳明脉衰，面始焦，发始堕；六七，三阳脉衰于上，面皆焦，发始白；七七，任脉虚，太冲脉衰少，天癸竭，地道不通，故形坏而无子也。"

古代医学家一方面通过对人体不同生长发育阶段的观察和总结，将这些生理上的变化对应于相应的脏腑和经脉。另一方面阐明了中医对人体生理学的基本认知对象，包括脏腑、经络、气血、五官、毛皮和筋骨等。对于这些被观察的客体，古代医学家注重直观观察且容易被观察的现象，即人体各部位的功能和形态变化，作为认识人体脏腑、经络和气血等生理现象的基础。例如，古代医学家通过观察人体头

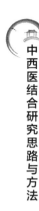

发的荣枯、听力的好坏以及骨骼的强健与否，发现这些生理功能和状态与肾脏密切相关，所以将肾脏的功能概括为"肾开窍于耳、主骨生髓、其华在发"。古代中医就是通过这种"思外揣内"的方法，对人体的脏腑等生理功能进行直接的观察。

（2）病理学观察

所谓"病理学观察"，即古代医学家对人类疾病的性质、特点和表现等方面的观察。中医的"病理观察"可以概括为八纲和四诊。所谓"八纲"，是古代医学家在认识和观察疾病时特别注意的八个方面，即"阴阳、表里、寒热、虚实"。可以看出，"八纲"实际上是四组对立的特征范畴，也是四组直观的观察对象。古代医学家借助"八纲"原理，可以观察、识别和掌握人体疾病的四个方面的特点和性质，即病位（表里）、病性（阴阳）、病因（寒热）和病势（虚实）。这是古代医学家研究疾病和病理观察的重点。

所谓"四诊"，就是"望、闻、问、切"，四诊虽然是一种观察的手段，但也隐含了观察对象，反映了古代医学家对病人身体的观察和获取信息的方式。四诊不仅包括对病人的客观观察，还包括对病人的主观感受的关注。医生对患者的客观观察包括患者的面部颜色、眼神、舌苔和体温等身体外观表现，以及患者的脉搏、肢体运动和其他病理特征。

中医特别注重对病人脉象的观察和鉴别，通过脉诊观察病人的脉搏强度和速度等。疾病的诊断离不开脉搏。古今医学家特别注重通过临床观察和认识，总结出人体脉象的各种表现和差异。在临床观察的基础上，对27种脉象的特点和差异进行了详细的分析和总结。

与此同时，古代医学家亦注重询问病人的主观感受以获取疾病的信息，古人总结著有《十问诗》，详尽概括了医学家在临床观察的十个主要方面，即："一问寒热二问汗，三问头身四问便，五问饮食六问胸，七聋八渴俱当辨，九问旧病十问因，再兼服药参机变。妇人尤必问经期，迟速闭崩皆可见。"

因此，中医病理学观察的重点是观察病人可以直接表现出来的症状和表现，或者医生可以借助于脉搏、询问和触摸等方法直接获取病人信息，无须借助外力和工具等，而仅凭借人的直观的感性观察便可直接获得的对象。在这一系列感性观察过程中，以"八纲"为指导的理性认识，可以说"八纲"是医学观察长期实践中总结出来的认知框架，它又为新的观察指引以方向和对象。

汉代张仲景在其所著《伤寒杂病论》一书中，总结了《黄帝内经》的医学理论，提出了临床观察和诊断疾病的直观标准，是《黄帝内经》从理论发展到临床实践的经典之作，是我国医学科学家开展临床医学实践，发展医学理论的重要依据。《伤寒杂病论》总结的疾病分类方法，是建立在观察和捕捉病人的生理和病理的直观和外在表象的基础上进行的。张仲景提出的"六经辨证"的诊断方法指出，"六经病"之中每一种疾病都有自己的特点，医生需要观察、识别和捕捉这些疾病在人体内的外在表现特征，以确定疾病的性质。

例如《伤寒杂病论》中关于六经病证的论述提出：太阳之为病，脉浮，头项强痛而恶寒；少阳之为病，心烦喜呕、默默不欲饮食，口苦、咽干、目眩。其中，"脉浮"是医生可以观察到的脉象特征，"头痛""恶寒""心烦"等，是病人对疾病反应的一种主观感觉，这种病人的主观性不适感受，中医称为"症状"，"症状"是疾病所显现出来的最直接的表现。中医"证"的概念和范畴一般是指具有一定相关性的"症状群"，通常由一个或多个症状组成，即"证"是"症状"的有机组合。所谓中医的"辨证论治"，就是指医生在病人的诊断和定性方法上对"症状群"的认知和辨别。

由此可见，中医学的"病理学观察"偏重人的感官和知觉能直接获得的对象，所获得的信息偏于宏观、具体、直观和感性，不注重借助于解剖和化验等工具的微观观察。

2.中药的观察

中医学的另一个观察对象是中药的性质。所谓"药性"是指药物的状态、性质和功能，而中医主要侧重于气味，即中医的"四气五味"和疗效功能这三个方面。在中药学中，药物的"气"属性分为"寒、热、温、平"四种，即古代医学家通过观察中药生长环境的气候和温度，以及观察和体验服药后人体产生的不同程度的寒热感受，来区分中药气的属性。

同时，通过对药味的直接品尝和体验，将中草药分为"酸、苦、甘、辛、咸"五种口味。而人体服用药物后可以观察和预测到的生理反应，是医生观察和体验的重点，即药物的疗效。例如，《神农本草经》将常用的中药茯苓描述为：茯苓，味甘、平，主胸胁逆气，忧恚惊邪恐悸，心下结痛，寒热烦满，咳逆，口焦舌干，利小便。

医学家对于茯苓药效的观察认识，是通过"忧恚惊邪恐悸，心下结痛、咳逆、口干、小便不利"这一类临床可被直接观察到的、人体在服药前后生理现象和感受的变化而体现的。换言之，人体在服用药物前后自身的感觉、症状和行为等究竟发生了何种反应和变化，这是古代医学家所留心观察和体验的重点。

正是由于古代医学家注重观察和体验药物之于人体的直观功效，因而中医的本草药物学理论经过临床的大量、重复观察和体验，逐步积累并丰富了对中药本草的药性认识。例如，茯苓在《名医别录》中又补充加入了"止消渴，好睡，淋漓，大腹，膈中痰水，水肿淋结，调脏气，伐肾邪，益气力，保神守中"的功效作用。在《日华子本草》中亦增补有"补五劳七伤，安胎，止健忘，暖腰膝，开心益智"的描述。由此可见，中医对于本草药物药性的观察，是建立在可被人体直接感知和观

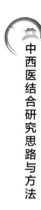
察体验到的宏观功效层面，而并不注重于深入药物的微观物质结构和机理的层面。

3. 自然环境的观察

中医对于自然条件的观察对象主要包含季节、气候因素，及其对人体的作用和影响。如《黄帝内经》中指出："春三月，此谓发陈。天地俱生，万物以荣……生而勿杀，予而勿夺，赏而勿罚，此春气之应，养生之道也。逆之则伤肝，夏为寒变，奉长者少。""逆春气则少阳不生，肝气内变；逆夏气则太阳不长，心气内洞；逆秋气则太阴不收，肺气焦满；逆冬气则少阴不藏，肾气独沉。"

由于中医吸取传统文化"天人合一"的理念，因此，古代医学家还尤为注重观察季节和气候因素对于人体生理的影响和致病机制。因此，中医进一步将气候的致病因素通过观察而总结为"六淫"（或六邪）。"淫"指过度和不适当的气候或气温、湿度等，也就是"风、寒、暑、湿、燥、火"这六大类气候特征。通过观察这六种环境和气候的致病因素，进而观察并总结了"六淫"各自的特点，如风邪善于疏泄、寒邪善于凝滞、收引，暑邪善于升散、消耗津液，湿邪善于黏滞等特征。

（二）西医学观察对象

公元前6世纪末，古希腊出现了四大医学流派，其中以希波克拉底（约前460—前370）为代表的医学学派对后世的西医产生了很大影响。希波克拉底在其医疗实践中，强调医生应该在中午前巡视病人，在询问病人昨晚的症状、病情和肠道功能后，应该查看病人的汗液、尿液，观察病人的呼吸，以手轻触病人的胸口以测量体温。同时，希波克拉底学派还提出人体与自然相统一的观点，尤为关注空气、气候、水质、土壤以及居住条件等环境因素对于健康的影响。

古罗马医学是希腊医学的继承者，有"解剖学权威"之誉的盖伦（约120—200）就是古罗马医学的代表。强调解剖是古罗马医学的特色之一，盖伦进一步提出，"要做医生必须学好解剖学，要学好解剖学必须动手做解剖，没有人体的解剖材料，也要动手解剖牛、羊、猪等动物，总之，动手解剖总比眼睛看解剖要好"。盖伦曾从事一些简单的生理实验的研究，他通过解剖观察到动脉的搏动，通过动物实验观察了呼吸器官的结构和功能等。

在文艺复兴思潮的兴起时代背景下，维萨里（1514—1564）首先打破了中世纪的禁锢传统，基于大量人体解剖实验的基础上，推翻了当时解剖学权威盖伦的许多错误。他通过解剖观察了人体的静脉、心脏、肝脏、胆管和子宫等主要内脏器官，观察并描述了人体胸骨的结构，更新了此前的人体解剖学知识。1543年，维萨里出版了《人体的构造》这一划时代著作，标志着现代人体解剖学的诞生。

与此同时，作为近代生物学分支之一的生理学也在不断发展。生理学是以生物机体的生命活动现象和机体各个组成部分的功能为研究对象的科学，按研究对象的不同，生理学可分为植物生理学、动物生理学和人体生理学等。人体生理学的主要研究对象主要包括：构成人体的各个系统的器官和细胞的功能，不同细胞、器官和系统之间的相互联系和相互作用。

17世纪，生理学上最重要的科学进展应属哈维（1578—1657）发现的血液循环，哈维根据实验观察，证明了心脏是血液循环的原动力，并通过数学的方法计算了心脏的血容量。哈维通过反复进行的动物实验，最终得出"血液是循环的"结论。血液循环的发现使生理学成为一门独立的学科，血液循环理论奠定了生理学基础。

哈勒（1708—1777）注重观察人体的呼吸运动、骨骼运动和胎儿的生长发育现象，以及神经系统的生理功能。瑞奥玛（1683—1757）观察研究了消化过程和消化生理。斯巴兰萨尼（1729—1799）对心血管的功能、消化过程和呼吸现象进行了深入的生理学观察。应当说，这一时期的生理学家都是通过充分利用实验方法，对人体诸多生理现象进行更加细致的观察，使得生理学向更深层次发展。

另一方面，伴随显微镜的发明，西医的研究逐渐从宏观进入微观层次的观察。马尔比基（1628—1694）利用显微镜观察植物和动物，发现了青蛙肺脏中的毛细血管，他还致力于观察人体脾脏和肾脏等组织的微细结构。雷文虎克（1632—1723）通过大量的显微镜观察，阐明了毛细血管的功能，进行了红细胞形态的研究，同时也对人体的肌肉组织和精子活动进行了细致的观察。

17世纪，西方医学涌现出的三个临床学派，体现了数学、物理学和化学对医学的影响。其中，化学医学派将生命现象完全解释为化学变化，希尔维厄斯（1614—1672）建立实验室，着重观察和研究了盐类与酸类、异烟基物质结合产生的变化。

至18世纪，西方医学对于正常人体的解剖观察已经十分完备，解剖学家和外科医生开始对病变的器官进行解剖观察，于是病理解剖学随之出现。在此之前的病理学一直延续着希波克拉底的四体液学说，直到意大利人莫干尼（1682—1771）通过大量的病理解剖实践和观察，力求观察探寻疾病的原因与器官变化之间的联系，即把"病灶"和临床症状联系起来。莫干尼认为，一切疾病的产生都有其确定的位置，而器官的病变正是疾病的原因。莫干尼在他的医学研究中，对心脏病、肺结核以及梅毒病人的尸体进行了细致的解剖，观察到了病人尸体上的器官改变，由此将器官的病变与疾病的临床表现联系在一起。莫干尼主张从观察人体的物质实体层面出发，以寻找疾病的根源和病因，建立了全新的疾病概念，其所著《论疾病的部位与原因》一书对近代西方医学的发展产生了深远影响。

19世纪初，细胞学说被提出来。至19世纪中叶，德国病理学家魏尔啸基于对细胞形态学的观察，提出了细胞病理学说，将疾病研究深入到了细胞的层次。其学说的基本原理包括：机体是细胞的总和，疾病可用细胞病理来说明。

19世纪中叶，由于发酵工业的需要，加之物理学和化学的进步以及显微镜的改

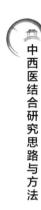

进，细菌学说也随之诞生。法国人巴斯德开始观察发酵现象并研究其作用，其后开始观察和研究微生物，证明发酵及传染病都是由于微生物所引起的。德国人科赫发现了霍乱弧菌、结核杆菌及炭疽杆菌等。他们对于微生物的观察奠定了微生物学的基础。19世纪后期是细菌学时代，大多数主要致病菌在此时期内先后被发现。

另一方面，由于化学的发展，西医利用化学实验的方法来观察血液的内容物，其观察的对象是人体体液和固体部分的组织结构和有形成分，并注重观察人体正常和异常排泄物的结构及成分。

20世纪初，俄国人梅契尼科夫观察发现了吞噬细胞，以及乳酸菌与病原菌在人体肠中的相互拮抗现象，建立了细胞免疫学说。20世纪中叶，酶和代谢现象成为西医观察和研究的焦点。20世纪60年代之后，对于基因的观察和研究则成为现代西医的发展新趋势。

通观西医发展的历史可以看出，西医所观察和实验研究的对象，从宏观的人体器官、组织形态和结构等，逐步发展至细胞、细菌、病毒和基因等更微观的层次。其所注重的是物质的物理结构、化学成分、形态、功能和现象等。

（三）观察对象的异同

通过比较中、西医的发展历史，我们不难看出，西医在近现代几个世纪的发展进程中，是一个不断深入走向观察微观领域并研究的过程。由于解剖为现代西医的发展开启了一扇大门，因此，医学和科学家们希望通过对人体最细微处的观察，来认识生命现象和疾病的成因，因而所采取的观察从人体的组织、器官到细胞、再到细菌、微生物、病毒乃至更微观的基因层次，希望尽可能多地观察和了解到人体内部的微观物质世界。

而中医的发展从一开始到明清以来，对于人体内部的具体形态、器官和组织的基本构成物质，似乎并不关心。中国古代医学家所关心的是，如何能在不破坏和解剖人体的基础上，"站在外面"来观察人和疾病，通过"寒热""表里"等线索去观察并获取疾病的特征和患者的症状（或病态的行为），乃至观察人与自然的相互关系，这些既宏观而抽象又直观而具象的方面，才是中医所最为注重和观察的对象。总的来说，中医的观察对象都是无须借助外力工具和科技手段而可以直接获得的，同时，这些被观察对象一般是具有关联性和有序性的。

另一方面，我们也应该看到的是，西方医学在其产生的早期，诸如希波克拉底学派与中医所注重观察研究的对象，亦存在共通之处，例如都共同关注病人的体温、呼吸、汗液、尿液以及病人所处的自然环境和气候条件等，这些之中的很多也仍然被现代西医所一直延续保留下来。

事实上，中西医都同样重视观察和经验，这也正是科学的起点和基础。所不同的是，近代以来的西医越来越重视微观观察，应当说，这是受到原子论哲学观指导的一种文化，这样的观点认为，整体由部分构成，而部分又是由更小的部分所构成，如果掌握了这些微小的部分，就理解了整体，近现代以来的西医都是沿着这个方向走的。而中医乃至早期的传统西医，更多的则是重视人体尺度的宏观观察，乃至联系到生活环境，是一种整体论的哲学观所导向的。

由于中国的传统文化强调"身体发肤，受之父母，不敢毁伤"的孝道思想，因此，中国古代医学家不允许以毁坏身体（解剖）的方式来研究人体，所以自然不会致力于探寻人体构成的更小部分，而是认为停留在宏观整体分析基础上的观察就已经足够。

另一方面，中医理论中关于脏腑的观察，是以功能为边界的，所关注的是脏腑在宏观尺度上所表现的功能现象，而不注重形状、结构和物质构成。相反，西医对于器官、组织和细胞的观察，是以形态和结构为边界的，因此，必须要通过打开人体内部来观察微观的物质结构。

因此，中西医所观察的对象的差异，其实是源于两种医学背后的世界观的不同，也是整体论和原子论的不同。

三、中、西医学观察手段比较

中、西医学作为传统医学与近现代医学的两种不同的医学体系，两者不单在各自观察或实验的对象方面存在差异，其各自所采取的观察和实验的手段、方式也有所不同。

（一）中医学观察手段

作为传统医学的中医理论，中国古代医学家所采取的观察手段往往是最直接和直观的，而无须借助于工具或科技手段。在中国传统文化中，"观察"一词可追溯至《易经》，其中指出："仰以观于天文，俯以察于地理，是故知幽明之故。"而中医所依托的观察方式，大多是这一类原始、朴素、和直观的手段。

如前文所述，古代对于人体、药物药性乃至自然条件的观察，由于被观察对象的属性大都是可以被人的感官所直接感知的，即通过人的视、听、触以及味觉的直接品尝感知等途径，即可获取对被观察对象的感性认识。如《黄帝内经》指出："夫脉之大小、滑涩浮沉，可以指别；五脏之象，可以类推；五脏相音，可以意识；五脏微诊，可以目察。"

中医的建立和观察的手段，亦离不开在人的机体上开展的"试验"，如"神农尝百草"即是借助于人体直接尝试和服用药物而进行的临床试验，因而对药物药性和功效的认知也直接来自人的机体的切身感受。又如李时珍用自己的身体做试验，检验曼陀罗花的麻醉作用。笔者认为，"神农尝百草"不应只狭义地理解为神农氏本人的个人观察实践，而应广义地将其看作是中国古代在大量的、历代的医疗实践

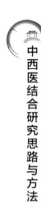

基础上的总结。

另一方面，《黄帝内经》所建立的体系和对人体生理和病理的认知，部分是源于古代在"内证"或"慧观"下所得到的关于对生命现象乃至天地自然的认识。这样一种"内证"的方法，是研究中医乃至中国传统文化时所不能回避的问题，但尚未得到理论界的充分重视和探讨。

所谓"内证"的观察手段，不同于西方科学依靠仪器进行实验观察的测量方法，需借助于外部的观测仪器或对象，如西医学通过小白鼠或人体的实验、解剖分析等。最原始的中医认知实践，部分是在古代处于虚静的"慧观"状态下对自身生理知觉和状态的观照及体悟而完成的，是一种"内证"的观察方式。当代中医学者、医师刘力红指出：在传统文化里，存在很细微、很精深的内证实验，却是不可否认的事实，正是因为这个内证实验和理性思考的结合，才构建了中医理论。熊春锦亦提出：中国的慧观科学，可以说是一种系统型的灵感思维、有序性潜意识直觉思维以及深度定观、慧观、无为先天状态下的"性慧"运用的产物。

与此同时，中医理论认为人体的气血运行于经络之中，而"气"作为人体能量态的生命现象和动力，古代先哲通过"内证"或"慧观"的方式，体验气在自身经络中运行，或针灸对经络穴位的刺激而形成的酸麻、痛痒和冷热等感觉、感知，经过体悟和总结而形成对于经络的认识，使得中医这种"内证"和"慧观"的实践方式成为可能。

明代李时珍在《奇经八脉考》中引用了宋代张伯端的《八脉经》的记载，并论述："……而紫阳（即张伯端）《八脉经》所载经脉，稍与医家之说不同，然内景隧道，唯返观者能照察之，其言必不谬也。"

李时珍所说的"内景隧道"即指人体经络，而"反观照察"即是"内证"和"慧观"的手段。

关于内证、慧观，国内学者刘天君曾提出"体验科学"的概念，他认为"体验科学"的方法是中医方法论的特色，其将"体验科学"的方法定义为观察者通过对自身体验的研究而认识世界，它有别于近代西方建立在可测量、可重复的客观观察基础上的实验科学的方法。刘天君认为，"体验科学"的方法也并非不可测量和重复，而是由于其观察手段和方式的性质不同了，因而测量和重复的性质、方法乃至标准也应相应有所区别。而强调中医的"体验科学"的方法，并不意味着中医的认知只有主观的"体验"而没有客观的"实验"，相反，这两者都是同时存在的。然而，从中医发展的历史看，在正确认识人体、疾病及宇宙自然的过程中，"体验科学"方法和"实验科学"方法都不可或缺，但前者往往是起源，而后者往往是补充。换言之，中医理论体系中的许多创始和关键性的基础理论，往往是源于古代主观体验的研究，而最终完成于客观的实践研究和体验研究的相互引证和结合。

因此，中国古代医家和先哲凭借"内证"和"慧观"的观察手段，通过对自身体内"气"的体察，发现并验证了人体"无形"经脉的存在，并且得到了关于人体经络、穴位及其各自形态和功能的认识，应当说，这一认识是对于人体生命现象的一种直观性描述，并非凭空思考或想象的产物。

此外，中医理论中的诸如药物归经理论、气血学说、五脏学说等理论，部分亦是建立在"内证"和"慧观"的观察手段之上的。

（二）西医学观察手段

以古希腊医学为代表的早期西方医学亦离不开医生依靠自身感官的观察，如观察病人的汗液、尿液和呼吸等，用手轻触病人胸口以测量体温。而自盖伦提倡解剖以来，以解剖的手段来观察和研究人体成为西方医学的一大发展趋势和特点。解剖的方法使得西医逐步从对人体外部的观察进入到内部，西医关于人体器官、组织形态、结构和功能等方面的观察，都依赖于解剖。

17世纪，意大利人桑克托瑞斯（1561—1636）根据伽利略的发明，利用量度的观念设计了体温计和脉动计，分别用于测量人体的体温和脉搏。同时，他还制造了一种像小屋大小的秤，对不同时间和不同条件下的体重进行观察和测量，可在其中生活、睡眠、运动和进食。桑克托瑞斯利用此装置，在排泄前后，都称量自己的体重，进行了30年的反复观察研究，发现体重在不排泄时也在减轻，认为是由于"不易觉察的出汗"所导致，这是最早的对于新陈代谢现象的观察。

伴随近代科技水平的提高和显微镜技术的发明和进步，西医借助于显微镜使观察由宏观进入微观，应当说，显微镜的应用为西医的生理学和病理学的发展提供了技术手段，人们观察到细胞的病变与疾病产生之间的关系，使得西医进入细胞乃至更微观层面的新的认识水平。

另一方面，19世纪中叶由于物理学和化学的发展，为微生物学的创立和发展提供了研究手段，西医通过细菌培养和细菌染色等手段和方法，对细菌进行了更为广泛的观察和研究。

18世纪末，奥地利医生奥恩布鲁格（1722—1809）发明了叩诊。他由于受到了用手指敲击大酒桶从而根据声音推测桶中酒量多少的启发，将这一方法应用于对人体胸腔的观察和诊断，以叩击来寻找"病灶"。经过大量的观察实践，包括尸体的解剖追踪，他创立了应用至今的叩诊法。

与此同时，法国病理学家和临床学家拉埃内克（1781—1826）发明了听诊器，他从希波克拉底的著作中，得到对于心肺可以听诊的启示。最初，他通过发明和不断改良，制成了一种木制的听诊器。拉埃内克检查了许多病人，研究了用听诊器所发现的各种微小现象，并进行了大量尸体解剖，将解剖结果与临床现象相对照，从而改进了古老的听诊法。1819年，拉埃内克发表论文《间接听诊法》，并根据这种

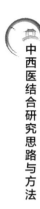
新的检查方法来诊断心脏和肺的疾病。

此外，许多用于临床辅助检查的诸如血压测量、体温测量和体腔镜检查等器械，都是在19世纪开始应用的。与此同时，一系列光学器械相继发明和使用。较早的有德国物理、生理学家赫尔姆霍茨发明了检眼镜，继之，喉镜、支气管镜、食管镜、胃镜和膀胱镜等仪器先后发明，这些医学器械不仅丰富了临床内科的诊断手段，也为进一步观察人体内部、探寻"病灶"提供了条件，并使其后体腔内进行治疗成为可能。

19世纪，法国生理学家马让迪（1783—1855）、德国人弥勒（1801—1858）和法国人贝尔纳（1813—1878）借助动物实验对神经和消化系统进行了大量生理研究。随着19世纪末阿司匹林的研制成功，其他各种药物的合成亦不断得到发展，随后人们开始研究药物的性能和作用，以在动物身上进行药理实验为手段，创立了实验药理学。

总的来说，19至20世纪，伴随微生物学、细菌学、免疫学和药物学等学科的相继出现和发展，其所借助和依赖的现代科技检查仪器也得到了改进，物理学和化学的检验分析手段也得到了不断更新。

（三）观察手段的异同

由于，在中医的理论体系中，对人体和生命现象的认识是建立在"精、气、神"的三个层次之上的，所谓"精"是指存在于人体脏腑和血液的营养精微物质，"气"和"神"则是推动血脉周流运行的动力和能量。相对而言，"精"属于有形的物质，而"气"和"神"则属于无形的生命能量。

而在西方医学和哲学关于人体生命的理论中，由于受到原子论的影响，主张人和生命现象是可以还原为基本原子单位，及其相互作用的物理和化学原理。因而西方医学家在对人体和疾病进行观察和研究时，寄希望于发明更加精密的仪器和科技手段，以观察和探寻人体生命的奥秘。

但中国古代医学认为，外在的工具和仪器并不能帮助人们认识生命和疾病现象，因为"气"和"神"是以无形的状态存在，既然无形，那么就没有必要用仪器去探测它。对于有形的物质（精），中医采取原始、朴素和直观的观察手段。而对于无形的能量（气和神），中国古代医学则另辟蹊径，以"自身为实验室"，依靠"内证"和"慧观"的手段对人体内部世界进行观察、感知和体悟。同时，中医几乎从不需要在动物身上进行药物的药理实验观察，而中药本草药物学的丰富和发展，往往都是历代医学家在临床亲自尝试草药来完成对药性的感知和体悟。

总的来说，西医也存在直接观察，但更多依赖于仪器和科技手段的间接观察。而中医则几乎始终以直接观察的手段为主。

（四）观察理论的渗透

美国科学与哲学家汉森曾在《发现的模式》一书中提出"观察渗透理论"的观

点，这一理论指出，观察并非对物象"刺激"的消极的机械反应，而是受观察者的理论影响和支配，使不同理论观点的人可能把同一对象观察成不同的样子，其不同的程度相应于他们相互分歧的程度，理论差异小，则观察结果的不同也小，理论如果相对立，则可能把同一对象看成不同的东西。汉森认为，人们在观察事物时，是受预先存在的理论知识和经验影响的，这种影响就渗透在观察中。他强调这种不同并不是观察者事后对其观察对象所做的解释不同，而是渗透在观察中的，这就是他的"观察渗透理论"。

应当说，中、西医同样作为医学理论，然而两者观察的对象及通过观察得到的结果却存在着明显的差异。这说明，中、西医学在进行观察的同时，必定已经预先存有其理论或观念的前提或框架。

值得一提的是，国内学者张功耀曾提出，中药人参经过现代药理学研究，并未发现其在化学成分上有何营养价值和对疾病的确切作用。笔者认为，这正是由于中、西医在不同的理论体系背景下，对药物的特征所采取的不同观察视角而造成的差异和误解。

关于中药人参，在中国古代医学家经过长期临床实践和总结的基础上，对其药性的观察体验，认为人参具有很好的补益疗效。例如，在《名医别录》中记载："人参疗肠胃中冷，胸肋逆满，霍乱吐逆，心腹鼓痛，调中，止消渴，通血脉，破坚积，令人不忘。"

此外，中医还认为人参具有大补元气，安神，治疗食少，倦怠，反胃吐食，大便滑泄，虚咳喘促，自汗暴脱，惊悸，健忘，眩晕和头痛等功效。不难看出，中医对于人参药性的认知，是在于观察其对于病人主观感受到的"不舒适"症状的改善作用。例如，气虚患者往往感到憋闷气短，而在服用人参一段时间之后，确实可以得到不适症状的改善。

而西医重在对药物确切的化学成分分析，例如，分析其成分的营养价值，或其对于人体或对于细菌、病毒所产生的影响和疗效机制。事实上，现代药理学分析表明，人参的主要化学成分为人参皂苷和多糖，其对于人体的中枢神经系统、内分泌系统和循环系统等都具有调节作用。例如对于人体有镇静和兴奋及对血压的双向调节作用，以及强心、保肝和一定的抗肿瘤作用等。

通过比较中西医在不同视角下对人参药理作用的认识，西医药理学研究所观察到的镇静、强心、保肝和抗肿瘤的效果，即是中医所讲之"安神、补元气"的作用，只是在不同理论背景下，中、西医彼此所观察的侧重点不同所导致的差异。中医偏向于观察人体服药后主观症状感受的改善情况，而西医则偏向于观察和分析药物具体的化学成分和化学作用。

另一方面，中医对于药物药理作用的认识，是建立在整体的基础之上；而西医

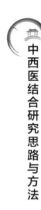

研究人参成分的药理作用，是首先将每一种成分经过提纯分离，单独对其进行动物实验观察，因而，所得到的结论很有可能是片面的或是截然不同的。因为，整体虽然由部分组成，但整体的功能不等于部分功能的简单相加。同样地，对中草药的单一成分的实验，并不能说明多种成分相互构成配比之后的整体功能作用。

又如，对于糖尿病，虽然中、西医都认识到了患病者的尿液含有糖分，但西医是通过尿液检测，而中国古代则是通过亲自尝试尿液味道而发现尿液变甜的异常。说明对于同样一种疾病，中、西医学各自所观察和研究的重点则不尽相同。西医重视检测病人血液中的血糖含量，并通过临床药理学实验来观察降糖药物的剂量或注射胰岛素等治疗方式对于患者血糖指标的改善情况。然而中医理论对于糖尿病的认识，则往往不会去关注患者的血糖指标，而是通过观察患者是否有多饮、多食和多尿的症状来分析病位和病因。糖尿病在中医理论中属于"消渴证"范畴，分为"上消""中消"和"下消"。"上消"患者可见到多饮，"中消"患者可见多食，"下消"患者可见到多尿、乏力和消瘦，以及生殖能力减弱或丧失等。

中医之所以注重患者是否有多饮、多食和多尿的症状表现，是由于中医理论认为：肾主水，人的饮食经过脾胃的消化吸收转化为精微物质（营养）和糟粕（排泄物），肾的功能在于调节水液代谢和排泄，因此当人体出现尿液的异常时，一定与脾和肾为主的脏腑有密切关联，比如当胃有热邪时，可见到多饮、多食，而当肾气匮乏时可见到小便频数、乏力、消瘦等症状。因此，中医认为，糖尿病是一种与多个脏腑相关的综合性病症，不能离开整体而只就局部来认识。中医正是基于这样的理论观点，在临床上才会主动地观察和获取病人在多方面和全方位的信息，目的是确定疾病所在的脏腑和疾病的性质，以达到辨证论治的效果。

综上所述，中、西医在观察中所渗透的理论，一种是中医的"辨证系统论"，一种是西医的"分析原子论"，也正是由于这两种思想和理论模式的差异，因而使得中、西医所观察到的结果有所差异。事实上，这种差异从根本上说，是尚未达到统一融合的分离状态，如同从不同的视角去观察同一物体，之所以结果不同，是因为尚未站在全局的高度将两者兼容统一。

四、中西医理论检验方法比较

检验一个理论的正确与否，其唯一途径是通过实践。在科学研究活动中，假说若要上升为一般的科学理论和定律，需要将假说-演绎系统的一系列可观察命题付诸实践检验，若实验验证的结构支持假说，则将假说提升为理论，反之，则否定假说。

医学作为科学的分科之一，由于其自身特点和最终目的，因此医学理论的检验归根到底应是付诸临床医疗实践的，而检验医学理论正确与否的重要标准之一就是疗效。

西医作为现代科学的分支学科之一，其医学理论的自身发展历程必定是遵循科学研究活动的一般逻辑规律的。然而，作为传统医学的中医，其近百年以来被诟病的主要原因即其理论是否是经过实践检验的，抑或只是建立在主观臆想的玄学层面之上，中医理论的检验方式是什么，以及中、西医理论体系各自的检验方式存在怎样的差异，应当值得深入探讨。

（一）中医理论的检验

中医理论的检验是建立在临床的个体化的医疗实践中的，正如张仲景所著的《伤寒杂病论》，创立了一个完整而庞大的"六经辨证"体系，对于这一理论体系，正如张仲景本人所说的"若能寻余所集，思过半矣"。有待于后世医学家在实际的临床医疗中来加以验证。

《伤寒杂病论》中所载的中药药方，后世称为"经方"。所谓"经方"，其一是"经典之方"的意思，自汉代成书以来，经方就在历代医学家的临床中被广泛应用，沿用至今，其疗效可见一斑。其二，"经"有"不变"和"规则"之意，由于经方通常的用药在 10 味以下，以 5 味、6 味居多，每一味药使用的时机和预期的功效在《伤寒杂病论》中都有明确的说明，因此，临床使用经方必定要遵循一定的规则。

唐代著名医学家孙思邈一生精研医术，并拥有丰富的临床实践经验，被后世誉为"药王"。他在晚年致力于研究和整理《伤寒杂病论》，努力实践《伤寒杂病论》中的辨证和用药方法，并据此著有《千金翼方》流传后世。孙思邈通过运用《伤寒杂病论》的辨证体系来医治疾病，发现用之以后效果非常显著，因此曾赞叹说："披《伤寒大论》，鸠集妙要，以为其方，用之以来，未有不验。"应当说，孙思邈是医史上在临床实践中使用并验证"经方"学说的第一人。

清代名医陈修园一生对于张仲景的《伤寒杂病论》学说推崇备至，是明清时期"尊古派"的代表医家。他一生在临床医疗中对于使用"经方"情有独钟，可以说是非"经方"而不用。陈修园在其医书中讲道："经方愈读愈有味，愈用愈神奇，凡日间临证立方，至晚间一一于经方查对，必别有神悟。"

同时，陈修园在临床中见到很多病人为了补虚而过度服用六味地黄丸，而产生"元气外脱"的严重副作用，提出了"久服地黄暴脱证"的观点，对当时和后世的中医界产生了很深远的影响。应当说，陈修园在临床亲自实践经方，对经方的"神奇"疗效有了实际的验证和体会，这可以说是对于《伤寒杂病论》学说体系的一种客观而深入的验证。而其对于那些服用六味地黄丸不当而产生副作用的案例的总结和思辨，则是对前人学说的一种否定性的检验，并由此提出了新观点，即新的"假说"。

清末医学家曹颖甫，其治学医术专宗《伤寒论》，以善于应用经方而名闻一时，

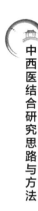

在当时享有"经方大师"之称。曹颖甫主张通过临床实践而活用经方，其门人编纂整理《经方实验录》一书，点出了曹颖甫对于经方应运用于临床以验证其疗效的思想。例如，《伤寒杂病论》中记载"芍药甘草汤"为治"脚挛急"之处方，并言其疗效为"作芍药甘草汤与之，其脚即伸"。而《经方实验录》中记载，曹颖甫曾治疗一老女佣："其病右足拘急，不能行，行则勉强以跟着地，足尖上向，如躄者然。"曹颖甫以芍药甘草汤治疗，结果"翌日复诊，媪右足已能全部着地，……又翌日访之，老媪料理杂务，行走如健时"，可见其疗效之显著。

又如，《伤寒杂病论》中记载麻黄汤为治疗"太阳伤寒"的处方，以无汗、身痛为主要症状。而自明清温病派学说产生并盛行以来，一些医学家提出"南方无伤寒"的观点，因此在临床中对于麻黄汤多弃之不用。而曹颖甫本着《伤寒杂病论》学说，主张只要疾病与《伤寒杂病论》"太阳伤寒证"所说的症状相同，就应当使用麻黄汤治疗，于是在临床中大胆实践，并取得了很好的疗效。可见，曹颖甫在临床通过实验验证"经方"的疗效，对于《伤寒杂病论》学说体系是很好的检验和诠释。

事实上，中国历代医学家对于其前人所著的医书经典和学说理论，都是通过这样的方式，在临床医疗实践中加以体会和验证的，而中医理论体系的不断丰富，也正是在这样一个模式中不断积累起来的。同时，《伤寒杂病论》学说体系为中医建立了一个"理、法、方、药"的完整体系，其核心精神就是"有是证用是方，有是症用是药"的学说体系，即"方、证对应"的规则体系。因此，临床的实践检验就是对这一"方证对应"学说体系的检验。

（二）西医理论的检验

如前文所述，幽门螺杆菌（Hp）在1981年由澳大利亚科学家马歇尔和沃伦发现，并由此提出了"幽门螺杆菌可导致胃炎和消化性溃疡"的病因学。西医观点认为：胃炎和消化性溃疡的治疗主要在于根除致病菌Hp，以往的医学理论推荐在临床使用诸如包括甲硝唑、克拉霉素、阿莫西林和左氧氟沙星等在内的抗生素药物进行治疗，这一方案于初始治疗时，Hp的根除率可达85%～90%。

目前，临床上存在多种根除幽门螺杆菌的方案，但是随着Hp耐药性的逐渐普遍，临床上正在寻找根除率高、耐药性低的抗生素及其治疗方案。2007年，我国第三次全国幽门螺杆菌感染若干共识会议提出：可使用喹诺酮类药物替代克拉霉素进行抗Hp治疗。其中，莫西沙星是第4代氟喹诺酮类药物。

另一方面，Hp的治疗方案因为新药物的出现、研究的深入、药物耐药状况的改变、药物不良反应以及不同地区药物耐药性不同等因素面临多种选择，国际和国内的共识也随着时间的变化有不同的推荐方案。我国共发布过四次关于Hp若干问题的共识意见，2012年10月发布了《第四次全国幽门螺杆菌感染处理共识报告》。报告指出：消化性溃疡是根除Hp最重要的适应证，根除Hp可以促进溃疡愈合，显著降低复发率和并发症发生率。根除Hp使绝大多数消化性溃疡不再是一种慢性、复发性疾病，而是可以彻底治愈的疾病。

西医针对幽门螺杆菌的不同药物治疗方案的研究，通常具有一定的试验流程模式来加以检验和验证。一般采用临床选取一定数量的患者作为样本进行研究，以检验治疗方案是否能够达到预期的治疗效果。临床在选取样本时，患者需要先经胃镜检查进行确诊，确认患有胃溃疡、慢性胃炎或十二指肠溃疡，然后对样本采用随机分组，并分别采取不同的治疗药物进行试验观察和对照。在选取样本和分组时，还必须满足患者在年龄、性别和病情严重程度等方面均无明显差异，使样本具有可比性。其次，入选样本的患者在诊断标准上，还须满足在生理、生化的检查中，至少两项指标结果显示Hp阳性，包括快速尿素酶试验、^{14}C尿素呼气试验和胃黏膜组织病理学检查，并同时排除其他疾病或服药的干扰因素。

在实验中，通常选用阿莫西林、克拉霉素和埃索美拉唑等推荐药物进行对照组，在一个疗程结束后4～6周复查。一般临床药物试验以溃疡面愈合程度和Hp清除情况为标准。通常情况下，溃疡愈合情况的判定标准为：①愈合。糜烂或溃疡病灶消失或仅留瘢痕；②好转。糜烂或溃疡面积缩小≥50%；③无效。糜烂或溃疡面积缩小＜50%。其中，愈合和好转均为有效。同时，对患者进行Hp检查，化验结果为阴性者为根除，仍呈阳性者为未根除。一般会采用有效率和根除率来作为判断治疗方案是否有效，及对照不同治疗方案的优劣。如前所述，有效率即为溃疡病灶有效愈合的样本数占总样本数的比率，根除率则为Hp被根除样本数占总样本的比率。当有效率和根除率在西医认定的一个可接受的范围之内，则表明预期的疾病机理和治疗方案是正确有效的。

（三）中西医理论检验方式的比较

通过研究比较中、西医各自的理论检验方式，我们不难发现，由于医学理论归根到底，最终目的还是服务于临床医疗实践，治疗和解决病人的病痛，因此，中、西医各自的理论检验都离不开以"疗效"作为验证理论正确与否的核心。

纵观中医近两千年来的医学实践，确实不存在近现代以来在西医研究中所采用的群体化、标准化的研究模式，也不存在应用统计学的方法对有效率、根除率、治愈率等指标进行统计研究，以此来检验理论的正确与否。中医的理论检验模式，采取的是一种个体化、个性化的医疗验证模式，是通过临床中单个的病例逐渐积累总结而达到检验这一效果的。中国古代医学家也几乎都有注重记录临床"医案"的习惯，这不单为他人的临床诊疗提供有效经验，同时亦为后世医学家继续研究和总结前人应用医书理论所取得的实践效果提供了客观和准确的资料。

西医采取的检验方式通常是选取大量的样本，通过多次、可重复的大量实验来

第二章 中西医学比较研究

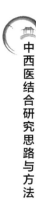

检验理论。与中医相反的是，西医这种验证性实验对于实验客体即研究对象，往往追求的是一种"去差异化"的方式，换言之，西医的诊疗理论追求的是一种群体化、普适化和标准化的模式。因此，这也是西医重视采取数理统计的方法来指导临床验证性试验的原因之一。

另一方面，西医的检验性实验是受控的，是按照假说-演绎体系经过精心设计而开展的实验。可以进行受控试验的逻辑前提是：人是可以被还原为更小的单元的，而这些更小的单元是可重复的。由于西医秉承了原子论的自然观，因此，西医在对人体进行药物的验证性试验时，会排除一些无关的因素，即"去差异化"，而主动地控制某几个因素或试验条件来操作实验，以此来验证或判决假说的正确与否。

而中医则不存在受控性的实验，这是因为中医理论所基于的是一种整体论的自然观，这种自然观认为人与自然是一个有机的整体，而人体的各个部分也是有机结合的，各个部分之间不能分解而孤立地研究。例如，中医对待"头痛"这一病症，虽然病灶部位相同，但是中医理论认为头痛可以是由风邪、瘀血、肝阳上亢或肾虚等多种因素导致的，因此对于这一病症，是不能离开整体而单独针对头部这一病灶来孤立研究的。

虽然受控性实验是以原子论为基础的西方科学的特点和标志，但是否可以就此认为基于整体论的中医就非科学呢？我们认为，科学区别于哲学、宗教乃至迷信或伪科学的根本特点，在于科学的理论或假说是可以被经验所验证的，事实上从这一点上来说，中、西医都同样满足这样的条件，只是中医的理论不适合用西方科学的受控性实验的方式加以检验罢了，然不能就此认为中医是伪科学。除此之外，在这里还值得一提的是，西医引入数理统计方法是其发展过程中的重要里程碑。其重复、随机、对照的三大原则，设计、衡量、评价的三大功用，收集、整理、分析资料的三大步骤等，越来越受到人们的广泛重视。在此之前，西医的研究以单个对象来总结经验、提出理论，但重复性差，缺乏普遍意义。流行病学就是依靠统计分析而产生，因为如果没有足够容量的正常人样本，便无法确定与疾病相关的生化指标的正常值范围，所以也就无法进行健康和疾病状况的量化研究。单个病例无法进行某一疾病的发病率、治愈率、生存率和死亡率，以及时间、人群和地区分布的统计。

不得不说的是，中医虽然没有选择引入数理统计方法来进行临床群体化的验证实验，但不能就此认为中医理论不具备可重复性。现代西方科学认为，科学之所以称之科学，在于凡是科学理论都是可以被重复性验证的，并且有可观察的客观证据来支持的。中医理论虽然强调"辨证论治"，实行个体化的诊疗模式，表面看来似乎不具备可重复性，但《伤寒杂病论》的理论体系中所述"方、证对应"的原则已经暗含其理论的可重复性。换言之：在理想状态下，当不同的医生都在完全掌握这一理论体系的情况下（知识结构背景相同），对同一病人所做出的诊断和治疗结果应当是完全相同的。

当然，由于实际情况中，不同的医生由于在学识、智力和情绪等多方面因素的影响下，不可能完全做到诊疗结果完全相同，但应当具有一定趋同性。实际上西医在临床实践中，不同的医生在面对疾病时由于受上述因素的影响，也会做出不尽相同的判断，因此，在现代医疗中对于重大疾病特别强调专家会诊。

（岳双冰）

第二节　中西医学基础理论比较

一、中西医学生理差异比较

生理学是研究人体的正常生理功能活动规律的科学。其任务和目的是根据人体与周围环境的相互作用和相互联系，研究人体的功能发展及其变化规律，以及外周环境对人体生存的影响和意义。从总体目标和任务来看，中、西医生理学的研究对象基本相同。然而，由于中、西医生理学研究的指导思想不同，在研究内容、研究方法以及研究认识等方面存在较大差异。

（一）西医生理学基本认识

虽然西医也从整体上研究人体生理学，但它探讨的是机体整个生命活动中各器官和各系统之间生理功能活动的协调关系，以及生物体对外界环境的适应性和自我稳定性。现代西医的生理学侧重于从器官解剖结构层面研究人体各系统的生理功能，以及实现这些功能的机理。而21世纪以来，生理学的研究重点又集中在从细胞超微结构及分子生物学水平上研究人体生命活动的基本规律。

研究方法上，西医生理学强调和重视实验与分析。用实验方法分析生命活动各部分的基本原理，理解生命活动的本质。大多数生理学实验都是在动物身上进行的。根据实验设计的条件，观察各种因素对生物体一些生理活动的影响，分析其变化规律。随着科学技术的迅猛发展，某些新技术和新方法应用于生理学研究，使得生理学的研究水平不断深化，达到了分子生物学水平。

21世纪以来，人们对人体生理功能的基本特征进行了逐步的研究。新陈代谢、兴奋性和适应性，以及内部环境的自我稳定是机体生理功能的最基本特征，是人体生命活动的基础。生物体与外界环境之间不断地交换物质能量和信息，并在人体内进行转换，这一过程包括同化和异化。同化是身体将吸收的营养物质合成为自身成

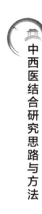

分，同时吸取和储存能量；异化是身体分解自身成分并释放能量以满足生命活动需要的过程，同时把新陈代谢的最终产物从体内排出的过程。

新陈代谢是人体与环境之间的物质交换及自我更新，是所有生理活动的物质基础。由于身体必须始终与环境紧密相连，身体必须有能力对外界环境的变化做出反应。引起身体反应的环境变化叫作刺激。刺激要有一定强度，持续一定的时间。受到刺激而引起的功能活动的改变称作反应。根据反应的性质，反应分为兴奋反应和抑制反应。前者使活动增强，后者使活动由强变弱。刺激是否能兴奋或抑制身体取决于当时身体的功能状态以及刺激的性质、强度与时间。身体正常的兴奋性是维持身体与外界环境协调统一的基础。

适应性是生物体基于兴奋性而随生存环境的变化而变化的能力。这一功能在生物的竞争和进化过程中不断发展和完善。它对生物物种的生存和发展有着关键作用。达尔文指出：物种与环境的关系，就是适者生存，优胜劣汰。物种越高级，其适应能力越强，中枢神经系统就越发达。神经生理学是人类生理学的重要组成部分。

生命运动是以人体生理机能的协调统一为基础的。在进化过程中，生物体的结构和能力不断发展，生物体的分化和特征也不断加强。同时，机体的整体协调统一不断加强。尽管各种细胞和组织的分化，器官的分工不同，但它们并不是孤立活动的，而是相互关联和相互配合，形成了协调统一的关系。

为了保持身体与环境的统一，环境的变化必然会使身体发生相应变化。同时，生物体自身也会产生相应的反应，以保持生物体内环境的相对稳定，稳定地进行生命活动，这被科学界称为"自稳态"。

机体和环境之间的联系和协调，机体内部机能的完整和统一，是通过身体内部各种调节机制来实现的，从而实现内部和外部环境的统一和协调。这种调节主要通过神经和体液调节来实现，即通过神经反射及内分泌调节，使人体各组织器官的活动统一协调。这些调节是以反馈的形式实现的，即在人体功能调节过程中，调节器与被调节器以及控制器与被控制器之间以循环的方式连接。某种原因可以导致某种结果，反过来结果又影响最初的原因。其中，被控制者的作用可以增强控制者的活动，称正反馈，同理，若控制者的活动被削弱，则称为负反馈。反馈调节是研究机体器官和组织之间关系和协调的重要手段。

可见，西医生理学的研究对象和任务注重人体与环境以及人体内部系统的整体关系，符合人体客观存在的本质。科学实践中，西医生理学往往遵循原子论和分析还原论的思想方法。从目前使用的教科书可以看出，生理学的内容按照系统进行归类的，如神经系统、运动系统、血液系统、循环系统、内分泌系统、消化系统、呼吸系统、泌尿系统和生殖系统等，其分析趋向于微观观察和研究，并且越来越深入到细胞分子水平。

在过去的30或40年里，生理学的主要进展之一是RNA和DNA的研究。发现了反向多核苷酸链的双螺旋结构，了解了链间碱基对的联系和长链中四个碱基排列的差异，形成了大量的遗传密码，在分子水平上阐明了物种的遗传和个体的发育中生命的大部分秘密。

这些都表明，对微观生理学的深入研究是当今生理学发展的主要趋势。这种趋势使我们不断发现生命现象的奥秘，并在分子水平上阐明人体生理学基本机制。然而，生命绝不是所有生命现象的总和，人类不仅仅是生物学意义上的人。人类始终处于生物发展的最高阶段，在一定的社会关系中存在着各种各样的心理活动。因此，虽然西方生理学的发展在各个领域都取得了辉煌的成就，但要进一步弄清无限丰富多彩的生命现实，还有很长的路要走。此外，将注意力深入到微观层面的过程中，我们要时刻警惕因为视野的狭窄，忽视了身体内外客观存在的极其复杂的关系和作用。

（二）中医生理学的基本认识

中医生理学以自然观、整体论、方法论和阴阳对立统一理论为指导，以人体与周围环境的相互作用为基础，研究人体生理活动规律的学科。人们在长期的生活实践中逐步认识了人体内外环境及其相互关系，运用直觉观察、直觉理解和类比推理等思维方法来认识生命现象，形成了以脏腑学说理论为基础的独特的功能系统，即中医生理学。"天人相关""脏腑相关"和"形神相关"是它的主要特点。

1.天人相关

天人相关思想认为，人处于自然环境中，"天食人以五气、地食人以五味"，人体是一个完全开放的系统，始终与天地自然环境互相联系和互相作用，因此，人的生理和病理都离不开天地、日月、风雨和昼夜等气象、天文、地理的影响。

人类在漫长的进化过程中，受到了天地、风雨、日月和明暗等自然现象的影响和作用，人体要适应外界刺激的不断变化，其生理功能也要不断调整，这就是为什么人体具有现在的生理活动状态的原因。因此，研究人与自然有关的问题，研究不同年份、季节、昼夜、气候、地理和自然灾害对人体生理功能的作用和影响，以及在这些因素作用下人体阴阳变化规律，是中医生理学的一项重要任务。在中医学中，有很多关于天、地、人关系的著作。如"五运六气学说"研究气候变化与人体阴阳统一之间的关系和作用；"六经六气学说"研究气候中的风寒、暑湿、燥火对人体六经之三阴三阳的关系和作用；"子午流注学说"研究在漫长进化过程中人体形成的四时、昼夜节律，即生物钟，以及人体经络中气血运行的具体规律。熟悉和掌握这些规律，对于认识人体的病理生理具有重要意义。在中医诊疗过程中，这些认识往往被用来进行疾病诊断，预后推测和处方用药。

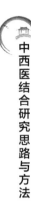
2.脏腑相关

中医有五脏六腑，心、肝、脾、肺、肾是五脏；胃、大肠、小肠、胆、膀胱和三焦为六腑。脏"藏精而不泄"，腑"传化物而不藏"是古代医学家总结出来的五脏六腑的特点和生理功能。五脏的"藏精而不泄"是人体的基本生理功能系统，六腑的"传化物而不藏"为代表人体的运化和排泄功能系统，其特点是传递化学物质而不储存化学物质。五脏和六腑不是孤立存在的，脏与脏、腑与腑、脏与腑、脏腑与体表经络之间以及五官神色之间都是相互联系和相互制约的，作为一个有机的整体紧密相连。

每个脏腑都有其主要功能，同时，它们又与外界环境密切联系，相互影响。很容易表现出某种情感、声音和气味等。下面以阴阳五行学说和藏象学说为指导引经据典，论述五脏六腑的生理功能。

心为神之居、血之主、脉之宗，在五行属火。心者君主之官，主血脉，主神明，其华在面。在地为火，在天为热，在色为赤，在时为夏，在声为笑，在音为徵。在窍为舌，在味为苦，在志为喜，在变动为忧，其荣为色，其液为汗，其菜为焦。心包为心的外卫。檀中为心包的屏障，是宗气所在之处。为臣使之官，与人的喜乐有关。

肝为魂之处，血之藏，筋之宗，在五行属木。肝者将军之官，主谋虑，主藏血、主疏泄、主筋脉，其华在爪。在地为木，在天为风，在时为春，在色为苍，在体为筋，在声为呼，在音为角。在窍为目，在味为酸，在志为怒，在变动为握，在液为泪，其臭为臊，其谷为麦，其菜为韭。

脾为气血生化之源、后天之本，藏意，在五行属土。脾者仓廪之官，藏意，主运化、主统血、主肌肉四肢，其华在唇。在地为土，在天为湿，在时为长夏，在体为肉，在色为黄，在声为呼，在音为宫。在窍为口，在味为甘，在志为思，在变动为握，其液为涎，其臭为香，其谷为稷，其菜为葵。

肺为魄之处、气之主，在五行属金。肺者相傅之官，藏魄，主治节，主皮毛，主肃降，通调水道。在地为金，在天为燥，在时为秋，在体为皮毛，在色为白，在声为哭，在音为商。在窍为鼻，在味为辛辣，在志为忧，在变动为握，在液为涕，其臭为腥，其谷为稻，其菜为韭。

肾为先天之本，藏志，腰为肾之腑，在五行属水。肾者作强之官，技巧出焉，藏志、藏精、纳气，主水液，主骨生髓，其华在发。在地为水，在天为寒，在时为冬，在体为骨，在色为黑，在声为呻，在音为羽，在窍为耳，在味为咸，在志为恐，在变动为栗，在液为唾，其臭为腐，其谷为豆，其菜为藿。

胆的生理功能：贮存和排泄胆汁，胆主决断。

胃的生理功能：受纳腐熟水谷，胃以降为和。

小肠的生理功能：主受盛和化物，是泌别清浊，小腹主液。

大肠的生理功能：传化糟粕，大肠主津。

膀胱的生理功能；贮尿和排尿，依赖肾的气化功能。

三焦的生理功能：通行元气，总司气机和气化，为水液运行的道路。

另外还有脏腑之间的表里关系，肺与大肠相表里，大肠是传导之府；心与小肠相表里，小肠是受盛之府；肝与胆相表里，胆是中精之府；脾与胃相表里，胃是五谷之府；肾与膀胱相表里，膀胱是津液之府。手少阳三焦属肾，肾上连肺，故将二脏；三焦为中渎之府，水道出焉，属膀胱为孤之府，乃六腑之所合也。

以上是对藏象的简要概括。乍一看，似乎很难理解它的意义，就像天书一样。然而，经过认真思考，它至少包含了人体脏腑与自然环境相互作用、相互影响和相互制约的观点；包括了五脏之间相生相克，脏腑表里之间相互制约和相互联系的关系；藏象学说与中医的阴阳五行学说共同形成了五脏之间既联系又制约的和谐有序关系。脏腑和经络、精、气、血、津液和神，构成了一个涉及天、地、人、神的超级系统。它们之间的复杂关系无法都能用现代科学理论来解释，这是我们今后必须努力完成的任务。但这些古老而朴素的思想往往能应用到临床实践中，产生奇妙的效果，1980年5月13日《光明日报》报道，天津市第一中心医院治疗心力衰竭、肺衰竭和肾功能衰竭取得了初步成果。他们根据中医藏象学说肺与大肠相表里的理论，对于急性呼吸衰竭，不仅从肺论治，而且从大肠入手，采用通便泻药，以消除肠原性内毒素。通过上清下泻，平均治愈率达80%，比单纯从肺施治的疗效提高一倍。另外，如从肝治眼病、从肾治耳病、从肺治鼻咽病、从心脾治口腔病脏等，往往能取得满意的效果，这些都证明了中医藏象学说的科学内涵，有待深入研究。人类的认知运动始终是一个不断发现相对真理、接近绝对真理的过程，我们决不能因为今天的科学未能对客观事实的存在做出解释而否定客观事实的存在。历史证明，一切科学都是一个从未知到已知，从少到多的发展过程。

3.形神相关

形神相关的思想认为，身体的形式与精神也是相互联系和相互作用的。神灵是在形与质的基础上产生的，它对脏腑、五官、经络和肌肉的生理功能和病理改变有着巨大的控制作用。中国传统医学认为"头为精明之府"（《黄帝内经·素问》），"脑者髓之海"（《黄帝内经·灵枢》）。神是大脑的功能表现，又称"心主神"。同时认为其他脏腑与精神也有一定的生理或病理联系。例如，心藏神、肝藏魂、脾藏意、肺藏魄和肾藏志。此外，情绪也会影响脏腑的功能，如愤怒引起肝损伤，过度快乐引起心损伤，思虑过度脾损伤，悲伤引起肺损伤，恐惧引起肾损伤。而精神与脏腑之间的关系，则是通过元气相联系的。《黄帝内经·素问·举痛论》认为，百病都是因为气而产生的，怒使气上、喜使气缓，悲使气消，恐使气下，寒使气收，

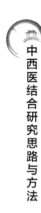

热使气泄，惊使气乱，劳使气耗，思使气结。怒则气逆，甚则呕血及呕吐；喜则气和，荣卫通利；悲则气消，肺布叶举，上焦不通，热气在中，故气消矣；恐则精却，上焦闭，气还，还则下焦胀；寒则腠理闭，气不行而收。热则腠理开、大汗而气泄。惊则心无所倚，神无所归，虑无所定而气乱；劳则喘息汗出，内外皆越而气耗；思则心有所存，神有所归，正气留而不行而气结。验之于生活和临床，上述形神相关的叙述还是有道理的，中医养生和治则十分重视顺气，就是这个原因。在辨证论治上，中医"因抑郁而发病"和"因病抑郁"辨证的方法，以及"解郁治病"和"治病解郁"的治疗方法，都以上述"形神相关"的生理和病理学认识为依据。

钱学森《人体科学研究》认为，人体是一个开放而复杂的巨系统。中医认为人体生命活动的基础是精气神。这与西方医学中将组织细胞及其功能作为人体生命的基础具有基本相同的意义。精是人体最重要的精微物质。《黄帝内经·素问·上古天真论》说，"肾主水，受五脏六腑之精而藏之"，表明肾与精具有密切关系。中医把肾脏与生殖功能联系起来。《黄帝内经·灵枢·本神》认为，生之俱来所谓精，两精相搏所谓神。先天之精是从父母遗传来的基因，后天之精来自脾胃营养物质的不断消化吸收，并运输到五脏六腑，不断滋养先天之精。因此，中医认为肾是先天的基础，脾是后天的基础。中医保健与治疗都非常重视脾肾的调理。

以精为物质基础产生的气，形成并维持着人体的生命活动，具有发动、温煦、防御、固摄和气化的功能，气的升降、出入和气化是否正常是人体生理、病理和治疗中的一个重要问题。为了促进人体健康，消除疾病，中国的气功遵循放松、安静、调息和自然的原则，被证明是东方文化和医学中的一朵奇葩。

在中医学中，神主要是指人体生命活动中内在精气的外在整体表现。因此说，"得神者昌、失神者亡"。当然，在某种意义上，神也可以看作是人的精神和心理活动。

精、气、神是人体的三宝。它们相互联系、相互转化。精是生命的物质基础；气是在精基础上产生的能量和各种功能；神是在精和气基础上生命活动的更高表现。反过来，神又指挥精和气，"神凝则气聚、神散则气消"。精、气、神三者互相依存，是不可分割的统一体。

经络学说是中医学术体系的另一个重要系统，它在西医经典中无法找到，它对生理学、病理学、诊断学和治疗学都有重要意义。根据经络理论，人体腹部、背部、头部和四肢共有12条正经和8条奇经，它们行走于四肢及头面，遍布全身，连接五脏六腑。经络循行的路线上，有数百个穴位，它们连接人体的上下和内外。所谓"有诸内者则形诸外"。如果脏腑或相关器官患病，与之相连的穴位会有一些触痛或各种变化。在这些穴位上采用补虚或泻实的手法针灸，可以治疗相关脏腑的疾病。几千年的中医临床实践证明它是有效的，最近国外很多医生用针灸治疗疾病，也很有效。说明经络学说不是谬论，应该是人体一个主要的生理系统。几十年来，国内外学者都在积极研究经络，一直在努力寻找它的存在，遗憾的是，无论是通过解剖学还是组织学方法，仍然没有找到它的踪影，那些不相信中医的人，自然更坚决地否认经络的存在，热衷经络的学者难免会失望。这个问题也从一个侧面反映了中、西医学术体系的差异。在中国古代，经络的发现不是基于解剖学的分析，而主要是基于主观的感觉或直觉。例如，李时珍在《奇经八脉考》中说，"内景隧道，唯返观者能察之"，这种"内景返观"的认知方法，现代医学是无法接受和承认的。此外，经络理论还有赖于医生和患者在长期的医疗实践或气功实践中探索和总结。这个实践过程也需要运用感知和直觉的方法。这种方法在现代医学中并不容易被接受。清末民初中西医汇通学派学者曾说，西医重形质，中医重气化。气化是一个动态的功能过程。现代科学对经络的研究，不仅要使用精密仪器，而且要在方法论和认识论上开辟新的途径，使研究进入更深层次。所以我们有希望在人体内发现另一个大的生理系统，很可能导致生理学和医学的一场重大革命。

二、中西医病因病理学差异

病理学是研究疾病的病因，疾病发生发展过程中机体的变化，以及疾病发生机制的理论。其目的是探索疾病的本质和规律。就研究对象和任务而言，中医学和西医学的要求基本相同。但由于指导病因学和病理学研究的思路和方法不同，造成了中、西医在病因和病理学上的差异，并影响到临床诊断治疗，以及疗效评价方法等方面的差异。

（一）西医对病因学和病理学的基本认识

法国科学家巴斯德和科赫发现了大量的病原微生物，促进了西医病因学的发展，创立了一门新的微生物学学科。除了生物因素外，西医的病因还有物理因素、化学因素、遗传因素、免疫因素和精神因素，以及身体必需物质的缺乏等。西医对这些因素的研究主要是从微观实质方面进行探索。

由于西医认为人体是有细胞、组织、器官和器官系统组成的，细胞是生命的基本单元。因此，他们认为，疾病的发生，首先应该出现组织和器官形态结构的异常变化。他们自然遵循分析还原的方法。随着科学技术的发展，一步步深入地探索病理学。

1761年，意大利医学家Moggneni（莫尔干尼，1682—1771）在积累了七百多具尸体解剖资料的基础上，出版了著作《疾病的位置和原因》，他观察了各种疾病的器官外表的变化，并在动物身上进行解剖学实验，试图用这些器官的病理变化来解释疾病的临床表现；他研究了这些器官变化的原因和疾病的部位，详细介绍了人体组织器官的病理学改变，成为世界上第一本解剖病理学专著，使病理学能够进行解

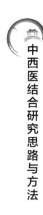

剖学定位，并通过疾病的临床表现，追溯人体器官或系统的解剖学变化，从而创立了器官病理学理论。

德国医学家 Rudolf Virchow（鲁道夫·魏尔啸，1821—1902）于 1858 年出版了《细胞病理学及其生理和病理的组织学基础》一书，创立了细胞病理学，进一步发展了莫尔干尼的理论。和细胞发现者西奥多拉·施万一样，魏尔啸也在生理学家穆勒的实验室工作。细胞理论对他产生了巨大的影响。他提出，假如细胞是机体的基本组成部分之一，是生命和健康存在的最基本的组成部分之一，那么，疾病的病理改变必然与这些细胞具有密切关系。他认为，人体是一个细胞王国，就像是一个由许多细胞排列组合成的"社会"，每个部分都具有和其他部分同等重要的位置。他提出，疾病的产生过程首先发生在细胞中，虽然病理学在过去的 100 年里取得了巨大的进步，但这一思想仍然在当代病理学中起着主导作用。

西医的病理学认为，尽管疾病可以有多种多样的形式，但其基础和本质在于对人体细胞的损伤、修复、代偿和适应等。

引起疾病的因素有物理的、化学的和生物的，即外因；也有内因，如人体自身免疫反应的异常、先天性遗传缺陷以及某些营养不良或营养失衡等，这些因素作用于人体，如果超出了人体细胞组织的自我适应能力，就会引起细胞的损伤，导致疾病发生。

细胞损伤的特点是细胞的分子结构和生化反应的改变，从而导致机体细胞形态、新陈代谢和生理功能的改变。西医非常重视细胞形态和结构的变化，以了解疾病的本质。病理解剖学已成为西医认识疾病的重要手段。

细胞损伤主要表现为萎缩、变性和坏死。细胞萎缩是由某些障碍引起的，导致细胞分解代谢大于合成代谢，使细胞、组织甚至器官体积缩小，新陈代谢和生理功能下降。细胞或组织变性是由于细胞新陈代谢障碍，导致细胞或细胞间质中出现异常物质和某些特定物质大量增加，常见的变性包括肿胀、浑浊、脂肪变性、水变性、透明变性、玻璃样变性、纤维样变性、淀粉样变性、黏液变性、病理性钙化及病理性色素沉着等。

严重的细胞代谢障碍和细胞损伤，引起组织细胞的死亡，就是坏死。此时，受影响的细胞停止新陈代谢，功能完全丧失，细胞形态逐渐解体。凝固性坏死、液化性坏死、干酪样坏死、脂肪坏死、可溶性坏死和坏疽等是最常见的坏死。在各种致病因素作用下，细胞损伤过程并不是完全被动的。在损伤发生的同时，机体出现一种主动的抗损伤修复或代偿性适应过程。损伤和抗损伤是疾病发生过程中的一对基本矛盾。如果身体抗损伤能力不足，损伤无法修复，甚至加重，疾病肯定会加剧，甚至导致死亡。如果身体抗损伤能力足够强大，就能预防损伤，使疾病好转。

抗损伤机制包括修复、代偿和适应。修复包括外周健康组织的再生，以修复受损的细胞组织，例如血管再生、上皮组织再生、肌肉组织再生、纤维组织再生和神经组织再生，以及软骨和骨组织再生。此外，毛细血管和纤维结缔组织增生过程中，形成的肉芽组织常常含有许多白细胞和组织细胞，肉芽组织的形成也是常见的受损组织修复，达到伤口愈合的方式。

在疾病的发展过程中，一些器官结构受到损害而不能完全修复，出现功能障碍和代谢紊乱，甚至引起器官和组织之间的相对失衡。此时，在大多数情况下，机体可以调整原有器官或其他器官的新陈代谢、功能和结构，进行替换和补偿，在各器官之间建立一种新的平衡和协调关系，这就是机体的代偿。机体的储备能力决定其代偿能力。另外，当环境发生变化、器官受损或其功能发生变化时，机体往往能通过自身的新陈代谢以及结构和功能的改变来适应这些变化，这就是机体的适应能力。这些能力是机体在自然选择进化过程中逐步获得的。

损伤与抗损伤是一对矛盾体，它的过程非常的复杂。其中炎症是这一过程中最常见的反应之一，发挥着重要作用。炎症反应是病原因素诱导的局部组织细胞对人体损伤的反应，它的意义主要是防御。炎症反应包括变性、渗出和组织增生。变性是指在致病因素的侵蚀下机体细胞发生的变质和坏死。同时，损伤的细胞释放一系列炎症介质，如组胺、5-羟色胺等，引起局部血管反应，如充血和渗出。充血增加受损组织的血液循环，组织间出现大量渗出物，这不仅有利于消除炎症病灶中的代谢物，而且能增加血管通透性，渗出液增多，渗出液中含有的丰富的抗体和补体等物质，通过免疫作用发挥直接消灭病因微生物的作用。渗出液中大量的白细胞，能够吞噬致病微生物，发挥重要的防御作用。炎症过程中的增生是炎症因子和组织细胞解体产物刺激损伤区巨噬细胞、内皮细胞和成纤维细胞的增殖，在损伤修复过程中发挥重要作用。由此可见，损伤与反损伤同时存在，互为因果。

抵抗损伤的能力取决于机体的内在因素。在同样致病因素（外因）的作用下，有些人会生病，有些人则不会，有些人病情很重，有些人病变很轻。可以看出，外因相同的情况下，内因即机体的适应性和抗病性发挥重要作用。内因决定外因，内因是变化的根据，外因是变化的条件。伴随着分子生物学技术的发展，免疫学在细胞和分子水平上发展迅速，继而促进了微生物学的发展。虽然，免疫功能是体质方面的一个重要组成部分，但人的体质是一个综合性问题，它具有非常广泛的内容，包括许多先天因素和后天因素等。比如，通过对 DNA 和 RNA 的医学研究，发现它们是人体内部因素的基础，由它们形成的遗传密码，对身体健康有着重要的影响，这些问题都需要科学家进一步研究。特别是在现代医学飞速发展的今天，我们更有能力控制传染病对人体的感染和损害后，迫切需要综合研究某些发病率和死亡率高，严重影响人体身心健康的疾病，如神经系统、心脑血管系统、内分泌系统和其他内源性代谢紊乱和遗传性疾病。当然，代谢紊乱与当今社会生活紧张和缺乏锻炼

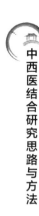

等生活方式以及精神刺激和环境污染等因素密切相关。从这一点出发，我们强烈建议把生物医学模式提高到生物、心理、社会医学模式上来。因为，处于同样情况下的人群之间的疾病发病率仍然存在很大的差异。因此，作为个体差异的基础，先天差异和后天差异的问题还有待于进一步的全面研究。

莫尔干尼创立器官病理学理论200多年及魏尔啸建立细胞病理学理论100多年以来，他们的理论对西医产生了很大的影响，至今仍发挥着巨大的影响力。

疾病的分类主要是依据病因、部位和病理特征，也就是说，疾病的分类主要是根据病因和部位所处的细胞和组织的病理变化来进行的。在此基础上，临床大分科除了参照不同的治疗方法，如以药物为主的内科、以手术为主的外科、以物理治疗为主的理疗科等。临床科室进一步的细化主要是基于人体解剖系统的器官和组织的分类。随着医学解剖和人体分析的深入，临床医学的发展越来越深入，临床分工越来越精细，学科之间的界限也越来越清晰，面对病人越来越复杂的病情，在住院之前，往往需要经过多个科室来诊断属于各科的疾病。这样，整个组织器官的病理变化就更加清晰和明确，但在医生严格划分的视野下，患者的整体状况往往模糊不清，这是一个值得注意的问题。

（二）中医对病因学和病理学的基本认识

中医学的病因和西医学的病因概念完全不同。西医学致病因素包括物理因素、化学因素和病原微生物等。虽然在明末清初温病学兴起的时候，吴又可等温病学家曾提出过"疫气"的概念，推测其中有致病物质，但这一思想并未对中医病因产生影响。长期以来，中医学根据其对病因认识的理论体系脉络，提出外因、内因和不内外因的病因观点，中医称之为"三因学说"。

外因就是中医所说的六淫，即风、寒、暑、湿、燥、火，实际上六淫就是一年之中气候的六种异常变化。六淫是相对于六气而言的，中医学认为，气候变化按照正常的时间顺序是六气，不同的气出现在相应的季节，如春风、夏热、秋燥、冬寒。如果它们的变化超过正常的范围，就会成为非季节性的气，成为导致疾病的非时之气，即六淫。出现非时之气后，机体通过阴阳消长的调节机制来适应这些变化，如果一个人的体质很强，六邪的强度不超过其适应的弹性范围，就不会致病，即所谓"正气存内，邪不可干"；如果一个人的体质不好，或者病因的强度很大，就会患病，即"邪之所凑，其气必虚"。六淫之邪与人体的六经密切相关，六邪中的每一个邪气都会在人体相应的经络和脏腑中引起一定类型的病理反应，形成一定类型的"证"。例如，风是阳邪，伤人主要集中在肌肉表面和头部。症状表现为汗多、怕风和头痛等，其症状变化多端，疾位游走不定，严重者出现眩晕，抖动，抽搐和角弓反张等；寒为阴邪伤人，伤外则恶寒四肢冷，筋脉拘急，伤内则胃腹挛痛、下利清谷、小便清长，呕吐清水痰涎，寒凝气血，不通则痛等。

六淫是客观存在的非时之邪。然而，与西医不同的是，中医学并不注重对客观实体的感知，如仔细观察病原微生物，了解其形态结构和致病机理。它是从外感病原体作用于人体的证候和病理状态反应来推断病因的本质。因此，中医称之为"审证求因"。由此可见，中医对病因的认识不仅来源于六淫物象，而且还结合人体内部因素接受外源性病原体的侵袭后做出的病理反应。它是从主、客体互动双方的反应状态来认识病因，这也是中医学认识论的一个特征。

喜、怒、忧、思、悲、恐、惊是中医学的七情内因，七情是人体正常的七种情绪变化，但这些情绪变化过于极端时，就会变成致病因素。中医认为，不同的情感与不同的脏腑密切相关。如生气伤肝，高兴太过伤心，思虑过度伤脾，悲伤过度伤肺，恐惧伤肾。情志是人们的主观感受和反应，不是客观事物，中医学也是在"审证求因"中把七情的异常表现理解为致病的内因，七情内因引起的疾病主要表现为气机运动失调。如《黄帝内经·素问·举痛论》说："喜则气缓，怒则气上，思则气结，悲则气消，恐则气下，惊则气乱，寒则气收，热则气泄，劳则气耗。"

不内外因指除内因和外因之外的其他病因，如虫兽所伤、金刃所伤、跌打损伤、医药之过、先天因素和中毒等，都可以归纳为不内外因。

由此可见，中医的病因学并不是独立于机体，而是与机体相互作用的，"审证求因"是中医认识病因的主要方法。因此，中医病理学的核心是"证"。它不仅关系到对病因的认识，而且是诊断和治疗疾病的基础。

不同的致病因子可以引起不同的中医证型，同一致病因子也可以引起不同中医证型，这是由于个体体质和环境差异所造成的。此外，不同的致病因素也可以导致不同的人出现相同证型，这是因为机体对不同的致病因素产生了共同的反应。中医不仅注重上述差异，而且注重其共性。所以有"同病异治"和"异病同治"的观点。也就是说，同一疾病的不同证型可以采用不同治疗，而不同疾病如果证型相同，其治疗方法也一样。因此，中医病理学中的辨证概念不同于西医病理学中的辨病概念。这个概念不同基于它们理论和方法上的差异。因此，在治疗学中，辨病论治和辨证论治也遵循各自的发展规律。

中医整体观念包括天人关系、藏象关系、形神关系。这样，把天-地-人-神视为一个相互联系和相互作用的整体系统，可以分为多个层次，每个层次都有许多相互联系的因素，形成一个复杂的巨系统。阴阳对立和统一贯穿于这个复杂的巨系统之中。宇宙有阴阳，人体有阴阳，形神有阴阳。天地的阴阳与人体的阴阳是相互联系、相互作用的，阴阳的相对平衡在长期的进化过程中形成了人体的藏象形神，而人体的协调平衡则表现为脏腑有序的生成、制约和制化，即中医的"阴平阳秘"的健康功能状态。阴与阳的对立统一，促使天、地、人、神诸多事物不断地运动变化。由于事物是不断运动变化的，天、地、人中某一个环节如果出现超常态变化，

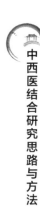
如阴阳失调（阴盛阴虚或阳盛阳衰），就会影响其他环节，与人之间的联系会受到比正常情况更多的变化，比如阴阳的剧烈振动，或阴的过剩和不足，或阳气的过剩和不足，这一环节的阴阳失衡，会影响其他环节以及人体脏腑秩序，使体内出现一定程度的阴阳失衡和紊乱的临床表现，干扰人体"阴平阳秘"的健康功能状态，从而引起疾病。这是中医病理学中非常简单和非常普遍的观点。这一思想在《黄帝内经·素问·阴阳应象大论》中用高度概括的语言表达出来，即"阴阳者天地之道也，万物之纲纪，变化之父母，生杀之本始，神明之府也。治病必求于本"。因为阴阳对立统一是一切物质运动的内在基础。所以，我们应该从天地和人体的阴阳变化中认识疾病，并推断疾病的发展趋势，从而确定治疗策略。

三、中西医药理学差异比较

（一）西医药理学基本认识

西医药理学研究药物对机体细胞的生理和生化功能的改变，即药物的临床疗效及其药理作用机理，研究药物在体内的吸收、分布、代谢与排泄的动态过程。它是研究小分子药物与机体大分子物质相互作用的一门科学。西医药理学的发展伴随着其他医学分支的发展，尤其是化学的发展与西方药理学的发展关系更为密切。随着许多物质的化学结构被研究清楚，药物在人体内的作用得到进一步认识，有力地推动了化学合成药品的发展。

19世纪中叶，微生物学家巴斯德和科赫奠定了致病微生物学的基础。1858年，魏尔啸的《细胞病理学》正式出版。然而，对于当时严重危害人类生命健康的传染病，除了使用一些血清疗法外，仍然缺乏良好的治疗策略。一般来说，19世纪以前，西医治疗还相对落后，西药也比较缺乏。19世纪末，德国学者Paul Ehrlich（保罗·埃利希，1854—1915）研究发现铅中毒能引起最严重的器官和组织损伤。体外实验研究发现，这些损伤细胞内存在大量的液态铅。从那时起，他认为某些器官和身体中的某些物质之间相互吸引，可能有一种特殊的"亲和力"。后来，他发现某些组织细胞对染料有不同程度的吸收能力，他认为染料和毒素被不同的组织细胞吸收的效果有相似之处。化学物质在体内的特殊分布是药物各种特异性作用的基础。这样，就有可能制造出一种药物，对某些组织细胞或病原体产生特殊作用，但对其他细胞几乎没有作用。在此基础上，进行了数以万计的实验，最终研制出一种治疗梅毒的肿凡纳明新药，并于1910年获得诺贝尔奖。然而，这种含砷化合物的化学物质只能治疗由性传播疾病引起的动物疾病，但对细菌引起的疾病仍然无效。

20世纪30年代，德国学者Domagk（多马克，1895—1963）受纺织染料不褪色的启发，联想出纺织纤维是由细胞组成的，细菌也是细胞组成的，应该可以找到与染料作用于纺织纤维一样的物质，成为作用于细菌的药物，以保护人体健康。1935

年，他发明了一种磺胺类化合物，首次成功用于治疗链球菌感染。

1928年，英国医生Alexander Fleming（亚历山大·弗莱明，1881—1955）在细菌培养过程中发现，葡萄球菌不能生长在一些空气污染的地方，通过进一步追踪发现，导致葡萄球菌群分解的原因是霉菌的渗透。他认为霉菌产生了抗葡萄球菌的物质，并用这种物质发明了青霉素。当时，因为对青霉素的化学结构和性质了解甚少，而且青霉素的性能不稳定，起初并没有多大的治疗价值。直到十年后，在二战期间，英国的Howard Florey（弗洛里）博士和从德国逃来的化学家Ernst Boris Chain（钱恩）再次对青霉素进行了研究，发现了它的化学特性和不稳定性的原因，以及消除不稳定性的方法，并了解到青霉素在进入人体后不久，就从尿液中排出了，需要定期补充，从而成功地制造出了可以对付几乎所有细菌的抗生素。它给人类健康带来了好消息，细菌性疾病破坏人类健康的时代基本结束了。

为什么小剂量的药物能在那么大的体内发挥如此大的作用，小分子药物如何与机体相互作用，是药理学必须解决的一个基本问题。1978年，英国生理学家Langley（兰格利）提出了一个假说，即细胞中存在药物的某些"感受性物质"。1937年，Clark通过大量研究，建立了药物受体理论。他认为药物与受体的关系是生理学上底物与酶的关系。这一理论标志着近半个世纪以来药理学研究从器官和细胞水平向分子水平迈进。

受体主要存在于细胞膜上，少部分存在于细胞质或细胞核，是机体细胞与化学物质发生反应的活性基团，它能识别某些化学物质并与其结合，产生强烈反应。这种受体与配体的结合可能影响一系列酶系统的活性，改变细胞膜的离子通道，或者改变梯质的释放。受体具有高度选择性，药物分子和受体的形状，大小和空间结构要互相协调和彼此适应。这个特征被称为"药物分子和受体之间的互补性"。通过这种方式，药物似乎是某种"化学信息"，而细胞受体类似于"识别器"。通过受体"识别器"，药物才能作用于预定的组织并发挥预期的作用。具有了高度的化学结构特异性，受体才能发挥高灵敏度"识别器"的作用。药物作用的强度和占据受体的药物分子数量成正比。药物所占据的受体数量也取决于药物在受体周围的浓度和单位体积上受体的总数。另外，由于药物结构的不同，其作用强度与最大效应也不同，因此就有激动剂、部分激动剂和拮抗剂三种类型的药物。药物的效果主要取决于药物和受体之间的亲和力（强度）和药物的内在活性（效能）。如果药物和受体之间的亲和力很大，具有效能的药物称为激动剂；亲和力和效能都较低的药物称为部分激动剂；即没有效能，又没有亲和力的药物称为拮抗剂或阻滞剂。因此，只有效能才能激活受体，发挥其强大的生物学效应。总之，一定浓度的药物和特定的受体结合，使受体被激活产生刺激，刺激可以通过扩增系统实现效应系统的相应变化而产生效应。

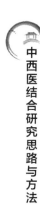

除了上述受体结合药物外，还有其他药物，如麻醉剂、催眠药和乙醇，其生物活性不是由药物受体相互作用决定的，而是取决于药物在细胞特定部位的相对饱和度。当这些药物在细胞的某些部位达到一定的饱和水平时，它们就会干扰细胞的某些代谢功能。可见，西方药理学的发展趋势是研究药物小分子与机体大分子的相互作用及其作用机理。

（二）中医药理学的基本认识

中药是中国人民通过长期的医疗实践和运用中医理论方法，观察药物对人体的作用而获得的一种科学认识。中药主要是天然药物，其中植物药居多，动物药次之，矿物药也有一定比例。汉代神农氏撰写的《本草经》，仅记载了365种药物，以它们对人体营养或治疗疾病的作用为标准分为上、中、下三品。据《淮南子》记载："神农尝百草滋味，水泉之苦，令民知所避，当此之时，一日遇七十毒。"这表明原始社会农民在生活中，已经开始了解草药与人类健康的关系。梁代陶弘景（456—536年）著《本草经集注》将中草药增加到730种。金元时期张洁古著《珍珠囊》提出了药物归经理论及脏腑虚实用药方法，并探讨了药物的应用规律。明代李时珍（1518—1593）著《本草纲目》，载药1892种，附图1160幅，附方11000余方。中华人民共和国成立后，1975年出版的《中药大词典》收录了5767种药物，其中植物药4773种，动物药740种，矿物药82种。表明在不断的历史实践中，中医学根据自己的理论方法，逐步拓展和深化了对药物的认识。

如前所述，西医对药物的认识是建立在对其成分和结构的分析以及对其与人体细胞相互作用的研究基础上的，主要采用动物或体外组织器官等基本药理实验方法。中医药对于药物和处方，主要是采取直接观察药物在人体内的反应，通过药物对人体的作用，从人体获取药物反应状态信息来了解药物和方剂的性能。这就需要千百次的反复实践、对比和体验，并以阴阳五行和藏象学说为指导思想加以总结和完善，进而达到理性认识。

根据中医理论和方法，中药学将许多药物的药理作用归纳为四气、五味、升降浮沉和归经等方面，形成了自己的药理思维。

中药的四气又称四性，即寒、热、温、凉四种药性。春温、夏热、秋凉、冬寒代表四季气候变化影响人体病理生理功能的四种模式。药物的寒、热、温、凉，是相对于中医疾病性质的寒和热而言的。温和热、寒与凉具有相似的性质，只是程度不同而已。温热药具有温阳、救逆和散寒等作用，属阳，常用于阴证和寒证；寒凉中药具有清热、泻火和解毒的作用，属阴，常用于阳证和热证。此外，还有"平"药，指的是性质平和的药，但仍有微寒和微温之别，基本上还是四气之内。可见，中药"四气"学说的渊源仍以阴阳对立统一思想为基础。

中药的五味包括辛、甘、酸、苦、咸。此外，还有淡味，归属于甘味。五味不仅仅是药物的化学成分刺激人的感觉后而产生的味觉，更重要的是，在长期的生活实践中，中医认识到药物的不同味道对人体会产生不同的影响，并将它们分为阴阳的不同属性。《黄帝内经·素问·至真要大论》中说："辛辣发散为阳、酸苦涌泄为阴、咸味涌泄为阴、淡味渗泄为阳"，即辛、甘、淡味属阳，酸、苦、咸味属阴。五味各有特色：辛辣味能发散、能行走，具有出汗、解表、理气、开窍的功效；甘味能补气、能调和、能缓和，具有滋补气血、调和脾胃等作用；酸味具有收敛止涩，生津止渴的功效；苦味能泄、能燥、能坚，具有泻火、燥湿的功效；咸味具有润燥和软坚散结的功效；淡味具有分清渗利的功效。

任何一个药味，性和味同时存在，共同构成中药的性味。如温药有辛温、甘温、酸温、苦温、咸温、辛苦温和辛甘温等。另外，一种药同时有两种或两种以上的味，如五味子一味药就有五种味道，中医谓五味俱全。由于中药的同性异或异性同味，其作用就会有不同程度的差异，临床用药时要利用中药的性或味以及性和味同时引起药理作用的变化，合理配伍方药，对中药性味的认识会更为广泛和深刻。

人体的一些病理反应，如呕吐、呃逆和气喘等，是向上走的；有些病理反应如腹泻、肛门脱垂和子宫出血等，是向下坠的；有些如发热和出汗，是向外发散的；还有一些如表邪未解、疹毒内攻等是向内集聚的。有些药物可以起到纠正这些向上、向下、向外和向内的作用。因此，中医药理学就产生了升、降、浮、沉的理论。其中，"升"就是提升，"降"就是下降，"浮"就是发散，"沉"就是泄利。

药物性质的升、降、浮、沉常与药物的性味有关。金代医学家李东垣说："味薄者升而生、气薄者降而收、气厚者浮而长、味厚者沉而藏、气味平者化而成。"辛甘的中药多升，酸咸的中药多降，温热阳性中药多升浮，寒凉阴性中药多沉降。故李时珍说："酸咸者无升，辛甘者无降，寒者无浮，热者无沉。"

一种药物的质量和生长的部位以及生长的趋势也与药物性质的升降浮沉密切相关，如植物的花叶草和质地比较轻的药物，多数都能升浮；药物的种子、果实和质地较重的药物，多数都能沉降；中空的草木药物多能走表；内实的草木药物多主里；树枝类药物可以伸达四肢；植物外表可以行走皮肤；植物药根多能升；植物药梢多能降；生药多升，熟药多降。

中药的使用大部分由复方组成，升、降、浮、沉随着药物配伍的变化而变化。例如，复方中如果有大量沉降药和咸寒药，它们下沉；反之，大量升浮药和辛温药，也会引导沉降药升浮。这对于组方遣药具有深刻的意义。

中医学中的归经学说，研究药物对不同脏腑的特殊作用。同样是热证发生在不同的脏腑，就有不同的症状和体征，如心热、肝热、脾热、肺热和肾热等的临床表现各异，所以在辨证论治和用药上也存在差异。同是治疗热证的寒凉药，有的适合治疗心热，如黄连，有的适合治疗肺热，如黄芩；有些则适合治疗肾热，如黄檗；

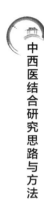

有些适合治疗肝热，如龙胆草，等等。这就是中药药物的归经理论。

中药的归经学说和四气五味理论一样，也以脏腑学说和经络学说为基础，与阴阳学说和五行学说密切相关。下面简单总结了中药的归经：

青色和酸味的中药属五行木，归足厥阴肝经和足少阳胆经。

赤色和苦味的药物属五行火，归手少阴心经和手太阳小肠经。

黄色和甘味的中药属五行土，归足太阴脾经和足阳明胃经。

白色和辛味的中药属五行金，归手太阴肺经和手阳明大肠经。

黑色和咸味的中药属五行水，归足少阴肾经和足太阳膀胱经。

可以看出，中医对四气、五味、升降浮沉和归经的认识，既是基于药物作用于机体所产生的反应，也是基于与药物相互作用过程中机体的反应状态。药物之间的相互关系和功能是以气为基础的，药效是以元气阴阳的升降来衡量的。在归经方面，中医还引入了阴阳学说和五行学说，还有五脏、五行、五色和五味等理论，对多种中药进行了归经分类。它也反映了"天人相关""脏腑相关"及"形神相关"的中医整体观念在中医学中的应用。中药的归经理论是通过几千年的临床实践通过推理演绎法而逐步认识到的，只具有统计学意义的确定性，没有科学理论的指导。因此对于中药的归经理论还需要进一步的科学研究。

20多年来，中医药理学以抽象思维、归纳升华、取类比象和临床观察等研究方法为基础，吸收和应用西方药理学理论和实验技术与方法，开展药理学实验研究，赋予中药药理新的科学内涵。

（岳双冰）

第三节　中西医临床学差异比较

一、中西医诊断学差异比较

在临床诊断方面，西医的主要目的是通过检测或实验，了解患者器官、组织和细胞的损伤及其形态结构的变化，从而观察代谢功能的变化，以便诊断疾病。随着科学技术的飞速发展，人们对器官和系统的生理和病理机制的认识已经深入到细胞和分子水平。因此，对诊断的要求越来越高。现代科学技术也为临床诊断提供了必要的手段，以了解细胞和分子的形态结构及其代谢和功能。随着检测仪器的迅速发展和检测项目的日益多样化和精细化，医生越来越依赖各种检测方法来诊断疾病。

中医学强调辨证论治，从疾病所反映的众多症状和体征入手，通过望、闻、问、切四诊，收集中医证候信息，全面、系统地了解患者的症状和体征，这是认识疾病过程中的一个感性阶段。根据对症状、体征的感性认识，医生还必须运用中医学的理论和方法，采用分析、综合、比较、鉴别、抽象和总结等方法进行辨证，从而由此及彼，由表及里，去粗取精，去伪存真。由此审症求因，了解病因，弄清病位，把握病性，判断疾势。这样，医生就可以认识疾病的本质，这种认识用中医理论概念为"证"。医生只有从感性认识上升到对疾病的理性认识，才能根据疾病的性质和规律确定治疗原则和方剂，达到治病的目的。

西医病理学可以从细胞和分子水平、器官组织水平和整体水平，以及物理、化学或生物致病因素对人体的影响等不同层面对疾病进行研究。首先是通过发现引起细胞损伤、分子结构和性能变化的原因，消除这些致病因素或防止其入侵人体，这是预防医学的主要任务。细胞损伤进一步发展，将导致组织或器官的功能损伤和改变，组织和器官的病理过程将出现。对这些特殊病因及其引起的特殊病理改变的治疗是当前治疗医学的工作。

人是一个无比复杂的有机整体，局部组织器官的病变永远不会停止在局部。它必须在有机联系中向整体扩散，从而出现整体的病理改变，这是中医辨证论治的目标。如果特定的病因和特定的病理后果可以用线性因果关系来检验和识别，那么整个病理改变的问题，就不能仅仅了解病因与病理之间的线性因果关系，因为它不仅包含直接的局部病理变化，还有许多整体因素要考虑，如"脏腑相关""天人相关"和"形神相关"等。众多种因素在不同层次和不同过程中的相互作用下，引起以各种症状和体征为表现形式的整个病理功能改变。尽管每个部分和过程的细节还不完全清楚，只要把握了整个病理功能改变，就能基本掌握人体疾病中阴阳失衡与脏腑失调关系的大局，就能调整人体内脏和阴阳的基本功能，从整体上重建阴阳相对平衡和脏腑基本协调，逐步恢复人体原有的抗病修复能力，从而战胜疾病，恢复健康。

中医证候是人体的病理机能状态，目前仍是一个普遍的认识。有必要进一步划分病理状态的不同过程和不同定型。也就是说，在一定的条件下，致病因素作用与机体、与身体内部因素相互作用引起病理改变和疾病，主要表现为全身阴、阳和脏、腑不同性质和不同程度的失调和紊乱，可以由具有丰富中医理论方法和经验的医生进行辨证，以指导医生根据当时局部疾病的性质和过程进行有效的治疗。致病因素在一定条件下作用于身体。内因与外因的相互作用导致机体的反应和病理性功能状态的出现。虽然有各种各样的反应形式，但它们总是可以根据一定的标准来分型。这个标准就是阴阳、寒热、虚实和表里。"证"经具体分型后称为证型。它反映了脏腑、阴阳关系的基本状态，也代表了人体某些疾病的类型。也就是说，在各种疾病症状和体征组成的病理功能状态背后，必须存在各种疾病的本质和规律。中医学运用长期实践基础上，总结出来的理论方法，通过证候和体征来把握疾病的本质和规律，通过自己的分类和辨证来表达其证型，并在此基础上进行辨证论治。

二、中西医治疗学差异比较

在临床治疗中，随着医学的飞速发展，人们对疾病的认识已经超出了细胞病理学的范畴。例如，俄罗斯学者伊万·巴甫洛夫研究了高级神经活动，提出了大脑在生理和病理过程中发挥重要作用的理论；加拿大学者塞里斯研究了内分泌机制，认识到下丘脑-垂体-肾上腺皮质激素在应激性疾病过程中的重要作用，并提出了"应激学说"等。所有这些理论都试图从整个环节的层面来理解更广泛的疾病机理，并在临床实践中提出了相应的对策，取得了良好的效果。然而，目前临床治疗的主要方向仍然是向分子病理学发展的细胞病理学理论。今天，虽然临床治疗的范围越来越广，手段也越来越多。认真研究大多数医生在疾病诊治中的主导思想，基本上还是遵循原子化、分析还原的途径，找出病原物质及组织细胞和分子在体内的结构、功能和代谢损伤，从而阐明治疗措施中细胞分子的病理机制和发展趋势，努力消除病因侵袭，防止组织细胞的损伤，促进组织细胞的修复，恢复细胞和分子的正常功能。这就是医生在药物治疗、手术治疗或其他疗法中所追求的。此外，目前大多数医生所采用的临床治愈标准基于病理组织细胞的恢复。如果我们进一步要求协调人体复杂巨系统的各个方面，全面获得身心健康，这仍然是目前医学所研究的目标。当然，通过多年的努力，对于传染病等外源性疾病，我们可以识别和控制致病因素，有效地控制和消除传染源，促进受损组织细胞的恢复，基本控制甚至消灭了几千年来肆虐人类并造成大量人员死亡的传染病，对人类健康做出了巨大的贡献。随着社会的发展，疾病谱发生了很大的变化，如今，内源性代谢疾病已成为更加严重威胁人类健康的疾病。面对这些新形势，我国医学显然不能满足于现有的理念和成果，有必要探索新的方法和途径以解决新的问题。所有这些都迫切希望病理学和临床医学走向一个更高的水平。

《黄帝内经》提出了中医辨证论治的基本原则，即"谨察阴阳之所而调之，以平为期"。中医的治疗方法有很多种，如药物疗法、针灸疗法、气功、推拿和按摩等，还有寒者热之，热者寒之，虚者补之，实者泄之，表病治表，里病治里或表里同治等，但都遵循上述原则。这些治疗方法主要是通过纠正人体阴阳失衡，有序重建阴阳平衡与脏腑的关系。这样，人体在亿万年进化过程中所积累的抗病能力和修复能力将得到恢复，身体将逐渐从病理功能状态转变为健康正常的功能状态。

中医的思想方法里很重视从对立统一方面来理解问题，病理学上除阴阳之外又有正邪对立的观念，以正邪交争来认识疾病的过程。所谓"正"是代表健康的因素和机体抗病能力等，"邪"是代表侵害人体的内外致病因素。邪盛正虚则病，正盛邪退则复安，上面讲到人体的虚实，也是从正邪双方的消长而言的，正气衰则虚、邪气盛则实。故中医治疗上又以扶正祛邪为原则。正和邪是互相联系和作用着的矛盾统一体，正气不足固可成虚，邪盛伤正也可致虚，邪气盛固可成实，而正虚不能托邪外出也可致实。而且，邪与正、虚与实常常可以互相混合在一起，如虚中有实、实中有虚。所以治疗上，虚证虽以扶正为主，但若邪留不去而伤正的虚证，也注意到祛邪才足以安正，实证虽应以祛邪为主，但若正虚而无力祛邪而成实者，也要注意到扶正才足以祛邪外出。扶正祛邪是中医治病时刻要兼顾的两个方面，但何者为主次，及先后次序、轻重缓急，都全视当时的正邪双方的矛盾斗争的具体情况而定。所以用心注意病理功能态的运动变化，这是医生识别病情考虑治疗方案的根据。不能刻舟求剑，无视病情变化而施以统一的处方去治疗变化着的病症。辨证论治的大法可以规范化，而在具体的临床实践和立方遣药中却又要随情况变化而变化，这也是中医的可贵特色之一。

（岳双冰）

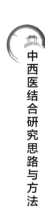

第三章 中西医结合研究的基本方法

人类科学发展史就是一部科研方法的发展史。中医古代医药学的研究方法主要是直接观察人体，收集药物治疗经验，验证药物的疗效和毒性，运用简单类比的方法总结临床经验，在长期的历史实践过程中逐渐推动中医学的发展。中西医结合研究方法以中医理论为指导，以实验研究为基础，运用现代科学技术，将中医药和西医药知识结合起来，提高医学学术水平。

正如法国生理学家贝尔纳曾经说的："好的方法使我们能够更好地利用我们的天赋和才能，而糟糕的方法可能会阻碍我们的才能的发挥。"因此，贝弗里奇《科学研究的艺术》中认为，科学家的创造性才华可能会被不好的方法削弱、甚至扼杀，而好的方法可能会提升其才华。在生物科学研究中，因为现象的复杂性和谬误的来源很多，研究方法的作用甚至比研究的科学性更重要。中西医结合的研究包括基础研究、临床研究和药理学研究都必须学会运用科学的方法。以下主要从实验研究、动物模型、病证药结合和多学科研究等方面进行阐述。

（岳双冰）

第一节 实验研究方法

一、实验研究方法的含义、目的及意义

实验研究方法是指科技人员根据研究对象、研究目的和研究任务，利用科学设备和仪器，人为地控制或模拟人体的生理现象和疾病过程，在一定条件下消除干扰，突出主要实验因素，发现问题、研究问题和解决问题的方法。作为一种独立于生产过程的社会实践活动，实验研究不仅成为自然科学技术发展的实践基础，而且具有非常重要的方法论意义。它是收集科学事实和获取感性材料的过程，也是形成、发展和检验科学理论的实践基础。运用实验研究的方法，可以观察和发现新的事实或者解释长期以来发现的事实，可以根据一定的理论客观地验证假设。因此，实验研究方法是科学研究的基本方法。

医学科学实验指在实验室或临床科研基地进行的，以科学方法为手段的研究生命活动和疾病防治的工作。要求有明确的目的，坚实的理论基础，严谨的设计和预期的结果，要解决的是一些带有普遍性意义的问题，要了解的是事物的本质和基本规律。与临床医疗服务工作有所不同，科学实验工作更加强调继承而不保守，创新而不冒进，更注重复杂和细致的思考。

一般而言，实验研究方法暂时撇开研究对象之间的互相关系，将研究对象从整体中分离出来，单独研究其中一个因素。拿人体来说，疾病的发生发展与自然界的季节、气候、地域和生活习性密切相关。

同时，人体是一个有机的整体，每个部分在生理学和病理学上都有着密切的关系。各种因素作用于人体，机体必然会做出反应。在研究人体的生理、病理、诊断和治疗时，必须排除自然界中各种偶然的和次要的因素，将多种因素转化为单一因素，从而净化主要因素和研究对象，以揭示其规律。此外，实验研究还要具备安全性和可重复性的特征，这在医学研究中各种诊断方法的创新和应用以及有效新药的研制方面具有不可替代的作用。对于中医学的研究来说，各种"证"的模拟可以通过各种化学、物理和机械作用来寻找客观依据。通过科学仪器，还可以直接显示脉象、舌象和声频，使人们可以直接感知它。因此，实验研究具有规模大、周期短、投资少和易于重复等优点，具有较高的科学性和可靠性。

二、中西医结合实验研究指导思想、基本任务和注意点

（一）中西医结合实验研究的指导思想和基本任务

中西医结合是包括理论和实践、医和药等方面在内的两种不同学术体系的结合。两者相辅相成，取长补短，通过发掘它们的共性和互补性，在结合的基础上创新发展，形成更高层次和更加完善的医药学体系，以提高疾病防治能力，更好地保护人类健康。

中西医结合的实验研究应遵循中、西医学理论体系，着眼于中、西医学的异同，探索中西医结合的途径，逐步形成中西医结合的新思路和新理论。实验研究应着眼于提高中西医结合疗效，探索其疗效机理。中医学在客观观察人体病理生理变化，调节或改善人体自我控制能力和修复疾病损伤的潜能等方面都具有很大的优势。中医要走向世界，必须与现代科学保持良好的沟通渠道，并用现代科学语言表达其理论体系和治病机理。完成这项工作最重要的方法就是中西医结合实验研究。近40年来，为实现这一目标，中西医结合工作者倾注了全部心血，运用先进的科学技术和现代化手段，对针刺镇痛原理、藏象学说、血瘀证、心脑血管疾病和肿瘤等顽固性疾病的治疗，以及以抗疟新药青蒿素为代表的新药研究等方面进行了大量的工作，从器官、细胞和分子水平，从形态、功能和代谢等方面对其基本属性进行了

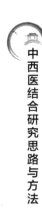

一定程度的认识和科学的探索，国际上交流了许多研究内容，引起了国际医学界的广泛关注。

此外，中西医结合不能局限于中、西医各自优势的结合。而是要运用现代先进科学的已知理论和方法进行研究，将中西医结合提升到现代科学的高度，达到更高层面的结合。现在，在实验研究的基础上，病、证结合的研究实际上已经深入到了微观层面。临床实践中宏观辨证和微观辨证的有机结合，必将大大提高对疾病的认识和治疗水平，这将尽快把具有中国特色的中西医结合推向世界。

（二）中西医结合实验研究注意事项

实验研究是中西医结合研究中最常用和最基本的方法。中医学与西医学是基于两种不同理论的两个学术体系。它们都是以人体为对象来解决健康和疾病的问题，这是它们的相同之处和结合的基础。但它们也有区别，二者在理论、方法和手段上有很大的不同。因此，中西医结合应该采用比较分析的方法，以认识中、西医各自的优势和特点。在中西医结合的实验研究中，应注意以下几个方面。

1.以中医基本理论为指导

在中医基础理论指导下，采用现代科学实验方法是中西医结合实验研究的基础。过去中西医结合实验研究的主要内容是中医药的客观化和作用机制，现阶段和未来将以中医药现代化建设为重点，发展具有中医特色的新医疗体系，提高临床诊疗水平。在这方面，北京陈可冀院士对"血瘀证"的研究、上海沈自尹院士对"肾阳虚证"的研究、福建林求诚对"证"的多因素分析以及微观与宏观辨证相结合的研究，都是很好的例子。因此，中西医结合实验研究不同于西医实验研究，必须以中医基础理论为指导，突出中医药的特点。

2.建立中西医结合科学思维方式

科学思维方式，是指一个时代科学研究方法和手段的总和。它是一种规范和形式，支配着人们的思想和行为。从现代科学发展的角度看，尤其有必要建立中西医结合研究的系统思维模式，即观察事物的重点不是局部而是整体，不是以分析为基础，而是以分析为基础的综合。强调微观和宏观、局部和整体以及辨病和辨证相结合，充分利用现代科学技术的发展，实现中西医结合。在"肾阳虚证"的研究中，上海沈自尹院士采用了这种系统的思维方式。通过对尿17-羟皮质类固醇与"肾阳虚证"关系的初步研究，将性腺轴与"肾阳虚证"的关系进一步联系起来。通过三类不同药物对比验证，利用"神经内分泌-免疫网络"系统和检测下丘脑中促肾上腺皮质激素释放因子的基因表达，他们发现只有补肾才能在脑的分子水平上直接作用于下丘脑，说明"肾阳虚证"的主要调节点位于下丘脑。这一系列研究工作和结论完全符合中医"肾"为人体器官调节中枢的理论，以中医理论为指导，兼容中西医结合的理念，是一个成功的研究范例。

3.把握现代医药学发展趋势

现代医学有两个发展趋势：一是提出医学模式由"生物医学模式"向"生物-心理-社会医学模式"转变，向现代整体医学方向发展。于是，传统医学领域向纵深发展，学科分支与融合并存。二是医学药物学的研究，由于越来越多的人发现化学制剂的危害和药物诱发疾病的灾难，出现了天然药物和自然疗法等"回归自然"和"返璞归真"的研究趋势。中医的医学理论从医学技术和医学用药两个方面展现了这两种趋势的优势。因此，中西医结合实验研究要把握好这两个趋势，充分发扬中医药的优势，充分发挥中西医结合在医学模式转变中的作用，充分发挥中医药与现代医药各自优势的结合作用。在这个过程中，不同于西方医学理论体系的中医学，要想被世人认识、理解和接受，首先必须与现代科学保持密切的联系，用现代科学的语言对其理论体系和治病原则进行阐述，使二者同时能跟随现代医学的发展趋势。

4.寻找中西医结合点

中西医结合中的根本问题是中西医结合点。没有结合点，就谈不上结合。中西医结合有两个方面：一是中、西医共同点的结合，即不断提高疗效，运用现代科学方法，运用客观和微观的方法阐明生命活动的机制。二是中、西医互补点结合。中、西医学是在不同的历史条件下产生的，有其自身的优缺点。它们在共同研究条件和研究基础上相互补充、相互结合。中西医结合的形成与完善，需要全面研究，运用多学科、多层次和多指标的研究方法，进行全面的、有机的和动态的分析，从而实现中西医结合指标的整体性和具体性结合点。根据中医"脾主涎"和"涎是脾液"的理论，根据自主神经支配唾液淀粉酶的合成和分泌的观点，设计了一条从唾液淀粉酶到自主神经系统的研究路线，对脾的实质进行了探讨，取得了一定的成果。

5.科学阐述中医传统理论

从整体上对中医基础理论进行实验研究，是中西医结合研究中最早、最富有成效的方法。北京大学健康科学中心运用现代科技手段研究寒热实质时，发现寒证和热证实际上超出了正常的两种功能状态，热证的特点是功能水平提高，反应迅速，寒证的特点是功能水平降低，反应缓慢。大量实验证实，寒、热证的形成主要在中枢神经系统，中枢神经系统与脑内的神经肽、神经递质等中枢物质有着重要的关系。

实热证与虚热证基本表现一致，实热证垂体-甲状腺功能活跃，实热证早期交感神经系统和垂体-肾上腺系统功能增强，垂体-甲状腺系统功能也随之增强。北京市中医研究所证实，阳虚、阴虚和肾虚等虚证患者头发和血清锌下降，血清铜升高，锌铜比值下降。而补肾药含有丰富的锌元素，这是补肾治疗虚证的科学依据之

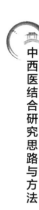

一。湖南医科大学从病入手，以证为纲，病、证结合研究了肝主疏泄和主藏血的关系，发现病理性质决定"证"的特异性。如肝郁脾虚证，其病理生理基础是自主神经系统功能紊乱，血浆 cAMP/cGMP 比值降低，肠道吸收功能下降，血液黏度升高。肝阳上亢证则以外周交感肾上腺髓质功能亢进为基础。为中医病证理论提供了科学的解释。

6.发展中医经典理论

近30年来，中西医结合通过对脾、肾本质的深入研究，对脏腑学说有了更加深入的认识，促进了中医经典理论的发展。上海医科大学妇产科医院的研究发现，补肾药物对生殖系统、卵巢和垂体功能具有独立的调节作用，三者之间具有协同作用。滋阴补肾中药不仅调节内分泌系统的性腺功能，而且能调节机体免疫功能，影响代谢系统的功能，它们相互配合，促进卵巢功能的恢复。

解剖学方法的运用揭示了中枢神经系统和心肌某些核团之间的神经通路，为中医"心主神明"的理论提供了科学依据。另外，心脏作为一个重要的循环器官，通过对神经系统和体液系统的调节来影响思维等高级神经活动。为中医"脏腑相合"理论提供了微观上的新认识。

实验研究方法的深化，不断促进中西医结合基础理论体系的形成。例如，对"肾虚证"的研究，以中医理论为基础，利用放射免疫分析技术，检测反映下丘脑和垂体功能的促性腺激素和促甲状腺激素等，系统地阐述了"肾虚证"的本质。通过对各种"证"的研究，形成了一个系统的证候系统。

（岳双冰）

第二节　病、证、药结合研究方法

经过60多年的发展，中西医结合研究取得了巨大成就。1996年9月，中国科学院、科技部和教育部组织召开了主题为"面向21世纪的中国传统医学"第63届香山科学大会，参会的专家一致认为，中医药现代化是中医药工作者共同的奋斗目标，中西医结合是实现这一目标的重要捷径和途径。我们要以实践为检验真理的唯一标准，以辩证唯物主义为思想武器，采取中、西医优势互补、双向联系、辨病和辨证相结合的方法，宏观和微观相结合，整体和局部相结合的方法，不断提高中西医结合研究水平，加快实现中医药现代化。为了完成这一任务，我们应该分析和总结目前中西医结合研究方法存在的问题，找出适合中西医结合发展的有效途径，这种研究方法也是中医药发展和中西医结合发展的关键。

一、病、证、药结合研究的提出

中医药的实验研究始于20世纪50年代后期，后来发展成为基础研究驱动下的"证"本质的探讨。它曾经为中医药的客观化研究和中西医结合研究提供了新的思路和方法，成为中医药学术界的一个热点。然而，随着研究的不断深入，以实验研究为基础的"证"本质研究逐渐暴露出"证"的不确定性、非特异性指标和标准的模糊性，使得中医的客观研究倾向于片面追求客观指标。针对这些情况，根据中医理论的特点及其发展过程，国内学术界提出了辨病和辨证相结合、微观与宏观相结合的研究思路。同时，由于临床为中医的主要特点，因此不断提高临床疗效一直是中医药发展的动力和源泉。所以，无论是辨证论治的研究，还是"证"本质研究以及病、证结合的研究，其立足点都在于提高临床疗效，提高临床疗效的根本措施是临床治疗和有效药物的研究。因此，病、证、药结合的研究方法已经正式提出，并逐渐被学术界认可。它符合中医药学科发展的基本情况，也符合现代中医药研究的趋势，是加快中医和中西医结合学术发展的有效途径。

病、证、药结合研究，以中医理论为指导，以现代科学及医学研究技术为手段，以提高临床疗效为目的，以疾病研究为基础，以"证"的研究为重点，以药的研究为重点，使病、证、药的研究相互渗透、有机结合和相互促进。这不仅是一种新的思维方式和新的研究思路，也是一种实用的研究方法。

病、证、药结合研究方法不是凭空想象出来的，而是发展中西医结合研究的需要，为临床治疗提供新的手段和方法。同样，基础研究也离不开临床研究和药学研究的新成果。与现代医学不同，中医基础研究和临床研究紧密联系是中医药研究的特点，事实上，中医研究与中药研究相结合，临床研究和基础研究相结合，不仅仅发生在今天，在过去的许多研究中，一直存在着。它们不同程度地相互依赖、相互支持和相互融合。但这种结合不够自觉，或缺乏整体规划，或缺乏周密安排，即没有很好地集中三部分的技术力量，致使一些应用研究课题层次不高，不能及时发挥应用效果。一些中医和中西医结合的临床学科没有体现出辨证论治的特点，而一些中药学研究课题偏重研究药物的特殊性，忽视了医药整合的必要性和紧迫性，甚至走上了中药研究西药化的道路。因此，病、证、药结合是临床研究、基础研究和药学研究相结合，以促进中医药学术水平的发展和提高，促进医学学术水平的发展和提高的重要研究方法。

二、病、证、药结合研究的意义

（一）病、证、药结合促进临床研究、基础研究和中药研究

病、证、药结合的研究模式并不排除基础研究和中药研究。作为一门学科，总

有其独特的规律，尤其是基础学科，具有相对集中的研究方面和相对独立的研究方向。然而，中医学的基础和临床实践的关系不同于西医，所谓中医基础理论，是对临床经验的总结，它以临床经验为基础，反过来又指导临床实践。而现代医学的基础学科是一门独立的实验研究学科。运用现代科学方法研究中医基础，包括证型的研究，不能忽视中医基础和临床实践的密切关系。中医药作为治疗疾病的主要工具，是提高临床疗效和达到医学目的的重要手段，其研究也是如此。在中药的研究和开发中，除了剂型的改革外，最常用的方法是提取有效成分即单体。这种方法在中药研究，特别是复方研究上有一定局限性。由于中药复方成分复杂，各成分之间相互作用，如果单纯研究有效成分，不仅违背了中医理论的精神实质，而且有废医存药的倾向。因此，无论是临床疾病研究、"证"的研究还是中药研究，都必须在共同发展的基础上发展自己的学科。只有遵循中医药学的发展规律，才能使各自的学科得到相应的进步和发展。要达到这一水平，病、证、药结合的研究方法就是最基本的研究方法之一。

（二）病、证、药结合研究是中药新药开发的需要

中药新药研究的指导思想是遵循中医药学基本理论，以中医及中药为研究对象，以临床研究为主要任务，在保持和发扬中医药特色的基础上，运用传统和现代科学知识与技术，重点解决常见病、多发病和疑难重病的治疗难题。中医理论体系，就是整体观念和辨证论治，概括而言，就是处方与药物的统一，理、法、方、药的统一，以及基础医学和临床医学相统一的医学科学体系。中药新药研究应充分利用现代科学的理论、方法和手段，开展多学科和多途径的综合研究，继承和创新相结合，以创新为先导；基础与临床相结合，以临床为重点。充分发挥现代科学技术优势，选择越先进的方法，越能发现中医的精髓，越能深入揭示其本质。

目前，在中药新药的研究中，往往忽视了中医理论的指导思想，有的是基于西医和西药的简单理念，以"提取有效成分"为目的，将中药作为一种天然药物进行组方研究；有的违背"理、法、方、药"的理论和"君、臣、佐、使"的配伍原则，拼凑药物组方；有的药效学研究不符合组方的功能主治，即药证不符。例如，某一中药制剂的主要功能是补气、养血和生血，主治"血虚证"，但其药效学研究主要集中在免疫功能和抗炎方面，或者简单地研究血液系统和造血功能，忽略了中医"补气生血"和"健脾益气"的治疗原则，没有进行这方面的药效学研究。在中药新药的临床研究中，往往是制定中医诊断标准，观察主要证候表现的疗效，甚至选定的病证与所用的方药脱节。因此，病、证、药结合研究有助于中药新药的开发和研究，是开发研究中药新药的指导思想。

中药新药研制和创新是一个多学科合作的系统工程，包括药物学部分如药材品种和质量鉴定、质量标准和稳定性研究、生产工艺和剂型优化；药理学部分如主要

药效学、一般药效学、普通毒理学和特殊毒理学等以及临床研究三大部分。实际上，中药新药的研发过程就是病、证、药互相结合的过程。化学制剂的研制以实验室筛选为基础，而中药新药的开发以临床为中心，即首先要选择对某一疾病或"证"有确切疗效的处方，根据现有疾病和证候研究水平设计相应的研究方案，开展药学和药理学的研究工作，使临床处方转变为更加稳定的制剂，进而验证或确认临床疗效。

因此，新药研究过程不仅体现了临床疗效为标准和现代研究方法为手段的原则，而且涉及临床、基础和药物的研究内容。可以说，只有掌握临床、基础和药物研究的理念和技巧，或者三者相互结合和相互支持，才能开展中药新药的研究和开发。

（三）病、证、药结合研究有利于发挥中药优势

中医药有着几千年的悠久历史，是一座伟大的宝库，是中华民族优秀传统文化的重要组成部分。当今世界各国在"回归自然"思想的影响下，高度重视民族医药，从天然植物药中寻找新药。

中药疗效是在中医理论指导下产生的。没有了传统医学，中药就会失去它的魅力，特别是根据方剂的组成原则由多种药物构成的有效方剂，离不开中医药理论的指导。举例来说，清代著名医学家王清任的名方补阳还五汤，由黄芪120 g、桃仁3g、红花3g、当归尾6 g、赤芍4.5 g、地龙3g和川芎3g组成，方中除重用了补气药黄芪外，其他药都是活血通络药。虽然补气药只有一味，但是它的用量是其他中药的5倍。该方的组成符合"气行则血行，气滞则血瘀"的中医理论，在临床上治疗缺血性脑血管病、脑血栓形成及卒中后遗症都具有良好的疗效。实验证明，该方能改善血液流变学，改善血液黏稠度，抑制血小板聚集，预防血栓形成，扩张微血管，改善微循环，改善血浆纤溶酶活性，提高机体免疫功能等。本方的综合疗效是中医理论指导下方中不同药物合理配伍的结果，是西医辨病与中医辨证相结合，合理运用本方的结果，也是临床治疗脑血管疾病及偏瘫疗效优良的根本。

因此，对疾病、证候与药物相结合的研究，有利于中医理论指导下充分发挥中药的疗效，有利于发挥中医药的优势与特点。当前一系列中成药的研制和开发，是在中医理论体系的指导下，在开发新药的过程中，采用辨病论治和辨证论治相结合的方法，以中医学或西医学的病名为对象，根据疾病发生、发展的不同阶段，总结证候特征，确定治疗原则，制定处方，开展一系列治疗疾病中成药的开发，不仅突出了中医药的特点，而且满足了临床工作的需要，有利于提高临床疗效。如临床上应用的治疗痹证的一系列中药湿热痹冲剂、寒湿痹冲剂、瘀血痹冲剂及尪痹冲剂等就是采用病、证、药结合的方法研制的，这些新药的研制是疾病、证候和药物相结合的产物。

当然，病、证、药结合开发新药的研究中，除了与病、证结合研制复方中成药

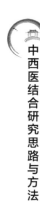

外，还可以对单味药物的有效成分和有效部位，以及多个药物的有效成分和有效部位进行研究开发，以研制更多的中药新药。

（四）病、证、药结合有利于中医药走向世界

中医药与世界的融合是中医药领域的一个热点问题。这是中国改革开放的必然结果。事实上，中医不仅越来越受到各国医学界的重视，而且还邀请中医或中西医结合专家出国讲学，诊断和治疗世界上许多疑难病症，在艾滋病、癌症和其他治疗方面也在国外引起了极大的反响。这些国际公认的疑难病症需要具备现代医学知识，了解和掌握它们的诊断和检查方法，并按照中医辨证论治的方法进行治疗，以充分发挥中医药治疗的优势，我们必须充分发挥中医、中西医结合甚至西医专家的热情，通过病、证、药结合和有效制剂的研究，开发有效的治疗方剂和药物，使制剂、药理学、毒理学、质量标准和化学成分等方面得到国际社会的认识和接受，使中医真正走向世界。

三、病、证、药结合研究方法

（一）辨病和辨证相结合是病、证、药结合研究的基础

中西医结合的出发点是疾病的诊断。"病"的概念包括中医的"病证"和西医的"疾病"。西医"疾病"是以西医理论体系为基础，以研究人体器官、组织、细胞和分子的结构和功能的病理变化为特征，根据疾病的病因和病理变化，给予适当的治疗，包括药物、手术和康复等。西医的"疾病"，从微观的角度来理解，大多比较客观，而且大多有明确的诊断标准。中医的"病证"以中医理论为指导，有其自身的特点和理论体系。每一种疾病都有其不同的临床特点，每一种不同疾病的发生、发展、变化和结局，构成了各种疾病一系列异常变化的全部过程，都有一整套病因学、病理学、病位和辨证论治等理论体系，目前临床上大多采用西医辨病和中医辨证相结合的方法对疾病进行中西医结合诊断和疾病鉴别，当然不排除同一种疾病出现两个或两个以上中医辨证的情况，即出现两种以上不同的中医病名。

证候是中医的一个独特概念。它反映了疾病发生发展过程中各个阶段的本质。它是对疾病的病因、病位、疾病性质、发病机理和发病趋势，以及某一疾病正邪虚实的病理总结。疾病与证候是密切相关的。病决定证，证从属于病，一种病可以出现多个证，某一个证候也可以存在于多个疾病。在临床实践中，首先要根据患者的各种临床表现、发病原因、发病过程和各种实验室检查，确定患者的西医病名诊断。同时，根据患者的临床症状和舌脉表现等四诊合参，确定本病的"证"，即辨证，并运用相应的处方进行治疗，即辨证施治。辨病和辨证是用药的基础，没有正确的诊断和辨证，就不能采取正确的治疗方法。因此，辨病和辨证是研究病、证、药结合的前提。

随着医学科技的发展和中西医结合的发展，现代理化检查和影像学检查可以充分应用于临床疾病的辨证分型过程中，中医辨证与西医病理分型分期相结合，中医辨证与客观指标量化相结合，结合临床表现，舌脉象与现代医学检查，以进行正确和合理的治疗，从而提高病、证、药结合的研究水平。

（二）病、证、药结合研究提高临床疗效

将病、证、药研究与临床研究相结合，可以避免基础研究脱离现实的倾向，有助于把握中医研究的客观性和复杂性。最典型的例子，就是中医"阴""阳"和环磷酸腺苷、环磷酸鸟苷的关系。1973年以来，美国生物学家戈德堡根据环磷酸腺苷和环磷酸鸟苷对细胞功能的相反作用，提出了阴阳生物调控理论。他认为这是汉医学阴阳学说的物质基础。此后，国内学者对环核苷酸与证候本质的关系进行了大量的研究。但几十年过去了，围绕这一观点的研究对中医学的发展并没有起到重要作用，甚至对证候的认识出现了混乱不清的解释。事实上，出现在现代生物学发展过程中的许多互相统一、互相矛盾、互相依存和互相斗争的物质与现象，已被国外科学家看作是中医的阴阳的对立统一。但是，他们大多只是把握了其哲学意义，而不能肯定某些物质是中医"阴"和"阳"的物质基础。迄今为止，肾阴、肾阳和心阴、心阳虽然具有各自的特异性，但仍然没有发现肾阳和心阳的"阳"以及肾阴和心阴的"阴"的客观物质基础。对于八纲辨证的阴证和阳证，它是一个高度概括性的总结，不可能从各种"阴证"的疾病的患者体内提取出一种"阴素"，从各种"阳证"疾病患者的体内提取出一种"阳素"。也就是说，目前仍然没有发现"阳证"和"阴证"的物质基础。因此，病、证、药结合的研究方法可以引导研究者在中西医结合研究中走向务实和规范的研究思路和方法，不断提高临床疗效，加快有效方剂的研制，对中医药的发展起到推动作用。

（三）加强新药研制

中医药研究的主要思路应该是从研究到开发研制新药。其总体目标是将中医药研究成果转化为新的有效的临床药物，提高临床疗效。为了实现这一目标，中药研究必须明确病、证、药的研究道路。临床与基础医学相结合，方药和单味药相结合，药理学和化学相结合，中、西医理论相结合。比较成功的例子有中药静脉注射剂康莱特介入治疗肝细胞癌；活血Ⅰ号用于经皮冠脉腔内成形术后再狭窄，研究表明，活血Ⅰ号可抑制血管平滑肌增殖相关基因的表达；还有其他中药的单体和有效部位研制的新药，如青蒿素、联苯双酯、川芎嗪注射液、天花粉蛋白、葛根素注射液、雷公藤总甙片和灵芝多糖等。

应在基础研究和临床研究成果的基础上，开展中药新药的研究和创新。结合临床研究成果，推动新药的筛选和应用，利用中医基础理论研究成果，丰富中药研究内容，新药研究与证候研究、病证研究互相联系，互相促进。例如，"热证"是中

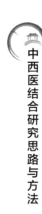

医病理学的常见证型，其范围包括许多现代急性传染病和感染性疾病，以及许多非传染病疾病如肿瘤、白血病、心血管疾病和内分泌及代谢疾病等。清热解毒是中医治疗"热证"的主要方法，清热解毒药是治疗"热证"的主要药物之一。通过对中医理论、方法、方药等基础理论在治疗"热证"中的应用及西医药理学观察指标的相应变化进行比较分析，认为清热解毒药治疗"热证"具有抗病毒微生物、抗内毒素和抑制炎症早期毛细血管通透性，以及降低发热高度和发热过程、改善微循环、抑制血小板功能和保护肝胆等多种临床药理作用，不难理解中医"热证"的本质和西医病理生理学理论和药理学的相关性。因此，在中医药研究中，将中医学辨证论治等理论与现代药理学研究密切结合，以提高治疗水平。

卫生部发布的《中医药问题补充规定和指示》明确指出：中药新药的研制要不断创新。以中医理论为指导，突出中医特色，运用现代科技手段，在继承的基础上不断创新，研究代表中医药优势的新药，如治疗心脑血管疾病、癌症和艾滋病等的药物研究。中药新药研究在不偏离传统中医理论的基础上，突出成功率高、投资少、周期短、安全有效的特点，其中有效性和安全性是新药研制的唯一标准。新药研究重在"新"字，即紧密结合病证研究水平，充分运用传统医学与现代科学，包括现代医学的理论、方法和手段，多学科协同，系统性研究，提高中药新药研制的科学化、现代化和规范化，并具有新的发展、新的改进、新的优势、新的治疗方法和更好的疗效。

（四）全面做好病、证、药结合研究和人才培养

病、证、药结合的研究方法不仅是一般的研究方法，更应该是一种高层次的研究模式，特别适合临床应用，突出应用中西医结合的研究模式，研究者根据自己的科学研究水平，临床经验和实验室条件，充分认识病、证、药结合研究的意义。在申请中西医结合研究项目时，要有战略眼光、周密设计，有计划、有系统地开展病、证、药结合研究。当然，病、证、药结合的研究并不要求每个人或一个研究单位都能完成这三个部分的研究。要弘扬科研协作精神，将不同专业的科研人员有机结合起来，不断培养临床、基础造诣深、一专多能的科研人才，使他们具备良好的基础知识、基本技能和专业知识，又具有丰富的临床经验，能做实验、会搞研究，因此，积极培养病、证、药研究人才是做好病、证、药结合研究的关键。创造病、证、药结合的研究条件，选择病、证、药结合的研究方向和研究课题。

病、证、药结合的研究方法并不要求每个研究课题都完成这三个过程。中西医结合研究的最大特点是服务于临床，提高疗效。从总体目标上实现疾病、证候和药学的有机结合。甚至一些基础研究课题也应考虑服务于临床，以提高临床疗效和治疗水平。

综上所述，病、证、药结合研究是在总结60年来中西医结合发展经验教训的基

础上逐步形成的，虽然适应了医学和科技的发展趋势，对中西医结合事业的发展起到了很大的推动作用，但这一研究方法仍在探索和完善之中，已经成为中西医结合研究的基本方法之一。

（田欢）

第三节　常用中西医结合实验研究方法

一、微循环研究方法

直接参与细胞和组织间物质交换的微循环是循环系统的基础结构。微循环在形态、性质、功能和调节等方面与循环系统具有共同特点，但又具有其脏腑组织的特殊性，在各脏器和组织中又有所不同。微循环的基本结构一般包括微动脉，后微动脉，前毛细血管括约肌，毛细血管床，毛细血管后微静脉，微静脉，动、静脉短路等。微循环在充血、水肿等炎症，以及缺血、休克和肿瘤等致病过程中发生变化。这些变化与疾病的变化密切相关，有助于进一步了解疾病的发展过程，对辅助诊断和判断疗效具有重要意义。中医学中应用的微循环研究主要有以下几点。

（一）研究"血瘀证"本质

中医认为，在正常情况下，血液在血管中流动，循环无阻，周而复始。当血瘀证发生时，血瘀不行或凝血不流，血液循环受阻。通过对血瘀证患者指甲皱襞及球结膜微循环的观察，发现血瘀证患者存在不同程度的黯红色和黯紫色，不规则管腔增多，微血管呈肿瘤样肿胀、囊性变、螺旋形或畸形扭曲改变；血流速度变慢，或呈线流或粒流，血细胞聚集，血液瘀积；管襻顶端扩张，对冷刺激反应敏感；部分血瘀证患者出现血管周围渗出或出血等微循环障碍。因此，外周微循环改变常被用作血瘀证的客观指标，以反映血瘀证的程度、病变性质及疗效判断。

（二）用于中医辨证分型

如在一些呼吸道疾病中，肾阴虚患者的甲皱微循环增多，颜色深红，肾阳虚患者，管襻数量则减少，颜色淡黄，约三分之一的患者经冷水刺激后先收缩后扩张。血流缓慢的患者尿中17-羟皮质醇也低于正常值。再如气虚和气滞证，均有甲皱微循环障碍，表现为视野不清，红细胞悬液呈细颗粒状或絮块状，血流缓慢，襻顶和静脉有瘀血。观察发现，气虚证的视野不清和血流缓慢较气滞证严重，气滞证的静脉系统血瘀较气虚证严重，表现为襻顶和静脉口径变宽，乳头下血管完全扩张，清晰可见。气滞血瘀型慢性肝炎舌尖微循环微血管扩张伴瘀血。但是湿热型或肝郁气滞型急性肝炎，则无明显外周微循环障碍。提示外周微循环异常与中医辨证分型有

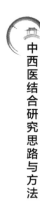

关，有助于中医临床分型，可作为中医临床分型的客观指标。

（三）微循环与舌诊研究

青紫舌是血瘀证临床诊断的主要指标之一。通过对舌尖微循环的研究，发现其舌尖有明显的微循环病变，表现为形态异常的微血管丛、血瘀的微血管丛和扩张的微血管丛增多，血细胞明显聚集，血流速度缓慢，血色浅红或有出血。舌质淡白的患者，微血管丛减少，管袢口径变细，颜色浅红，微血管周围明显渗出，微循环灌注降低，舌乳头肿胀。红绛舌患者舌尖乳头横径增大，微血管丛不规则增多，颜色鲜红，血管图像清晰，微血管充血。结果表明，三种舌象均存在微血管障碍，但各有特点。

（四）用于观察治疗效果

微循环检查是观察中药疗效的常用方法。如用活血化瘀药物丹参和冠心Ⅱ号治疗冠心病、脑血管病、糖尿病和慢性肝炎时，观察到治疗后外周微循环明显改善，原先缓慢的血流速度加快，并具有不同程度的减轻红细胞聚集功能。在急性脑血栓形成患者中，川芎嗪能降低渗出程度，增加管袢长度，恢复管袢数目。伴随着微循环的改善，患者的临床症状也明显好转。活血化瘀法治疗系统性红斑狼疮3个月，微循环改善和临床疗效符合率为50%～70%。补肾疗法也有改善微循环的功能，如对矽肺患者补肾后微血管的动态观察显示，补肾后管袢增长，静脉丛增加，甲皱微循环改善与肾虚症状改善一致。微循环检查具有使用方便、无创伤及患者痛苦小等特点，是一个定性和定量指标，可以作为中医疗效研究的客观指标。

（五）常用微循环方法

1.皮肤微循环

皮肤微循环是一个复杂的动态系统，在肤色、体温调节、皮肤代谢和透皮转运等方面发挥着重要作用。在不同的皮肤状态下，外用药物可引起皮肤血流量的显著变化。皮肤微循环监测对评价药物的疗效和安全性，了解皮肤的基本生理机制和皮肤疾病的发病机制具有重要价值。皮肤血流量的变化可以通过皮肤颜色的视觉变化来反映，例如通过红斑的视觉评估，或者可以用仪器测量。然而，红斑的出现可能并不完全取决于皮肤的微循环，有时肉眼可以感觉到，但血流速度的变化可能无法通过血液流量计检测到。由于无创客观测量技术的高灵敏度，在皮肤微循环测量中具有重要的应用价值。激光多普勒流量计的灵敏度是肉眼的3～4倍。

2.耳廓微循环

小鼠和豚鼠的耳廓血管平面分布，在落射光和透射光下都可以观察到，操作简单，适用于慢性实验。小鼠耳郭温度的变化也可作为微循环改善或血管扩张的指标。另外，兔耳开窗可观察到微循环的形成。以毛细血管形成时间、血管到达窗内边缘的时间、血管进入透明窗的时间和血管在窗内的生长速度为指标。

3.球结膜微循环

从球结膜微循环可以直接观察血液从小动脉流向细动脉、毛细血管、细静脉和小静脉的全过程。微血管分布在巩膜表面，球结膜透明，巩膜为白色，可以清晰对比，对结膜无损伤，适用于急、慢性实验。因此，这种方法经常用于实验研究。家兔通常被选为研究对象，高分子右旋糖酐可以用来建立微循环障碍模型。

4.肠系膜微循环

动物肠系膜组织比较薄，透光性良好，微血管呈平面分布，充分展开，易于观察、测量、拍照和摄像，这些特点有利于进行微循环研究。肠系膜血管对局部用药反应迅速，常用来观察药物对血管的直接作用。常用大分子右旋糖酐和肾上腺素建立家兔、大鼠和小鼠的肠系膜微循环障碍模型。

5.金黄地鼠颊囊微循环

金黄地鼠颊囊微血管网密集，其组织超薄，透光性极好，血管分布均匀平滑而通畅，制备简单，局部注射药物反应迅速。它也是一个常见的微循环观察部位。常用去甲肾上腺素和盐酸造模。

6.肝肾微循环

在观察肝脏微循环时，可根据左膈腹侧的弧形凹形制作塑料横隔板，插在肝左叶与横膈膜之间，用导光棒托住肝脏，用透射照明法观察肝脏边缘，也可以用落射照明法观察肝脏表面的微循环，能观察到橙红色微血管。肾脏位置较深，可置于肾托中，用落射光直接观察肾皮质表面微循环，其组成包括少量的小静脉，交错排列的毛细血管网，血流速度较快，多呈线状流动。小鼠输入灭活伤寒菌悬液可引起肾急性微循环障碍。肝、肾微循环观察可用于活血化瘀中药的药效学评价及某些病理模型的研究。

7.软脑膜微循环

全身麻醉后开颅，在落射光下观察兔、猫、狗和豚鼠硬脑膜和软脑膜的微循环。按1.58 g/kg的剂量注射分子量为45万的大分子右旋糖酐后，10～60分钟内可形成微循环紊乱，主要表现为小静脉扩张、血流速度减慢和血细胞聚集。用活血化瘀药治疗可以改善微循环障碍。

总之，因其操作简单、无痛苦和无创伤等优点，微循环法在中医药研究中得到了广泛的应用。它对中医辨证，探讨血瘀证的本质、阐明脏腑气血的物质基础具有重要意义，已成为中医学研究中一个非常重要的客观测量指标。

二、血液流变学研究方法

血液流变学研究血液的运动，包括血液流动和变形的方式。它与高黏血症的关系密切，越来越受到医务工作者的重视和采纳。目前，根据其研究对象和目的，血

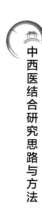

液流变学可分为两个部分，即血液微观流变学和临床血液流变学。血液微观流变学主要研究血液中的物质结构和血液的流动和变形之间的关系。临床血液流变学主要研究不同临床病理条件下的血液流变学问题。

血液流变学测定的基本方法：标准条件下，在体外进行血液样本的相关测定，主要有血液黏稠度、血浆黏稠度、红细胞压积、红细胞聚集性、红细胞变形性、血沉、血小板或红细胞表面电荷、红细胞电泳、血小板聚集活性以及血液内一些生化大分子如纤维蛋白质、免疫球蛋白、白蛋白和血脂等含量的测定。

血液流变学在研究血瘀证、活血化瘀等方面有着广泛的应用。对二十多种疾病血瘀证的研究表明，血液黏度高于健康人，说明血瘀证和血液流变学具有共同特点。结果还表明，同一种的疾病，如果证型不同，其血液流变学指标具有一定的差异，但没有明显的规律性和特异性，需要进一步研究。

利用血液流变学指标预测缺血性脑卒中是近年来一项重要而有趣的研究课题。目前，已有八种血液流变学指标用于预测缺血性脑卒中。对1200例患者进行了回顾性试验，准确率达80%。对80例患者进行了前瞻性研究，结果表明，88%的高危患者发生缺血性脑中风，而健康对照组只有4.4%的发病率。此外，血液流变学检测结合其他非侵入性检测，结合某些数学方法，预测冠状动粥样硬化性心脏病发病率的符合率为80%。因此，血液流变学方法可以预测疾病的发生发展，为贯彻"预防为主"的中西医结合工作方针提供了一种便捷的手段。

在血液流变学的实验研究中，目前有以下几种方法：①用高分子右旋糖酐诱发动物高黏综合征，模拟中医瘀血证；②高脂饮食引起动物高脂血症和动脉硬化，伴有血液流变学异常；③冠状动脉结扎所致心肌梗死也可作为研究血瘀证的模型。为了从血液流变学角度研究中医理论，用游泳劳损模拟"气虚"动物模型，用大黄攻泻模拟"脾虚"动物模型，用大剂量醋酸泼尼松消耗能量模拟"肾阳虚"动物模型，我们都发现了血液流变学异常。总之，这些研究的基本方法是将血液流变学参数的变化与中医理论联系起来。

用高分子右旋糖酐制备的实验性高黏滞血证家兔模型，观察了二十种活血化瘀中药在5种剪切速率下对血液流变学的影响。根据实验结果，按照中药对血液黏稠度和红细胞聚集性的影响，将中药分为五大类。第一类是桃仁、红花、益母草和郁金等，降低血液黏稠度和红细胞聚集性；第二类是丹参、川芎、三棱、当归和延胡索等，降低血液黏稠度的作用和第一类相同，但降低红细胞聚集性作用低于第一类；第三类是莪术、乳香、没药、苏木、五灵脂和刘寄奴等，降低血液黏稠度，但对红细胞聚集性没有作用；最后两种中药有鸡血藤、牡丹皮、山楂和大黄等，对血液黏稠度和红细胞聚集性都没有作用或者增加血液黏稠度和红细胞聚集性。

血液流变学试验方法广泛应用在中西医结合研究中，在临床观察和动物模型研究中，需要更多地关注中医药的特点。比如临床观察应以中医辨证论治为基础，在辨证施治的同时，当然也要考虑到方剂的相对稳定性，以便分析其规律。而在动物模型实验中，有必要对现有模型进行改进，开发出新的模型，使其更接近中医理论所描述的某种病理状态。

三、免疫学研究的方法

免疫学方法有细胞免疫、免疫组化、血清学免疫、免疫标记、皮肤划痕试验和免疫制剂等。中西医结合研究中常用的方法有：补体测定法、免疫扩散法、免疫电泳法、E-玫瑰花环试验、免疫复合物测定、酶联免疫吸附法和免疫酶标技术等。

（一）中西医结合研究常用的免疫指标

对立统一的辩证法，是免疫学与中医理论的共同特征。从免疫学的方面研究中医理论，阐明中医理论的物质基础是目前采用比较多的研究方法。大量实验研究结果证实，各种临床的"证"尤其是"虚证"和机体免疫功能具有密切关系。通过对"虚证"和"实证"患者的免疫功能测定发现，"虚证"患者的E-玫瑰花环百分率、血清补体C3水平和IgM水平均低于正常人；但上述免疫指标在"实证"患者和正常人之间无显著性差异。部分"实证"肿瘤患者的IgG、IgM水平升高，单核细胞吞噬功能增强。临床辨证分型不同，免疫指标也可能不同。一般情况下，"虚证"患者的免疫功能，尤其是细胞免疫功能低于正常水平，但是不同证型间免疫指标的变化没有明显的特异性和规律性，可能与辨证分型是否正确，免疫指标选择是否正确，以及实验条件是否恰当都有关系，这些都会影响实验结果，需要进一步关注。

动物实验中，大黄致脾虚模型显示胸腺、脾脏和肠系膜淋巴结等淋巴器官重量减轻，胸腺皮质层变薄，胸腺细胞数量明显减少。采用小鼠皮质醇动物模型，采用过氧化物酶和抗过氧化物酶免疫组化技术，发现小鼠小肠固有膜中含有IgG的浆细胞数量明显减少。对小鼠脾淋巴细胞亚显微检查显示，该模型淋巴细胞核异染色质减少，导致淋巴细胞溶解。

"阳虚"模型小鼠的脾细胞介导的羊红细胞溶血、凝血抗体和淋巴细胞转移率均低于正常小鼠。以上两种模型均可通过益气健脾温、补肾阳法得到纠正。采用益气健脾和温补肾阳类方药，以上两个模型的免疫功能均得到改善。表明免疫学和中医基础理论存在一定的关系，但免疫应答与中医"证"的关系和规律仍需进一步探讨，以促进对中医学"证"的认识。

临床与实验研究的优势在于可以将中医理论与治疗方法紧密结合，探讨与免疫学的关系。采用巨噬细胞吞噬试验、淋巴细胞转化率和E-玫瑰花结试验等方法，观察了200例肺癌患者三项免疫指标与中医辨证分型的关系。结果显示，气虚、阴虚、气阴两虚和阴阳两虚患者的三项免疫指标总体呈下降趋势。采用补气健脾、滋阴生津、益气养阴和温肾养阴等方药治疗后，上述指标均有不同程度的提高，治疗前后检测结果差异有统计学意义。提示"证效结合"和"方证合一"可取得较好的疗效。治疗前后免疫学指标的变化，一方面可以反映辨证的正确性，另一方面说明治疗的有效性，反过来证明了中医辨证的可靠性。以脾气虚证为主要症状的消化系统疾病，采用西医辨病和中医辨证的方法，检测了T细胞总数、T细胞活性等细胞免疫功能和IgG、IgM和IgA等体液免疫功能及补体C3和CH50。均采用益气健脾法治疗1～3个月后，治疗前后自身对照，所有免疫指标均明显恢复，提示"理、法、方、药"均一致，可获得良好的疗效。

（二）红细胞免疫和中西医结合研究

红细胞免疫是20世纪80年代初提出的一个新概念，认为红细胞不但具有呼吸机能，而且具有免疫机能。红细胞免疫也是人体免疫系统的一部分，具有识别和传递抗原的能力，红细胞免疫系统通过清除免疫复合物、增强吞噬功能和T淋巴细胞的功能，从而达到防止感染的目的。红细胞免疫本身存在一个代谢调节系统，通过血清中的红细胞免疫黏附促进因子和抑制因子，来调节红细胞免疫。红细胞免疫检测方法有放射免疫法、酶联免疫吸附法、花环法、发光法和血凝法等。其中，因检测方法简单易行，血凝法在临床广泛使用。

近年来，红细胞免疫在中医药研究中的应用越来越受到重视。中医认为，肾藏精，主骨，生髓，肾气不足导致骨髓空虚。骨髓是现代医学中的免疫器官和造血器官。它具有产生免疫细胞和造血细胞的功能。因此，肾虚直接影响免疫细胞的产生和调节，并有可能影响红细胞的质量和数量，降低红细胞膜上C3b受体的数量和活性，导致红细胞免疫黏附功能障碍和调控障碍。有研究表明，血瘀证患者红细胞C3b受体花环率和红细胞免疫复合物花环率有显著变化，说明血瘀证患者红细胞C3b受体黏附功能明显增强，这种变化可能是血瘀证患者出现高黏度、高聚集和高凝血状态的原因之一，因为红细胞中C3b受体活性的增加往往伴随或继发于一系列复杂的免疫反应，如红细胞溶解，血小板C3b受体激活后聚集，释放凝血物质等。此外，较多研究资料表明，肾虚和脾虚患者多表现出红细胞免疫功能的异常。

研究证实，红细胞在机体的抗肿瘤免疫过程中发挥了重要作用，肿瘤患者的红细胞免疫功能减低，甚至处于全面抑制状态。近年来，国内外学者报道，红细胞参与淋巴因子激活的杀伤细胞（LAK细胞）和自然杀伤细胞（NK细胞）的免疫调节，红细胞一方面直接黏附于肿瘤细胞，另一方面促进淋巴细胞和粒细胞免疫黏附于肿瘤细胞。天花粉等中药可增强红细胞免疫黏附功能和细胞膜超氧化物歧化酶（SOD酶）功能，清除循环免疫复合物（CIC），消除CIC对T淋巴细胞免疫功能的抑制作用，降低血清中红细胞免疫黏附抑制因子的活性，增强红细胞对肿瘤细胞的免疫黏附能力，促进中性粒细胞对肿瘤细胞的吞噬。

（三）受体和中西医结合研究

由于组织化学和电镜的应用，在细胞膜和细胞内发现了一些受体。特别是近20年来，作为探针的放射性核素标记的活性配体成功应用，开创了受体研究的新纪元。因此，从受体水平研究中医药的作用机理，阐明中医药的一些基本理论，已成为当前中西医结合研究的热点。

1.阴虚证和阳虚证的受体研究

阴、阳失调是疾病发生发展的内在基础。阳虚和阴虚是中医临床上最常见的两个"证型"，得到历代医学家的重视。国内学者邝安堃首先提出阳虚、阴虚和肾上腺皮质功能有关，并在后来的研究工作中得到了证实。早在20世纪70年代，就有人发现临床上阳虚证患者多表现为下丘脑-垂体-肾上腺轴功能减退，但有时其血液中的皮质醇浓度并未下降。这是因为，皮质醇必须与靶细胞中的糖皮质激素受体结合才能发挥生物效应，由此推断出，即使血液中皮质醇的浓度正常甚至升高，如果靶细胞中的受体数量不足，仍可能导致肾上腺皮质功能低下。因此，人们开始研究受体在阳虚证和阴虚证动物模型中的作用。

20世纪80年代，有研究者发现，阳虚动物模型肝细胞液糖皮质激素受体（GCR）和阳虚证患者白细胞中GCR均明显降低。也有人发现，甲状腺功能亢进阴虚大鼠模型的肝细胞液中，GCR也明显降低，提示甲状腺功能亢进性阴虚证发展到一定阶段时，GCR降低可能是受体水平上常见的病理改变。用3月龄新西兰大白兔建立甲状腺功能减退性阳虚证模型，发现心和肾的β受体数量减少，与正常对照组比较有显著性差异。甲状腺功能亢进性阴虚证大鼠脑中胆碱能M受体数量减少，甲状腺功能减退性兔阳虚证模型，脑内胆碱能M受体数量明显增加。

脾虚证主要表现为多脏器功能低下，以消化系统功能紊乱为主。胃泌素促进胃酸分泌，作为胃黏膜营养和生长的主要激素，是否参与脾虚证的发病机制和病理过程，一直受到国内学者的关注。胃泌素和胃泌素受体以及二者结合后的信号转导与脾虚证的内在关系如何，金景山、王建华、牟德军、史宇、张贵珍、任平、崔乃强、张斌和魏艳明等学者对不同病理状态下脾虚证患者血液和组织中胃泌素水平及G细胞进行了大量实验和临床研究，一致认为脾虚证与胃泌素密切相关，许多调理脾胃方药对胃泌素有明显的调节作用。胃泌素及其受体可能是某些方剂发挥药理作用的机制之一。

1996年，广州中医药大学和北京原子能研究所、四川省中医药研究所合作，建立了国内首个大鼠胃泌素受体放射配体结合实验系统，^{125}I标记胃泌素，聚丙烯酰胺凝胶电泳，发现大鼠胃黏膜胃泌素结合蛋白的分子量主要为70～80 Kd，在大黄所致大鼠脾虚证动物模型中，证明胃黏膜胃泌素受体的结合能力明显降低。黄芪是益气健脾中药，在体外可促进^{125}I标记的胃泌素与其受体结合，在体内上调脾虚证模型

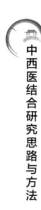

动物的胃泌素受体水平。

1999年，在广东省自然科学基金的支持下，广州中医药大学脾胃研究所聂克博士在中国首次建立了大鼠壁细胞的分离纯化方法，为胃泌素受体和受体信号转导的研究提供了一个很好的工具。进一步又建立了大鼠胃壁细胞上胃泌素受体的放射配体结合方法，发现脾虚证大鼠胃壁细胞胃泌素受体结合能力下降，黄芪注射液可增加脾虚证大鼠壁细胞胃泌素受体结合能力。细胞内游离 Ca^{2+} 的研究表明，脾虚大鼠胃壁细胞内 Ca^{2+} 含量显著下降，黄芪具有明显的上调作用。以上结果无疑从不同方面反映了阴阳虚证受体水平的一些变化。然而，这些变化究竟是阴阳虚证的病因，还是阴阳虚证的结果，对阴阳虚证来说，是个体表现还是普遍规律，都需要更加深入的探索。

2.归经与受体

进入人体后，药物如何选择作用部位，以及相应的身体部位如何识别药物，并将其紧密结合起来发挥有效作用，仍是一个未解之谜。受体的发现为解决这一难题提供了希望，也为进一步研究药物作用机制奠定了基础。归经理论是中医药理论的重要组成部分。归经主要是指中药作用的目标和部位。"归经"的经，不仅仅是经络或经脉的意思，而是与药物性质相关的方向和位置的概念，是部位和功能的结合。因此，20世纪80年代，就有学者建议，在不脱离中医完整理论体系的情况下，运用受体理论和技术来研究中药的归经。21世纪初，有人提出，在应用受体理论指导中医归经理论研究时，不仅要从中药的作用角度确定药物的作用部位，而且要强调病变部位对中药的选择和适应。应该说，几千年前，我们祖先的归经学说就包含了一些受体理论，这些理论局限于历史条件，没有一个清晰完整的科学解释。因此，运用受体学说去探索中药的归经理论是中西医结合研究的一个重要方向。然而，我们认为，只有在大量受体的功能被逐步研究清楚之后，才有可能在受体层面对中医药学理论进行深入的探讨。近30年来，国内许多学者对中药方剂的受体理论开展了大量的基础研究。

3.中药对受体的影响

20世纪80年代初，观察了附子、肉桂、淫羊藿和肉苁蓉四种壮阳药对阳虚证模型动物肝细胞液 GCR 的影响，并没有发现它们能够升高阳虚证模型动物的 GCR 水平。直到90年代，凌长权等在中药免疫药理作用研究的实验中，偶然发现参附汤能增强应激大鼠的胸腺细胞，但不能降低血浆皮质醇（GC）。为了深入研究这一现象，他们采用急性失血性动物模型，观察参附汤对 GCR 的影响。两批实验的结果均证明，补阳药能纠正阳虚证模型动物 GCR 的下降，同时，参附汤对急性失血性模型动物升高的 GC 无明显下调作用，但能纠正胸腺和肝细胞液 GCR 数量的降低。

此外，亦有报告指出中药对雌激素受体（ER）的影响。在下丘脑-垂体-肾上腺皮质轴受抑制的大鼠模型中，发现温阳药附子和肉桂能增加模型大鼠子宫内ER的含量，与正常水平接近，并能提高雌激素与ER的亲和力；附子配伍熟地能改善肾上腺切除术和甲状腺切除术后卵巢内绒毛膜促性腺激素（HCG）和促黄体生成素（LH）受体的功能，而益气健脾的四君子汤则无此作用。日本学者山口清弘发现，小柴胡汤对Wistar大鼠的肝脏内库普弗细胞ER水平呈浓度依赖性增加，认为这一现象有利于在人体内发挥小柴胡汤的免疫激活作用，提高其清除病毒的能力。

白细胞介素-2（IL-2）是20世纪80年代在免疫学研究领域中最为活跃，中医药对IL-2受体（IL-2R）R的调控研究也开始兴起。研究发现，冬虫夏草水提物和刀豆球蛋白A（ConA）对脾脏细胞IL-2R表达的影响无明显差异；雷公藤完全抑制ConA诱导的DNA合成和IL-2R的水平。采用流氏细胞仪和荧光标记单克隆抗体方法测定肾脏病患者外周血淋巴细胞IL-2R阳性细胞百分率，结果表明，冬虫夏草、黄芪和淫羊藿能显著增加肾小球肾炎和慢性肾功能衰竭患者的IL-2R的表达，而雷公藤只抑制肾病患者IL-2R阳性细胞百分率。

另外，补肾益精中药能显著提高老年大鼠大脑皮质a1受体结合容量，调理心、肾中药能显著提高痴呆模型动物脑a1受体结合容量，明党参水煎液及其多糖均可提高小鼠腹腔巨噬细胞补体片段3b受体（C3br），甘草及其提取物能保护豚鼠b肾上腺受体，助阳中药能影响三碘甲状腺原氨酸（T3）与受体的亲和力，其机制可能是影响了体内受体的构成基因。

4.中医药和受体研究展望

如上所述，近20年来，人们对中医药与受体的关系进行了大量的研究。这些研究成果无疑对中医基础理论和中药作用机理的研究起到了重要作用。但这些研究还只是刚刚开始，它们还不够系统和深入。许多研究只发现了一些现象。对其作用机理的研究并不多。不同单位都在做类似的实验，由于实验条件不一致，解释结果的误差比较困难。因此，中医药学与受体理论关系的研究应着重于以下两个方向：①对中药与受体关系的研究进行系统设计，并分工负责。一个单位对某一特定的受体进行研究，经过3~5年的攻关，最后得出结论，这种方法的优点是技术稳定，结果可靠，容易得出权威结论。②一旦发现有意义的迹象，政府将集中人力、物力进行歼灭战。比如发现阳虚证患者的GCR数量明显减少，那么为什么会下降呢？是GCR分解代谢增强还是蛋白合成减少？是GCR的一部分减少还是全部减少？阴虚证的病人也减少了了吗？如果没有，为什么不呢？这样一级一级的研究，或许能够了解其机理，从而推动中医药研究的发展。

四、病理学研究的方法

病理学是研究疾病的起因、规律和作用的专业学科，其主要任务是区分不同疾

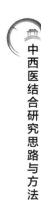

病和病理过程中各种变化的生物学意义。中西医结合病理学研究，主要采用西医病理学的客观方法，阐明疾病的中医学病因和病机，包括各种致病因素、正邪之争、阴阳失调和致病机理等。

用病理学知识探讨中医的病理变化。如寒热虚证的本质、八纲辨证的病理生理基础等。以热证为例，中医学认为，"热证"的常见病因，基本可归为热能过剩，出现面红耳赤、手足发热和嘴唇红润等散热能力增强的表现；唇干、口渴、尿少色红是身体表面蒸发量增加的反映，也可能与分解代谢增强有关。热证的病理变化主要是由于高级神经系统兴奋过度和交感神经系统张力增加所致。运用病理学知识对中医的相关理论进行论述和分析，虽然不全是准确的，但从整体来看，作为一种研究方式无疑是可取的，分析本身也是有价值的。

结合医学实践，运用诊断学等检测方法，观察和分析某些病、证的病理变化性质和机制，或通过动物模型研究疾病、证候的病理变化。近年来，沈自尹等人对"肾"的本质进行了一系列的研究，这是一个成功的例子。他们首先观察到肾阳虚证患者，虽然原发病有所不同，但尿17-羟类固醇含量降低的规律相同。通过分析肾阳虚患者下丘脑-垂体-甲状腺、性腺和肾上腺皮质轴的变化，发现肾阳虚患者下丘脑、垂体、甲状腺、性腺和肾上腺皮质呈现不同的环节、不同的靶腺和不同程度的功能紊乱，相关器官，特别是内分泌腺表现出一定的形态结构变化。

此外，根据"脾主运化"和"四季脾旺不受邪"的理论，观察到脾虚患者免疫功能低下、胃肠功能障碍和脏器的器质性疾病。大黄灌胃致脾阳虚动物有精神萎靡、畏寒怕冷、食欲不振、毛发竖立、皮肤无弹性、大便稀溏和次数增多、肛门下垂和舌质淡等症状和体征。病理表现有上、下呼吸道炎性病变、胃肠道黏膜慢性炎症、肝细胞浑浊肿胀、脾轻度纤维化和淋巴组织轻度萎缩等。

结合辨证论治，观察用药前后机体变化，采用正常动物和病理模型动物进行的药理和治疗实验研究，不仅能阐明中药和方剂的作用及其作用规律，而且通过对病理解剖学和病理生理学的分析和观察，为某些"证"的物质基础提供了依据。例如，某些健脾中药除了调节消化道的运动和吸收功能外，还可以改善分解代谢和合成代谢；提高神经活性和肾上腺皮质机能；改善血管功能和血液循环；改善免疫功能和造血功能。提示脾虚证可能是以上功能不良的综合反应。另外，通过治疗观察病理变化的可逆效应，在病理学研究中也有重要价值。

五、组织培养方法

组织培养是指在体外人工控制下，离体的器官、组织和细胞在体外不断生长、繁殖、传代和维持生理功能的方法。它可以用来研究生长发育的生命过程，以及生理病理状态的变化和各种因素的影响。组织培养是现代医学和生物学研究中一种常用的重要方法。具有因素单一、实验条件可控、方法简单、大多为活体观察、经济快速、纯化组织不受其他细胞或组织干扰、便于以人体组织为研究对象等优点。它不能被整体实验或一般的体外实验所取代。

（一）药用植物组织培养

近50多年来，植物组织培养技术发展迅速，使得器官、组织、细胞和原生质体到细胞器，都可以培养。花药培养诱导单倍体植株，将原生质体从体细胞中分离出来培养再生、分化成植株，或种间原生质体融合形成杂种细胞，然后增殖分化形成杂交植株等，它对药用植物的育种具有重要的理论价值和实用价值。如西洋参、人参、杜仲、丹参、乌头和青蒿等的培养都获得了成功。如一些中草药活性成分含量低、杂质多、人工合成困难、提取工艺复杂，无法满足临床需要。通过组织培养研究其活性成分的形成与生态环境的关系，提高活性成分的含量，研究其生物合成的途径，指导人工合成，或采用人工合成与生物合成相结合的方法，进行大规模生产。珍稀中药的组织培养研究具有广阔的前景。

（二）组织培养方法的应用

采用体外组织培养的方法研究中草药的药理作用和毒理作用，筛选有效中药，并对其作用机制从细胞和分子水平进行阐述。在这方面，细胞药理学被广泛应用。细胞药理学研究生物活性物质对体外培养的活细胞的药理作用和毒性作用。具有经济、简单、准确和重复性好等优点。观察对象主要为各种动物如青蛙、老鼠、鸡、兔、狗、猴和人的上皮细胞、神经细胞、纤维细胞、心肌细胞、平滑肌细胞、骨髓细胞、肺细胞、肝细胞、肾细胞和肿瘤细胞等。研究内容包括药物对细胞发育、生长、运动和代谢的影响，以及溶酶体、线粒体、内质网、染色体、膜结构等细胞超微结构的变化。近年来，它已被用于研究药物对受体、生物膜、生物大分子和遗传基因的影响。

采用组织培养的方法，研究肿瘤发生的原因、正常细胞癌变的过程和逆转的可能性、肿瘤细胞代谢的特殊规律、药物和辐射对肿瘤细胞的影响等。利用组织培养筛选抗癌药物已取得明显进展。文献报道用该方法筛选3382种药物与小鼠抗癌实验结果基本一致，证明该方法简便可行，是一种快速产生大量结果的好方法。以体外培养的食管癌L09细胞系为例，筛选出60种中草药和8种复方，发现防己、王不留行、蛇床子、番木鳖和冬凌草有较强杀伤癌细胞的作用，冬凌草和龙葵合用，对癌细胞的杀伤作用显著增强。

利用组织培养来研究病毒有很长的历史。它被用于筛选抗病毒药物，特别是中草药。近年发现部分清热解毒中药具有抗流感病毒、副流感病毒或腺病毒的作用。用组织培养法，从47种中草药中筛选出了18种有效药物，在体外直接灭活病毒，其中南蛇藤、金樱子根和马勃等具有广谱抗病毒作用。

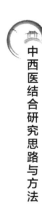

1978年，中国中医科学院建立了心肌细胞的培养方法，重点应用于中药研究中，他们研究了山楂叶、附子、毛冬青、野菊花以及冠心Ⅱ号方等中药及其有效成分的作用，观察了它们对体外培养的心肌细胞的搏动功能和心律失常的影响，以及对"缺血样损伤"或免疫损伤的保护作用，后来，研究人员发现了人参皂甙、丹参制剂和益母草提取物对心肌细胞的发育、生长、代谢和搏动的作用，同时，采用心肌损伤、代谢紊乱和心律失常等各种细胞病理模型，为筛选中药及阐明其作用机制提供了重要途径。

主动脉内皮细胞的培养和细胞株的建立在主动脉粥样硬化的研究中具有重要意义。动脉内皮细胞损伤在动脉粥样硬化斑块形成中起重要作用，血管壁通透性增高是血脂侵入动脉壁的基础。我国已建立了兔主动脉内皮细胞的培养方法，并已应用于中药研究。

广州中医药大学脾胃研究所建立了小肠上皮隐窝细胞（IEC-6）株的药理实验方法，发现益气健脾中药黄芪、党参、白术和甘草及其它们的有效部位能明显促进IEC-6细胞的增殖、分化和迁移，促进肠黏膜修复。

另外，人乳腺癌SKBR3、人食管癌细胞株Ec109、人肺癌细胞株A549、人胃腺癌细胞株MGC-803、膀胱癌细胞株BIU-87等肿瘤细胞株的建立，为研究中药抗肿瘤作用及其作用机制发挥了重要作用。

（三）组织培养方法应注意的问题

组织培养方法对环境的变化非常敏感。它必须有严格的科研设计，非常严格地控制实验条件，尽量避免各种干扰因素，对中草药的品种、生产工艺、制剂的纯度和pH值、各种离子浓度、溶剂和助溶剂等都要注意，最好是精制纯品，使研究既精益求精，又深入全面。

六、超微结构研究方法

电子显微镜技术在生物和人体超微结构研究中的应用，使人们对其生理功能和疾病发生发展的认识提高到一个新的水平。目前，世界上的电子显微镜按其性能分为扫描电子显微镜、透射电子显微镜、扫描透射电子显微镜、分析电子显微镜即电子探针和超高压电子显微镜等五种。生物医学超微结构和电子显微镜是一个全新的研究领域，在中医理论研究中得到了广泛的应用。

（一）超微结构与中医临床

可以用超微结构的方法研究中医"证"的物质基础。例如，在病理舌象研究中，超微结构分析表明，厚苔的形成与上皮细胞增殖加快、细胞退化延迟、细胞间黏附力增加或脱落减少有关。这些因素是相辅相成的，其中最重要的两个因素是上皮细胞延迟退化和脱落减慢。这就提出了舌苔和舌质与口腔环境的关系问题。此外，胃镜检查结合活检标本的电镜观察，可对胃溃疡和浅表性胃炎等不同指标进行超微结构分析。在一证一病、一证多病、多证一病和多证多病等方面，根据"证"的不同表现，结合其他细胞学诊断方法，进一步用电镜研究细胞超微结构的改变在疾病诊断和科学研究中的应用。

（二）超微结构与中医药实验

中医基础理论的实验研究一般是在证实中医临床疗效的基础上进行的，目的是探讨中医基础理论的作用机理或验证某一问题，从而获得科学依据。超微结构方法在中药实验研究中的应用，将推动中药治疗机理从抽象思维向实验验证的转变。采用大黄制作小鼠"脾虚"动物模型，探讨"脾虚"状态下小鼠心肾组织超微结构的变化。实验组心肌纤维浑浊肿胀，肌原纤维结构模糊，横纹超微结构不清，线粒体数目减少或消失。对照组心肌肌原纤维结构清晰，线粒体丰富，并明显可见。实验组肾脏和肾小管上皮细胞线粒体减少，高尔基体膜系统结构改变，部分为囊泡状肿胀，可反映细胞分泌功能的改变。核膜间隙增大，尤其是细胞核与刷状缘之间的细胞质中出现大小不一的液泡。然而，对照组没有任何变化。通过上述观察，可以推断大黄可引起小鼠心脏和肾脏的超微结构改变。

大黄制备"虚证"模型时发现，小剂量大黄能促进大鼠胃液分泌，具有补胃作用。现代医学没有记载长期服用大剂量大黄的作用。中医学认为，大黄性味苦寒，大剂量服用，会损害元气，消耗阴血，损伤脾胃。表现为食欲缺乏、食欲不振和消瘦等，描电镜证实过度刺激引起浅表性胃炎。大黄对大肠黏膜的刺激作用较明显，表现为黏膜上皮细胞破裂、糜烂和出血。大黄引起泄泻的三种机制为肠壁刺激、水钠潴留和神经刺激，其中神经刺激和肠壁刺激似乎是主要因素，已得到扫描电镜的证实。

此外，在中药作用机理研究中超微结构方法也被广泛应用，如中药治疗乳腺癌、锡类散治疗胃溃疡以及青蒿素抗疟作用等，超微结构方法是不可或缺的学科。它的优点是比用肉眼和光学显微镜能更清楚地观察和分析局部结构。亚细胞水平的研究可以进一步发现和解决光学显微镜无法观察和解决的问题，这样就可以观察到人体各系统以及器官、组织、细胞和亚细胞的精细结构。然而，中医注重整体观和人与自然的对应关系，即整体观念和天人相应。因此，在分析中必须注意实验设计和运用超微结构技术得到的结果，考虑整体平衡动态观的影响因素，以及与环境的关系，使结构与功能相互结合，不要得出片面的结论。

七、生物膜研究方法

生物膜是一种双分子膜结构，由脂类、蛋白质和糖类等物质组成。它主要包括细胞膜和细胞器，细胞内的细胞器具有各种特殊功能。生物膜研究内容主要包括构

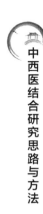

成生命现象和本质的诸多基本课题，如能量转换、代谢调控、细胞识别、免疫调节、激素以及药物效应、神经传导、物质转运和细胞癌变等。疾病和生物膜的关系研究主要表现在膜病方面，包括局限性疾病，如红细胞膜异常；血小板膜异常；胰岛素受体异常、肥胖和低密度脂蛋白受体异常等受体相关疾病；膜输送功能障碍引起的刷状缘膜病；细胞内寄生虫病；肥大细胞和过敏；肺表面活性物质减少和癌细胞膜改变等。全身性膜疾病有进行性肌萎缩症、亨廷顿舞蹈病和胰腺囊性纤维化等。

膜科学在中医学中的应用，主要表现在对中医"证"本质的探索上。如阴阳学说和环核苷酸关系（cAMP）的研究，cAMP是体内最具有广泛生理活性的物质之一，它是影响细胞功能整个机制的中枢，可能是调节人体相对平衡的关键环节。国内许多学者认为，cAMP的变化与中医阴阳学说密切相关，在理论和实践上有许多相似之处。因此，cAMP可能是中医学阴阳学说的物质基础之一。阴阳学说和cAMP细胞调控理论都认为，生物体通过两个对立物的协同和拮抗来达到相对平衡的。例如，血瘀证和红细胞膜的研究表明，血瘀证的红细胞膜微黏度增加，流动性下降。无论在血瘀证模型动物还是血瘀证患者的红细胞膜，其变化都是非常一致的。变形是红细胞膜的一种特殊机能，在血液循环特别是在微循环过程中，红细胞的形状经常发生变化，由双凹面圆盘变为折叠圆盘，使其能够通过血管直径小于红细胞直径的毛细血管。红细胞的流动与其变形能力有关，因此红细胞变形也是影响血液流变学的关键因素。血瘀证患者红细胞膜流动性差，红细胞可降低变形能力，从而导致微循环障碍，并容易形成微血栓。在中药研究中，采用荧光偏振技术，测定了淋巴细胞白血病小鼠在中药治疗前后红细胞膜和淋巴细胞膜的流动性，结果表明，补益中药通过降低白血病淋巴细胞的膜流动性，改善膜的结构和功能，调节膜中胆固醇和磷脂分子的比例来达到治疗的目的。

在膜研究和中药研究方面还有许多报道。一些研究思路对难治性疾病的临床治疗具有重要意义。例如，中药制剂中的脂质微球的研制就与生物膜有关联。这种被不透水的脂质微球膜包裹的中药，在血液流动时，不会被血液中的酶水解。当它们通过其他部位时，都不发挥作用，只有到达靶病变部位时，才能顺利释放药物对病变细胞进行吞噬作用。例如，将抗癌中药封入脂质微囊球膜内，通过脂质微球与癌细胞的融合将中药注入癌细胞内，达到治疗癌症的目的。

八、核医学技术方法

核医学技术主要包括核素和核射线的应用。医学上最常用的方法是"示踪"。核素具有一定的核特性，可以用专用仪器进行识别和测量。放射性核素发射的射线多种多样，可通过液体闪烁仪和固体闪烁仪进行测量，并对射线进行能谱分析和识别。利用质谱仪和核磁共振仪可以测量和识别不同质量的稳定核素。随着仪器的不断改进和发展，对核素测量的灵敏度比化学仪器的灵敏度提高了 $10^6 \sim 10^5$ 倍，高达 $10^{-12} \sim 10^{-15}$ g。

核医学技术在中医药研究方面取得了许多成就。核医学技术以其灵敏、快速和方便的特点，不仅使针刺麻醉原理的研究、中医"虚证"本质的研究、青蒿素抗疟机理的研究等工作更加深入。核素技术已广泛应用于一些中草药的筛选工作，如改善心肌营养的促血液循环药物以及促进骨愈合药物等，也应用于核医学技术。通过酶放射化学分析、竞争放射分析和放射自显影等方法测定人体内许多极微量的活性物质，如内分泌激素、神经递质和 cAMP，使中药的研究深入到细胞和分子水平。核医学技术涉及范围广，仅对其在中医药研究和应用中的一些方面做简要介绍。

（一）核素标记技术方法

随着中药研究的广泛深入，利用核素标记中药的有效成分，研究其体内代谢和药代动力学具有重要意义。最常用的放射性核素是 ^{3}H 和 ^{14}C，此外还有 ^{35}S、^{59}Fe 和 ^{131}I 等。常用的方法有生化法、化学合成法和交换法。目前，中药中有标记的化合物仅仅60多种，而中药多达2000多种，已知有效成分的也有400多种，核素标记中药的研究有巨大潜力。上述方法可用于中药有效成分的标记，在药物代谢研究、阐明中药的作用机理、指导临床合理用药、寻找新药等方面发挥积极作用。例如，正常大鼠和肿瘤小鼠体内 ^{3}H 莪术醇的代谢表明，口服 ^{3}H 莪术醇后，胃肠道对 ^{3}H 莪术醇能完全吸收，提示临床上可以用口服药代替静脉注射。靛玉红是治疗慢性粒细胞白血病的有效药物，其抗癌作用已成为一系列研究的课题。在研究靛玉红对实验性肿瘤 W256 核酸代谢的作用时，比色法没有发现其对 DNA 含量有任何影响，但发现靛玉红通过 ^{3}H-TdR 掺入显著降低了人 W256 肿瘤细胞的 DNA 含量，结果表明靛玉红能抑制肿瘤组织的 DNA 合成。建立 ^{86}Rb 法测定小鼠心肌营养血流量，研究活血化瘀药等防治冠心病方剂对心肌营养血流量（NBF）的影响，结果表明，丹参、赤芍、川芎、当归、益母草、淫羊藿、鸡血藤、黄精、苍术、山楂、三棱、茯苓、柿树叶、白茅根、木通、羌活和保元汤等水煎剂及其提取物含量较高，都能增加小鼠 NBF，本研究为中药筛选提供了一种简单可靠的实验方法。

放射性核素标记中药活性成分研究中应注意的几个问题。首先，标记化合物的稳定性要求标记的核素不易通过简单的交换而分离，并能在体外保温振荡，体内观察和体外实验对比。其次，标记物必须达到一定的纯度，最好达到95%，必要时必须多次分离纯化，并及时使用。此外，分析和判断示踪实验的结果要慎重。如有可能，应鉴定排泄物和组织中的放射性，以区分放射性是原生质还是代谢物，并对测定的总放射性进行基本评估。还必须指出的是，大多数示踪剂实验是在大鼠和小鼠身上进行的，不同物种之间的药物代谢存在差异。随着测量技术和稳定核素标记的

第三章　中西医结合研究的基本方法

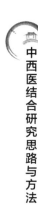

发展，将稳定核素标记的中药有效成分直接用于人体药代动力学的研究具有重要价值。

（二）放射免疫分析方法

结合核素分析的高灵敏度和抗原抗体反应的特点，建立了放射免疫分析方法。该方法灵敏度高，特异性强，操作简单，样品量小，不受核素照射。它可以检测到 $10^{-3} \sim 10^{-12}$ g，甚至 10^{-15} g 水平。

在药物影响下，PFC 与 cAMP、cCMP 及 cAMP/GMP 比值变化分别呈逆相关、正相关和逆相关，说明药物对免疫反应的调节作用与它对免疫细胞中环核苷酸含量的影响是有关的。

关于放射免疫分析在中医药研究中的应用，已有许多报道，如"虚证"和 cAMP 研究。"虚证"与内分泌系统的关系一直备受关注。目前有关下丘脑-垂体-甲状腺、性腺和肾上腺皮质功能的研究，多采用放射免疫分析方法检测一系列内分泌激素，如心钠肽和内皮素等。由黄芪、白术和防风组成的玉屏风散的研究表明，玉屏风散和黄芪双向调节溶血空斑试验等免疫应答反应。当免疫功能低时，药物可以改善免疫反应，反之则降低免疫反应。这种作用可能是中医"扶正"的特征表现。黄芪对环磷酸腺苷、环磷酸鸟苷含量及环磷酸腺苷和环磷酸鸟苷的比值也有双向调节作用。说明药物对免疫反应的调节作用与其对免疫细胞 cAMP 含量的影响有关。

（三）放射受体分析方法

放射受体分析的基本原理和放射免疫分析相同，只是特异性结合的物质不同，用受体代替抗体。受体是一种高度特异的蛋白质活性中心，可以分离纯化。利用标记配体作为示踪剂的放射性受体分析已被开发用于定量分析包括药物在内的多种生物活性物质，或用于受体的定位、定量和分型。受体激动剂和拮抗剂的分子药理学研究对阐明药物作用机理和设计新药具有重要意义。

例如，从半夏鲜汁中提取的半夏蛋白具有抗早孕和抗胚胎着床的作用，半夏蛋白与脂肪细胞的特异性结合，证明了脂肪细胞膜上存在半夏蛋白受体。刀豆蛋白 A 对半夏与其受体的结合有明显的抑制作用，部分解离半夏的受体复合物，提示脂肪细胞上的半夏受体和刀豆球蛋白 A 受体可能相似但不完全相同。在糖尿病的研究中，胰岛素抵抗是糖尿病的主要病理机制。当机体胰岛素受体处于减少或失活状态时，发生胰岛素抵抗，中药降糖药可以改善胰岛素受体的功能，从而降低血糖，治疗糖尿病。

（四）活化分析技术方法

活化分析方法是利用中子中的带电粒子或 γ 射线照射样品，使样品的某些普通元素和稳定核素发生核反应，产生放射性核素。根据每种元素特定放射性核素的形成情况，通过分析放射性元素的光谱特征、半衰期和强度，对样品中的放射性元素进行定性或定量分析。在中医学研究中，活化分析主要用于分析人体和药物中微量元素的活性部位和有效成分，它在机体代谢中起着重要作用。如动脉粥样硬化患者血清铬的降低；心肌梗死患者血清锌的降低；钠和锰的升高以及铬的缺乏导致糖尿病；过量的镉与高血压有关等。实验研究中，有报道探讨了中医虚证和微量元素的关系。采用质子诱导X线分析方法，研究了阴虚证和阳虚证患者血清中微量元素的变化。发现"虚证"患者的血清锌和铜的比值下降。有人对48种补益中药的微量元素进行了分析。根据补气、补血、补阴和补阳分类，发现补阳中药和补阴中药的锌铜比值较高，其变化趋势与"虚证"患者血清锌铜比值的变化趋势相反。中药微量元素分布图谱的研究和分析，对中药的四气五味、中药品种和品质的鉴定以及药物活性和疗效的分析具有重要意义。

另外，放射性同位素自显影、放射层析技术、多标记技术、微生物核素测定和辐射育种等方法在中药研究中的应用，都具有一定的意义。

九、影像学研究方法

医学与交叉学科相结合而产生的医学影像学是中西医结合研究中运用非常广泛的新技术，它包括超声成像、X射线断层摄影术、核磁共振和正电子发射断层摄影术（PET）、热成像术等。

（一）超声影像学

超声波成像是电子学、超声波和现代医学结合的一种现代检测技术。它的原理是利用超声波在不同介质中传播速度的差异和超声波的反射效应，反映生物活体解剖信息和组织器官的某些生理功能，为临床诊断和科学研究提供依据。该方法具有无创、快速和灵敏等特点，已成为临床和科学研究中不可缺少的手段之一。超声波成像有很多种，常见的有：

1.A型超声波

是由雷达电路和声呐技术联合研制的所谓调幅式超声波，界面反射以波幅形式存在。目前在临床诊断和医学研究中已经很少运用。

2.B型超声波

随着灰阶成像技术和实时超声技术的发展。采用亮度调制显示、断面显示和B型超声层析成像。探头沿体表某一部位扫描，可获得器官的断层解剖回声图，显示各器官的生理和病理活动。心脏的B型超声心动图也称为二维断层图。目前常用的仪器种类很多，包括低速扫描仪和高速扫描仪。在高速扫描仪中，有电子的和机械的两种类型。根据超声探头或电子波的不同，可分为扇形、线形或复合形，其分辨率可达1～4 mm。B型超声波目前在临床和科研中应用最广泛。

3.C型超声波

C型超声波和X线断层图的二维切面图相似。通过量程选择，显示与声束垂直

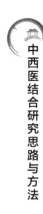

的、预定深度的平面图像。和 A 型超声波一样，C 型超声波在临床诊断和医学研究中应用比较少。

4.D 型超声波

D 型超声波有脉冲式和连续性两种。它利用物理多普勒效应来检测超声波束在体内遇到的运动的结构，比如红细胞的反射或反射后的频移。D 型超声波是在 B 型超声仪上配有专门取样的电路容积，利用微型计算机从人体心脏的一个点或从血管取样，测量多普勒超声的频移频谱，可以进行快速峰值流量、流速和血流方向等复杂的定量分析，检查心脏、动脉和静脉的形态与内部结构，并进行血流分析，选择性检查它们的生理和病理状态。目前常用来检测脑血管血流、血管壁厚度及动脉硬化斑块，评估脑卒中的发生率，对预防脑卒中具有重要意义。

5.M 型超声波

M 型超声波属于亮度调制型，其工作原理与 B 型超声波相同。一些设备只是简单地添加它们接收到的信息在某一点上的活动曲线，这被称为 M 型显示。因此，在测量心脏瓣膜和心室壁运动时，结合 B 超及心音、脉搏和心电图等其他生理指标，M 型超声波可以高精度地研究心血管病理生理学。目前，超声仪器大多是 B、M、D 和 A 的复合型。

超声成像在中西医结合研究中有着广泛的应用。例如，超声心动图可以用来记录各种脉象的血流频谱，从而为脉象的客观性和定量化提供了一个敏感的指标。与无"心气虚证"的健康人双盲对照研究发现，具有心悸、气短和懒言等"心气虚证"症状的部分老年人，虽然经心电图、胸片和血脂等检查未发现器质性心脏病，但超声心动图检查结果显示，"心气虚证"患者左心功能的 5 项指标，即每分搏出量、心脏每搏量、射血分值、心轴缩短率和心脏指数均低于对照组，为"心气虚证"的辨证提供了有价值的客观指标。值得注意的是，在早期超声检查中，左心功能已经显示较正常低下，说明超声心动图检查可以为心脏病等心血管疾病的早期诊断提供依据。国外一些学者对具有小柴胡汤主症的患者进行了超声检查，发现其门静脉和脾静脉扩张以及脾肿大等表现与"胸胁苦满证"具有明显相关。

此外，"胃肠超声增效剂"与中草药的研究为中西医结合的应用增添了新的内容。胃肠道疾病的超声检查，常因胃肠道气体干扰无法得到满意结果，根据中医"胃主受纳，腐熟水谷，以通降为顺"的理论，和胃通降中药能减少胃肠道内气体的产生，B 超检查时能清楚地显示胃壁，从而提高了检查的准确性。

总之，超声成像已成为临床诊断中无法替代的无创检查手段，在中西医结合的研究中显示了广阔的前景。

（二）正电子发射断层摄像（PET）

正电子发射断层摄像是核医学、示踪动力学、生物物理学和计算机技术相结合而产生的一种新的医学成像技术。其基本原理是，将核素标记的化合物注入人体，这些核素能发射正电子，再利用示踪动力学建立的数学模型，计算机体局部血流量、物质传播速率和代谢速率以及神经递质和受体的结合率及其分布。在图像处理方面，PET与CT相似，它们都利用计算机重建和显示断层图像。不过，PET不仅可以显示组织结构和病理变化的静态图像，还可以进一步显示其动态功能活动和代谢变化的图像。而CT只显示静态图像，不能显示动态变化。

PET在国内外临床上已得到广泛应用，如测定心肌血流量诊断冠状动脉粥样硬化性心脏病疾病；血容量测定法可用于测量心、肝、肺、肾和脑等器官的血量和血流量变化，并可观察治疗反应。可作为脑梗死和恶性胶质瘤的诊断和预后判断标准；癫痫的定位诊断；精神分裂症和老年痴呆症诊治依据；还可用于检测抗肿瘤药物和镇静剂在体内的药代动力学，检测药物的亲和力和清除率，以及研究大脑的感觉、思维、学习、记忆、言语和计算推理等功能活动。中西医结合研究中，PET技术的应用主要有以下几个方面。

1.研究辨证论治的机理

PET可以为微观辨证提供客观量化指标，并可确定病理条件下机体功能偏离正常范围的程度。以血瘀证为例，通过测定重要脏器的局部血容量、血流量、氧代谢率以及血糖、脂肪和蛋白质等代谢率的变化，观察活血化瘀治疗过程中各项指标的变化及对脏器功能活动的影响，为中医辨证论治的机理研究提供新的途径。

2.研究针刺镇痛的机理

利用PET研究痛觉中枢的位置和痛觉神经的传导以及和疼痛相关的神经介质。PET技术还可以观察针刺对内脏功能的调节，探讨穴位与脏腑的关系及针刺治疗的机理。

3.研究气功的原理

脑电图研究发现，气功状态下脑功能发生了变化。PET是研究大脑功能的先进方法。通过检测气功状态不同时顶叶、额叶、颞叶、枕叶、海马、基底节、下丘脑和脑干等脑组织的血流量和糖代谢率，以及各种神经递质与受体结合率的变化，结合定位脑电图分析，可以确定气功状态下脑功能变化的特征，为阐明气功的作用机制提供参考。

4.研究中药在人体的分布与作用机理

PET在研究药物在人体内的分布、结合和清除等方面的应用在国内外均有报道，但中药PET的研究尚未起步，运用PET技术研究中药与五脏六腑及奇经八脉的亲和性，可以探索中药的归经理论。同时，也为中药的药理作用和作用机理的研究提供一个客观、整体、定量和动态的研究方法。

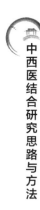

5.研究经络循经规律

据报道，一些示综物质可以通过经络传输。这种现象可以通过PET技术进一步验证，并与血管和淋巴管的传输过程进行比较，从而对经络的循经规律和结构做出明确的结论。

综上所述，PET技术在中西医结合中的应用研究是一个重要的新的研究领域，有待进一步开发，相信它将把中西医结合研究提高到一个新的高度。

十、聚合酶链反应与中西医结合研究

聚合酶链反应（Polymerase Chain Reaction，PCR）是基因工程领域的一项新技术。1985年，Saiki等人首先报道了PCR，随后Mullis和Falocn等人也相继报道了这是一种更快、更有效和更专一的DNA分析技术。Mullis曾因此获得两次诺贝尔奖，这表明它的重要作用和光明的前景。

PCR是一种由两个引物介导的特异性DNA序列的体外酶促扩增，在扩增反应中，需要DNA聚合酶与大量的上下游引物和4种脱氧核糖核酸三磷酸相互作用。反应过程中，首先，通过加热使DNA变性，双链DNA变为单链DNA，然后将反应混合物冷却到一定温度，使上下游引物与特定DNA序列的模板互补，这就是退火温度，退火温度是根据两个引物的长度来计算的，之后，用DNA聚合酶将退火后的引物迅速延伸到引物的另一端，以单链DNA为模板，可以扩增出特定的DNA序列，通过反复的变性、退火和延伸的多次循环，扩增特定的DNA序列。PCR扩增约需要20～40个周期，使待扩增的DNA指数级增加，可达原来的10^6倍，如需继续扩增，可对产物进行稀释，为后续各轮反应模板进行新的PCR。

PCR技术最重要的特点是可以在数小时内完成大量扩增，省去了大量微生物的培养、纯化和鉴定过程。早期，PCR反应所用的DNA聚合酶是大肠杆菌DNA聚合酶的Klenow片段，它不耐热，在如此高温下的多次循环中，需要在每一步开始都要加入新的聚合酶，程序非常复杂。后来，生物学家通过大量研究发现了耐高温的DNA聚合酶，即Taq-DNA聚合酶，此酶具有反复加热后不失活的优点，为PCR反应提供了良好的条件。

PCR技术提供的模板不仅限于DNA，还可以mRNA作为模板与反转录结合产生第一链。这种方法被称为反转录聚合酶链式反应（RT-PCR），它可以在一个或几个细胞中检测到10个拷贝以下的特异性cDNA。它为获得和扩增特异性cDNA提供了一种非常简单有效的方法。

因为PCR反应是在三种不同的温度下进行的，原来的方法是三种不同温度的水浴，手动来回切换，并且一直要等到几十个循环结束，为了使这一过程自动化，科学家们研究出了PCR反应仪。

PCR 和 RT-PCR 都不能对 DNA 进行定量分析。实时荧光聚合酶链反应（Q-PCR）是指在 PCR 过程中（即实时）监控 PCR 过程的能力。因此，可以在 PCR 扩增过程中而不是在 PCR 结束后收集数据。这彻底改变了基于 PCR 的 DNA 和 RNA 定量方法。在 Q-PCR 中，反应的特征是循环中第一次检测到目标扩增的时间点，而不是目标分子经过一定周期后的累积扩增。目标核酸的初始拷贝数越高，荧光的显著增加就越快。相反，终点试验即"读板试验"测量 PCR 循环结束时积累的 PCR 产物的数量。Q-PCR 的基本特点是：①用产生荧光信号的指示剂显示扩增产物的量。②荧光信号通过荧光染料嵌入双链 DNA，或双重标记的序列特异性荧光探针或能量信号转移探针等方法获得，大大提高了检测的灵敏度、特异性和精确性。③动态实时连续荧光检测，免除了标本和产物的污染，且无复杂的产物后续处理过程，因此具有高效和快速的特点。

目前，PCR 技术已被广泛应用于医学研究：①遗传性疾病的基因分析，如 α-地中海贫血的 Batr's 胎儿水肿综合征的诊断；在 136bp 处用 PCR 和限制性内切酶片段长度多态性（RELP）连锁分析鉴定该基因的缺失与否，对甲型血友病做出基因诊断。②肿瘤疾病的基因诊断与治疗。③传染病病原体如细菌和病毒的检测，特别对艾滋病和性病的检测是非常重要的。

PCR 技术在法医学、农业和考古等领域的广泛应用与其迅速发展的科学性、重要性、简便性和快速性密切相关。在海外留学生中，有许多中医学人才从事分子生物学技术研究，他们对中医学界研究的发展有着相同的思考。我国有着几千年的中医药防治疾病的历史，如何用先进的分子生物学技术研究中医药具有重要意义。1995 年，中国中医科学院在其院报发表了《PCR 技术与 DNA 指纹图谱》的文章，提出应用 PCR 技术鉴别中药真伪。香港中文大学中药研究中心的科研人员采用随机引物 PCR（AP-PCR）和分子标记技术（RADP）对中国人参和西洋参的 DNA 指纹图谱进行了鉴定，客观地解决了传统生药学无法解决的问题。因此，PCR 技术在中药领域的应用前景广阔，将在中药的鉴定、分类、质量、有效成分的改良、品种改良、病虫害抗性的提高和动物药物转基因研究等方面发挥积极作用来源，并将得到广大科研人员的认可，最终将推动中医药研究的发展和进步。

（田欢）

第四节　动物模型的研究方法

如果医学理论的研究仅仅从临床方面进行，就会有诸多局限性，研究将无法深入。比如病例数量有限，检查指标不能多，开展损伤性检查难度大，尤其是在人体

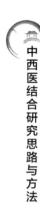

形态组织学观察等方面很难开展。因此，在现代医学研究中建立多种动物病理模型，成为医学理论研究的重要手段之一。

一、动物模型的定义与意义

（一）动物模型的定义

模型主要有两层意思：①标准模式和风格。②根据物体的结构和形状按比例制作的物体，通常用于展览或实验。模型就是对原型某些特征的模拟或角色塑造。造模是人类认识自然和塑造人工自然过程中的伟大创造。通过建立或选择具有相似客体的模型，对模型进行实验研究，然后将研究结果和对象进行类比，以达到探索对象的目的。生物模型在医学研究中应用最为广泛，是一种典型的自然物质形成的天然模型。生物体通常具有与人体相似的器官和功能。所以，在人体研究中，往往需要以某种生物体为模型，借助生物模型获得和加深对人体的认识。

目前，生物模型已从动物模型和微生物模型发展到细胞模型，但最基本和最常用的模型仍然是动物模型，主要是哺乳动物，如狗、猴、兔、猫和鼠等。

动物模型制作是医学动物实验时常用的一种方法。它是指利用人工方法使动物在机械、化学、物理和生物等因素的作用下，使动物全身或某些组织器官发生一定的损伤，出现在人类疾病作用下的形态结构或新陈代谢方面的变化。该方法可用于观察人体特定病理性状态的发生、发展和转归，为疾病的防治，药物的筛选和新药应用提供实验依据。西医学动物模型的研究以疾病的生理病理变化为基础，分为急性动物实验模型和慢性动物实验模型，应用范围主要包括实验生理学、实验病理学和实验治疗学等。

虽然中医动物实验在古代就已经存在，但近50年来，经过老一辈中西医结合专家们的不懈努力得到了快速发展，中西医结合动物模型被逐步建立起来。这些模型利用动物来表现研究对象的某些特点，比如中医学概念中的疾病、证候、症状、体征、功能、方药以及各种治疗方法，从而获得相关的生理学和病理学知识。在中医研究中，慢性动物实验方法被广泛应用，即复制各种慢性疾病的动物模型，观察疾病的发生、发展规律，研究各种实验治疗措施的效果，进而探索中医理论的现代科学基础。利用中医动物模型进行实验研究是一项多领域和多学科的工作。动物模型的复制涉及医学基础和临床学科，但其目标是确定的，即发展中国的医药产业。因此，在具体实践中，必须以中医理论为指导，强调以中医药理论体系为核心，研究中西医结合。

（二）动物模型的特点与意义

中医学理论具有独特的整体观念和辨证论治，这与现代医学在疾病的诊断和治疗上有很大的不同。所以，用于中西医结合研究的动物模型从一开始就具有明显的中医特色。中医药学研究中，模型制作的方法、思路以及应用范围都与西医学有显著区别。

动物模型的发展使中医理论研究打破了古代生物学的现象学阶段，发展成为可控的和可观察的实验研究。理论假设通过模型得到了证实，客观事实通过因果分析得到了解释，新的认识得到了发展。这是一个中医客观化的过程，中西医结合模型研究是这一过程的研究手段之一。

动物模型起到了中间作用，使中医理论研究涉及多层次的形态学和生物化学等多个层面，赋予不确定的"象"以指标体系，使中医理论具备可检验性。例如，脾虚证不能得到人体各器官的病理数据，通过建立脾虚证动物模型，可以了解死亡模型动物全身各器官及组织细胞超微结构的变化，探索其细胞化学、生物化学和免疫学等方面的改变。

在建立动物模型的过程中，利用多学科技术，按计划探索控制条件和控制因素，以拓展中医理论的内涵，促进中医药现代化。为了建立中医动物模型，除了理化和生物等因素外，还可以从生理学、病理学、细胞学、分子生物学和免疫学等不同角度对模型进行观察和检测。通过数理统计和计算机等手段对数据进行处理，形成中医与多学科的交叉点，产生新的边缘学科，如中医统计学、免疫中药学和时间中医学等。同时通过模型和临床的比较，赋予中医新的理念，了解上述各个方面的内在变化，使具有一致特征但属于客观描述的藏象学说和经络学说向微观层面发展。这也是宏观与微观相结合、证候客观化和指标定量化相结合的中西医结合的具体过程。

（三）借鉴西医动物模型

中医动物实验的目的，主要分为两种，一是揭示中医学基础理论的现代本质，如证本质；二是探讨中医药治疗手段的作用机制。对后者而言，直接利用相关的西医模型进行研究，并不会影响我们对药物的开发及其他治疗手段作用机制的探讨，如研究中药治疗实验性关节炎的效果，大柴胡汤治疗实验性急腹症的作用等。但在某些病、证尚无相应的中医动物模型的情况下，旨在揭示中医病、证的现代本质和客观规律的研究方面，不宜简单地把西医疾病模型看作中医病证模型，因为这两种系统在理论和临床上有很大的不同。对于病因和病机完全相同的西医已经确诊的同一种疾病，可以采用不同的治疗方法，如肺结核中医认为可分为肺阴两虚和气阴两虚等不同证型，并可采用不同的方剂辨证施治；同样，在西医看来完全不同的两种疾病，如果其病因和病机完全相同，中医可以采用相同的治疗方法。这就是中医"同病异治"和"异病同治"的典型特征。但西医的一些疾病与中医的病证关系密切，如冠心病心绞痛，属于中医"胸痹""心痛"和"真心痛"等范畴。中医学对其治疗已经获得显著疗效。如果我们想通过动物实验进一步探索中医不同证型发生

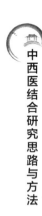

发展的内在机理，就像我们可以对人体冠心病心绞痛进行辨证分型一样，也可以对冠心病心绞痛建立不同证型的动物模型，并进行鉴别和分类。如通过冠状动脉结扎术和垂体后叶素法等造模，比较其与中医辨证分型对应的症状和体征进行中医"辨证"，并检查临床指标以及药物治疗反应等。中医辨证论治的客观依据同样是心肌缺血的心绞痛，由于造模方法和施加因素的不同，其模型不可能完全相同，因此中医可以将其分为不同的证型。推而广之，如果我们能逐步确认现有的西医疾病动物模型属于或接近哪些中医证候，并加以改进，就会产生大量的病证结合模型，这可能是研究中医动物模型的一条捷径。

中药动物模型的开发也应在引进过程中进一步完善。中医理论与西医理论应有深层次的相通性。中、西医学的理论与发展有着相同的现象。人为地划分中西、医界限，不利于中医基础研究和临床学科的发展。中医动物模型的测量标准主要在于模型模拟的程度，而不在于模型的建模方法。西医的高血压病遗传模型、DNA 小鼠白血病模型和肿瘤基因小鼠模型可用于中医药的研究和开发，这些疾病的模型也可通过进一步改造建成证候模型，从而使西医动物模型转化为中医证候模型，这种制造模型的能力也是中医药实验科学发展的一个标志。此外，实验研究方法并不是发展中医药的唯一途径。实际上，中医学的某些问题难以进行实验研究，动物模型方法也不是万能的，所有的模型都有局限性。只有通过各种研究方法的配合，中医药实验研究才能上升到一个新的水平。

二、动物模型的命名与分类

（一）命名

中医"证"的动物模型的命名还没有统一。起初有些动物模型直接被称为阴虚模型或阳虚模型，但有人认为这种叫法并不准确，只能用引号括起来，如"阳虚"模型，或称"类××模型"，如"类阴虚模型"等。有些人则把造模药物放在模型名称前面，如"氢化可的松模型"等，这种名称并不恰当。现代医学中大多数动物模型都是以疾病命名的，因为它们的目的是研究疾病的诊断和治疗，而不是研究造模的药物，另外，动物模型的特点也不可能完全同等于人类疾病的临床表现，只要求其在主要内容和指标上的一致性。所谓的"模型"主要是对真实物体的模拟，所以如果称之为药物模型，就容易将这种动物模型误认为是对某些药物作用的模拟。命名问题需要进一步讨论和统一。首选的命名方法是解释作用的因素，建立什么样的模型，例如，膏粱厚味致食积的动物模型和大肠缺血致肺损伤的动物模型等，既能反映中医的致病因素，同时也突出模型的病理特点，更适合中西医结合研究。

（二）分类

动物模型主要分以下 3 类。

1.西医动物模型

它原本是西医的全身性或器官病理动物模型，根据近年来中西医结合的研究成果，用来代替一定的中医证候模型或疾病模型，用于中西医结合的理论研究或中医药与方剂效应的研究。如西医用注射血管升压素方法或结扎冠状动脉方法造成的冠状动脉硬化疾病或心脏梗死模型，可以看作是中医的血瘀证模型，用于活血化瘀方药的研究；二氧化硫或烟熏制作的支气管炎或支气管哮喘模型被用于中医咳喘病模型研究各种中草药的药理作用。其他器官如急腹症、骨折等病理模型也被广泛应用。例如，西医原创的微循环动物模型也可以作为中医的"血瘀证"模型；乙酰苯肼会引起溶血性贫血，可作为中医"血虚证"的模型；抗甲状腺药物可引起动物甲状腺功能减退，可视为中医的"阳虚证"模型；用甲状腺素和利舍平复制中医"阴虚证"模型等。这是中西医结合研究中最早应用、最成熟的模式。

2.中西医结合病证模型

根据中医理论，选择致病因子可控，与中医临床症状非常接近的动物模型是近年来研究的新趋势，也是深入研究中西医结合动物模型的常用方法。例如，采用慢性放血加饥饿造成的"血虚证"模型；用腹腔内放置自身血凝块制作"血瘀证"模型；用劳倦装置振荡器制作"疲劳伤脾"模型；模拟风寒湿气候条件制作"痹证"模型；采用套笼饲养猫鼠法复制基于中医"恐伤肾"理论的"肾虚"模型；利用疲劳加高脂饮食、疲劳加饥饱无常、疲劳加寒冷、腹泻加饥饱不节、噪声干扰和营养限制等多重因素制作"脾虚"模型；采用饮食饥饱无度、过量服用破气药及脱氧胆酸钠等方法，建立慢性萎缩性胃炎脾虚型模型。这种模式近年来报道越来越多，其特点是突出中医病证特点。

3.中药所致动物模型

在中西医结合的研究中，一些新的动物病理模型被探索和创造出来，如过度使用中药引起的动物病理模型。大黄过量可引起脾虚模型；寒凉药过量可引起"寒证"动物病理模型；温热药过量可造成"热证"的动物病理模型。

三、动物模型制作指导思想

中西医结合动物模型研究的基本思路是应用中医基础理论指导动物模型的研制和建立。虽然动物模型的使用受到了西医学动物实验模型的启蒙，并且在早期阶段也应用了现代医学的动物模型。然而，随着中西医结合研究的逐步深入，在中医理论指导下的动物模型研究工作已经成为其实验研究的主要方向和主要内容，主要体现在以下几个方面。

（一）辨证理论指导"证"的动物模型复制

中医学的基本特征之一是辨证论治。辨证是中医诊断的基础，是中医治疗的依据，准确的辨证是获得临床疗效的关键。中医的"证"就是一个证候群的综合，包括各种疾病不同阶段不同的病理变化所对应的各种临床表现。不同的疾病如果具有相同的病理变化，就会表现出相同的临床特点，即相同的"证"，反之，同一种疾病在不同的人体可能会引起不同的病理改变和不同的临床表现，则他们的"证"就可能不同。也就是说，现代医学不同的疾病可能属于同一中医的"证"，同一疾病在不同的发展阶段也可能属于不同的中医的"证"。所以，中医动物模型的复制，应该遵循中医辨证论治的理论。例如，八纲辨证、卫气营血辨证和六经辨证等。如使用寒凉药复制"寒证"模型，温热药复制"热证"模型，用于阴阳证本质研究的"阴虚证"和"阳虚证"动物模型可以通过多种复合方法复制。通过对这些模型的研究，我们可以探索中医"证"的生理变化、病理变化、病因和病机以及辨证论治的本质和规律，从而为中医证候理论提供新的内容。

（二）依据藏象理论复制动物模型

根据中医藏象理论，五脏六腑不仅是一个西医的解例学概念，而且是一个生理学和病理学概念。尽管脏腑名称与现代医学中的脏器名称相同，但其生理和病理意义却不同。中医的某一个脏腑的功能可以具有现代医学中多个脏器的生理功能，西医某一个脏器的生理功能也可以存在于中医的几个脏腑中。例如，中医"心"的功能就包括西医的心血管系统、脑血管系统和自主神经系统的功能。由于这种差异，西医相应器官的动物模型就不能直接用于中医药的研究，而应以一定的方式复制或改良。例如，在"脾虚证"的研究中，根据中医"脾主运化"的理论，用苦寒泻下的大黄伤"脾"，研制出与"脾虚证"临床表现相似的动物模型，模型动物主要表现为腹泻、便溏、食欲缺乏和乏力等，与中医"脾虚证"的临床表现完全一致，这在现代医学中无法用脾脏的功能来解释。根据中医学的方法，具体"证"的概念具有机体脏腑定位的含义，因此在实际研究过程中，必须注意脏腑的定位，并遵循这一思想复制动物模型。

（三）病因病机理论指导动物模型复制

根据中医的病因病机理论，疾病的病因是多种多样的，如六淫、七情、饮食和劳倦等，它们在条件发生变化时会导致疾病的发生。结合病因病机，可为临床辨证治疗提供依据，即"辨证求因""审因论治"。病机是各种致病因素引起疾病发生、发展和变化的机理。因此，在临床和实验研究中，动物模型的复制应以中医的病因学说和病机学说为基础。

运用现代科技手段和方法复制动物模型时，应充分认识各种致病因素的性质与特点；致病因素之间的斗争、阴阳失调和气血功能紊乱等因素；掌握病证的临床表现，采用不同的方法，使模型的建立更贴近中医病因学，更接近中医脏腑研究的目的，满足中医脏腑证候的要求。如机械法、放射法、疲劳法、西药泼尼松法、中药大黄法以及少量反复出血法等制作气虚证和血虚证模型等。

（四）以整体观念为指导，完善动物模型

与西医相比，中医的一个显著特点就是整体观念。人们认为，人体是一个有机整体，具有脏腑与经络的内在联系，与自然界也有着密切的联系。这种整体观念还体现在对疾病病因和演变的认识上，体现在临床辨证论治上，如证候相互转化、脏腑相互影响和病因病机多样性等。中医实验研究，要以中医整体观为指导，选择适当的现代科学指标，综合考虑造模因素，观察造模动物的症状和表现，综合判断复制动物模型的方法。如在中医证候的临床和本质研究中，"证"往往是兼而有之的，也不是一成不变的，它们在一定条件下可以相互转化，"寒极生热"和"热极生寒"说明疾病的发生发展过程错综复杂，不能片面地、静止地和孤立地研究中医的"证"。中医藏象学说认为，五脏六腑是相互作用和相互影响的，如心主血脉，与小肠相表里、开窍于舌；肺主气，与大肠相表里，开窍于鼻；肝藏血，与胆囊相表里，开窍于目，解释了五脏六腑与人体各器官之间的生理和病理关系。由于西医指标反映了西医疾病的特点，且相对单一和有限，所以在中医药动物模型研究中，不能仅仅依靠西医的一些生理、生化、病理和免疫学指标作为判断中医药动物模型的客观依据，还要考虑中医病因和病机的多样性和复杂性，应采用综合指标进行筛选，体现中医药整体观念的客观化和科学化，高水平发展中医理论的科学研究。

（五）研制中西医病证结合动物模型

中医实验动物模型的研究起始于20世纪50年代。经过70多年的努力，用180多种方法建立了40多种中药实验动物模型，对深化临床理论研究起到了重要作用。然而，为了中医学的进一步发展和与现代自然科学的交流与融合，有必要在中医理论指导下建立自己的实验科学体系，即中医实验动物学和中医动物模型技术研究规范，进行中医模型的客观化，从病因和病机、诊断和治疗等方面模拟和研究中医病、证动物模型，特别是建立中西医病证结合的动物模型，以促进中医临床学科的发展。

病是指疾病的单元，"证"是指症候群类型。早在《内经》就记载了180多种疾病和证候。《伤寒杂病论》是我国第一部以辨证论治外感病和内伤杂病为基础的完整的疾病辨证论治专著。秦汉唐宋时期，中国医生主要致力于疾病单元和专病以及专方和专药的探索，以辨病论治为主，辨证施治为辅。在药学上，从《神农本草经》到《证类本草》都详细记录了药物的主治病证。金元以后，疾病的诊断和治疗主要以辨病和专方为主，并逐渐向辨证施治的方向发展，直至明清，形成了现代的辨证论治体系。但辨病论治和辨证施治仍然是中医临床诊断和治疗疾病的主要模式。近代以来，为了发现中医的优势，区别于西医，有学者提出，西医以辨病为本，中医以辨证为本，中医独特的辨证分型诊断模式被人为地抛弃，导致近几十年

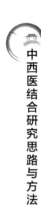

的研究只注重对"证"的探索，忽视了对不同疾病的特点和内在规律的研究，难以突破中医理论，难以发展中医临床，难以进一步提高中医诊疗水平。同样，中医动物模型的实验研究偏重"证"的动物模型的建立，忽视了中医疾病动物模型的开发，给模型研究的深化带来了困难。今后中医动物模型的实验研究应以中医病、证理论为指导，建立中医病、证动物模型，不仅要研究不同疾病"证"的共性，而且要研究同一疾病不同"证"的共性，有必要研究同证不同病、同病不同证的特点，为深化中医病、证理论，开发高效、特效和速效药物提供依据。

四、动物模型制作方法

（一）制作模型的动物

1.动物种类选择

目前常用的中西医结合模型动物有小鼠、大鼠、兔子、金色仓鼠等小动物，这些动物具有价格低廉、容易获得、占地面积小、数量多和生命周期短等优点。一般西医动物模型也使用小动物。然而，中医辨证需要舌脉数据，这些小动物往往不能满足中医的辨证要求。因此，有些实验需要中等大小的动物，比如狗。如果可能的话，猪、马和羊等大型动物可以用于中西医结合动物模型的研究，特别是结合中医药和兽医学的知识，使用家畜研究是可行的。如果将来有可能的话，最好使用灵长类动物，因为它更接近于人类的辨证分型。

2.动物品系选择

最好选择纯种动物，并建议将同一窝动物成对分组，以减少不同品系造成的差异。在西方医学中，动物模型通常是经过基因筛选，特别适合于特定医学试验的品系，制成先天或自发的动物模型，如免疫疾病和糖尿病。与普通药物或外科手术相比，这种模式有许多优点。对中西医结合证候动物模型的研制具有一定的借鉴意义。

3.动物其他条件

实验各组动物的性别、生育年龄、体型、体重、实验季节、操作时间应尽可能保持一致，具有可比性，使实验结果准确和可重复。

（二）制作动物模型的条件

作为一个动物模型，它必须满足以下三个条件：一是反应条件，即模型与原型之间有相似的关系，能够清晰表达和精确定义。第二个是替代条件，即模型可以代替被研究对象。三是外推条件，即通过模型的研究可以获得原型的信息。这三个条件相互联系和相互制约，是建立动物模型必不可少的条件。根据以上三个条件，动物模型的制作方法有以下三个步骤：第一步是制造模型，即从原型对象到模型；第二步是模拟实验，即在模型上进行实验；第三步是从模型返回原型，即将研究结果传递给研究对象。其中第一步至关重要。

（三）中医动物模型的特征

1.普遍适用性

普遍适用性就是某一特定领域的问题的答案具有普遍适用性和易于确立性，而不是简单地表示症状或体征。例如，"脾气虚证"动物模型能够模拟相关器官的发病原因、发病机制、症状体征以及组织形态学、生物化学和免疫学特征，还能验证相关方剂，研究方药的作用机理。

2.可重复和可验证性

动物模型与原型是否有本质的相似性和合理的可比性，除了有原型的主要症状和体征外，还要允许其他研究人员能够复制。例如，近年来所报道的寒热证动物模型和太阴病动物模型很好地体现了这一要求。

3.定性与定量结合

该模型不但要有一套明确的定性评价标准，包括病因评价标准、症状评价标准、病理生化标准、诊断治疗标准，而且要有相关特征以获得定量评价指标。定性指标应具有特殊性，能够反映中医药的特点。例如，"脾气虚证"模型应从"脾主运化"的消化系统功能方面，"血瘀证"模型应从微循环系统为主选择观察指标。应该首选定量指标，根据每个指标的相关性，使用约定的模糊集的截集和模糊决策的方法来量化。从而使动物模型的评价标准明确，有利于促进中医病证规范化。

4.可改进性

动物模型也是开放的系统，应该能够分解和重建。所开发的模型可以不断吸取新的实验技术方法，通过使用新的检测方法和观察指标来无限接近原型。自20世纪70年代末开始对"脾虚证"的研究以来，研究者们在建立模型的思路、方法和技术上不断学习和吸收相关理论和技术，使"脾虚证"模型不断完善。

（四）中西医结合动物模型制作方法

中西医结合的动物模型一般使用药物、饮食、手术、化学、物理和其他因素对机体的某个器官、组织或全身产生一定程度的损伤或功能性改变，造成一些类似于人体表现的"证"。在中西医结合模型制作过程中，应该注意以下几点。

1.病程

动物模型的成功不仅取决于症状和指标，还取决于症状出现的时间。这对"虚证"来说尤为重要，因为"虚证"多为慢性病，应尽可能制作慢性动物模型。如果给药一两天就能形成"阳虚"，这是不符合中医病理机制的。但是时间也不能太长，太长动物容易受到季节等各种外部因素的影响，而且小动物自身的寿命比较短，不能以人的病程长短要求小动物的造模时间。

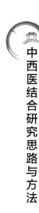

2.用药与否

有些动物模型是由中药或西药制成的，实际上是药物的药理或毒理作用的结果。有些模型的制作不需要药物，如饥饿、放血、风寒、湿邪、电针或放疗等物理因素。一般来说，用物理因素代替药物制作模型的方法更接近于中医的病因病理学理论。

3.药物剂量

给动物的剂量不能等于给人的剂量。严格地说，人和其他动物的剂量应按体表面积的比例计算。相对于体重，小动物的体表面积比人类大，所以无论是中医还是西医，这一剂量一般都高于人类。然而，最合适的剂量取决于动物对各种药物的耐受性及其药理作用，目前尚无定论。最好是通过反复实验决定最佳剂量。

4.用药途径

一般肌内或腹腔内注射，剂量更准确。然而，这种注射或多或少会给动物带来应激反应。对于中药来说，通常是经过浓缩汤剂的灌胃给药，这就需要熟练的灌胃技术，尽量避免损伤食管，更不能将药物注入气管，导致动物窒息或死亡。还有就是把中药汤剂加入饲料中，根据动物每天所吃的饲料量，计算当天中药的剂量，这种方法对动物的伤害较小，但剂量不精确，特别是在动物有厌食症的情况下，更容易受到影响。

5.控制环境条件

许多动物模型是在物理因素的刺激下制作的，这就要求条件有控制手段，如噪声、风、冷、湿等。在动物模型实验设计中，为了使复制的模型准确、可靠和可重复，必须对这些条件进行仔细的检查和预测试。

6.造模方法的选择

目前，大多数制作模型的方法都是单一的，例如，为某种药物建立模型。但临床上的病因常常是复杂多变的，因此，最好采用多种方法或药物建立某种动物模型。目前报道的饥饿加放血法形成的"血虚"模型更符合中医的病因和病理学。

（五）制作动物模型的注意事项

中药动物模型具有研究方法和研究对象的双重功能。它不是直接在客体上进行的，而是将动物作为人的"替身"进行的间接实验，鉴于中医藏象学说和经络学说的虚拟性和抽象性，动物模型法是目前研究藏象学说和经络学说最适合、最可行的方法之一，理论的建构符合取类比象的原则。然而，由于动物与人的差异性，中医动物模型的建立既困难又艰巨，动物模型不等于原型，出现缺陷和不足是难免的。

有学者认为，中医学动物模型的建立不应要求每个模型都能全面准确地描述客体，否则的话，这项工作必将难以开展。它并不是模型，而代表实体本身，要反映一个实体的所有特征和运动规律。任何模型结构的转换都有一定的限制，再说中医理论的命题本身就来源于"援物比类"的模拟，它只能逐渐接近原型。要深入分析主要矛盾，不断改进和发展，在发展中不断创新，在动物模型指标与临床实践之间相互确认。动物模型研究，通过临床的反馈，可以检验动物模型的成果，还可以根据动物模型及模型检验，扬弃旧理论，在模型中确立新的理论规范。发展中医学理论，发挥中医学基础理论研究的超前作用。

（六）应充分利用现代实验动物学的知识来丰富中医动物模型学的内容

医学实验动物学诞生于20世纪50年代初，集生物学、兽医学、动物学和医学等学科为一体，以遗传学、生理学、病理学、营养学、育种学和微生物学等学科为基础，吸收了众多自然科学成果，其丰富的内涵（如实验动物育种学、实验动物医学、比较医学、实验动物生态学及动物实验技术等）应当成为丰富和发展中医动物模型学的最重要、最直接的来源，充分利用现代实验动物学的知识，能使我们在制作模型时，可以在动物选择中选择与人类功能和代谢以及结构和疾病或证候相似的动物。如根据马属动物驴常发生脾气虚证的特点，用之制作脾气虚型就比较合适。选用具有明确遗传背景，无菌动物和菌丛已知的悉生动物及无特定病原体的动物，在一定条件下有利于使中医证的动物实验结果更合理。中医动物实验研究的目的不同，因此根据现代动物实验学的知识，选择在解剖学和生理上适合实验目标的动物显得尤为重要。例如，小鼠和大鼠的气管和支气管腺体发育不发达，只有喉内有气管腺，支气管以下无腺体，不宜作为慢性咳嗽和支气管哮喘的动物模型，也不宜研究祛痰止咳平喘药物的作用；家兔对体温变化非常敏感，而大鼠和小鼠对体温调节不灵敏，因此，对家兔制作寒热证模型研究更有利于实验的成功。

现代医学利用遗传育种学的方法，培育出许多天然的遗传性疾病或自发性疾病的模型动物，中医亦可用同样的方法，对自然群体中与中医的证或病具有相似性的动物进行选育，逐步稳定，使之成为某些中医证或病的自然模型。在这方面，日本做了较多工作，到目前为止，他们已陆续制成的方证模型小鼠有：六味地黄丸模型小鼠、黄连解毒汤证模型小鼠、对灵芝成分敏感性小白鼠及病证模型小鼠SAM（肾虚证模型小白鼠）等，这种通过遗传方法培育中医证、病理型动物的思路，较以往的利用过量药物或毒物等方法造模，从天然性、均一性、模型稳定性上看有其优点。目前，国内在此方面的研究亦有所成就，如上海邝氏领导的课题组对Wistar大鼠进行筛选，已发现了Wistar大鼠存在"寒体""热体""常体"的自然群，若对前两者进一步培育，有望成为中医"热证"和"寒证"的实验动物模型。

我们尚可应用遗传工程学技术，给动物移入特定的基因而得到某些中医证、病的转基因动物模型。但这种方法的应用，有赖于中医证、病现代本质揭示的程度。

第三章　中西医结合研究的基本方法

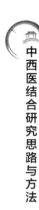
五、证的动物模型特点

作为一种"证"动物模型，应符合中医辨证要求。然而，动物很难获得望、闻、问、切的四诊数据。如何证明它与某种人类疾病的"证"相似，可以从以下几个方面粗略地加以讨论。

（一）根据中医理论设计"证"的动物模型

特别强调根据中医病因学理论制作动物模型，如按照"脾主运化水谷"的原则，把腹泻和营养不良的动物作为脾虚证对待，给予动物过量的寒凉中药或温热中药使其过冷或过热，然后建立"寒证"或"热证"动物模型；再如按照中医"肺与大肠相表里"，采用缺血性肠坏死复制肺脏损害而出现咳、喘、肺水肿的模型；根据"离经之血为瘀血"，采用动物自身血块腹腔埋置复制"血瘀"动物模型。这样，就可以从模型中推断出设计是否正确。

（二）联系动物和人的病症表现

"寒证"在人体主要表现为恶寒怕风、四肢发冷、大便稀溏和小便清长等，但在动物，如果出现多个动物蜷缩在一起，害怕寒冷，耐寒时间缩短和体温下降等表现，可以认为是动物的"寒证"。同理，出现运动减少、体重减轻、食欲减退和毛发干燥等现象可以认为是"虚证"；具有腹泻、厌食和消瘦等表现者可以看作是"脾虚"，以此类推。

（三）实验结果作为评价"证"的客观指标

动物的表现往往是基于观察者的印象，但科学研究需要定量数据进行统计比较分析，因此出现以下实验设计，如把老鼠放在冰箱里，观察冷僵所需时间，作为"寒证"的指标之一，即所谓的"冷冻试验"。也可将小鼠置于冰水中游泳，观察疲劳没顶的时间，即所谓"耐冻试验"，作为寒虚证的指标之一。

（四）病理解剖作为"证"的依据

西医临床研究往往以病理解剖变化为最终诊断依据。近年来，许多研究以病理解剖为证候基础。例如，在动物模型中，有些人把肾上腺萎缩和胸腺萎缩作为"虚证"的指标。

（五）方药治疗的证伪

中药方药治疗反证是验证动物病理模型"证"的一个非常重要的方法。即使有些"证"动物模型符合相关要求，但毕竟不全面，而且在一定程度上，往往需要中医进一步治疗"证伪"。比如，"虚证"的动物模型，如果能用补益中药加以纠正，则得到进一步证明。中医补脾法能使脾虚模型恢复正常，则此"证"就是可靠的。用附子和肉桂等温补肾阳药可纠正模型动物的异常表现，提示该模型可能是"肾阳虚"。相反，如果用桂附地黄丸加重而用六味地黄丸则改善动物的异常表现，很可能是"肾阴虚证"。但在某些情况下，不能仅凭中医疗效的反证来证明"证"的动物模型的准确性，而必须结合症状或其他检验指标，使辨证更加明确。

六、中医动物模型举例

（一）血瘀证动物模型

1. 高分子右旋糖酐造模法

2～2.5 kg的家兔以15 mL/kg的剂量静脉注射10%的人高分子量右旋糖酐生理盐水，3分钟完成注射，注射后10分钟内可形成微循环紊乱和血液流变学异常，持续12～24小时。该模型可用于"血瘀证"的防治研究以及微循环和血液流变学的研究。

2. 葡聚糖造模法

家兔以20 mL/kg的剂量静脉注射分子量为50万的10%高分子浓缩葡聚糖，内含0.15 g/100mL的兔脑粉（兔脑粉折合剂量为30 mg/kg），5分钟内注射完毕，注射后可形成微循环障碍、血液流变学异常、血栓形成及内脏的病理改变，模型可维持模型12～24小时。可用于活血化瘀药物的研究。

3. 羊水造模法

家兔以2 mL/kg的剂量静脉注射新鲜羊水，半小时后即可形成血瘀证模型。主要表现为微循环障碍、血栓形成、血液流变学异常及内脏病理改变，模型可用于"血瘀证"及活血化瘀中药的研究。

4. 凝血酶和6-氨基己酸造模法

用生理盐水溶解凝血酶100单位，选择体量为150 g的大鼠，经颈外静脉插管，以10单位/小时的速率将凝血酶注入上腔静脉和右心房，共4小时；也可以从颈静脉缓慢推注凝血酶，剂量为40单位/100 g体重，30分钟内完成。同时皮下注射抗纤维蛋白溶解剂EACA 100 mg，4小时后采集血样。该模型可用于脏腑瘀血，尤其是肾脏瘀血的研究。

5. 放射性损伤造模法

体重为2.5～3.4 kg的家兔，用剂量率为69.9～18.8 R/mn的^{60}Co射线照射，总剂量为400 rad，^{60}Co射线照射前和照射后3天、7～12天分别检测微循环，照射后出现血液流变学和微循环紊乱。

6. 肠粘连致瘀造模法

家兔沿腹部中线切5～6 cm的切口，距离阑尾1 cm处切3 cm纵切口，采用内翻缝合。术后10天处死动物检查肠粘连情况，动物处死前，取血样检测纤溶酶活性等指标。该模型显示了血液流变学异常改变。

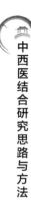

7.心肌缺血造模法

犬或大鼠等动物，采用冠状动脉结扎术或者气囊加压冠状动脉，或肾上腺素和垂体后叶素等方法使冠状动脉狭窄、缺血和缺氧，导致心肌供血不足，建立心肌梗死和冠状动脉疾病"血瘀证"动物模型。

8.肾上腺素与去甲肾上腺素造模法

家兔、大鼠和小鼠肠系膜，小鼠耳郭及仓鼠颊囊都可以用来造模。肾上腺素输注法用于小鼠肠系膜微循环观察的研制。局部给药5 μL（25 μg）肾上腺素引起小鼠肠系膜微循环障碍20分钟左右。在去甲肾上腺素主要用于仓鼠颊囊微循环观察中，局部滴注6～50 μL去甲肾上腺素可引起微循环障碍。

9.肾上腺素皮下注射造模法

体重为200～250 g的大白鼠皮下注射0.1%～0.2%肾上腺素，每次0.3 mL，每天2次，其间进行1次冰水阈刺激，持续5分钟，形成血瘀模型。治疗1～2天后，小鼠血液黏稠度增高，但不易凝固。

10.血栓性血瘀证造模法

动脉血栓形成：解剖大鼠一侧颈总动脉，以1.5 mA直流电刺激动脉内皮7.5分钟。不锈钢电极直径为1.3 mm，两个电极间距约为1.5 mm。刺激前测量颈动脉远端的表面温度，刺激后60分钟内，每隔2分钟测量颈动脉远端表面温度，24小时后取出血栓称重。

11.外伤致瘀造模法

采用重物打击大鼠肢体的方式，或正加速惯性力造成创伤性血瘀，制作大鼠外伤性血瘀证模型，主要表现为微循环障碍，血管收缩和舒张紊乱，血液外渗，局部瘀血。

12.激光照射造模法

在体重3 kg左右的雄性大耳家兔脑顶部沿头正中线做3 cm长的矢状切口，剥离皮下组织和骨外膜，暴露颅骨。用光导纤维导出YAG激光微束照射颅骨，激光仪的输出功率为4.5 W，29 A，照射时间20秒，照射距离1 mm。照射后，缝合皮肤。4天后暴露区的血管壁收缩，变薄，血流变慢，成功建立了部分脑膜、脑内血管及脑组织损伤出血的脑血瘀证动物模型。31天左右，可见富含微循环血管的组织生长，损伤自然恢复。

13.内毒素造模法

体重1.7～2.5 kg左右的家兔，观察其结膜微循环后，耳静脉注射内毒素（剂量为5.46×10个/kg，含菌素1.0005×10个/mL）。注射4小时后，观察微循环状态、红细胞凝集和渗血情况，出现血瘀。

体重为8～15 kg的家犬，分离双侧股动脉，一侧用来测量血压，一侧注入内毒素（剂量为3.852×10⁹个/kg，体积为0.5 mL/kg），注射毒素前及注射后5分钟、1小时、5小时分别记录血压，并抽血做凝血功能及生化检查，发现均有改变，血流动力降低，产生DIC现象和急性血瘀状态。

14.虚证致血瘀造模法

将体重为180~220 g大鼠分为三组：大黄脾虚组（200%大黄水煎剂2 mL/100 g）、泼尼松肾阳虚组（4 mg/100 g）和游泳劳损气虚组，分别置于水温为4.3 ℃±0.5 ℃的35 cm的水槽中，当50%的大鼠下沉时，停止游泳，结果三组均出现血液流变学改变。

15."离经之血"造模法

家兔腹腔自凝血块建模方法：按10 mL/kg的量从家兔心脏抽血，放置20分钟，形成血凝块，并将血凝块置于结肠下，8~12天后处死动物，测量残余血块，观察吸收情况。小鼠腹腔血液建模方法：首先，提取山羊血抗凝剂，制作绵羊红细胞悬液，在小鼠腹腔内注射0.3 mL/只，给药后4小时、8小时、16小时和24小时分批处死动物，提取腹腔液，观察残留红细胞数量，判断吸收情况。这两种方法可以用来研究血瘀的吸收和消化。

16.寒凝造模法

200~300 g的重大鼠，皮下注射0.1%肾上腺素0.2 mL，每天两次，其间进行1次冷刺激（冰水浸泡持续5分钟）。治疗1~2天后，血液变稠、易凝固，模型制备成功。

（二）虚证病理模型

1.阳虚证模型

（1）氢化可的松造模法

体重25~35 g的雄性小鼠，肌肉注射醋酸氢化可的松0.5 mL/只、0.75 mL/只、10 mL/只和1.25 mL/只，连续8~10天观察阳虚症状，如体重减轻、代谢下降和畏寒肢冷等。

（2）醋酸泼尼松龙造模法

体重为13~22 g的瑞士雄性小鼠臀部肌肉注射醋酸泼尼松龙生理盐水注射液0.1 mL（100 μg）。从第2天开始，口服或腹腔注射生理盐水0.2 mL。然后将小鼠置于20 ℃左右的室温下。第4天，小鼠出现神疲乏力和活动减少。第5天，小鼠出现毛发不荣和腹泻。第6天，小鼠出现蜷曲少动和弓背，对外界的反应能力下降。7天后，小鼠毛发枯疏、身体消瘦、四肢冰冷，不吃不喝，濒临死亡。

（3）地塞松造模法

体重为24±2 g的雄性小鼠，按100 mg/kg的剂量肌肉注射地塞松6天，小鼠出现"阳虚证"表现。

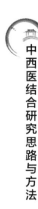

（4）利舍平造模法

体重为22～28 g小鼠分为急性组和亚急性组。急性组又分6组，分别腹腔给药利舍平5 μg/日、10 μg/日、30 μg/日、50 μg/日、100 μg/日和200 g/日。亚急性组隔天下午腹腔给药利舍平500 μg/kg，放线菌素D74 μg/kg，共7次。急性组在给药后10～20分钟后出现肢体冰冷、皮肤温度下降和腹泻等症状，小鼠存活3天左右。亚急性组给药后4～8天出现上述症状，停药后逐渐恢复。

（5）甲硫氧嘧啶造模法

将小鼠分为4组，每天分别灌胃给予2.5 mg、5 mg、7.5 mg和10 mg的甲基硫尿嘧啶。大约一周时间，小鼠出现体重减轻、毛发蓬松、神疲乏力、不耐寒和游泳时间缩短等阳虚症状。

（6）羟基脲造模法

体重为22～28 g的雄性小鼠灌胃给予羟基脲7～15天，出现体重减轻、运动迟缓毛发脱落等阳虚症状。

（7）甲巯咪唑造模法

7～8周龄雄性小鼠，用0.03%甲巯唑溶液代替饮用水，每天2 mL，连续2～3天可出现甲状腺功能减退性阳虚症状。

（8）甲状腺切除造模法

100～150 g重大鼠，双侧甲状腺切除术致大鼠肾阳虚。术后6～8周用于实验研究。

（9）脾肾阳虚造模法

日龄为30～35天、体重为22～27 g的雄性小鼠，每只小鼠单独喂养，每天定时喂饲用大黄的水煎液搅拌的模型饲料（1 g生大黄的水煎液加正常饲料3 g），每天观察小鼠的状态、体征、进食量、排便量和体重，并测定小鼠活动能力、耐寒能力和免疫功能的变化。小鼠出现畏寒、腹泻、腹胀、脱水、消瘦、乏力、寒战、毛发枯萎和腰背疲劳等症状。

2.阴虚证模型

（1）甲亢型阴虚造模法

①甲状腺素加利舍平法：体重为20～30 g的雄性小鼠，灌胃给予甲状腺激素3 mg和利舍平0.02 mg，连续6～10天。动物表现为体重减轻、消瘦、烦躁和情绪低落等。

②左甲状腺素法：7～8周龄小鼠皮下注射左甲状腺素钠0.4 mg/只，连续4～5天，小鼠出现阴虚症状，同时血浆cAMP和耗氧量升高。

③碘塞罗宁法：体重为18～28 g的小鼠灌胃给予碘塞罗宁18～20 μg/只，连续4～5天，或者大鼠以500 g/kg灌胃，连续3天以上，便可出现阴虚症状。

（2）糖皮质激素增多阴虚造模法

①醋酸氢化可的松模型Ⅰ：7～8周龄小鼠，实验前5～15分钟皮下注射异丙肾上腺素0.09～0.2 μg/g，然后以1.25 μg/只的剂量肌肉注射醋酸氢化可的松4天，小鼠出现阴虚表现，且cAMP显著升高。

②醋酸氢化可的松模型Ⅱ：实验动物为230 g±4.3 g的雄性大鼠和231 g±6.8 g的雌性大鼠。雄性大鼠每100 g体重注射1 mg/日醋酸氢化可的松1周，后改为1.5 mg，连续3周；雌性大鼠每日注射2 mg醋酸氢化可的松2周，均出现体重下降和烦躁等阴虚症状。

（3）热性中药造模法

附子10 g、肉桂10 g、仙茅10 g和淫羊藿10 g组成的温热中药复方，文火水煎10小时，制备水煎液40 mL。体重为27～35 g的雌性小鼠灌胃给药，每只小鼠每天1 mL，连续7天后，小鼠出现阴虚症状，如体重减轻、神疲乏力、毛发竖立和蜷曲少动等。

（4）"二肾一夹"或"一肾一夹"造模法

2～3月龄大鼠，采用尾容积法测量大鼠血压。手术分离出左肾动脉，用内径为0.2 mm的银夹夹住肾动脉，使其狭窄，制作阴虚模型，为"二肾一夹"法；或用银夹使左肾动脉狭窄，将右肾切除，也可作为阴虚模型，为"一肾一夹"法。

3.脾虚证模型

（1）造模动物

①小鼠、大鼠：18～20 g小鼠灌胃给予100%大黄水煎液1 mL/只，1次/日，连续8天；大鼠灌胃给予200%大黄水煎剂2.0～2.5 mL，2次/日，连续10天；或大鼠灌胃给予15%大黄粉悬液3～5 mL，2次/日，共14天，动物出现纳差、体重减轻、腹泻便溏和疲乏无力等脾虚症状。

②金色仓鼠：体重为80～100 g雌性金色仓鼠，不给饮水，饲喂黄豆。以每日0.7～1.25 mL/100 g体重的剂量喂养大黄提取物，1次/日，连续8天。仓鼠出现脾虚表现。

③家兔：体重为4～5.2 kg雄性家兔，首先测量两耳中部天枢穴和足三里穴的体表温度和皮肤电阻，以及两个腋窝的体表温度。每只家兔经导管给予75～100 mL生大黄汤。给药后1天、2天、4天、7天、10天、13天、16天、21天、26天和31天测定家兔体重，上述指标均明显降低，逐日比较具有显著性差异。

（2）利舍平造模法

①豚鼠：成年豚鼠以0.5 mL/kg的剂量肌肉注射0.15%利舍平，共6天，动物出现体温下降，蜷曲懒动和眩晕等脾虚症状。

②小鼠：体重为20～25 g的小鼠，以0.1～0.3 mg/kg的剂量皮下注射利舍平，连

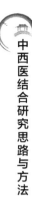

续14天，则出现体温降低，体重下降和肠蠕动加速等脾虚症状。

（3）饮食造模法

①饮食失节法：体重为20～37 g的小鼠，用甘蓝饲喂，每2天加喂猪脂1次，数量不限，连续9天。能造成小鼠脾胃损伤，导致脾虚。

②饥饱失常加破气法：雄性大鼠约70 g，将厚朴与大黄按3：3的比例制成100%水煎液。每隔2天灌胃给药4 mL/只，每隔一天停止进食。造模1.5个月，可出现溏便、纳呆、消瘦和毛发无光泽等症状。

③饥饿法：2～3 kg的成年家兔，停食停水4小时后，家兔耳部温度下降过多，精神萎靡不振、体重下降、行动迟缓，饥饿时间愈长，虚弱体征愈明显。

④食醋法：体重为180～250 g的大鼠，饲喂1 mL/100 mg的食醋共10天，第10天测定体重、体温、摄食量、活动计数和大便性状。第3天开始，大鼠出现毛发不荣、失去光泽、蜷曲而卧、弓背、活动减少、大便干燥和小便减少等症状，继而出现脱发、嗜睡、活动迟缓、四肢无力和大便稀溏等脾虚症状。

（4）大黄和芒硝合剂造模法

生大黄粉用沸水调匀，离心15分钟后去渣，每毫升含1 g生药。用沸水冲芒硝使其每毫升含1 g生药。大黄和芒硝按4：1配制成混合液。体重为100～140 g的6周龄雄性大鼠，每天灌胃给予此混合物2 mL/kg，连续3天，再给灌胃冷开水4天，出现脾虚症状。

（5）番泻叶水浸剂造模法

体重为190.34±5.63 g的2月龄大鼠灌胃给予番泻叶水提物，药物浓度在第2～5天为60%，第6～10天为80%，第11～15天为100%。每天3次，每次2 mL。15天后，大鼠便出现稀便、怕冷、疲乏和纳呆等症状。

（6）劳倦造模法

体重为232±15 g的雄性大鼠置于自行设计的振动装置上，每天振动约10小时，使大鼠感到疲劳，振荡33天后，出现脾虚症状。

（7）驴"脾气虚"造模法

年龄2～4岁的雄性驴，以厚朴、枳实和大黄为原料，按3：3：2的比例配制而成散剂，剂量1.58/kg，在800 mL的沸水中浸泡10分钟，然后稀释至2300 mL，每天灌胃一次，灌胃当天禁食，第二天开始足量饲喂，共6周。动物出现纳呆、消瘦、乏力和大便稀溏等脾虚症状。

4.血虚证模型

（1）失血法造模

体重为20 g左右的雄性小鼠，剪去鼠尾尖端约0.25～0.3 cm，立即采血测定血红蛋白及白细胞计数，将鼠尾放入37 ℃左右温水中，至小鼠失血0.5 mL，于失血后

24小时，再次在小鼠尾端采血测定血红蛋白及白细胞值。

（2）溶血造模法

雄性大鼠，第1天、第4天和第7天皮下注射2%乙酰苯肼生理盐水溶液。第一次剂量为1 mL/100 mg，第二次和第三次剂量减半。取尾部血液标本测定血液学指标。在注射乙酰苯肼后的第二天，大鼠出现精神萎靡、疲乏无力、口唇发绀、尾巴苍白而发凉。第三次注射后，大鼠见消瘦、呼吸急促和易惊等症状。

5.肺虚模型

（1）肺气虚造模法

体重为200 g左右大白鼠，用刨花20 g烟熏，30分钟/日，1周后刨花减为10 g，2～3周大白鼠出现咳喘、无力、舌淡红等症状和体征。还可观测其他相关指标，同时进行病理检查。

（2）肺阴阳两虚造模法

200 g重大白鼠，肌肉注射醋酸氢化可的松4 mg/日，利舍平0.1 mg/日，甲状腺素10 mg/日。10天后，用刨花10 g烟熏30分钟/日，26天后处死。发现小鼠出现阴阳两虚证，如食欲减退、精神萎靡、毛发竖立、畏寒肢冷、体重下降以及黏膜溃疡等。

6.肾虚模型

（1）房劳肾虚造模法

体重为200～380 g的雄性成年大鼠和40～200 g的雌性大鼠，皮下注射长效避孕针0.2 mL/只（1 mL含炔诺酮50 mg和戊酸雄二醇5 mg），2～3天后雌性大鼠阴道涂片发现，角质形成细胞处于发情期。雌性大鼠和雄性大鼠共笼，室内面积为14平方米，室温18～28 ℃，40 W日光灯2支，光照和黑暗12小时交替。每日随机交换雄性大鼠，3天换一批，换下的雄鼠可经休息后观察微循环（仅利用3～4次）。如此调养100天左右。同时，每天检查交配组各笼中阴道涂片并计数，雄性大鼠每10天称重一次。造模完成后，取血样测定相关生化指标、血浆和全血淋巴细胞转化率、血浆睾酮和皮质醇。动物处死后检查性腺的重量，可形成房劳过度致肾虚证模型。

（2）肾"阴阳失调"造模法

雄性Wistar大鼠灌胃地塞米松混悬液，剂量7.5 mg/100 mg。每天下午5时灌胃，共7次，制作阴虚模型。同时给予相同方法灌胃28次，14次后休息2天，制作阳虚模型。阴虚组和阳虚组大鼠于最后一次灌胃后39小时，将大鼠从笼中取出，15秒内断头处死。收集血液样本，用³H放射免疫分析测定皮质酮含量。

（三）寒热证动物病理模型

1.寒证造模法

体重为170～210 g的雄性大鼠，先每日腹腔注射白喉、百日咳和破伤风各1 mL，再用龙胆12 g、黄连12 g、金银花10 g和石膏20 g组成的寒凉药100%水煎液，每次

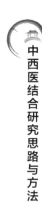

2 mL，2次/日。给药10天后开始出现心率下降和尿量增加，尿肾上腺素水平和17-羟类固醇含量减少。

2.热证造模法

体重为180～220 g的雌性大鼠，用两种方法造模。方1用附子、肉桂、干姜、黄芪、党参和白术按1:1:2:1:1:1的比例配制成100%的水煎液。方2以附子、干姜和肉桂按1:1:1的比例配置150%水煎液。方法：采用大鼠灌胃法，每日4 mL，方1连续灌胃3周，方2连续灌胃2周。结果方1组心率增快、饮水增多、尿17-羟皮质类固醇和儿茶酚胺明显升高；方2各项指标略有升高，耗氧量明显增加。

（四）热证动物模型

1.阳证疮疡造模法

健康豚鼠或其他实验动物，在皮肤容易观察的地方做1 cm切口，并将每毫升含5亿左右的金黄色葡萄球菌比浊液注入伤口。每天观察伤口。疮疡造成后可见局部红肿、发热、压痛及全身变化，如白细胞增多。其变化一般属于热毒旺盛、气滞血瘀的阳证。

2.急腹症造模法

腹腔注射细菌：兔或健康实验动物在注射前禁食24小时，按照5亿个细菌每千克的剂量，加入等量的4%西黄蓍胶混合液（一般为大肠杆菌或金黄色葡萄球菌或两者的混合物），通过腹腔注射该混合物，可以长期进行实验观察。

自体粪便性腹膜炎的制作方法：取动物自体粪便制成混悬液，腹腔注射。根据人工细菌性腹膜炎在动物体内的发展程度和一般情况，评价实验药物的疗效。

（五）下法动物模型

1.实热壅滞的粪性腹膜炎模型

取小鼠粪便，研磨，加入适量的生理盐水，制成自己的粪便悬浮液。将混悬液5 mL注入小鼠腹腔，18小时后，动物出现毛发竖立、活动减少、蜷曲蹲卧和不进食等表现。处死后腹腔可见少量液体浑浊，肠壁充血水肿，表面纤维沉积，肠腔充气，部分肠痉挛。

2.寒积之冰点炭末梗阻模型

健康成年小鼠，禁食不禁水24小时，每只小鼠灌胃0℃冰水1 mL，20分钟后，再灌入0℃的40%炭末水混悬液0.5 mL，60分钟后，在室温20～25℃下，发现小鼠蜷缩靠拢，肛温下降，头发稍竖，腹部肿胀，阵发性躁动。解剖结果显示，肠管颜色苍白，肠腔扩张，有积气和积液，痉挛和狭窄交替发生。

3.失水燥结便秘模型

健康小鼠，禁水不禁食72小时，发现动物外观瘦小，稍有竖毛，活动减少，尿液黄色，体重减轻3 g以上，大便干结如羊屎，含水量由60%～70%降至30%～

40%。解剖发现，粪便颗粒聚集在结肠内，呈球状或串状，空肠和回肠内容物较少。

（六）温病之卫气营血证动物模型

从败血症患者中分离大肠杆菌，用生理盐水稀释，细菌毒力不变，每毫升含大肠杆菌27亿个，按0.75 mL菌液每千克的剂量缓慢推注入体重为2～2.5 kg的家兔的耳缘静脉中，实验前分别测定各组家兔的生理和生化指标。在感染后15～25分钟，兔出现卫分证候；35～90分钟出现气分证候，持续2～4小时；4～6小时出现营分证候，持续24小时；血分证在感染2～12小时内出现，有的在感染后90分钟出现，后自然死亡。动物感染后血培养均发现大肠杆菌生长，白细胞计数及血小板计数显著减少。

（七）"里实证"模型

剧毒菌，经多次强化毒力后，注入阑尾肌层，结扎阑尾根部，并阻断血液供应以削弱机体抗病能力，24小时后狗出现拒绝进食和精神萎靡等症状。

（八）风寒湿痹证病理模型

体重为2.5～3.0 kg的雄性家兔在18 ℃恒温环境下饲养，给以温度刺激，刺激强度为7±3℃，相对湿度为95%±3%，风力6级，刺激时间为16小时，上述方法间歇重复。方法：将兔下肢毛剪除，使其蹲在造模箱内，接通喷雾器、电风扇和半导体温湿度电源。刺激持续8小时。在连续刺激11小时后，继续饲养一个多小时。湿冷时，前者关闭喷射源，后者切断电源，成型时间为27小时。经过刺激后，四肢关节出现疼痛、重着和麻木等"痹证"表现。

（九）"脉微欲绝"病理模型

体重为1.9～4.1 kg的雄性猫，用乌拉坦完全麻醉后，气管插管接入呼吸机，行开胸术。然后按0.25～0.5 mL剂量给猫缓慢静脉滴注3%戊巴比妥钠溶液，必要时可以增加剂量，发现动物的心肌收缩力严重减弱，接近停搏状态，血压降至10 mmHg，股动脉搏动接近消失，几乎无法测到。

（十）肺虚瘀阻动物模型

分别给予大鼠和小鼠二氧化硫烟熏和氨水刺激30天。结果表明，动物出现咳嗽、呼吸困难、精神萎靡、疲乏无力、蜷卧嗜睡、食欲缺乏、活动缓慢、头发竖立和鼻腔流涕等症状。肺部解剖发现有不同程度的肺气肿和血瘀表现，气管和支气管黏膜充血水肿，分泌物明显增多。病理改变与中医"瘀阻证"相一致。

（十一）太阴病动物模型

大鼠在零度冷水中灌服大黄或大承气汤9天，36小时后多数动物出现腹泻、大便稀溏、大便次数增多、腹胀、蜷曲睡卧、闭眼、厌食纳呆、畏寒肢冷、摄水量减少及耐寒能力下降等，这与太阴病"下利"的症状相似，而且相关肠功能的指标显示异常，通过灌汤给予四逆汤和理中汤后，上述疾病逐渐消失，体温也恢复正常。

（田欢）

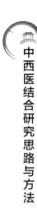
第五节　多学科研究方法

多学科研究方法是中西医结合研究的重要方法之一。多年以来，从心理学、分子生物学、天文学、气象学、热力学、数学和量子力学等多学科综合研究中医药学基本理论和基本观点，将中医理论与实践经验的基本观点和自然科学发展的大趋势相结合，可以清楚地看到，随着现代科学的发展，中医药正朝着微观和客观的方向发展，向科学化和现代化方向发展，有效促进中西医结合发展。

一、多学科研究意义

多学科研究，是指利用现代科学包括现代医学的理论、方法、技术和手段对中医药学进行深入研究。运用现代多学科理论与方法，对中医理论及实践进行研究和论证，丰富中医理论及临床实践的内涵和外延，促进中医学和中西医结合的发展。同时，通过中西医学和现代多学科技术的交叉与渗透，将不同领域的知识、思想和方法联系起来，融合产生新理论和新学说，形成一门新的边缘学科。这些边缘学科的诞生为中医药研究提供了新的思路和方法，拓展了中医药学和中西医结合的研究领域，促进了中医药学的发展。

多学科结合研究方法是现代科学技术发展的思路之一。自然界是一个相互影响与相互联系的整体。随着现代科学技术的发展，人类对客观世界的认识不断加深，这就出现了两种趋势：一种是学科的细分和细化，另一种是学科之间联系日益密切，而人们越来越认识到，孤立地观察与研究某一个方面很难反映事物的本质，因此，学科越发展越综合成为科学发展的客观规律。在现代科学条件下，任何学科的发展都离不开科学技术的整体发展水平，只有相关学科领域与技术领域的协调配合，学科才能与时俱进，这无疑也是现代科学技术发展的客观规律。中医学和中西医结合的研究必须遵循这些客观规律，才能获得与之相应的发展。事实上，中医有几千年的悠久历史。中医理论在中国古代哲学的指导下，将多学科技术知识引入医疗实践，已经形成了完整的理论体系。它的发展过程从一开始就与人类的物质生活密切相关，并在吸收同时代科技成果的基础上不断发展。所以，中西医结合研究应采取现代哲学来分析中医理论，从哲学与中医理论的相互渗透中了解中医理论的形成与发展，运用现代多学科技术研究中医理论，发掘其精髓，阐明其本质。比如，"天人相应"是中医理论的特点之一，也是古代哲学的一个重要主张。我们可以利用现代天文学的技术和知识，研究《内经》中四季变化与生长发育、脏腑活动、经气运行及舌脉的关系，四气六淫与发病的关系，昼夜变化与疾病发生、发展的关系，昼夜变化与用药的关系等。

二、多学科研究的必要性和必然性

纵观中医药学和中西医结合学的主要研究成果，没有一项不是通过多学科的研究取得的。例如，经络本质的研究是以系统的原理为基础，结合生物学、物理学和核原子学等学科的方法，进行了大量的研究，肯定了经络感觉传递现象的可兴奋性，通过系统的研究实现了穴位与脏腑及其接触通道的相关性，对腧穴的特异性和调节作用产生了新的认识。皮肤阻抗测量微循环、同位素示踪技术、低频振动信号检测和激光检测等方面都取得了很大进展。多学科研究中最典型的例子就是中药复方的研究。要对复方进行系统的研究，需要多学科的配合。例如，中药有效成分的提取和纯化及其分子结构的鉴定需要药物化学、有机化学、色谱和光谱学的参与；中药水煎过程中化学成分的变化、处方的质量控制和煎煮过程中的药代动力学研究需要药物分析化学的参与；中药制剂方面需要生物制剂的参与；复方药物组成的鉴定需要生物学和植物学的参与；中药药效学的验证需要药理学、有机化学、生物物理学和分子生物学的参与；临床药理学与临床医学的应用也需要不同临床学科、诊断学科和检验学科的配合。只有通过这种多学科的整合和交叉研究，才能适应中医从传统到现代的转变，建立新的中西医结合医学体系。

随着临床实践和实验研究的需要与发展，中西医结合研究孕育和产生了一些新的前沿学科与交叉学科，中医药多学科、多领域的研究成果由此产生，遵循辨证论治的原则，发扬中医药的特色，取得更好的疗效，"辨证论治药代动力学"由此问世。它包括辨证药代动力学与复方药代动力学，是辨证论治和药代动力学相结合的产物。同一种药物在不同证候下的药代动力学参数有明显差异，解释该药的有效性和毒性。根据辨证施治，这种差异可以缩小或消失。这是中医辨证论治药代动力学的研究课题。进一步阐明辨证论治规律和证本质，可能成为药理学的一个新分支。例如，动物模型研究50多年来几乎涉及了辨证的各个领域，并以病证结合模型的研究发展，成为较为规范的中医科学研究方法与中药药理学研究方法。"证候（病证）实验动物模型学"就是实验动物学、实验方法学和中医证候学相结合的产物，在中医药学基础理论的研究中具有重要地位。在过去的30年里，各种模型被建立和迅速发展，虽然人们对各种模型的认识还存在一定差距，但迄今为止，它在中西医结合生理学和病理学以及药理学和分子生物学的研究方面积累了非常丰富的经验和大量的实验数据。"肾虚证""脾虚证"和"血瘀证"等动物模型造模方法有20多种，动物模型数量共计180多个，证本质研究和药效学应用迅速增加，技术研究日益深入，已成为中西医结合研究中不可或缺的重要组成部分。其他还有"中医控制学""时间中医学"和"中医生理学"等，都是多学科研究方法在中医学研究中逐步产生

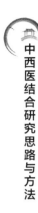

的，为中西医结合医学研究和中医药现代化研究提供了新的方法和思路。

三、中医学多学科研究

（一）中医学理论与自然科学

1．"天人相应观"与天文学

"天人合一"是中医理论的一大特色。运用天文学的知识和技术，研究四季与生长发育、脏腑功能、经气运行和舌象脉象的关系，研究四季六淫与疾病发生的关系，昼夜变化和疾病发生、发展的关系，四季昼夜和用药的关系是多学科研究的主要成果。

比如，通过研究太阳黑子的周期，证实了太阳异常辐射通过对地磁的干扰作用，影响人类健康。它改变了血液系统和淋巴细胞以及细胞原生质不稳定胶体系统的电学特性，引起胶体聚集和促进血栓形成，从而促进冠心病心绞痛、脑血管栓塞、动脉粥样硬化性心肌梗死，甚至猝死，也可以影响机体的一些防御系统，如减少白细胞数量，降低机体免疫功能，从而易受传染病的感染。

通过研究日全食，发现其对人体也会产生影响。例如，通过观察55例心血管病患者的临床变化，发现日全食时患者的症状加重，其中，阳虚证患者的畏寒症状加重最明显；脉象仪检测，发现脉多沉缓；收缩压和舒张压升高；心电图V5导联表现异常，表明心血管疾病加重。还有研究表明，日食发生时，下丘脑、垂体和肾上腺皮质功能减退，结果符合中医所说的"所谓阳气者，若天与日"的理论。

2．"天人相应观"与气象学

中医的"天人合一论"也包括气象学和医学的关系，尤其是与中医的"运气"学说关系密切，通过总结天体的活动规律，推导出气候变化的规律，进而阐述气候的正常与否对人类身体健康和疾病的影响。

将现代长期天气预报与中医"运气"理论的推理进行比较，如将蚌埠市1952年至1970年的天气预报资料和"运气理论"进行比较，发现74%的气象资料与"运气理论"推算的结果是一致的；再以杭州市为例，根据中医学"五运六气"理论，推算1976丙辰年应该是"极寒"之年，结果当年冬季，杭州天气酷寒，最低温度低至-10.5 ℃，西湖结冰之厚几十年罕见。此现象也出现在60年甲子周期的1916年，当年，杭州有一段时间也曾出现-10.5 ℃的寒流。所以说，"运气理论"成功地运用了控制论的黑箱原理，它并没有牵涉气象变化中的客观因果关系，而是成功地对气象变化的结果进行了全面和正确的描述。运气理论因其独到的特点，已经成为一种天文–气象–医学理论。

研究气象学与脏腑经络生理功能的关系、气象学和中西医病理学的关系、气象学与中西医诊断预测的关系、气象学与预防和治疗的关系以及气象学变化与人体本质的关系。总之，中西医结合中的气象学内容非常丰富，是"天人合一"理论的重要组成部分。

3.中医生物节律学说与时间生物学

时间生物学是研究生物现象的时间特征，从而客观化地描述生物的时间结构的科学。中西医结合领域的时间生物学研究已经形成了时间生理学、时间病理学、时间药理学和时间治疗学等多个分支。昼夜节律是人体最常被研究的内容之一。

时间生物学的研究已经证明了中医学"子午流注"的生物节律的科学性。在生理学方面，如心功能的心率，早晨睡醒后最快，然后慢慢下降，降幅从上午11点到下午1点中断，并突然增加，此时刚好是心经时辰，这就是子午线时间。以此类推，肺功能则在寅时最强，所以，支气管对组织胺的反应在凌晨4点最强；肝功能则在丑时最强，脾功能则在巳时最强，肾功能则在酉时最强等。在病理情况下，如精神病患者的周期是12小时，狂躁和抑郁的表现在12小时内交替发生。在中药效果和质量方面，发现与采收和炮制的时间密切相关，如附子的冷浸膏在5月至9月可抑制心脏传导，在11月到第二年2月，不仅没有抑制作用，相反有强心剂作用。

时间生物学的研究主要集中在分子水平上的昼夜节律研究、核酸的昼夜节律研究、酶激活的昼夜节律研究、细胞和器官水平的昼夜节律研究。近30年来，将时间生物学渗透到中西医结合领域，形成了时间医药学。人体的生物节律与内分泌系统、核糖核酸、受体、神经和激素等诱导的周期性改变具有密切关系。人的生活规律必须适应生物节律才有益于健康，反之则容易引起疾病。

综上所述，天文学、气象学和时间生物学证实了"天人合一"观念的深刻哲学和科学意义。"天人合一"体现了人体生理学和病理学与天文学和气象学等学科的同步变化规律，蕴含着丰富的时间生物学知识，对中西医结合防治疾病也将起到重要的借鉴作用。

（二）心理学和神经生理学与"心身统一"观

1.心理因素对疾病的影响

目前已知，精神心理因素相关疾病的发病率约占70%以上，严重威胁人类身心健康。如心脑血管系统、消化系统、内分泌系统、呼吸系统、生殖泌尿系统、皮肤系统、肌肉骨骼系统以及恶性肿瘤等疾病的发生都与精神心理因素和人的性格密切相关，主要原因是内源性代谢紊乱引起的精神活动异常。大量的动物实验和社会调查也证明了这一观点。

需要注意的是，心理因素直接影响机体免疫功能。例如，长期的应激状态会使机体免疫机能降低，从而容易发生疾病。因此，近年来，各种各样的放松疗法被开发出来，用于治疗由心理因素引起的疾病，如生物反馈、放松反应、心理疗法、行为疗法、气功疗法和音乐治疗等，动物研究也证明了这些放松治疗是有根据的。

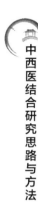

2.精神心理因素和神经介质调节

研究已经证实，神经递质和中枢神经活动之间有着密切的关系。人类的精神因素包括过度的情绪变化。长期的紧张和焦虑，可以引起神经递质特别是儿茶酚胺的变化，这可以引起全身代谢的变化，甚至在严重的情况下导致疾病。这也证实了中医"七情内伤"的观点。动物实验也证明了这一点。对大鼠突然进行多次电击，可增加酪氨酸羟化酶的活性，从而增加脑内去甲肾上腺素的合成，降低去甲肾上腺素的分解。有人提出，突然和不习惯的生物过程可以诱导酪氨酸羟化酶的产生。可见，心理因素的过度剧烈变化、不良情绪反应以及长期的紧张和焦虑会破坏神经递质的相对平衡，进而引起各种疾病的发生。

3.精神心理因素与cAMP调节

研究证实，精神因素和cAMP水平有密切关系。例如，当人体处于应激状态时，cAMP水平升高，活化酪氨酸羟化酶，从而增加了儿茶酚胺的生物合成，如果人体长期处于应激状态，儿茶酚胺长期处于高水平，就会引起一系列全身性病变。这详细解释了精神因素导致疾病的方式。如精神分裂症患者，可发现cAMP代谢紊乱。精神分裂症的病因还不清楚，但和中枢神经系统多巴胺代谢紊乱关系密切。多巴胺能增加cAMP水平。此外，目前所有用于治疗精神分裂症的药物也降低了中枢神经细胞内的cAMP含量。例如，各种吩噻嗪类药物均明显抑制腺苷酸环化酶活性，从而降低cAMP的水平。以上两个例子说明心理因素和cAMP之间的关系密切，也就是说，心理因素可以通过影响中枢神经系统的快速调节来影响机体的全身代谢。

4.精神心理因素与核酸及蛋白质合成

已有研究证实，人类的学习和记忆与RNA的合成增加相关，还能改变碱基对比例。此外，视觉和嗅觉也影响RNA的合成。例如，光可以抑制大鼠视觉皮层的RNA合成。具有特异性气味的化合物可以减缓龟脑海马神经元核内RNA的合成。研究还发现，中枢神经系统的许多疾病具有遗传性，由DNA基因突变引起。例如，莱施奈恩综合征是由于X染色体上缺少一种酶基因，它只引起有智能障碍和无自控力的男性发病。

5.精神心理活动和神经内分泌

神经内分泌在人类心理活动中起着重要作用，神经肽是研究最多的一种，直接参与一系列行为，包括学习、睡眠、饮食、性和攻击性。目前已发现二十多种神经肽，如内啡肽、脑啡肽和P物质等。它们在信号传导、物质代谢和能量代谢的调节中起着重要作用。

以上多学科领域的大量研究成果证明了中医心身统一的概念，体现了心身统一概念的深邃的、固有的合理性。从现代科学的角度研究心身疾病，不仅可以使中西医结合的理论和疾病防治的根本性变化有一个飞跃，而且可以实现自我调整的巨大能力，使人类更加健康地发展自己，提高工作效率，增强体质，延年益寿。

（三）数学和中医学

数学具有非常抽象的特点，可以广泛应用于科学技术的许多领域。它在一定程度上使科学技术趋于精准，在另一定程度上使科学技术具有随机性与模糊性。中医学具有很大的随机性与模糊性，但缺乏准确的定量概念。数学在中医药现代化研究中发挥着越来越重要的作用。

1.中医学和统计学

中医药科学研究方案、预防治疗计划的制定、科研成果的正确鉴定，必须有计划地收集数据，进行正确的统计分析。例如，通过病史分析，研究中医药的疗效；通过对疾病登记资料的分析，了解常见病、多发病及危重疾病的发生和发展规律；通过多年来的数据对比，我们可以发现在防治工作中取得的成绩和存在的差距，以及今后努力的方向，如何制定更有效的防治措施和研究方案等。因此，中医学与统计学相结合，使中医学更具科学性。

2.中医学和模糊数学

1965年，美国控制论学者Zadeh（查德）首次提出了模糊学说，模糊数学由此诞生。当前全部科学的研究需要数学提供科学的手段，模糊数学就是其中一项有效的方法。近年来，中医学和模糊数学渗透交叉，研究了许多中医药学科研成果。在中医学中，有非常多的模糊概念和模糊事件，譬如中医四诊所取得的病人资料，几乎全部是模糊性的。而模糊概念和模糊事件只有用模糊数学才能获得数量规律，继而用准确的数学方法进行处理。因此，模糊数学是一门新的科学，虽然在我国不到40年的历史，但对中医药学事业的发展却发挥了巨大的促进作用。如马斌荣等利用模糊数学，建立了关幼波治疗肝病的专家系统；张衍芳等用模糊数学编写的《中药缺损方法》，填补了中医药换药方法的空白；江一平著述的《四虚辨证的模糊数学方法》等；还有许多其他科研成果，如急腹症的诊断和胃脘病的模糊数学辨证，缺血型脑中风的预测、癌细胞的识别、中医辨证施治、眼科疾病的鉴别诊断、阑尾炎的鉴别诊断以及冠心病的防治等。

虽然，目前模糊数学还是用精确数学方法进行模糊化，但还是为中医学理论研究提供了一个最好的方法。尤其是从模糊逻辑、模糊控制和模糊语言学角度研究中医药学理论，更容易领会到中医学理论的科学性和合理性。

3.中医学与数学理论

为了揭示疾病之间关系的本质，中医学利用现代数学中"关系"的基本概念，研究症状和属性、症状与症状以及属性与属性之间的联系，建立以"关系"为图像的数学模型。这样，活体可以看作是由一个或多个集合组成的一个整体。肌肉皮肤、体表毛发、器官和组织都是其中的元素。每个元素属性的数量和质量本质上是

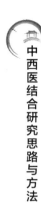

集合之间的关系，通过如此数学模型进行各种复杂的推理，从而揭示集合之间的联系或集合中每个元素的性质。

脉象是脉搏波在桡动脉中的部位、速度、幅度、周期和波形的综合反应，代表了动脉跳动的深浅、快慢、强弱、节律和形态。通过观察动脉血管中脉搏的传播规律，有益于揭示脉象的本质。脉象的研究手段是一种典型的数学方法，此方法首先归纳一个简化分析模型，能基本反映脉象的特征，然后利用力学的基本定律，建立一个数学方程，并求解此方程，最后去验证其准确性。常用的数学方法包括非线性模型、弹性空腔模型和传输线模型等。另外，脉搏状态也可以表示为多维线性空间，可以看作是由非空感觉子集组成的子空间，例如，数、迟、缓表示为一维小空间频率，紧脉表示二维子空间（弦和躁动不安），濡脉作为四维空间（浮、细、软和无力）等。

此外，数学方法也广泛应用于中医临床表现的客观化研究和针灸、经络的定量研究等方面。

（四）中医学与系统科学

系统科学方法是20世纪形成的一门科学技术。其核心是以研究对象为系统的理论和方法，包括系统论、信息论和控制论，它们分别以一般系统、通信系统和控制系统为研究对象。系统论的出现解释了客观物质世界的运动规律与本质联系，改变了科学思维方式，极大地影响了现代科学技术的发展。

中医作为中国传统文化的重要组成部分，蕴含着丰富而简单的控制思想、系统思维和信息内容。它采用整体综合的方法，注重客观世界各种物质运动形式的规律。认为系统的完整性、信息的交换与传递以及各部分之间的内在联系是系统控制的基本条件。因此，系统科学与中医学之间存在着类似的关系。"黑箱"理论和中医藏象理论是一致的。信息法在辨证论治中得到充分体现。藏象学说、阴阳学说和经络学说是系统思维的基础。用系统科学的方法研究中医是可行的，也是必要的。当然，研究过程自身就是一个系统工程。在这里，不可能详细阐述，下面仅从多学科研究中医学这一角度，通过几个具体方面加以说明。

1.脏腑阴阳的"双态性"

根据系统科学的方法，人体是一个非常复杂的巨系统，它由不同层次和结构的大小系统组成。人体功能的研究，不仅要考虑整体系统功能状态，而且要从动态的角度研究各个系统之间的关系，以及它们与整个系统的关系。因此，在研究中医阴阳五行时，应将脏腑视为抽象的代数表达式。这是因为每一个脏腑不仅是器官生理功能的"集元"，是实质性器官的代表，而且体现了脏腑与体表功能如神、色、态、舌、声、脉等的有机联系。根据系统论原理，阴阳"双态性"构成人体生理功能的主轴，疾病的病理改变实际上就是这种"双态性"的增值和减值，治疗必须根据人体正常生理值与实际病理值的比较，并根据趋势或"变化率"来进行。"变化量"的偏差值随时间而变化，所以要根据随时间的累积偏差来确定诊断和治疗方法。

2.中医学与耗散结构

耗散结构理论的一个经典例子是，当一杯水在底部被加热时，玻璃杯中的水受热膨胀，水的比重变得更小更轻，并向上漂浮。当上面的水冷却后，它变得更重而下降，而下落的水被加热后又上升再下降，因此在杯子里的水由于热量不断输入，在一定条件下会形成上下对流运动。这种结构就称"耗散结构"，因为它的运动不断地耗散能量。中医学中则有"肾水蒸腾、心火下降"之说，这两者研究的对象是何等的相似，都研究对流现象，前者研究杯中水的对流循环，后者研究人体中体液的对流循环。同时对各自研究的实体应用了不同的度量语言，前者用热力学使用的正熵和负熵。系统吸收能量为正熵，散发能量为负熵；后者用"阴"来表示吸收了能量，用"阳"来表示能量的散发，虽然名称不同，但意义相同。

耗散结构理论的缺点之一是没有说清楚相互关联的系统是如何形成耗散结构的，因此在此基础上又提出了协同理论。协同理论认为，系统中有很多子系统，它们之间相互影响，将形成周期最长和运动最慢的一个基本系统来控制整个系统的活动。这个大系统只能用几个简单的量来描述，系统中许多小系统的运动可以忽略。描述基本运动的量称为"序参量"。巧合的是，中医以心肾相交、水火相济为基础，提出了一套基本的人体运动系统，即肝主升、肺主降的升降浮沉协同系统。中医进一步提出，人体一昼夜运行50周。现代观察发现，人体钙库昼夜运转40～50次，肾脏昼夜过滤全身血液50～60次，充分说明了中国古代人对体液运行规律观察的准确性。中医学认为人体一昼夜有13500息的振动运动，按此算下来应为每分钟9次，现代研究得出微循环振荡每分钟次数为6～7次，两者是何等的相近。因为这是人体体液的基本运行问题，微循环振荡是推动体液运行的基本动力，从这里出发可进行经络系统的实质研究。

要保持人体运动的相对稳定性，就要求心、肝、肺、脾和肾等五脏的参数保持动态稳定，如何保持这种稳定呢？现代系统科学建立了超循环理论，同时还要构成一个稳定的超循环系统。系统内的子系统必须保持在5个以上。以中医学提出的五行学说和五行相生相克理论就是一种动态稳定性系统，能保持心、肝、肺、脾和肾系统参数的稳定，这是五行升降沉浮运动的基本要求。中医理论并没有就此止步，进一步提出了"奇恒之腑"，它包括"骨、脉、脑、髓、胆、女子胞"，这是更高层次的控制系统，其周期更长。现代医学研究也表明，通过"下丘脑控制垂体"这一轴线来控制人体的生长发育周期。

（田欢）

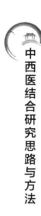

第四章　中西医结合的研究思路

中西医结合的研究必须以中医理论为指导，充分应用现代医学和自然科学的先进技术，在医疗实践中不断探索，努力完善和发展中西医结合新的理论体系，提出新的理论和观点。随着现代科学技术的飞速发展和多学科的相互渗透，中医基础理论也应朝着科学化、客观化和现代化的方向大力发展。坚持宏观和微观统一，在中医学整体观念的指导下，借助现代科学技术方法和多学科手段，从器官、细胞和分子的层面，对人体生理和病理有了更深层次的认识，以形成现代中医学，不断突破和发展中医基础理论，更加有效地指导中医学临床实践。临床研究是中西医结合的重要领域。几十年来，在中医和中西医结合人员的共同努力下，临床研究取得了丰硕的成果，如中西医结合治疗肿瘤取得了令人满意的效果，心脑血管疾病、肾病、妇科疾病、眼科疾病和皮肤科疾病等也取得了良好疗效，中西医结合方法治疗骨折、烧伤、急腹症和多器官功能衰竭，处于国际先进水平。

（田欢）

第一节　中西医结合基础理论的研究思路

中医基础理论是中医药学的重要组成部分。它运用简单的唯物主义和自然辩证法阐释人类生命的起源，阐述人体生理学、病理学、病因学、诊断和防治学等疾病的基本知识，对指导临床实践和医学发展发挥着重要作用。由于历史条件的限制，其认识公式具有直观性、整体性和一定的思辨性，故主要从宏观的角度对人体生理学和病理学规律进行总结。随着现代科学技术的飞速发展和多学科的互相渗透，中医基础理论研究应该朝着科学化、客观化和现代化的方向努力发展。坚持宏观和微观统一，在中医整体观和动态观的指导下，借助现代科学技术方法和多学科研究手段，从器官、细胞和分子层面加深对人体生理学和病理学的认识，形成现代中医药学，不断突破和发展中医基础理论，有效指导中医药临床实践。

近60年来，现代医学和其他现代科学技术，特别是实验方法，不断发展和探索中医基础理论研究的思路与方法。基础理论研究的机制从单一经验总结和经典诠释发展到科学实验，在工作方法与研究手段上不断取得进展，取得了可贵的成绩。回顾60多年来中医基础理论研究的历程，主要有三个思路：第一，经典理论的延伸与理论探讨；第二，经典理论的现代阐释和实验论证，包括中西医结合的理论研究，寻找中西医结合的契合点，对中医的理论概念、证候和症状进行客观的和微观的研究；第三，在临床方法上，通过理论思维和实验研究探讨中西医结合的作用机理。中医实验科学的兴起标志着中西医结合医学研究方法的重大变革。中西医结合研究的基本原则和思路是以中医药学理论为指导，以选题和设计为主，运用多学科、多渠道、多层次的方法探索中医学基本理论的精髓。从整体观念、阴阳学说、五行学说、藏象理论、经络理论、病因和病机、证本质、气血相关论、诊断和治疗方法等方面进行客观和科学的研究，以期对这一基础理论有所突破和发展。以下重点阐述中西医结合在研究阴阳学说、五行学说、藏象学说、经络学说、病因学说、病机学说、证候本质研究治疗原则和方法方面的思路。

一、中西医结合研究阴阳学说

阴阳学说是中医学最基本的理论，它贯穿于机体生理活动、病理变化以及诊断和治疗的始终。用现代科学方法，国内外学者对阴阳学说进行了一系列的研究，并取得了一定的进展。在研究方法和思路方面，从过去对文献的描述和整理，深入到对中医阴阳学说核心的客观科学论述，如根据阴阳学说的基本内容对立统一观，通过阐明人体各系统和器官的动态平衡，机体功能和形态的关系，人体与自然的关系，来研究阴阳学说的本质。

（一）用对立统一观探讨阴阳学说

阴阳的对立统一是宇宙间一切事物的主要特征。阴阳学说是中医学的核心理论之一，其基本内容可以概括为阴阳的对立和互根以及阴阳的消长和转化。对立统一是阴阳的核心，是中西医结合研究阴阳理论的理论基础，也是探索中西医结合医学本质的突破口。平衡观、应激论、生物钟、环核苷酸、核酸、细胞膜系统、神经系统、免疫系统、内分泌系统、阴阳离子、体内氧化还原反应等现代医学科学都包含着平衡协调、拮抗对立及相互转化的思想，和中医阴阳学说的内涵非常相似。因此，我们可以把它们有机地结合起来，从对立统一与平衡协调方面，用现代科学技术的方法探索阴阳学说的本质，使之客观化。

现代医学的平衡理论认为，人体内存在许多对立统一的对偶关系，它们互相依存和互相制约，并在一定条件下互相转化，例如吸气和呼气、降压和升压、神经抑制和兴奋、合成和分解代谢以及内分泌系统反馈和负反馈。它们处于相对动态的平衡状态，以维持身体的健康，一旦这种平衡被破坏，身体就会产生疾病。例如，支配心脏的迷走神经与交感神经协同作用和相互拮抗，随着机体的活动相应地调节心

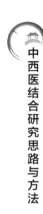

脏的舒张和收缩活动。同样，呼吸中枢包括呼气中枢和吸气中枢，两个神经中枢之间相互拮抗、互相协调，每个中枢内的各个神经元在功能上彼此联系，互相协同，既对立又抑制。吸气中枢短暂兴奋后，其兴奋性降低，则呼气中枢兴奋；反之，呼气中枢短暂兴奋后，其兴奋性降低，则吸气中枢兴奋，如此循环往复形成了呼吸周期。现代医学的双重平衡理论和中医学的阴阳理论从不同角度论述了机体生命活动的根本属性，都强调人体各个层次之间的互相依存和互相制约，以达到人体的平衡，这就是中医所说的"阴平阳秘"。另外，还可以从化学平衡和蛋白质活动状态的相对平衡两个方面来探索阴阳学说，在分子水平上统一中、西医学的基本观点。

例如，中医认识到脏腑和气血等生理功能随着昼夜和四季阴阳的变化而发生变化。近年来，现代科学研究发现，人类和其他生物体随着自然界时空的变化而产生相应的变化。实验证明，体温、脉搏、呼吸、血压、心电图、交感神经与副交感神经、内分泌系统等均有昼夜节律变化。因此，从生物节律上也可以探讨阴阳的变化规律。此外，从神经体液系统、内分泌、分子生物学等方面均可阐发阴阳学说的物质基础及调节规律。

（二）研究阴阳相互对立的物质基础

阴阳是自然界中某些相互联系的事物和现象的对立双方总和，具有对立统一的观点。因此，我们可以具体分析和研究阴阳对立的物质基础，探究阴阳的本质。

1.从分子生物学探讨阴阳本质

（1）阴阳和环核苷酸

环磷酸腺苷和环磷酸鸟苷是一对环核苷酸，在体内具有协同和拮抗的生理作用。这与阴阳学说的对立、互根和消长、转化的规律相似。环磷酸腺苷能抑制细胞增殖和分裂，环磷酸鸟苷能促进细胞增殖和分裂；环磷酸腺苷能促进心肌收缩，环磷酸鸟苷则减少胎儿心跳。细胞内环磷酸腺苷和环磷酸鸟苷的浓度此消彼长，例如，当异丙肾上腺素加强心肌收缩时，心肌细胞内环磷酸腺苷增加，环磷酸鸟苷减少；当乙酰胆碱减弱心肌收缩时，环磷酸腺苷减少，环磷酸鸟苷则增加。有学者观察发现，阳虚组大鼠血浆中环磷酸腺苷含量降低，环磷酸鸟苷含量升高，阴虚组则相反。是否可以认为环磷酸腺苷相当于"阳"，而环磷酸鸟苷相当于"阴"，能否将环核苷酸看作是阴阳的物质基础之一，有进一步研究的价值。

（2）阴阳与核酸

上海中医药大学研究发现，甲状腺素加利舍平制作的"阴虚"模型小鼠肝、脾组织脱氧核糖核酸和核糖核酸合成明显增加，滋阴中药治疗后，肝、脾核酸含量明显降低；而氢化可的松注射组小鼠肝脏和脾脏的脱氧核糖核酸合成率显著降低，补阳药治疗后肝脾脱氧核糖核酸合成率明显降低。核酸代谢似乎是探索阴阳物质基础和调节的途径之一。

2.细胞膜结构与阴阳本质

外为阳、内为阴的阴阳学说与细胞膜系统结构关系密切，如细胞膜在外，在表，属于阳；细胞在内，在里，属于阴。细胞内的内质网通过高尔基体分泌的颗粒物附着在细胞膜上，类似于从阴到阳的转变；细胞膜通过吞噬作用将物质传递给细胞，再重新连接内质网，实现从阳到阴的转变。

细胞膜上的受体蛋白也可能与阴阳属性有关。如当β肾上腺素能受体被激活时，通过激活腺苷酸环化酶，使细胞内环磷酸腺苷增加，人体处于兴奋和亢奋状态时，便是阳；但当乙酰胆碱M受体被激活时，通过激活鸟苷酸环化酶，使细胞内环磷酸鸟苷增加，此时对机体有缓解和抑制作用。

3.从自主神经和能量代谢探讨阴阳本质

肾阴和肾阳系统与自主神经系统的交感神经和副交感神经系统是两对矛盾，它们既对立又统一，来调节机体器官和组织的功能。如肾阴不足，可引起五心烦热、口干舌燥、大便干结、舌质红、脉细数等，这和交感神经的肾上腺素功能亢进症相当一致；肾阳虚的症状，如畏寒肢冷、大便稀溏、脉迟缓等，类似于副交感神经功能亢进或交感神经功能减退的症状。这些生化指标反映了肾阴和肾阳的生理和病理变化。滋补肾阴中药能抑制交感神经系统的功能亢进，温补肾阳药能改善系统局部衰退状态，从而调节机体功能，达到阴阳平衡。

4.从能量代谢探讨阴阳本质

能量代谢通常指物质代谢过程中所伴随的能量释放、转移和储蓄利用。肌肉活动、精神活动、食物的特殊动力效应、环境温度是影响能量代谢的因素。机体的能量代谢不是固定不变的，而是在各种因素的影响下经常发生变化。阳虚证主要表现为形寒肢冷、嗜卧懒动等症，阴虚多五心烦热、消瘦，可设想与能量代谢水平有关。有研究表明，阳虚能量代谢水平低下，而阴虚能量代谢水平偏高。

5.从阴阳离子平衡探讨阴阳本质

人体内的阴阳离子也互相依存和互相制约。体液中阴离子和阳离子的总当量相等，都是155 mg/L，以此来保持电中性，如果平衡受到破坏，可能会导致疾病甚至危及生命。这和中医的"阴平阳秘，精神乃治"以及"阴阳离决，精气乃绝"的观点有着非常相似的科学内涵。因此，阴阳学说和阴阳离子的关系可以尽可能深入地探讨和客观化。

6.从酸碱平衡探讨阴阳本质

在正常生活中，生物体内酸性和碱性物质的数量和比例始终保持不变，体液的酸强度始终稳定在一定范围内。如果酸的产生速度超过了肺或肾的维持能力，则不可避免地会导致血液氢离子浓度升高，pH值降低，当pH值低于7.35，酸中毒就会发生，严重者可能危及生命。相反，体内碱性物质过多，当pH值高于7.45，就会出

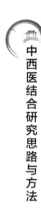
现碱中毒。酸中毒和碱中毒是否与阴平阳秘、阴阳互根和互相制约等理论联系，探讨阴阳学说的实质。

（三）从人体生理功能及物质基础方面探讨阴阳互根互用的关系

中医学理论认为，"阳"代表功能，"阴"代表物质基础。阴阳正如《素问·阴阳应象大论》所说的："阳在外，阴之使也，阴在内，阳之守也。"它高度概括了阴阳互根和互用的关系。所以，可从机体生理功能及产生这些功能的物质基础上探讨阴阳互相依存、互相为用和此消彼长、互相转化的关系。例如，免疫系统的物质基础包括免疫器官、免疫组织和免疫细胞，其有形可见，如T细胞，可看作是"阴"；而T淋巴细胞介导的细胞免疫功能是无形的，可看作是"阳"。阴阳互根和互用的理论或许可以通过T淋巴细胞亚群异常导致细胞免疫功能的下降来解释。还有如B细胞和体液免疫、胃动素和胃肠动力、胃泌素和消化道内分泌功能、肝细胞线粒体和能量代谢、性激素和生长发育及生殖功能、基因和遗传疾病等物质及其生理功能的互相作用，它们都体现了代表物质的"阴"与代表功能的"阳"的互根互用关系，据此阐发阴阳学说的基本内容。

现代阴阳学说的研究取得了可贵的成果，但也存在一些问题。例如，通过大量的研究，虽然我们已经发现了阴虚阳虚本质的某些现代医学指标，但在阴阳学说中对阴阳本质的解释还不够全面。例如，以环磷酸腺苷代表"阳"，以环磷酸鸟苷代表"阴"，用环磷酸腺苷和环磷酸鸟苷代表阴阳的物质基础，这显然太简单了。要探讨阴阳学说的本质，不仅仅要对一种或几种生化或化学物质进行总结，重要的是找出免疫系统、循环系统、内分泌系统、呼吸系统和神经系统的器官和组织的一些有规律的变化。也就是说，要以阴阳对立统一为核心，解释阴阳之间的互相依存、互相为用、互相转化和互相制约的整体调节关系，即中医学"阴平阳秘"和"阴阳离决"的科学性。所以，对阴阳本质的认识应该拓宽，不但要包括形态和功能的规律性变化及其调控机理，而且还包括各种指标变化的综合特征。

二、五行学说的中西医结合研究

五行学说的研究主要包括两个方面。一是继续深入挖掘和整理古代医学著作中五行学说理论；二是借助于现代科学的原理和方法，如系统论、控制论、结构论、信息论和计算机技术等，阐明五行学说的科学属性。

（一）结合控制论、信息论及激素调节探讨五行的生克乘侮

五行指自然界的五种物质：金、木、水、火、土，中医的五行学说是指五行配五脏的理论，即肝木、心火、脾土、肺金、肾水。相生，是指两类属性不同的事物之间存在相互帮助，相互促进的关系，五行中表现为木生火、火生土、土生金、金生水、水生木，相生的关系称为"母子关系"；相克，则与相生相反，是指两类不

同属性事物间之关系是相互克制的，五行中具体是：木克土、土克水、水克火、火克金、金克木；五行相乘指乘虚而入的意思，表现为金乘木、木乘土、土乘水、水乘火、火乘金；五行相侮（五行反克）具有恃强凌弱之意，木侮金、土侮木、水侮土、火侮水、金侮火。五行的生克和制化，构成了一个闭环自动控制系统，五行的相生和相克可以看作是输入或输出的信息。五行的每一行，都是一个控制系统，同时也是一个控制对象。例如，脾、肺两脏，在正常生理情况下，因为肺金可以克肝木，肝木可以克脾土，所以脾土不会太旺盛，从控制角度来说，是肺金通过肝木把反馈信号传导给了脾土。病理改变情况下，五行发生相乘和相侮，类似于控制系统发生变化，平衡被打破，控制信号和反馈信号出现故障，出现了"子病犯母""母病及子"等情况。

结合五行，我们也可以研究激素的调节。正常生理情况下，人体各层次激素的调节是非常协调和精确的。例如，促肾上腺皮质激素释放因子（CRFS）可以刺激促肾上腺皮质激素（ACTH）的释放，进而刺激糖皮质激素的释放，而糖皮质激素和促肾上腺皮质激素也会产生负反馈，控制中枢神经系统的高层，维持下丘脑-垂体-肾上腺皮质轴的协调，五行学说中对五行的生克和制化与此类似。所以，通过机体激素的调节可以客观地探讨五行生克乘侮的内涵，并总结规律，加以量化。比如何种程度为生或克，达到何种水平为乘或侮。

（二）从系统论及协同学探讨五行学说

与现代系统论的原理相似，五行学说与医学相结合，旨在揭示人体各部位在形态结构和生理功能上的复杂关系，从整体上掌握人类生命活动的一般规律。系统论的基本特征是强调从整体上研究事物，它是由系统的组成部分以某种方式构成的。五行学说以五脏为中心，通过经络联系成一个整体的五行系统，同时人体和自然环境互相沟通。因此，五行学说与现代系统论有一些相似之处，有待进一步探讨。此外，五行理论中的类比方法与协同学有一些相似之处，即各子系统相互协调，形成宏观的时空功能和结构。从协同学入手研究五行学说也是其思路之一。此外，五行与医学气象学、医学地理学等也可结合起来研究。总之，五行学说的现代研究应围绕"生克乘侮""亢则害，承乃制，制则生化"等理论探讨机体各系统、各器官及各组织之间协调平衡、互相制约关系及其内在机制，使五行学说客观化、科学化，并得到发展。

三、藏象学说的中西医结合研究

藏象学说是研究人体五脏六腑和形体官窍的形态、结构和生理活动及其相互关系的理论。它认为人体是一个以心、肝、脾、肺、肾五脏为中心，由胆、胃、大肠、小肠、膀胱、三焦六腑协调，以气、血、精、津液为基础，通过经经络内连五

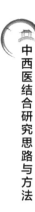

脏六腑，外接形体官窍所构成的五个功能活动系统。这五大系统不仅受天地四季阴阳的影响，而且相互联系密切。从而使人体整体与局部、局部与局部、人体与环境成为一个复杂的网络结构。藏象学说是中医生理学和病理学的基础。弄清藏象的本质，对于提高中医药防治疾病和预防保健水平具有重要意义。

（一）以藏象学说为指导，从临床研究入手

藏象学说的研究应以中医理论为指导，掌握藏象学说的基本特点，重视藏象的功能特征。以脏腑证候为基础，体现中医整体特色，并突出藏象是一功能单位，是对人体整体机能的分类概括。

藏象学说的基础来源于临床实践，可以通过临床研究来实现。将疗效观察与治疗原则相结合，可以首先确定某一证为研究对象。从某一脏腑证候的形态学和病理生理变化，可以测量该脏腑的功能变化，从而了解脏腑的本质。例如，脾虚证是反映脾脏生理功能不全的一组综合证候，几乎可以出现在所有疾病的某一病理阶段。因此，通过研究脾虚证来阐明脾本质具有理论及临床上的优势。以不同疾病在一定阶段出现脾虚证为研究对象，观察症状、体征和实验室指标，采用中药补脾方法治疗，观察治疗前后的变化，并与同病不同证进行比较，根据临床疗效选取敏感、特异的指标阐述治病机理，进而探求脾的本质。再如补肾法适用于支气管炎、支气管哮喘、冠状动脉粥样硬化性心脏病、高血压、慢性肾炎、肾积水、闭经、不孕症、功能性子宫出血和糖尿病及其他肾虚的疾病。疗效观察结合临床治疗原则，探讨肾虚证这一常见肾脏疾病的诊断和治疗，进而研究肾本质。

（二）实验研究和临床研究相结合

临床研究与实验研究相结合是研究藏象学说的重要方法和途径。实验研究包括临床实验室检验和动物实验。目的是找出客观指标，厘清藏象的本质，实现藏象学说的科学化。实验研究应立足于内脏症状的生理功能和特点，结合现代医学的发病机理，采用公认的先进稳定的实验方法，进行与正常人、自身前后和同证异病等多方面的比较，评价各指标的特异性，并进行动态分析。因为中医藏象包括多种生理功能，例如，中医的"肾"关联到现代医学内分泌、代谢、神经和免疫等系统功能的多个方面，应采用多通道、多指标和多层次参与及互补的同步研究方法，才能全面、客观地阐释肾本质。

动物实验方法是藏象学说研究的重要内容与手段。动物观察指标与临床证候相似，并与实验室指标相互验证。建模的因素应该尽可能接近自然。复合因子可以用来建立模型。急性和慢性形成过程应相互参照，并采用多种动物与方法进行比较。

（三）突出脾、肾本质研究

藏象学说认为，"肾为先天之本，脾为后天之本"。脾、肾两个脏器在机体生理功能和病理改变以及疾病防治上具有重要的意义。因此，在藏象学说的研究中，脾、肾二脏被置于突出位置，得到广泛深入的研究，藏象研究以20世纪60年代的肾、70年代以后的脾和80年代的肝为代表。肾本质的研究方法可归纳为：①补肾疗法的临床应用与治愈原理研究。通过补肾法在呼吸、心血管、泌尿、生殖、内分泌等系统疾病的治疗作用及抗衰老作用的研究，探索肾脏病证的诊治，进而阐明治疗原理，从临床疗效探讨肾本质。补肾方法的临床应用及治疗机理的研究。通过对补肾在心血管系统、呼吸系统、内分泌系统和泌尿生殖系统疾病中的治疗效果研究及抗衰老作用的科学研究，探讨肾病的诊治，进一步明确临床疗效机理，探讨肾的本质。②制定统一的"肾虚证"辨证标准。③通过研究"肾虚证"探讨肾本质。如肾阳虚、肾阴虚的病理生理及病理形态学变化，进而探讨"肾虚证"和"肾"的本质。④为弥补临床研究的不足，通过动物模型从形态和功能上进行多项指标的检测。近20多年来，各地对脾本质也开展了大量研究工作：①从临床入手，对临床上的常见病和多发病采用调理和补脾健胃法治疗。②根据文献、临床观察及实验室指标，初步制定了脾气虚、脾阴虚辨证标准，并逐步修改、完善。③以脾虚证作为脾本质研究的突破口，开展多学科研究。④探索脾虚证动物模型的制作方法，为脾本质研究创造条件。脾、肾的研究有必要继续深化，同时心、肝、肺等脏腑研究也不容忽视。

（四）藏象生理功能的研究

内脏的生理功能与特点为藏象学说本质的研究奠定了基础，并提供了研究思路。如"肾藏精、主骨生髓、主生殖、开窍于耳"的中医理论中"肾藏精"和"主生殖"观点可结合生殖系统和内分泌系统的生理功能和病理改变进行研究。比如在临床研究中，我们可以观察补肾疗法对肾虚所致闭经和不孕症等疾病的治疗，比较治疗前后排卵和激素水平的变化，并从临床疗效上确认肾虚和生殖、发育的关系，同时可选择稳定、可重复、特异的实验室指标作为"肾藏精"和"主生殖"的客观指标。通过对果蝇、家蚕抗衰老、延长寿命、提高激素水平和作用的观察，发现肾脏和下丘脑-垂体-性腺轴关系密切。并通过补肾填精的方法对儿童缺钙、慢性肾炎及年老体衰患者头晕、耳鸣和脱发等病症进行治疗，揭示"肾主骨、生髓、其华在发"的科学内涵。再比如，"肝开窍眼""肾开窍耳"等，在临床和实验研究中都得到了证实，但其病理生理基础、具体环节和途径、内在机制，目前尚不十分清楚，可作为研究脏腑的选题之一。有学者发现，伴耳鸣耳聋的肾虚患者的血清钙降低，提升其可能是肾和耳联系的物质基础。同时发现，肾虚证患者的平均听阈值和听觉诱发电位的 I 波丢失率均显著高于非肾虚证患者，听觉神经的动作电位难以产生，表现为听力损失和听觉诱发电位 I 波缺失。因此，该指标可作为肾虚证临床辨证分型的客观指标和判断补肾药疗效的指标之一，并说明中医学"肾耳相关"的理论有其客观依据。另外，如肝主疏泄、脾统血、肝主筋、其华在爪等，如何进行科学、

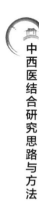

客观的阐释都是今后需要开展的课题，这对于提高临床诊治水平也有十分重要的意义。

（五）沟通中、西医本质研究

寻找中、西医学本质沟通的客观指标，对脏腑本质及相关理论的研究是一项非常有意义的工作。如肝肾同源、心肾相交以及心主神明和脑的关系等能否通过某些物质或某种机制实现、能否找到客观依据等，都是内脏证候研究中应该考虑的问题。现代医学关于脏腑津液调节的研究已有许多发现。例如，右心房肌细胞中存在心钠肽，正常人血浆中的浓度约为 30 pmol/L。肾脏与血管中存在心钠肽受体，说明血液循环中的心钠肽可以转运到靶器官，特异性地与受体结合，产生生物学效应。它不仅具有强而持久的血管扩张和降压作用，而且还有利尿排钠的作用。因此，在心肾相交理论中，心钠肽似乎是传达中、西医本质的突破口之一。同时，心钠肽也与大脑有关，可作为"心主神明"和"脑为元神之府"的观察指标之一。前列腺素属于中医"肾"的范畴，具有扩张血管、抗血小板聚集和预防血栓形成的作用。前列腺素和血栓素的代谢平衡是心血管疾病发生、发展的关键因素之一。检测心肾不和时，前列腺素和血栓素的变化可能对探讨心肾不交证的发生机理具有一定的意义。如此，我们可以继续探索一些能够传达中、西医学理论精髓的指标，客观地解释藏象学说。

四、中西医结合研究病因病机学说

病因学说和病机学说是中医理论体系的重要构成部分，长期以来，以传统的文献整理、直接观察、验证求因的方法为基础，以整体观念、直觉观察和合理推测等为特点，简单朴素明了，在中医发展历史过程中发挥了积极作用，但传统的认知方法难以详细揭示致病原因固有的性质特点和本质特征，不能客观地阐明致病机制。近年来已有学者开始注意到用现代科学方法研究病因病机，但较之证、藏象和经络的研究，病因病机研究仍显薄弱，尤其是六淫的研究，七情和饮食劳倦则多见诸实验动物模型研究，均缺少从病因病机角度全面、系统、深入的研究。现就中西医结合研究病因病机的思路做一初步阐述。

（一）依据六淫和七情探索病因模型

中医学"六淫学说"和"七情学说"高度总结和概括了疾病发生的原因和过程，为病因学实验动物模型的研究提供了开阔的思路。病因学动物模型应尽可能接近实体，模拟自然发病状态，避免外源性药物和毒素副作用带来的偏差。从六淫、七情角度模拟自然发病是切实可行的。如中医学认为，六淫之湿邪主要由于长夏湿气太过、雨水过多及潮湿环境所致，因此可用增加环境湿度、浸水、淋水及铺垫湿锯末等方法模拟自然潮湿环境，以真实反映湿邪的产生过程，制作自然发病的湿邪模型。结果表明具有可行性。同理，其他诸如寒、热（火）、风、燥等也可通过降低或升高环境温度、风力、湿度等方法造模。对于内生风、寒、燥、热（火）均可根据中医学理论制作模型。

从现代的角度来看，"六淫"不仅指气候的变化，而且是指季节性气候、生物致病因子与生物反应性相互结合的一个综合概念。与生物性致病因子的关联并不一定意味着必须应用外源致病微生物进行建模。实际上，温度和湿度的高低变化均可引起相应的病原微生物繁殖和入侵，损伤机体调节适应能力。如高湿度可引起大肠杆菌、痢疾杆菌等细胞和某些病毒的大量繁殖。造模时虽单纯从气候环境模拟致病因素，实际上也包含了此环境中，病原微生物的作用以及人体对疾病的调节和适应能力，能客观地反映出湿邪的产生和其致病的过程。

"七情"中的怒、惊和恐，以及饮食的饥饱无常、贪食厚味肥甘、偏食苦、酸、甘、辛、咸和劳倦等也可直接作用于动物的模拟发病过程，制作诸如"怒伤肝"、"恐伤肾"、偏食酸味等模型，以探讨七情、饮食劳倦的致病规律和机制。"七情"中忧、思、悲、喜等情绪改变在一般动物很难造模，尚需开拓研究思路，进行深入研究。

（二）运用流行病学调查分析病因病机

借鉴西医流行病学的调查方法，开展中医病因的流行学调查，以分析病因病机。可以根据不同的地区、不同的人群和四季不同气候变化分别开展。如可在东、西、南、北、中不同地域分别观察当地气候、地理环境、饮食习惯对人体的影响；结合人群的年龄、性别、体质等观察反常气候所致的疾病和对某些疾病内诱发或加重情况，综合大量的调查资料进行总结、对比、分析，探索各种病因的致病特点和规律。同样可广泛调查情志的变化、过度情绪刺激、劳逸过度、饮食偏嗜等所致的疾病，以及对某些疾病如原发性高血压、冠状动脉粥样硬化性心脏病、恶性肿瘤发生和发展的影响，也可观察患病后所引起的情志变化、饮食习惯的改变等。这使我们能够比较清楚地认识病因和病机的特点与规律，为进一步研究奠定基础。

（三）体质学说研究

体质是一个古老而又重要的医学命题。人的体质是人类在遗传基础上和环境影响下，在生长发育和老化过程中形成的一种功能、结构和代谢相对稳定的特殊状态。这种特殊的状态常常决定了它对某些致病因素的敏感性和产生病理改变类型的倾向。体质是中医病因学的内因。前人虽早已观察到体质与疾病存在某种关系，但至今对其本质仍知之尚少。因此，深入研究体质与疾病发生发展的关系对于病机学的发展及提高临床诊治水平将具有重要的现实意义。

1.系统研究历代医学家关于体质学说的论述并加以总结分析

自《内经》以来，中医学曾经从不同角度对体质问题做过较为深刻独特的论述，某些观点确实能结合实际指导中医临床实践，但比较分散，需要系统整理历代

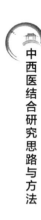

医学家关于体质形成因素、特征、辨证依据及用药特点等方面的论述，为研究提供背景资料和理论依据。

2.开展广泛调查，进行体质辨识

在不同地域广泛进行体质的群体调研，根据中医学基础理论及调查结果对个体的体质进行辨识和分型，逐步建立和完善定量判断标准，使体质分型规范化和定量化。

3.运用现代科学技术方法研究体质

运用多层次和多指标系统研究的方法，从遗传学、免疫学、内分泌学、能量代谢、血液循环等各方面探讨不同体质类型的生理功能和生化指标，概括其病理特点，建立不同体质的微观辨识标准。

4.开展体质与病因和发病关系的研究

观察体质强弱与致病邪气的关系以及不同体质的易感性，通过内因和外因的关系来解释病因学说。人的体质不仅是发病的内因，而且是决定疾病整个发展过程以及疾病类型的主要因素之一。所以，体质和疾病发生发展转化之间的关系也是需要探索的问题。如最常见的感冒，虽在同一时期、同一地区发生，但不同的人却有不同的临床表现，除共同症状外，有的以恶寒为重，有的则以便秘、口干和面色潮红为重，有的患者则出现头重如裹和胃脘痞满等症状。又如同为黄疸肝炎，有的为阳黄，有的却为阴黄。伤寒患者的热化、寒化等，与体质究竟存在何种内在联系均值得探讨。此外，还可应用现代临床流行学研究方法，探讨多种疾病如心血管系统、呼吸系统疾病及肿瘤等与不同体质的内在相关性，为临床体质辨证、治疗的发展提供新的思路和方法。

5.不同体质的治疗方法研究

根据上述文献研究、体质的宏观微观辨证标准及体质与疾病关系的研究结果，探讨不同体质相应的治疗方法，进一步论证体质学说，同时为临床服务。

（四）病因病机与病理解剖结合研究

各种致病因素作用到机体必然会引起生理功能的改变，产生一系列症状体征，但病因病机研究的目的并非仅仅限于宏观改变，重要的在于科学地、客观地阐明其物质基础及其内在机理。由于机体的功能和形态是相互联系和互相统一的，脏腑的形态结构是其功能活动的根本基础，脏腑组织功能活动的变化必须和病理形态的变化紧密联系。以人体结构为基础是西医的理论基础之一，观察深入细致，微观研究疾病。而中医学则着眼于整体，宏观认识疾病。而中西医结合医学的目的就在于互取其长，互补其短，互相借鉴，相互沟通，以期形成源于中医、高于西医的现代中医理论，使中医学得到全面发展。就病因病机而言，病因作用到人体引起机能改变，为探讨其发生机理，应当把临床表现落实到人体器官组织结构上，用组织结构的形态学改变去解释临床表现的病理学基础，即宏观微观并重，既观察整体功能变化，又研究局部组织改变，以阐明病因病机的内涵，冀以形成中西医结合的病理学。

例如，在六淫之湿邪的研究中，病理改变是主要研究内容之一。实验研究结果也表明由湿邪所致的关节肿瘤、泄泻、纳差等症确有其病理学基础，比如关节及其周围组织出现充血水肿和炎症细胞浸润；胃和大、小肠黏膜出现糜烂甚至坏死。同时也发现一些新的内容，如模型动物出现间质性肺炎及肾小球球囊腔的出血等。提出了进一步研究的新问题。又如"形寒饮冷则伤肺"通过症状表现及疗效证明其具有临床依据，为了进一步探讨其机理则需借助病理解剖学及其他有关技术，研究结果提示，形寒饮冷可引起肺泡及支气管的病理改变，从而为该理论提供了客观的实验依据。同理，六淫、七情、饮食劳倦等病因的研究，疾病发展的不同进程如表里、轻重、缓急等，以及疾病过程中正邪相争、虚实寒热变化、气血变化等均可结合病理解剖学进行研究。当然，其他如免疫学、内分泌学、微生物学、生化等方面指标的检测也是病因病机研究中的重要方法和内容。

（五）病因病机与证候研究

病因病机的研究目的是探讨病因的性质、特点、致病规律和机理，以便更好地为临床服务，提高诊治水平。研究可结合相应病证进行，使基础理论研究具有整体性和连续性。病因学说和病机学说为"证"的研究奠定了稳固的基础，二者关系十分密切。如"怒伤肝""肝气实则怒""味过于酸，肝气以津，脾气乃绝""恐伤肾""心气实则笑不休"等均阐述了病因与脏腑、证候之间的密切关系，为证候动物模型的研制及证的研究提供了思路。前已述及，证候动物模型的制作应多从病因病机入手，尽可能接近自然。所以，可以通过重复而持续激惹动物使其发怒的方法来建立"怒则伤肝"的动物模型，观测"暴怒"对肝的组织形态和生理机能的作用，从而选择典型、稳定和特异的指标，不仅可以反映愤怒致病的病理基础，而且可以阐明肝实质的内在机理，病因病机与证候研究并进，全方位阐明中医学基础理论，同时也为基础和临床研究之间架设桥梁，逐步与临床衔接。其他如湿邪可与湿证相结合，饮食偏嗜与脾虚证、过食肥甘厚味与痰湿、惊恐与肾虚、寒邪与血瘀证、寒证、热邪与阳虚阴虚证等均可结合研究，这样使我们对病因作用到机体引起病变的全过程及其机理将会有一个比较清楚的认识，从而起到事半功倍的效果。

五、证本质的中西医结合研究

"证"是中医学术思想中一个独特的概念，是临床上辨证施治的主要依据。"证"是通过望、闻、问、切四诊，把各种症状在中医学理论指导下加以综合而得出的诊断结论，反映了疾病某个阶段的本质，它用一组相互关联的证候来反映这一阶段的主要病理变化，揭示疾病的病因、部位、性质和发展趋势，为临床治疗疾病

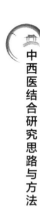

提供了辩证依据。传统意义是的"证"反映了中医学传统理论的局限性，中医辨证需要客观化，应深入到微观领域进行研究，即坚持宏观与微观的统一。"证"的研究是中西医结合研究的重要组成部分，也是自然科学领域的重大攻关课题。几十年来，中医学工作者对"证"的研究做出了巨大的努力，证的研究是中西医结合的重要内容，也是我国自然科学领域中的重点项目。医学工作者运用分子生物学、病理形态学、微循环与血液流变学、内分泌学、免疫学、物理学、神经系统与能量代谢等多学科研究方法探索"证"本质，取得了较大成绩，下面就其研究方法做一概述。

（一）证的标准化、规范化研究

1.指标的客观化

中医辨证的"证"包括一些非客观因素，如患者主诉的症状以及医生对这些症状的分析和判断等，这些非客观因素与一些主观因素相混合。因此，虽然对于同一个病人，"证"的差异往往很大，所以中医的辨证就需要客观，需要使用现代科学仪器进行检查，使各种"证"能够客观地定量、定性地表达其病理生理变化。具体而言，就是对证候观察指标进行客观化和规范化。客观指标可以通过以下方式实现：一是进行疾病证候的流行病学调查。从临床实践来看，根据中医证候的表现，针对不同的疾病开展大量的流行病学调查工作。采用统计学方法总结随机症状和体征的一般规律，从个性特点中找出共性特征，建立共性模型。二是利用多学科综合研究方法，同步检验及相关分析。证候反映了复杂的病理变化，是机体调节失常的综合表现，包括多系统和多脏器的生理功能异常或病理变化。某一证候不会只出现一个指标异常，研究单一指标难以反映"证"的本质，应运用多学科、多渠道和多指标同步检验和检查进行相关分析的思路。研究的目的在于寻找一个真正具有相对特异性的综合指标。因为证候不是固定不变的，随着病情的发展而发生变化，所以应分阶段同步检查，尽可能注意临床表现和客观指标同步化，以反映其客观现实。多指标同步变化的规律对于阐明证候的本质具有重要意义，多指标同步试验结果的相关性分析可以反映气血和阴阳之间的相互联系和相互制约。目前，相关指标的选择呈现出双向发展的趋势，一是高度概括，二是深入分析。前者向整体观念的方向发展，使研究内容更加宏观和全面；后者则向分子生物学方面发展，使研究更加微观和深入，即我们日常生活中所说的分析基础，在全面综合的指导下，更加深入地分析和发现事物的本质。

2.诊断的标准化和规范化

（1）制定统一的证名

证名是反映疾病本质的周期性诊断，是辨证施治过程中最重要的步骤。要实现"证"的标准化和规范化，首先必须要制定统一的证的名称，此名称要与"证"的概念和内涵相一致。

（2）制定规范的诊断标准

由于历史的原因，中医辨证标准不统一，导致辨证结果各异，给临床和科研工作带来诸多不便。因此，规范化是证候本质研究的首要任务，客观指标是规范化的前提。在四诊客观化和科学量化的基础上，逐步制定标准化的证候诊断标准。具体要求如下：①整体定性。根据"八纲辨证"原则，辨别"证"的表里、阴阳、寒热和虚实的本质；②宏观定位。从脏腑、气血、津液和经络等方面辨别疾病的部位；③确定主症和兼症；④四诊合参；⑤采用现代科学的客观指标，阐明将主要症状和体征定量化，实现中医辨证的定量诊断。可按照试验诊断的程序研究"证"标准。

临床症状和体征不可能对每个病人都很典型，也不可能所有的临床表现都具备，有的甚至没有症状。因此，我们可以为每种"证"的诊断设定一个临界标准。虽然患者并不具备该病的所有症状和体征，但只要符合临界标准，就可以对其进行辨证。中医辨证量化研究可以为中西医结合提供一条捷径，也可以成为中西医结合的桥梁。

（二）四诊的客观化研究

对于四诊中收集的症状表现可根据证型进行归纳总结，并逐步规范化，文字描述要求典型系统，充足全面。根据大量临床资料中各证型症状出现的频率确定主证及兼证，主次分明，舌脉齐备。与此同时，还可以开发脉象仪、舌象仪和面色分析仪，使中医临床资料的采集从直观走向客观，并据此确定客观化指标。

（三）宏观辨证与微观辨证相结合

四诊的辨证属于宏观辨证，可把生化、心电图、同位素检测方法等也纳入中医辨证，谓之微观辨证，选择客观、特异、敏感、可测的理想指标，并逐步建立动态指标，尽量做到技术简单、无侵入性。其客观指标还要求：①恒定性。在任何情况下，客观指标都不会发生变化；②相随性。随着证的好转或者恶化，客观指标也发生相应的变化；③排他性。某一证的客观指标不能在相反的证出现，或者与相反的证不能呈正相关。

所以，从"证"的研究中，最好能找到反映证本质的敏感而特异的客观指标，尤其是我们希望获得一个或一组指标，这些指标能最好地反映某一证的本质，但又能与其他证完全不同，具有良好的重复性。"证"是机体整体的和动态的病理生理过程，也是反映疾病证候的指标。如神经、体液、内分泌、免疫、器官功能、细胞分子生物学、基因调控、能量和物质代谢等指标。中医"证"的概念具有综合性，其指标的特异性也具有相对性，因此有必要结合证型和病种等进行具体化动态分析。

（四）辨病和辨证相结合

中医辨证依靠望、闻、问、切的四诊方法采集患者的临床表现，通过分析和综合得出一定的证型。"证"是一种定型反应形式，它以整体的功能变化为主要基础。现代医学对疾病的研究也是从病人的临床表现开始的，同时，还需要科学仪器进行各种定性和定量检查以做出诊断，从而准确地识别病因和病位。西医的疾病也是一种定型反应形式，但它以局部结构变化为主。对中医"证"和西医"病"的本质研究均涉及对生命活动本质的认识。中医强调辨证，西医强调辨病。然而，现代医学缺乏整体观念，注重局部变化，不够重视整体与局部的联系，这是现代医学的不完美之处。因此，在现代科学技术的基础上，中医辨证和西医辨病高水平相结合，它们相互借鉴，相互融合，客观地研究病人的整体和局部变化，以了解疾病病理生理学的变化过程和发展规律，阐明"证"的本质。"病证结合"有两层含义：一是临床实践中的"病证结合"，二是动物实验中的"病证结合"，即模拟既符合西医疾病特点又符合中医证候特点的动物模型。辨病和辨证结合是初步的中西医结合，也是本质的结合。例如，肝郁脾虚证的研究可以以多种疾病如消化性溃疡、慢性胃炎、慢性肝炎和痛经等为研究对象，结合多项实验室指标同步进行。

六、证候模型研究

"证"本质的研究为制作"证"的动物模型提供了依据。反过来，"证"的模型的制作也为"证"本质的研究提供了可靠的方法。近年来国内已制成阴虚、阳虚、脾虚、血瘀等多种证候模型，但尚不十分理想。今后可考虑从以下几方面改进：①在实验动物的选择上，应选用不同年龄的常体动物，根据证本质研究的条件和目的，还要考虑动物对疾病的易感性，应尽可能选择接近人类的"四诊"条件的动物。②应统一动物模型的名称，可使用西医和中医结合的名称，如甲状腺机能减退性"阳虚证"模型；功能性子宫出血性"血虚证"模型等。③以中医学理论为指导，多从病因病机入手复制模型，并尽量接近自然发病和保持动物整体的完整性。同时应限定条件，排除各种因素的干扰，尤其注意药物所产生的毒性作用，慎用外源性药物复制模型。④证与病的模型结合，并以中药进行反证。模型应主要以证本质研究成果为指标，结合人的症状体征和病理及试验所得指标等。⑤复制目前还没有的新的模型和新的造模方法等。

国内外学者对阴虚证、阳虚证、肝郁证、脾虚证、血瘀证、血虚证、心气虚证、寒证、热证、肾虚证和阴虚火旺证等进行了多系统和多指标的广泛深入研究，对证本质的认识不断深刻化和客观化。例如，通过大量的研究，已经证明肾阳虚证和下丘脑-垂体-肾上腺轴、下丘脑-垂体-甲状腺素轴以及下丘脑-垂体-性腺轴的功能障碍密切相关，从而证实肾阳虚证的主要病机是下丘脑调节功能异常。但对于

"证"的病因学研究尚显得较薄弱。如肾阳虚的形成因素，有无客观指标，可否按肾阳虚自然发病来复制动物模型，并与临床参照，选择观察指标。诸如此类，尚少见报道，有必要加强。此外，从正虚与邪实来看，正虚方面的"证"研究较多，而邪实所致的"证"则较少，对正虚与邪实二者辨证关系的研究就更少，如痰热壅肺、阳明燥实、饮证等均可作为研究的课题。

七、治则与治法的中西医结合研究

治则治法属于中医学基础理论的范畴，同时又直接指导临床实践。随着中西医结合临床工作的开展和深入，扶正固本、清热解毒、通里攻下和活血化瘀等许多有效的治疗原则，越来越显示出其应用价值。但它们的本质和作用环节及方式等应该有客观的阐释。近几十年来，国内外学者在这方面进行了不懈的努力，尤其在活血化瘀、扶正固本及清热解毒等治法上，运用多学科手段从不同角度进行探讨，取得了可喜的成绩，这些成果不仅对临床正确运用治则治法提高疗效，对中医学理论的发展具有重要意义，而且对于广泛深入开展中医治则治法的中西医结合研究提供了有益的思路和方法。现重点探讨活血化瘀法和扶正固本法基础研究的思路和方法。

（一）活血化瘀法的中西医结合研究

活血化瘀法是临床上最常用的治法之一，在"汗、吐、下、和、温、清、消、补"八法中属消法，广泛运用于临床各科。在中西医结合研究工作中，活血化瘀法的研究受到普遍和高度重视，研究者采用生理学、病理学、免疫学、血液流变学、微循环、分子生物学及药理学等方法探讨对部分客观指标的作用机理，并结合心脑血管病血瘀证进行研究。结果表明，活血化瘀法可促进血液循环和增加冠脉血流量、降低心率、降低心脏负荷和心肌耗氧量、促进侧支循环、改善心肌微循环、保护心肌细胞膜完整性。作用机理可能是降低血小板表面活性、防止血小板聚集、降低纤维蛋白、增加纤溶酶活性、调节血液黏度和血液流变学、促进血栓溶解、预防血栓形成、降低血脂、预防动脉硬化。中西医结合在活血化瘀和血瘀证的研究方面，具有突破性的成果，研究思路开阔，方法手段多样，概括如下。

1.活血化瘀法结合血瘀证的研究

活血化瘀法与血瘀证的研究相辅相成，密不可分。活血化瘀法的作用对象是血瘀证，因此，法以证为前提和基础，两者相互印证。血瘀证是指心脏、血管和血液在一定条件下发生的组织学、生理学、生物生化和生物物理学变化，使血液流动变慢甚至停滞，或者流出到血管外的血液产生瘀血，使血液从动态变成静态。显示出全血黏度、全血还原黏度升高，红细胞电泳时间延长，纤维蛋白原含量增加，血浆纤溶活性降低，微循环紊乱、血小板释放功能亢进或聚集增加，血流动力学障碍，病理切片有瘀血表现及血管阴虚等，提示血液有变浓、变黏、变稠，提示血液瘀

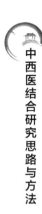

滞、血流不畅或停运、血液循环紊乱。这些客观指标给临床应用活血化瘀法治疗及该法的实验研究提供了理论依据，而且血瘀动物模型的研制也为活血化瘀法的研究提供了重要手段。通过观察活血化瘀法对上述各客观指标的影响，对病理变化的改善以及模型动物的反证，阐明活血化瘀法的作用机制。大量研究结果证明，活血化瘀法对临床多种疾病血瘀型者症状、实验室检查结果及血瘀动物模型浓、黏、聚状态均有不同程度的改善，为活血化瘀法治疗血瘀证提供了客观依据，并为进一步探讨治法奠定了基础。

2.活血–畅通血流–改善血液循环

活血即畅通血流，类似于现代医学的改善血液循环。改善血液循环主要是通过改善心脏、血管和血液三方面来实现，这也是活血化瘀法研究的重点所在。研究思路可概括为：①观察活血化瘀法对微循环的影响。活血化瘀药治疗冠状动脉粥样硬化性心脏病等血瘀高发疾病等，观察甲皱微循环治疗前后的变化，并结合血瘀证动物模型治疗前后球结膜及肠系膜微循环的改变，证明改善微循环，保证组织的血液灌注是活血化瘀法的作用机理之一。②观察活血化瘀法对血管的影响。结果显示，许多药物可直接或间接扩张冠状动脉、脑血管和四肢血管，减少总外周阻力，缓解血管平滑肌痉挛，增加心肌血流量。另外，还可以调节紊乱的血管通透性。实验研究发现，破血药扩张外周血管的作用比活血药强。当归通过刺激胆碱能受体和组织胺受体扩张血管，也有许多活血化瘀药扩张血管作用的环节及途径尚不十分清楚，有待今后研究。③观察活血化瘀法对心脏的作用，发现活血化瘀药具有恢复心脏功能的作用，如增强心脏的冠脉流量，对抗心肌缺血，因此活血化瘀法是冠心病常用的治法，据此法拟定的协定方冠心Ⅱ号在临床上广泛应用，取得较好疗效。

3.活血化瘀–消散瘀滞–防治血栓形成，修复组织器官

化瘀即消散瘀滞，防治血栓形成，修复组织器官。血栓是指活体心脏或血管内，血液有形成分沉析和凝固形成的固体物质。与中医瘀血含义有相似之处。临床实践业已证明，活血化瘀法对瘀血有消散吸收效果。实验还发现，活血化瘀中药对红细胞凝聚素系统和纤维蛋白溶解系统有较大影响，如降低血小板表面活性、降低纤维蛋白酶活性、增加纤维蛋白活性和抑制血小板聚集等，继而降低血液流动的凝固性，表明具有溶栓或抗血栓作用并可达到修复组织器官的目的。如有实验表明，活血化瘀药可使实验性心肌梗死区的修复过程加快，能提高吞噬细胞的活性，快速清除心肌坏死物质，促进心肌细胞再生。

4.活血化瘀调节新陈代谢和免疫功能

临床上常用活血化瘀药降血脂，其作用机制值得探讨。因为血液循环的主要功能是输送各种代谢物质，保证人体的正常代谢。所以，可观察活血化瘀法对代谢的正常进行，可观察活血化瘀法对代谢的影响，阐明其作用机理。研究结果证明，活

血化瘀中药能显著调节结缔组织的代谢。主要机理可能是保证血液循环正常，抑制胶原纤维和结缔组织的细胞增殖，以及具有一定的免疫抑制和抗炎作用。活血化瘀与免疫之间的复杂关系值得深入研究。

5.活血化瘀与抗炎镇痛

临床常用活血化瘀药止痛抗炎，有效方剂如少腹逐瘀汤、失笑散、宫外孕方等，这一作用为活血化瘀法的研究提供了思路。中医学认为，"不通则痛"。而"不通"主要是气血阻滞不通。活血化瘀法的主要作用是畅通血流、消散淤滞。因此可从根本上治疗痛证。其作用原理主要基于改善血液循环，保证血液的正常运行和供应。活血化瘀镇痛机制的其他环节尚待进一步研究。

6.活血化瘀法和活血化瘀中药的临床研究

活血化瘀中药及其复方的药理学研究和活血化瘀法的临床研究，也是需要探讨的重要课题。近几十年来，广大医务工作者围绕这一内容开展了多学科、多指标、多层次的研究，对活血化瘀药有效成分的主要作用进行了较深入系统的研究，其中以丹参、三七、川芎等为代表，取得了较大成绩。而活血化瘀的临床研究在国内外更是蓬勃开展，通过观察活血化瘀法对消化系统、呼吸系统、心血管系统、泌尿系统、血液系统、神经精神系统疾病和免疫性疾病、肿瘤、损伤性疾病、急腹症、妇科、儿科、皮肤科、眼科及口腔、耳鼻喉科疾病的治疗效果，将观察临床疗效和研究作用机理相结合，取得了令人瞩目的成绩。具体研究方法将在中药及临床部分讨论，在此不一一赘述。

（二）扶正固本法的中西医结合研究

扶正固本是中医学主要治疗法则之一，属八法的补法，临床应用非常广泛，适用于各种本虚之病证，包括恶性肿瘤等疑难病证，中医的"扶正"就是扶助正气，不同的虚证采用不同的补益治法，如针对阴虚证、阳虚证、气虚证和血虚证分别运用补阴、补阳、补气和补血法，以调整脏腑生理功能，增强机体防病能力。"固本"就是运用补益强本的方药巩固机体固有的抗病能力，主要是培补脾肾、益气健脾以增强人体脏腑的功能活动，祛除致病因素，促进机体生理功能的恢复，达到治疗疾病的目的。由此可见，扶正固本法的基本功能是调养明阳、益气养血、健脾补肾三个方面。在肯定临床疗效的基础上，对扶正固本法进行了实验研究，表明该法对心血管系统、消化系统、呼吸系统、造血系统、免疫系统、内分泌系统和神经系统以及对细胞内环核苷酸的调节均有不同程度的影响。现就其研究思路和方法做一探讨。

1.扶正固本法与虚证结合

扶正固本法的作用点是"正"与"本"，主要用于正气虚为主的多种疾病。因此，扶正固本法研究的主要对象是"虚"证，即阴、阳、气、血及脾肾虚损，是以虚证为前提，虚证通过治法反证，方能使结论具有更高的可信性，而扶正固本法也是通过对不同系统疾病属正虚的治疗及虚证动物模型的作用研究，进而探讨其作用机制。因此，法与证二者始终是密切结合，互为依托的。虚证主要指气、血、阴、阳虚损，具体来说，如心气虚、肺气虚、脾气虚、血虚、阴虚、阳虚等病证。这些均是扶正固本法的研究对象。有关虚证的研究报道屡见于各刊物，并制定了虚证辨证标准，研究发现，虚证存在多系统指标的改变，包括免疫系统、内分泌系统、神经体液及能量代谢等方面的改变，可观察扶正固中法治疗虚证前后诸指标的变化以阐明其作用环节、途径及作用方式。又如阳虚证表现为副交感神经机能亢进，交感神经活动偏于低下，体内代谢水平明显降低，甲状腺功能低下，血浆 cGMP 升高，及 cAMP/cCMP 值下降，内分泌系统功能紊乱等改变，可将温阳法用于该证中，观察各客观指标的变化，进而说明温阳法的作用原理。由于虚证范围较广，包括一切正气虚损的病证，扶正固本法可视具体情况分为健脾益气法、补血滋阴法、温肾补阳法、滋补肝肾法、健脾补肾法及养阴生津法等常用治法，分别进行作用机制研究，从全方位阐明扶正固本法的原理，寻找相对特异的客观指标，为临床准确运用扶正固本法提供依据，并推动治则治法的发展。

2.扶正固本法与藏象实质结合且尤重脾、肾

人体健康的正气来源于脏腑生化，尤其是与脾、肾的生化密切相关。脾肾的强弱决定正气的兴衰。健脾补肾可以达到强身健体的扶正目的。故脾肾是扶正固本法的关键所在。因此，扶正固本法应该与藏象实质的研究紧密结合。在藏象实质研究的基础上开展扶正固本法的现代研究，全面认识本法对脏腑功能调节的内在机制，这是十分必要的，也是可行的。近几十年来，广大医务工作者对中医藏象学说从多方位开展了研究，从客观上认识了藏象生理功能及内在联系，例如，在心血管疾病中研究心气虚证，则以左室功能不全作为诊断心气虚证的实验室参考指标。对肺气也从免疫、肺功能、血流动力学、自主神经功能等方面进行了探索。而藏象研究中尤为突出的是脾、肾的研究，通过大量广泛而较为深入的探索，取得了可喜的成就，加深了对先后天之本的认识。这些研究成果无疑为扶正固本法的研究奠定了坚实的基础。例如消化功能减弱，包括消化酶活性降低、肠道吸收功能下降和胃肠运动功能紊乱以及自主神经功能紊乱、内分泌功能紊乱、代谢功能紊乱及细胞免疫功能低下等，为健脾益气法提供了观测指标和前提条件。而肾本质的研究自20世纪50年代以来一直受到高度重视，其中肾阳虚无论在深度和广度上都处于领先地位，这又为温补肾阳法的研究奠定了基础。近年来，补肾法的研究较为活跃，临床和基础的研究都有较大进展。临床上将补肾法广泛运用于内、外、妇、儿、眼、耳鼻喉科及肿瘤等多种疾病和延缓衰老中，取得了较好疗效，在总结疗效的基础上，采用多层次，多指标全面探讨其治愈原理。而补肾法的实验研究也涉及多系统如内分泌系

统、免疫系统、神经系统等，通过补肾法对下丘脑-垂体-肾上腺皮质轴和下丘脑-垂体-性腺轴的调节，提示补肾方法可能通过增加神经内分泌的兴奋性来调节非特异性免疫功能，发挥"肾"的正常抗病效果。

3.扶正固本法与促进或调节免疫功能

中医"证"的范畴比较广泛，可以根据辨证分为多种证型。但在中医学，虚证和现代医学的免疫功能下降密切相关。扶正具有多方面的作用，免疫调节是其中最重要的一个方面。实验研究结果发现，体虚易感冒者存在免疫功能低下，而益气固表名方玉屏风散具有改善机体免疫状态，提高防御能力的作用，在防治体虚感冒上有较显著的疗效。实验也证明，扶正固本中药可增加网状内皮系统的抗菌能力，增强单核细胞的吞噬能力，提高机体免疫球蛋白水平和淋巴细胞转化率。大部分扶正方药既能提高细胞免疫功能，又能增强体液免疫功能，从而增强机体对外界致病因素的抵抗力。在扶正固本与免疫功能的研究是一个新的研究领域，将为癌症的防治提供有效的措施，为人类健康做出重大贡献，这方面工作亟待加强。

4.扶正固本法与调节内分泌功能

临床实践表明，许多内分泌功能紊乱的疾病经扶正固本法治疗后取得显著疗效，因而推断扶正固本法的作用机制之一可通过调节内分泌功能达到。实验证明，补肾药可纠正下丘脑-垂体-靶腺轴紊乱。例如，以垂体-肾上腺皮质轴为轴心，可使已经增生或已经萎缩的垂体恢复正常，保护肾上腺免受外源性激素反馈抑制作用，使肾上腺组织形态恢复正常，肾上腺具有皮质类固醇的作用，调节和改善垂体-肾上腺皮质轴的功能，补肾药对下丘脑-垂体-性腺轴功能也有重要的调节作用，与卵巢功能调节关系密切，说明补肾药具有性激素样作用，兴奋下丘脑-垂体-卵巢轴，以调节和改善内分泌系统。

5.扶正固本法调节心血管系统和造血系统功能

有些扶正固本方剂能改善心功能低下和循环血容量不足，如生脉散能调节心血管功能，具有强心、升高血压和抗休克作用。如人参对心血管病有较好的作用，其对心肌和血管作用表现为小剂量兴奋，使减弱的心肌收缩力加强，大剂量则呈抑制。某些温阳药具有程度不同的改善血循环和强心的作用。血虚证的研究结果表明，很多扶正类中药可促进和改善造血功能，比如升高红细胞、白细胞、血红蛋白及血小板等。肿瘤患者在进行放、化疗时，辅以扶正中药治疗，可不同程度地对抗其毒副作用，使白细胞不致下降或下降幅度减小。但扶正药可以产生这些作用，其内在环节及基础有待深入，需要利用分子生物学等技术从分子、基因水平揭示。

6.扶正固本法与调节消化系统功能

健脾补肾法是扶正固本法则中最主要也是最常用的治法，研究者在这方面已进行了较为系统的工作。实验证明，健脾补肾法可增加肠道张力，有利于乳糜的吸

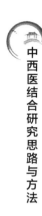

收。还能通过调节植自主经功能影响消化道功能如调节消化腺的分泌功能和胃肠功能障碍，但作用原理的研究有待深入。

除此之外，可通过观察扶正药物对泌尿系统、神经系统、能量代谢、肿瘤、防衰抗衰等方面的作用，全面认识其作用原理。总之，扶正固本法则范围较广，涉及病种、指标较多，目前的研究面铺得较宽，但研究深度还不够，有待加强。可运用现代先进的技术如分子生物学等从分子、基因水平揭示扶正固本法作用的基础，从更高深层次上阐明扶正固本法则的作用机制。

（田欢）

第二节　中西医结合临床研究思路

临床是中西医结合的一个重要领域。近几十年来，在中医和中西医结合医学工作者的共同努力下，基础研究与临床实践取得了丰硕的成果。在治疗恶性肿瘤、心脑血管疾病、肾脏疾病以及妇科、眼科和皮肤科疾病等方面，取得了令人满意的疗效。中西医结合治疗烧伤、骨折、急腹症和多器官功能衰竭等方面达到国际先进水平。归纳其基本方法，大致有以下几个方面。

一、病证结合法

病、证结合是最常见、开展最早的一种中西医结合方式，是西医辨病和中医辨证的相互结合。西医的辨病是以现代医学为基础，对致病因素引起的一系列病理变化及其影响有着深入细致的认识，但它注重局部器官与功能的改变，常常忽略了整体的人，对人与外界的关系重视不够。辨证施治是中医的一大特色。中医学对疾病的诊断和治疗从整体观念出发，重视人的整体特性以及人与自然的关系，特别强调机体的抗病能力这一内在因素和疾病过程中正、邪消长的变化；突出因时、因地、因人而异的三因制宜，具有较强的灵活性。但在观察疾病病理变化方面缺乏客观指标和定量数据。西医辨病和中医辨证相结合，可弥补这一不足，取长补短，提高临床疗效。如果我们在运用中药治疗疾病过程中只辨病不辨证，那就是简单地对号入座，相同的疾病用同样的药物或者相同的症状给同样的方药。如果不辨证，将很难达到治疗效果，甚至加重病情。例如，治疗支气管哮喘的含砷药丸如砒矾丸和寒喘丸对某些患者疗效较好，对另一些患者疗效较差。在追踪无效患者的过程中发现，疗效较差或无效的患者多为热喘证，且热喘证患者服用含砷药丸后病情加重，这是由于砒霜为大热药品，只适宜寒喘之证。同样，若以麻杏石甘汤治疗风寒犯肺的急性支气管炎也是难以奏效的。如果只讲中医辨证，而忽略辨病，也不免存在一些缺陷，如肺结核一病，中医辨证多属肺阴亏虚或阴虚火旺的肺痨，表现为咳嗽、咯血、潮热、盗汗等。中医辨证治疗，咳嗽、咯血等均可好转，但对病灶帮助不大，若只见症状改善即放弃治疗，病情难免复发，此时应根据辨病予以正规的抗结核治疗。还有一些疾病，西医理化检查结果阳性，但临床症状不明显，这时中医辨证论治存在一些难点，必须结合辨病进行治疗。可见辨证与辨病结合是十分必要的。病、证结合体现制作诊断与治疗两个方面。

（一）诊断方面的中西医结合

在临床诊断中，中医辨证与西医辨病相结合，形成了双辨诊断和双重诊断。为了做好双重诊断，必须采用中西医结合的方法收集临床资料。和西医一样，中医除了询问病情外，更注重舌诊和脉诊，这是中医诊断疾病的宝贵经验和独特方法，对临床实践具有指导意义。西医有多种理化检测方法，与中医药相辅相成。辨病和辨证的步骤应先进行辨病，再进行辨证，这不仅有利于拓宽医生的思路，选择最佳的治疗方案，而且有助于把握患者的预后。如胃的癌性溃疡与良性溃疡，支气管扩张的咯血与肺部肿瘤的咯血等，因为症状和体征可能相同，而辨证为同一证型，但是它们的辨病不同，所以采用的治疗方法也有所差异，其预后也就不同。临床工作者经多年的观察和总结发现，由于疾病的不同阶段或患者体质的不同，可以表现出不同的中医证型，不同的疾病可以表现出相同的证型。因此，产生了"同病异治"和"异病同治"的不同中医治疗方法。

（二）中、西医在治疗方面的结合

中医强调辨证施治，注重整体，重视内因；西医则注重人体的病理生理变化，提倡病因治疗。许多中医和西医的治疗方法都可以利用。实践证明，两种方法在治疗上相辅相成，疗效优于中医或西医。

如对骨折的治疗，传统的中医方法是靠手法整复及内外药物治疗，有的则要进行小夹板固定，并辅以适当的功能锻炼，这样虽然多具有较好疗效，但对于少数复杂的病例，则难以达到理想效果，有的甚至可能出现畸形愈合，影响肢体的外形和功能活动。西医治疗骨折强调解剖复位，采用牢固而广泛的固定方法，对于复杂的骨折，则采用手术切开复位和内固定的方法，这样虽然治愈了一些手法和外固定难以治疗的病例，但与中医比较，却存在诸多弊端。如广泛固定易形成关节僵硬、肌肉萎缩、肌腱粘连、骨质疏松等；手术切开复位可加重局部组织的破坏，增加骨折延迟愈合和不愈合的发生率。如此看来，中、西医各有优势和特点，中西医结合方法治疗骨折则起到了取长补短的作用。西医逐渐接受了中医治疗骨伤的观念，改变了"广泛固定""完全休息"的治疗模式，中医手法难以复位或夹板难以固定的骨折也利用西医的有关方法或器械，从而提高了骨伤病人的疗效。又如急性病毒性肝炎，西医对其病因病机比较清楚，但缺乏有效的治疗方法。中医根据其临床表现通

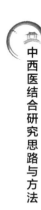

过辨证分为7个证型：①湿热蕴结之热重于湿证，治以清热利湿，解毒散结，用加味茵陈蒿汤；②湿热蕴结之湿重于热证，治以利尿化浊，清热降黄，用加味茵陈五苓散；③湿热兼表证，治以清热化湿解表，用麻黄连翘赤小豆汤合甘露消毒丹加减；④寒湿阻遏证，治以健脾和胃，温中化湿，用茵陈术附汤加减；⑤肝气郁滞证，治以疏肝理气，用柴胡疏肝散加减；⑥肝脾不和证，治以疏肝健脾，用逍遥散加减；⑦肝胃不和证，治以健脾和胃，用香砂六君子汤加减。一种疾病，分七个证型，每一个证型都有对应的治疗原则和方剂，适当配合西药补液和对症治疗，从而提高疗效，使中西医结合在治疗肝病中始终占有优势。如果不对病种进行辨证分型而全部采用西医的保肝治疗，就不能适应复杂的病证，故疗效不佳，甚至部分病人在静脉输液后症状加重。另外，肝炎和消化性溃疡如果都有肝气郁结证的表现，中医就可以用疏肝理气法进行治疗。然而，西医认为肝炎是由病毒引起的，在疏肝理气的基础上加板蓝根、虎杖和连翘等清热解毒中药效果更佳，消化性溃疡具有黏膜溃疡和胃酸增多的特点，在疏肝理气的基础上，加抑制胃酸、保护黏膜、促进溃疡愈合的药物，如瓦楞子、乌贼骨、浙贝母、牡蛎等，可明显提高疗效。

（三）辨证与辨病相结合

这是开展最为广泛的一种中、西医结合方式，将疾病按照西医的标准明确诊断，再按中医的方法进行辨证论治。这样避开了中西医不同理论的羁绊，重点放在解决问题、提高临床治疗效果上，从而增加了中、西医结合的契机。

1.辨证求因，同病异治

将西医诊断清楚的疾病，按照中医方法进行辨证，参合实验室检查进行分型治疗，此即中医学的同病异治。这种方法因人因证制宜，具体问题具体分析，强调治疗的个体化，因而其效果明显。如慢性萎缩性胃炎伴肠上皮化生或腺体异型增生，病情比较复杂，西医治疗难度较大，同济医科大学陈泽民教授根据中医辨证，将本病分为脾胃虚寒型、肝胃不和型、脾虚胃热型、脾胃阴虚型和湿浊中阻型等5个证型，分别用香砂六君子汤合当归补血汤、疏肝养胃汤、健脾清胃汤、养阴清胃汤和厚朴夏苓汤治疗，结果病理学总有效率为77.5%，显效率达50%；临床疗效总有效率达95%，显效率为75%。北京中医药大学董建华等教授认为，本病属于中医学"胃痞"，将临床辨证为"虚痞"的154例患者分为脾胃虚弱、气阴两虚和虚火灼胃三型，分别用甘温健胃方、甘草养胃方和酸甘益胃方治疗，临床主要症状治愈率为65.45%，症状改善率为98.7%；癌前病变消失率达52.12%，改善率达95.76%，临床总有效率达96.15%。

2.中西医合治，相得益彰

辨病与辨证同时进行，中西药物联合应用。这种中、西医结合的方法，其结果不能简单地视为"1+1"，对有些疾病的疗效，较单一使用两种方法提高数倍乃至数十倍。中山大学叶任高等运用中西医结合方法对成人原发性肾病综合征进行治疗，并和西医治疗方法进行了随机对照研究。西医对照组只用糖皮质激素甲泼尼龙标准疗程，如果疗效不满意，可加用免疫抑制剂环磷酸铵；中医辨证分为脾肾气虚证、脾肾阳虚证和阴虚湿热证，分别用真武汤、参苓白术散和二至丸合大补阴丸加减治疗；中西医结合组两者都用。结果表明，中西医结合组的病情缓解率达100%，其中部分缓解率为20%，完全缓解率为80%，而对照组完全缓解率不到30%，病情缓解率仅有53.1%，有5%无效率。中西医结合组的药物不良反应发生率为33.3%，对照组为68.3%。中西医结合治疗方法在缓解后6个月复发率为0；12个月和47个月的复发率分别为0.33%和13.3%，平均缓解期35.9个月；西医对照组6个月、12个月、47个月的复发率分别为11.8%、23.5%和35.3%，平均缓解期只有12.4个月。表明了中西医结合方法对本病的治疗占有明显的优势，为一种比较满意的治疗方法。

（四）舍病从证和舍证从病

有时我们在临床实践中会遇到这种情况。从表面上看，疾和证是矛盾的，或者病和证的处理方法是矛盾的。此时，我们需要进行分析和综合，把握疾病的主要方面，处理疾病与证候的关系。

1.舍病从证

上消化道出血是内科常见的急症。西医常用止血药，疗效不理想，由于瘀血停滞，大便隐血持续时间长，出现吸收热，常有轻度氮质血症。西医担心再次引起出血，在治疗中一般不用泻药去清除陈旧的瘀血；根据中医辨证，认为呕血是由于胃火炽烈，灼伤血络，迫血妄行而致。黑便是由于瘀血内滞的标志所致。临床应用二黄泻心汤或单用大黄，清胃泻火、祛瘀止血，不仅止血效果良好，而且可以缩短大便隐血时间，减少或消除因血瘀引起的发热和氮质血症。再比如，肺炎患者，根据中医辨证分型为肺热咳嗽哮喘，经抗感染治疗后，胸痛、咳嗽、气喘等症状减轻，肺部罗音消失，白细胞总数和中性粒细胞减少，但部分患者体温持续升高，舌质红、舌苔少、脉细数，抗生素治疗效果不明显，中医辨证属热邪久羁，耗损气阴，服用益气养阴清热方剂，取得了较好的效果。

2.舍证从病

根据中医理论，慢性肾炎和肾病综合征由肺、脾、肾三脏功能异常引起，水液潴留是本病的主要病因。中医辨证施治虽然使部分症状得到缓解，但消除蛋白尿的效果甚微。通过对其病理改变的研究发现，慢性肾炎和肾病综合征患者的肾小球内皮细胞异常增殖以及纤维蛋白栓子的形成，导致肾小管管腔狭窄或阻塞，所以采用大剂量活血化瘀药结合其他治疗方法，通过改善微循环，软化并吸收增生性病变，开放废用的肾小球，大大提高消除蛋白尿的效果。这些患者临床上并没有血瘀证表现，但已经具有血瘀证的病理改变。另一个例子是急性泌尿道感染，表现为高热、

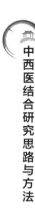

尿频、尿急和尿痛等症状，尿液化验发现脓细胞+++，经清热利湿通淋剂治疗后，症状完全消失。但尿液检查仍有脓细胞和细菌。此时，如果放弃治疗，不可避免地会导致复发或转为慢性感染，建议继续进行治疗，以清除余邪。

二、阶段结合方法

在疾病的发展过程中，往往有阶段性，而且每个阶段都有其主要矛盾。根据不同阶段的特征，灵活性地应用辨病和辨证相结合的方法，将二者有机地结合起来。如肺脓肿患者在治疗中，病情严重，X线检查发现脓腔积液时，应使用足量抗生素，口服千金苇茎汤，并大量服用桔梗和鱼腥草等解毒清热中药，配合输液等中西医结合治疗，达到控制病情的目的。如果肺部炎症减轻，X线片显示脓腔无液面，则应着重祛痰排脓，促进脓腔的尽早闭合。西医虽然可以采用体位引流、支气管镜引流或其他祛痰药物，但并不像中医那样简单有效。所以这个阶段应该以中医为主，西医为辅。疾病末期，X线检查，炎症已经消失，脓腔已经闭合，但因致病因素损伤正气，出现低热、盗汗、神疲乏力等气阴两虚的症状，这个阶段则以补肺扶正为主，可单独应用中药调理。

再比如支气管哮喘急性期，西药有快速平喘作用，见效快；而对于慢性支气管哮喘，中药能调动机体内因，改善机体反应状态，易于巩固疗效。中医有肺为气之主，肾为气之根，以及肺主气、肾纳气等理论。说明哮喘的病位在肺，病本在肾，因此有急则治肺，缓则治肾的说法。这种分阶段治疗可以充分发挥中西医结合的特点，西医用于平喘，中医药预防复发和巩固疗效，两者相辅相成，相得益彰。

遵义医学院对胆石症的治疗采用"总攻"疗法，也属于中西医结合的阶段性治疗。患者于上午8：30口服排石汤6号1付，促使胆汁排出量逐渐增加；9：30皮下注射吗啡5 mg关闭胆管括约肌，胆管积聚，胆管内压力持续升高；10：00皮下注射阿托品0.5 mg，打开胆管括约肌，充分发挥胆汁内冲洗的作用，促进胆结石排出；10：10口服33%硫酸镁40 mL，继续扩张胆管括约肌，收缩胆囊。在整个治疗过程中，排石汤的利胆作用温和持久，硫酸镁的利胆作用迅速强大，说明分阶段治疗，具有协同作用，能够提高排石率。浙江省中医院，对晚期食管癌和胃癌，采用中药配合腹腔动脉插管化疗取得了显著的效果。治疗分插管前、插管中和插管后三个阶段。插管前以中药为主，扶正和抗癌相结合，根据中医辨证，运用益气健脾养血和扶正抗癌；或者养阴生津和清热解毒等方法。插管中注射化疗药物。后期运用疏肝和胃、降逆止呕，或益气养血、滋补肝肾中药，调节脏腑和免疫系统的功能，减少化疗药的毒副作用和不良反应，具有减毒增效作用。中药缩小实体瘤的作用较弱，而腹腔内动脉插管化疗由于集中灌注，药物剂量大、杀伤力强，能使瘤体迅速缩小，从而充分发挥中西医结合的优势，提高临床疗效。

中西医结合分阶段治疗取决于疾病不同阶段的不同病理生理特点，以及中西医结合治疗方法在不同阶段所发挥的作用，应该充分利用这种治疗的优势，最大限度地提高临床疗效。

（一）结合实验室检查和病情变化的中西医结合治疗

以往中医对有些疾病的治疗效果确切，临床症状消退快，但有的容易复发，究其原因，可能是治疗不彻底所致。由于中医辨证只注重症状，有的症状虽已缓解，但疾病没有完全治愈。例如，慢性肾小球肾炎中医学属于水肿范畴，通过辨证施治，水肿症状消失，但此时要观察小便的变化和肾功能的情况，症状虽见缓解，若实验室检查尿中有蛋白，或有肾功能损害，应该继续坚持治疗，以消除蛋白尿和改善肾功能为目的。实验室检查在这里是诊断病情和判断疗效的重要依据。

（二）结合现代医学疾病发病机理的中西医结合治疗

对于疾病发生机制，现代医学的研究更为深入。运用中、西医掌握的理论和知识指导临床实践，可以提高临床疗效，并将有一些创造性的发现。例如，肝硬化腹水的发病机理，西医主要有三个方面的认识：①血浆白蛋白低下。这是因为正常肝细胞减少或肝细胞营养不良，导致白蛋白产生减少；②门静脉高压。这是因为肝脏内纤维组织增生，肝静脉回流受阻，肝脏表面富含蛋白质的淋巴渗出到腹腔，产生腹水；③肾脏和内分泌因素。由于肾脏有效血容量的减少，肾小球滤过率降低，肾脏血流量重新分配，引起继发性醛固酮增多症。肝灭活功能降低，引起醛固酮和垂体后叶抗利尿激素升高，加重了水钠潴留。西医在上述第三个因素上有治疗优势，除限制钠盐摄入，还可以选择使用不同的利尿剂，从而抑制肾小管再吸收和提高肾小球滤过率，或者通过拮抗醛固酮等，发挥利尿消肿的作用。中医主要针对上述第一和第二个因素进行治疗。对于第一个因素，通常需要区分有无病邪。有邪气的患者，如果是热毒，就要用清热解毒的方法来治疗；如果是湿热，就要用利湿清热的方法来治疗。祛邪可以减轻肝细胞损伤，促进肝细胞恢复生产白蛋白的功能。对于无邪气的患者，中医辨证以脾虚为主的，应益气健脾，改善肝细胞功能，升高白蛋白。对于第二个因素，活血化瘀法常被用来软化肝脏纤维组织增生性病变，疏通血管，降低门静脉高压。病症较轻的用当归和丹参等活血化瘀中药，病症较重的选择下瘀血汤等作用比较强的活血化瘀方，由于对肝硬化腹水发病机制的深入了解，中西医结合治疗肝硬化腹水的疗效确切而受到重视。再如腹膜透析是治疗尿毒症的方法之一。影响腹膜透析的重要因素是腹膜毛细血管的有效血流量，丹参具有明显的扩张血管和改善循环的作用，徐再春等在腹膜透析液中加入丹参注射液，研究结果发现，丹参能明显提高腹膜的血清尿素氮、肌酐和尿酸的滤过量和清除率，其作用优于多巴胺，且无不良反应发生。

（三）结合疾病分期分型的中西医结合治疗

急性脑血管疾病的治疗，无论是缺血性还是出血性，都面临着脑水肿如何解决的问题。脑内出血后水肿主要是血肿压迫周围组织，引起循环障碍所致。清除血肿可以减轻水肿。扩张局部血管和改善局部血流量是清除血肿的关键措施，但是，这些措施有可能加重脑水肿；脱水剂的应用会降低脑血流量，增加血液黏度，也不利于血肿吸收；禁用西药抗凝剂。目前最好的治疗方案是采用西药脱水剂结合中药活血化瘀法。中国中医科学院西苑医院神经内科应用活血化瘀中药脑血康，结合西药脱水剂甘露醇，对180例高血压脑内出血患者进行治疗，临床疗效满意，明显优于单纯西药治疗。对于脑血管病后遗症的治疗，主要是改善或恢复患者的功能，提高生存及生活质量，在这方面，西医药相对显得不足，中药、针灸、推拿按摩等治疗方法的效果是肯定的，临床普遍应用。中药主要采用平肝潜阳、活血化瘀、化痰通络之品。研究表明，针灸治疗能降低血黏度，增加脑血流量，改善血液流变性，与按摩相配，有相得益彰之效。

（四）结合中医标本缓急治则的中西医结合治疗

"急则治其标"和"缓则治其本"是中医的基本治则。正确运用这一治则，对一些慢性、反复发作性疾病的治疗是十分重要的。例如，中医认为，慢性支气管炎属咳嗽、喘证和哮证范畴。国外对本病的治疗仍以抗炎、祛痰、扩张支气管等法为主，故多于停药后复发或使病情逐渐加重。中医学认为，该病发作期的主要病机是邪气犯肺，祛邪为其治疗原则；缓解期的主要病机是本虚，本虚是此病发生和发展的主要原因，即所谓"其标在肺，其本在脾肾"，这时应采用益气固表和健脾补肾的方法治疗，可收到较好的近期和远期疗效。许多资料表明，免疫学指标下降，下丘脑-垂体-肾上腺轴功能失调，以副交感神经功能亢进为主的自主神经功能紊乱是慢性支气管炎的患者存在肺虚、脾虚和肾虚等三脏虚弱的病理基础，而且影响以上功能的程度，基本上都是肺型＞脾型＞肾型，这一规律与本病肺虚、脾虚和肾虚的病理演变过程是一致的。进行扶正固本治疗后，随着病情控制，上述各项指标都会得到改善。

三、中医和西医融会贯通法

中医学和西医学融会贯通是中西医结合学科形成的重要途径之一。运用现代科学技术与方法研究和分析中医理论，全面阐述中医理论的本质。然后，将其和现代医学的理论有机结合，形成一种新的中西医结合的医学理论，它超越了中医和西医学现有的水平，可以用来指导临床实践。这是一种高层次和高水平的中、西医结合方式。目前中西医结合医学已趋成熟，主要表现在临床诊疗过程中，中、西医理论互相渗透，中、西医方法互相借鉴，以提高临床疗效。总括而言，主要有以下几方面：

1.中医理论为指导

比如，按照中医六腑以通为用的理论，中西医结合治疗急性胰腺炎时，摒弃了西医传统的饥渴疗法，初步形成了调动机体自我抗病能力的新方法。再比如，中西医结合治疗骨折，吸收了中医治疗骨折的观点，总结出内外兼治、筋骨并重和动静结合的治则。促进骨折愈合，加快功能恢复，减少并发症发生。

2.以中、西医理论为指导

在临床实践中，单纯采用中医或西医治疗某些疾病的疗效并不理想。发挥中西医结合的优势，可以提高临床疗效。例如，对于癌症患者，西医更注重局部病变，采用手术、化疗和放疗等方法消除肿瘤和杀死肿瘤细胞。而中医则从整体观念出发，强调扶正祛邪，通过调整机体的免疫功能，提高其内在抗病能力，发挥抗肿瘤作用。两者的结合为癌症的预防和治疗开辟了新的途径。又如，对慢性肾炎的治疗，益气健脾疗法可以帮助改善患者的全身功能状态，并能为应用激素与免疫抑制剂创造条件，使他们发挥作用。激素和免疫抑制剂的正确应用可迅速缓解病情，中药还可以减轻西药的毒副作用和不良反应，达到减毒增效的作用。

3.将中药的研究成果应用于临床

例如，根据文献中青蒿截疟的记录，从青蒿中分离出有效的抗疟成分青蒿素，已被证明对各种类型的疟疾都有治疗作用，具有速效、高效和低毒等优点，临床上已成功地应用于恶性疟疾与脑型疟的治疗；再如，当归龙荟丸治疗慢性粒细胞性白血病有一定效果，通过研究发现，青黛发挥主要作用，进一步发现青黛的有效成分是靛玉红；另外，抗癫痫有效药物"抗痫灵"是从民间验方白胡椒和萝卜中发现的。这些药物都是从临床经验或文献记载中，通过现代药理学研究和临床试验研制成功，不仅提高了治疗效果，而且找到了中西医结合的交汇点。

4.将中医学理论研究的成果应用于临床

许多以实践为基础的中、西医临床研究，通过中医理论及其本质的探讨和逐步阐明，已经转向了中西医结合的模式。例如，中医学从血液流变学、微循环、凝血与纤溶机制、免疫功能、结缔组织代谢等方面，对血瘀证和活血化瘀理论的本质及其治疗原则进行了研究，为活血化瘀治疗的广泛应用提供了科学理论依据，使慢性肾炎、肾病综合征、系统性红斑狼疮、视网膜中央血管栓塞和弥漫性血管内凝血等顽固性疾病的治疗提供了新的方法。再如，研究表明，阴虚和阳虚患者表现出血浆环核苷酸的变化，通过补阴和益阳法治疗甲状腺功能亢进和甲状腺功能减退患者，取得了显著的疗效，同时影响血浆环核苷酸，提出该疗效的机制可能取决于该病的共同矛盾，即血浆环核苷酸的变化。运用该理论治疗单纯用甲状腺素无效的甲状腺功能减退症患者，取得了满意的效果。

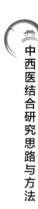

四、综合诊疗法

综合诊疗主要是针对一些疑难杂症和顽固性疾病，采用中西医结合针灸和药物共同治疗，有的还采用一些外敷和推拿等，以提高临床疗效。如支气管炎或哮喘，哮喘急性发作期要以平喘为主，西医药平喘较速，缓解期要防复发，此时以中医药调补肺肾为好。近些年来，湖北中医药大学附属医院及国内许多单位在夏日伏天采用中药穴位外敷，收到了满意疗效。坐骨神经痛是常见疾病，现代医学治疗效果不佳，采用针灸、推拿和中药等往往能迅速获效。血府逐瘀汤雾化吸入治疗冠心病心绞痛患者，具有明显的改善症状和心电图的作用，用硬币压迫至阳穴能迅速缓解冠心病患者的心绞痛，将刺激器埋入至阳穴能防治心绞痛发作。临床上应根据患者的病情和医生掌握这些方法的熟练程度，以简便、有效和经济为原则，选择合适的治疗组合。

五、病证客观化

临床系统病证的客观研究主要包括两个方面：一是对病证本质运用现代科学方法进行多方面研究，如阳虚证、阴虚证和血瘀证等，有的证已经有动物模型，可以用来深入研究治法、处方和药物。二是应用实验室指标，研究治法、处方和药物。结合临床症状体征变化综合评价治疗效果，这是一项比较广泛开展的临床工作，它克服了中医学主观因素太多的缺点，使部分数据定量化，从现代科学的角度论证和阐述了中医药的疗效。是实现中西医结合和中医药现代化的途径之一。

（一）建立客观指标，综合判断疗效

这是很早就已开展的工作，在辨证的基础上，设立一些客观的实验室指标，用来判断治疗方法和方剂的临床疗效。如冠心病患者的主要临床表现多为气虚血瘀证。中国中医研究院王荣金等，选用补气活血之参芎冲剂进行治疗，除临床症状外，着重观察了治疗前后次极量运动试验的变化。结果表明，患者的临床症状改善后，运动时间和作功能量也明显提高，明显减少ST段下降的程度，表明益气活血剂能提高冠心病患者的运动耐量及左室功能，改善心肌缺血状态。湖北杜发斌等认为，脾虚是慢性乙型肝炎的主要内在因素，采用补中益气汤为主方进行治疗，能较快地改善患者症状，同时实验检查发现患者的肝功能能较快降至正常，特别是肝功能长期异常或波动较大者能稳定下降，乙肝病毒血清学标志物能全面地改善，并能提高患者的细胞免疫和体液免疫功能，促进血清蛋白合成。这样，不仅肯定了补中益气汤的治疗效果，而且对其药理作用也有了初步的揭示。有许多学者还同时观察了某些药物和治法的临床和动物实验的有关指标，更能反映治疗效果。但所选指标一定要针对性强，切实可行。

（二）设立多项指标，探求证的本质

证本质是多元的，一项指标或某几项指标，不能完全反映证的本质，必须进行多学科、多指标的研究，这是基本形成的共识。如安徽中医学院附属医院孙粥纲等对脾虚证研究发现，此类病人木糖吸收率普遍降低，且脾虚程度随着木糖吸收率的逐渐降低而加重，红细胞计数、红细胞压积、血红蛋白、血浆总蛋白和白蛋白含量、全血比黏度、血浆比黏度以及淋巴细胞转化率也逐渐降低，与木糖吸收率的变化呈正相关；左心收缩力、心排出量、血容量和唾液淀粉酶活性逐渐降低，但与木糖吸收率的变化负相关。此外，一些研究发现脾虚证与胃肠激素关系密切，其胃泌素、胃动素含量降低，而血管活性肠肽、生长抑素、神经降压素及P物质含量增高。

再如肾虚证本质的研究一直走在证本质研究的前列，近些年来也有新的进展。沈自尹等通过对肾虚和内分泌关系的一系列实验，得出以下结论：①肾阳虚不但有下丘脑-垂体-肾上腺皮质轴的功能障碍，而且在其他靶腺轴的不同环节也出现程度不同的功能紊乱，是神经-内分泌系统的一种潜在改变；②下丘脑调节功能紊乱可能是肾阳虚证靶腺功能障碍的主要发病环节；③老年人的甲状腺轴和男性的性腺轴的异常表现和肾阳虚证极其相似，提示肾阳虚证的外在表现反映了某个靶腺轴上有不同程度的未老先衰。

根据"起病治肺，未病治肾"的理论，沈氏等研制了温阳补肾片，观察其防止支气管哮喘季节性发作的疗效，419例患者的有效率为63.4%～75%。在此基础上，他们进行了内分泌研究，发现支气管哮喘患者在没有肾虚症状的情况下，也有肾阳虚证的肾上腺皮质改变。温阳补肾片能改善哮喘发作，增强抑制性T细胞的功能，抑制IgE的季节性升高，提示补肾能调节免疫功能，预防哮喘发作。根据中医"以药测证"的理论，表明下丘脑是神经内分泌系统和免疫系统的总中枢，可能是肾阳虚证的主要病理发源地。

其他研究显示：肾虚患者的细胞免疫功能下降，其中肾阳虚患者比肾阴虚患者下降更明显；血清总补体CH50、补体C3和红细胞C3b受体花环率以及免疫复合物活性降低；过氧化脂质水平升高，超氧化歧化酶活性下降，通过这些研究，比较深入地探讨了肾虚的内涵，但还有很多工作仍在进行之中。

在证本质研究的同时，也有一些学者在临床辨证的基础上，探索不同病证在实验指标上的区别。例如，柯晓对慢性萎缩性胃炎虚实证进行了临床研究。结果表明，胃酸分泌功能、造血功能、细胞免疫功能和合成代谢能力减弱是虚证的主要表现。脾肾两虚证患者红细胞、血红蛋白、尿17-羟类固醇、高密度脂蛋白胆固醇、甘油三酯、T淋巴细胞CD8、幽门螺杆菌感染率、胃黏膜不典型增生程度及肽核酸染色程度均低于脾虚证患者。血浆脂质过氧化物水平和血沉速度均高于对照组。结果表明，小鼠血清胃泌素水平较高，体液免疫功能亢进。气滞血瘀型胃黏膜萎缩程

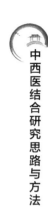

度明显高于气滞型胃黏膜萎缩程度，且血沉较快；胃酸分泌功能表现为热郁＜湿热＜湿阻，血浆脂质过氧化物水平以热郁型最高。虚实证之间是以虚证为本，实证为标；本虚导致标实，标实加重本虚，虚愈甚，实愈重。这些研究，不仅加深了对证的认识，而且对处方用药有一定的指导意义。

（田欢）

第三节　药理学中西医结合研究思路

药学和医学是医药学理论体系的两个方面，它们是来自一个系统的两个领域。医学通过科学或技术的手段处理人体的各种疾病或病变，它是一个从预防到治疗疾病的系统学科。药学是连接健康科学和化学科学的医疗保健行业，它承担着确保药品的安全和有效使用的职责。药学主要研究药物的来源、炮制、性状、作用、分析、鉴定、调配、生产、保管和新药研制等。主要任务是不断提供更有效的药物和提高药物质量，保证用药安全，使人类能更好地同疾病做斗争。两者既有区别，又相互依存。没有药学，医学就会失去有效的防治手段和物质基础，没有医学，药学就会失去作用对象和指导思想。

中西药学结合和中西医学结合，共同构成了中西医药学理论体系，将产生统一而新型的医药学理论体系。仅有中西医学结合，没有中西药学结合，则中西医学的结合是不完整的，亦不可能真正实现结合；若无中西医学结合，中西药学的结合亦难彻底。这两类结合，相互促进，不断深化，最后达到中西医药学结合。

中、西药结合研究，也就是应用现代科学技术，在中医药理论指导下对中药炮制学、中药制剂学、中药化学、中药药理学、中药方剂学、中药鉴定学等学科，以及中西药物合用的作用机理、临床表现等进行全面、深入、系统的研究。

一、中药药理学中西医结合研究

中药药理学的中西医结合研究，是以中医基础理论为指导，运用现代科学方法研究中医药对人体的作用及其机制和药物在体内的代谢过程，从而阐明疾病的防治原则。通过研究，可以明确中药的作用性质与活性强度，有助于阐明中医药学理论，将中药理论与现代科学研究相结合，促进中药学的发展；通过实验药理学方法，结合中药有效成分的分离和提取，可以进一步研究中药的配伍和应用，剂型改革，以提高疗效，减少毒性，发现新的有药用价值的中药、开发中药新的药用价值，拓宽中药资源，老药新用等。

（一）中药药理学特点

中药药理的中西医结合研究，也就是我们所说的中药药理学研究。根据现代药理学的观点，药理学是研究药物防治疾病的基本规律的科学，即研究药物的防治作用、用途、不良反应、禁忌证、用法和相关法律。

中药药理学和西药药理学在不同的医药学体系中是不同的药理学。这是由于其形成和发展的方式不同，是在不同的历史时期和科学水平下形成了不同的药理学体系。但从其目的来看，它们都是为了阐明药物的作用机制和用途，更好地预防和治疗疾病。从药物的角度来看，就是研究生物活性物质对人体的影响以及人体对这些药物的影响。因此，两者在研究的目的、范围、方法和手段等方面有许多相似之处，但也有许多不同之处，从而形成了各自的特点。

1.中药药理学研究以中医药理论为指导

在长期的与疾病的斗争中，我国劳动人民总结了自己的医学知识和许多运用中医的规律性知识，逐步形成了中医药理论。它反映了中医药的本质规律，在临床试验中，确实可以指导临床用药。运用现代科学方法，结合中医药理论研究中药，可以阐明中药的作用机理，有助于临床应用，使中医药在继承的基础上得到发展和完善，更好地为人民的健康服务，使中医药走向世界。中药理论非常广泛，根据中药的药性，有四气五味、升降浮沉、归经等；根据药物配伍，有"十八反"和"十九畏"等；按药物功效可分为解表、清热、泻下、理气、安神、祛风除湿、利水渗湿、活血化瘀、平肝熄风等。目前研究中药药理有两种途径，一是参照西医药理学的方法进行研究，主要是将提取的有效成分的药理作用及其作用机制进行深入分析。二是以中医理论为指导进行研究。中医药学研究必须以中医药学基础理论为指导，研究中药的药理、配伍和疗效，研究中医证候与现代病理生理和药理作用的内在关系，开创具有中医特色的独特的中药药理学研究方法。

2.中药药理学研究和临床相结合

中医临床实践是指导中药研究的基础。几千年来，大量临床实践中积累的宝贵中医经验，已经为中药的疗效、适应范围和功能特点提供了临床依据。大量研究表明，中药基础研究和临床实践相结合，对于发展中医药理论，丰富现代医学内容，提高临床疗效具有重要意义。

大量研究表明，药物对人和动物，特别是哺乳动物的影响和毒性在大多数情况下与临床研究的结果一致。但有些药物在人和动物身上是有差异的，有些药物对人体有明显作用，但对动物没有影响。例如，巴豆对人有很强的泻下作用，但对小鼠没有泻下作用；雷公藤对人有毒性，甚至可能中毒致死，但对绵羊无毒。有些药物在动物实验中有效，而临床上却无效或效果不好。如牡丹皮中提取的丹皮酚对实验性高血压有明显的降压作用，但对人的高血压没有明显的作用；葛根黄酮类化合物

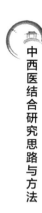

对小鼠有良好的避孕作用，但对人体则没有。因此，中药的研究成果要经过临床实践检验，中药药理研究要与临床实践相结合。

3.实验是中药药理学研究的基本方法

实验方法是现代科学研究最基本的方法。早在13世纪，罗吉尔·培根就说过，证明先前结论的唯一方法是观察和实验。哈维通过实验创立了血液循环理论，使现代医学走上了实验科学的道路，取得了飞速的发展。实验方法是在人为控制的条件下，展示一定的自然现象过程，便于人们反复观察，揭示事物的规律性。

现代医学的优势之一在于实验研究的客观性、准确性、可重复性和数据化。动物实验的优点是可以根据研究目的对实验条件和影响因素进行严格的控制，找出复杂因素的客观规律。与人体试验不同，动物实验不会受到各种限制和社会道德舆论的制约，可以利用各种途径反复实验，进行多学科、多指标的综合研究。它可以采用高温、缺氧、辐射和同位素等有害措施进行研究，可以从整个动物或者杀死动物取出器官和组织细胞等，进行分层研究，深入了解事物的本质。然而，动物实验也有其局限性，因为人和动物之间存在物种差异，动物实验不能完全取代对人体的观察。因此，实验的方法并不局限于动物，在受控的条件下，人也要接受测试，观察某些指标是如何变化的，这就是中药临床药理学的研究方法。

4.整体和离体相结合的实验方法

整体和离体实验是医学研究的两种重要方法。它们相辅相成，可以从不同的角度和深度研究中药药理学。整体实验更接近临床状态，适合进行综合研究。得到的结果更加全面，其中部分可直接用于临床，对提高疗效具有积极意义。然而，由于神经体液调节和整体实验过程中各种复杂因素的干扰，很难了解事物的本质以及各种变化的细节和内在规律。为了分析其作用机制，往往需要结合离体实验。离体实验主要包括体外器官、组织和细胞等。体外研究可以从不同的层次和深度进行，消除了体内各种复杂因素的干扰，通过直接观察可以得到准确和可靠的结果。离体实验适合于分析研究。这是它的优点，但也有一些缺点和局限性。如失去了身体的内环境和神经体液调节，失去了身体各组织和细胞之间的正常比例和相互关系，与临床状态相距较远，容易受到外环境各种因素的干扰，因此不能用它来研究药物对精神状态方面的影响。有些药物只有在体内代谢成活性物质后才具有药理作用，在离体实验有时得不到正确结果。此外，体外实验所用药物的用量、浓度、酸碱度和离子含量，特别是中药制剂中的杂质，都会影响实验结果。这是中药药理研究中应注意的问题。

中医药学立足于整体思想体系，注重宏观调控。因此，在开展中药药理研究时，应以整体实验为主，必要时配合体外实验，互相补充，相辅相成。整体与局部相结合、分析与综合相结合是中药药理研究的主要方法。

5."病"与"证"的动物模型结合研究中药

中药的药理研究大量利用正常动物进行实验，获得了许多有价值的数据。然而，也有人指出，一些中药对正常动物没有作用，但可以纠正异常动物的病理状态，相反，还有一些中药对正常动物具有生理作用，而对具有病理改变的动物没有影响。例如，大黄水煎液能加快正常动物的胃排空速度，但当胃功能受到抑制、中毒、反复出血或冷应激引起动物"虚证"模型时，大黄水煎液则不能促进胃排空，使胃内容物长期滞留，从而引起胃梗阻。五苓散对健康人、正常小鼠和家兔无利尿作用，但对水代谢紊乱患者有利尿作用。白虎加人参汤能降低四氧嘧啶诱导的糖尿病动物的血糖，但对正常动物的血糖无影响。

因此，有必要建立一个合适的病理模型进行实验。在中药的药理研究中，主要有两种动物模型：一种是以"病"为基础的动物模型，另一种是以"证"为基础的动物模型。目前，动物模型主要有"肾虚""脾虚""气虚""血虚""阳虚""血瘀"和"厥脱证"等。建立"证"动物模型的最佳途径是了解某一中医证候的病因、病机、生理、生化改变，并采取相应方法在动物上进行复制。然而，目前各种"证"的本质还没有得到充分的阐明。那么，如何检验我们复制的"证"动物模型的可靠性呢？目前常从以下两个方面进行衡量：一是用比较法，比较动物模型的症状与中医临床表现。由于中医辨证是以望、闻、问、切四诊方法为基础，这些诊断方法在动物身上难以实施，因此应重视生理生化指标的比较以及模型动物和临床病人组织形态学变化的比较。另一种方法是采用药物药物反证法，即用具有代表性的中药方剂对所建立的病理模型进行治疗，并根据治疗效果的好坏来判断模型是否可靠，同时观察中药的治疗效果。一些动物的"证"模型和临床结果已经能够相互印证，为了更符合中医"证"本质，还需要进一步的研究。

（二）中药单味药的药理研究

1.系统药理学的研究

所谓系统药理学研究，就是用现代药理学知识研究单个中药药理作用的各个方面，从而用现代科学的生物活性指标和术语来描述药物与机体的关系，达到现代药理学的水平。

中药单味药基本是以混合物作用为一个功效单位。因此，这里所指的系统药理学研究，主要是研究药物对机体的作用，即研究药物对机体的生理、生化、病理等指标的影响。这种研究的结果，可为总结归纳中药特性和规律提供中药作用的基础。例如，寒性药都有哪些作用，热性药都有哪些作用，清热解毒药都有哪些作用，补益药都有哪些作用等，从而就可能总结具有哪些现代药理学作用为寒性作用、热性作用、清热解毒作用、补益作用等，或者是具有哪些作用就为寒性药、热

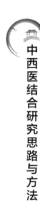

性药、清热解毒药、补益药等。这就能使单味中药在临床使用中，有了现代实验基础和概念，能够从量上进行控制。通过这种研究，不仅能为现在已知单味中药药理学术语给予现代药理学概念的阐述，亦可能发现新的药理学作用和作用规律。

2.按作用类型的药理学研究

药物按作用类型可分为中药和西药。例如，中药作用类型按功效分类，可分为清热类、活血化瘀类、通络内攻类等；西药作用类型包括抗菌、止血和止泻等。解表类中药的主要药理作用有发汗、解热、镇静、镇痛、镇咳、祛痰平喘、抗炎抗过敏、抗菌、抗病毒、对免疫功能影响等作用。就拿清热解毒药来看，就是要研究这类药是否具备共同的现代药理作用，都有哪些作用。这可以根据中药功能的可能方面来进行研究。如抗菌、抗炎、解热、抗病毒、增强机体免疫力等。我们知道许多清热解毒药物可以抑制细菌生长，治疗细菌性传染病。这些药物是否具有抑菌作用，是否能在任何情况下治疗细菌性传染病，只有经过研究才能确定。

对西医作用类型的研究还是比较流行的。例如对免疫功能的影响、抗癌作用、抗衰老作用等。在对免疫功能的影响方面，现代研究表明，补阳药如肉桂、菟丝子和锁阳等能促进体内抗体的形成；而滋阴药如鳖甲、天冬和麦冬等能延长体内抗体的存在时间。是不是所有补阳药、养阴药均具有类似作用，其作用机理是什么，有待进一步研究。再如，有人在动物实验性肿瘤筛查中，对90种中草药的筛选结果显示，对实验性肿瘤有较强抑制作用的中草药，多为清热解毒药。所以，可以将此作为一个重要指标来研究解热解药在这方面的作用。

3.中药性能的药理学研究

中药性能，是中药作用功能的一种表现方式。这一功能的表现方法也应具有现代药理学作用的相关性，即研究中药特性的现代药理学表达内容和指标。例如，药物的寒性表现哪些作用，热性表现哪些作用等。

研究发现，一系列的热性药都含有儿茶酚胺类化合物，儿茶酚胺为肾上腺素能b受体兴奋剂。肾上腺素能b受体兴奋剂具有广泛的生理活性：强心、扩张血管、松弛平滑肌、升高血糖、促进脂肪代谢等。近年来，人们发现儿茶酚胺能促进腺苷酸环化酶的活性，使ATP转化为cAMP，再加ATP变成cAMP有高能磷键的释放等。如果把这些作用与中医热证结合起来，热证的表现，如血管扩张所致的面色潮红、强心作用引起的心率加快、血糖升高和脂肪代谢增加，也会使机体强壮或兴奋，虽然这些都不能说是热药的全部功效，但至少可以说这是药物热性作用的一个重要表现，从而对药物的热性这一特性获得一定程度的现代药理学依据。中医药的其他具体方面的特点也可以在现代药理学中逐一研究。

4.中药有效成分的药理研究

中药单味药基本都是由多种化合物组成的混合物。近代以来，人们对其化学成分进行了大量的研究，从中分离出许多化合物。一些化合物已有一定的药理学研究，许多能治疗某些疾病的化合物已被发现并应用于临床。例如麻黄中的麻黄碱、黄连中的小檗碱等。

现代药理学对单味中药化学成分的研究，如果能结合中医药学理论和中药有关的内容进行，可以揭示其新的药理作用。例如，中药延胡索具有行气止痛作用，在此基础上发现四氢帕马丁具有镇痛作用；根据川芎嗪的活血止痛作用，发现川芎嗪具有镇痛作用等。近年来，人们发现茯苓和猪苓中的多糖具有一定的抗癌作用，说明这种作用是通过增强机体免疫功能来实现的。

单味中药中含有多种化合物，其中有些是同类化合物，即具有同一母核的同类化合物或具有同一基团的同类化合物。例如，葛根中含有黄酮类化合物、大豆黄酮、大豆黄甙和葛根素等；而萝芙木中含有生物碱，属吲哚类生物碱，并含有多种弱碱性成分。研究表明，含有同一类型的化合物通常具有类似的药理作用，但作用程度不同。已有研究证明，同类化合物和中药化学有效部位具有良好的临床疗效和长效作用。例如，降压灵是萝芙木总生物碱的强碱性成分，其降压作用优于单用利舍平，葛根总黄酮制成的愈风宁心片的降压作用也优于单一黄酮类化合物。

（三）中药药性理论研究

中药药性理论是中药理论的核心，也是中药学的主要特色。中药药性理论包括四气五味、升降浮沉、归经、十八反、十九畏等。

1.四气五味的研究

四气，即寒、热、温、凉四种药性。四气的研究涉及面广，主要包括基本生理功能和物质基础。如使用温药一段时间后，脑内去甲肾上腺素和多巴胺含量逐渐增加，维持在较高水平，5-羟基吲哚乙酸含量增加，但5-羟色胺含量变化不大，尿中肾上腺素和去甲肾上腺素增加。认为温热药可以促进5-羟色胺的合成和降解。服用寒凉药后，脑内5-羟色胺含量增加，肾上腺素、去甲肾上腺素和多巴胺的释放减少。提示寒凉中药能促进5-羟色胺的合成，抑制交感神经介质的合成和释放。

温热和寒凉药对交感神经-肾上腺系统的影响表明，热性药可增强交感肾上腺系统的功能。附子、干姜和肉桂等温热性方药治疗后血清和肾上腺中多巴胺b羟化酶活性、尿钙排泄量及自主神经平衡指数增加。寒性药可以降低交感神经髓质系统的功能。以知母、石膏和黄檗为主的寒性药方治疗后，可降低血清和肾上腺中多巴胺b-羟化酶的活性，减少尿中钙的排出量，降低自主神经平衡指数，减慢心率。

温热性药物与寒凉性药物对能量代谢的影响：一些温药如麻黄、桂枝、附子、肉桂及麻黄附子细辛汤等能增加实验动物的耗氧量，增加大鼠的饮水量，延长鸡和大鼠在寒冷环境中的死亡时间，延缓体温下降。某些寒凉性方药如石膏或黄连解毒汤等能显著降低大鼠的耗氧量、减少饮水量，明显降低动物体温。

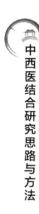

温热性药物如补阳药、益气药和温理药对免疫功能均有不同程度的增强或调节作用。某些寒凉性药物如清热药和辛凉解表药均有一定的抗感染作用；有的寒凉药还有抗肿瘤作用。

有关研究表明，去甲基乌药碱可能是附子、乌头、细辛、吴茱萸、花椒等多种温热药的温热成分之一。通过对多种中药的元素分析，认为其寒热性质可能与铁、锰和钴等微量元素的含量有关。例如，有明显壮阳作用的温热药中，这三种元素的含量明显高于寒凉药材。

性味是中医药性能的一种分类方法，有其物质基础。研究结果表明，大多数辛温药含有挥发油，大部分苦寒药含有生物碱和甙类成分，甘平药含有糖类成分较多，酸味药多含有机酸，咸味药多含有无机盐类成分等。

2.中药归经的研究

中药归经的本质与经络或脏腑有关。通过计算机分析口服生大黄对家兔体表和器官的各种物理信息或冷光测量的计算机处理，绘制各种"地形图"，探讨归经的本质。结果表明，药物作用具有明显的区域性和选择性。采用B型超声检测小柴胡汤和玉米须水煎液治疗前后胆囊的形态学变化，以形态学与功能分析相结合的方法，探索归经现象。

有学者认为，中药有效成分在体内的分布是归经的基础。例如，将中药某些成分在脏腑中的选择性积累作为归经的指征；将有效成分的选择性分布作为归经的依据，而不是依赖于分布量；药物微量营养素及其配位化合物对组织器官的亲和力和积累是归经的主要实质；认为归经与受体有关，归经的物质基础是受体的存在。经过深入的实验研究，这些广泛的探索将有助于对归经本质的认识。

3.中药升降浮沉的研究

关于中药升降浮沉的研究工作不多。人们普遍认为它与中药的性味有着密切的关系。例如，升浮的中药大多具有辛甘味和温热性，沉降的药物大多具有酸、苦、涩味和寒凉性。此外还与炮制、方剂配伍等都有一定的联系。如通过对补中益气汤的研究发现，对于肠蠕动，具有升麻和柴胡的制剂作用明显，去掉升麻、柴胡，则作用减少而不持久；单用升麻和柴胡则无此作用。

4.中药配伍禁忌的研究

（1）"十八反"和"十九畏"

"十八反"是指甘草反甘遂、京大戟、海藻、芫花；乌头反贝母、瓜蒌、半夏、白蔹、白芨；藜芦反人参、沙参、丹参、玄参、细辛、芍药。"十九畏"最早见于明朝刘纯的《医经小学》，列述了九组十九味相反药，具体是：硫黄畏朴硝，水银畏砒霜，狼毒畏密陀僧，巴豆畏牵牛，丁香畏郁金，川乌、草乌畏犀角，牙硝畏三棱，官桂畏石脂，人参畏五灵脂。

"十八反"和"十九畏"是中药配伍禁忌中一个重要的组成部分。现代这方面的研究工作做得不多，有些实验研究初步表明，甘草与甘遂、大戟和芫花四味药配伍，未见明显毒性，当甘草和甘遂两种药合用时，毒性的大小主要取决于甘草的用量比例，配伍比例变化，则可出现毒性增强或减弱等不同结果。甘草的剂量若相等或大于甘遂，毒性较大，当甘草剂量大于芫花成倍量时，家兔可出现中毒；又如贝母和半夏分别与乌头配伍，未见明显的增强毒性；而细辛配伍藜芦，则可导致实验动物中毒死亡。实验证明"十八反"的禁忌现象在一定程度上存在。如半夏和黑附片合用于小鼠，心电图就出现心肌缺血改变；半夏与炙川乌合用可发生程度不等的传导阻滞。又如，以制乌头、姜半夏的单煎、单煎混合及混合煎剂对小鼠毒性（死亡）为指标，发现单煎混合或混合煎剂的死亡率显著高于单煎，证明"相反"理论有一定根据。

"十九畏"和"十八反"诸药，有一部分同实际应用有些出入，历代医学家也有所论及，引古方为据，证明某些药物仍然可以合用。如感应丸中的巴豆与牵牛同用；甘遂半夏汤以甘草同甘遂并列；散肿溃坚汤、海藻玉壶汤等均合用甘草和海藻；十香返魂丹是将丁香、郁金同用；大活络丹乌头与犀角同用等。

通过分析大量的文献研究，表明"十八反"中没有一个组对是绝对的配伍禁忌，但也提示没有深入研究前，"十八反"也不宜贸然否定。许多学者还注意到，"十八反"实验研究的结果与制剂方法、种类、配伍比例、给药途径、动物种类和机体状况等有关。这些经验不仅对"十八反""十九畏"的进一步研究具有重要意义，而且对于中药配伍和方剂的实验研究也极有参考价值。由于对"十九畏"和"十八反"的研究，还有待进一步做较深入的实验和观察，并研究其机理，因此，目前应采取慎重态度。一般说来，对于其中一些药物，若无充分根据和应用经验，仍须避免盲目配合应用。

（2）妊娠禁忌

中药妊娠禁忌证的临床应用与实验研究有一定差异，冰片、半夏、丹皮酚、穿心莲、贯众、甘遂、雷公藤、姜黄、莪术、骆驼蓬、水蛭、麝香、雪莲和寻骨风等中药及其提取物等可以终止实验动物妊娠，其中许多是传统的妊娠禁忌药。然而，除了少数例外，有许多研究报告表明，孕妇临床使用这些中药并没有导致流产。最具争议的是半夏，1963年版《中国药典》将其列为妊娠慎用药，1977年、1985年、1990年和1995年版该限制均已被取消。但是，关于半夏蛋白终止小鼠早期妊娠的研究报告以及半夏对小鼠胚胎发育和胎儿畸形的影响必须引起注意。

早期对妊娠禁忌药的研究主要集中在是否流产上。近年来，越来越多的实验研究关注终止妊娠以外的生物学效应和染色体畸变等，采用姊妹染色体互换、微核实验和致突变性实验等方法和技术研究了妊娠禁忌药的作用，期望在短时间内全面、

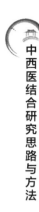

完整地了解孕期禁忌药。

（四）中药毒性和安全实验方法

中药毒性实验的目的是揭示药物的内在毒性，了解毒性的性质和程度，了解损伤是否可逆，以及能否预防和治疗。为临床安全用药提供科学依据，也是新药开发的基本要求。中药毒性实验方法根据给药时间和观察目的的不同，可分为急性毒性实验、长期毒性实验和特殊毒性实验。有些中药或制剂仍需进行安全限度实验检查。

1.急性毒性实验方法

急性毒性实验是指一次大剂量给药后动物的毒性反应和死亡情况。药物毒性的大小通常用对动物的致死剂量来表示。因为动物生和死的生理指标比其他指标明显、客观、易于掌握。致死剂量的确定也更加准确。在确定致死剂量的同时，应仔细观察动物是否有耸毛、蜷卧、耳壳苍白或充血、眼球突出、步履蹒跚、肌肉瘫痪、呼吸困难、昏迷、抽搐、大小便失禁等副作用。LD50（半数致死量）是确定致死剂量的标准。

当半数致死量不能测定时，也可通过最大耐受剂量的测定来观察动物对这些中药制剂的耐受性，确定其能达到人用量的多少倍。从而评价其安全性，为临床用药提供参考，为药效学研究提供科学依据。

2.长期毒性实验方法

长期毒性实验的方法是动物长期连续给药所产生的毒性反应，通过观察首次出现的中毒症状及停药后组织和功能损害的发展和恢复情况，以确定药物的毒性和安全剂量。

3.特殊毒性实验方法

根据《新药审批办法》的规定，对中药一类新药的毒理学实验有特殊要求。特殊毒理学实验是指致突变实验、生殖毒理学实验和致癌性实验。

为保证中药对人体的安全性，除进行急性毒性和长期毒性实验外，必要时还应进行特殊毒性实验。急性毒性实验回答了一次大剂量药物的毒性问题；长期毒性实验回答了反复使用的小剂量多次连续用药的毒性问题；特殊毒性实验回答了潜在危害的问题，即中药是否会引起突变，是否会影响生殖功能和后代，是否具有远期致癌作用，不仅关系到使用者自身的危害，也关系到下一代的健康问题，不仅是毒理学研究的重要内容，同时也是评价药物对人类致癌作用和遗传影响的共同关注的问题。因此，开展特殊毒理学实验具有重要意义，它是评价药品安全性的重要依据之一。

4.制剂安全实验方法

安全性和有效性是药物临床应用的重要条件。药效学实验的结果回答了有效性问题，安全性问题主要通过急性和长期毒性实验结果回答。有些品种如一类中药新药还需要做特殊毒性实验。但是，由于中药制剂成分复杂、剂型多和工艺特点不同，除了上述药效和毒性实验外，还必须限制有害杂质的含量及其某些不良反应的程度，这就是中药制剂的安全性实验。其内容包括热原实验、刺激性实验、过敏性实验、降压物质检查、溶血性实验等。对于新药和中草药制剂，应根据其制剂性质、工艺特点、剂型和用药途径确定实验项目。

（五）中药的体内研究方法

中药体内研究是指利用现代分析方法，研究中药活性成分在体内的吸收、分布、代谢和排泄等过程，获得相关的药代动力学参数，为制剂设计、处方剂型选择和优化临床合理给药方案提供科学依据，进一步提高中药临床疗效，减少毒副作用。

如果中药有效成分已经鉴定明确，并且能够分离检测，直接血药浓度法可用于活体研究。采用药理浓度法、毒理浓度法、药理毒理学综合法、微生物法和生物测定法对不能用特定的化学和物理方法测定的中药有效成分进行测定。具体内容可参考相关专业书籍。

中药体内药动学研究是临床中药研究的基础。通过体内药动学研究，了解中药在体内的转运过程，为制定剂量和给药途径提供科学依据。比如，天麻素在体内的动力学研究表明，天麻素在体内的过程呈现昼夜变化，晚上给药吸收快，故见效快且作用明显，上午给药效果差。所以，当我们服用含有天麻的制剂时，可以在晚上服用，这样可以起到更好的效果。

通过研究中药活性成分的药代动力学，了解其在体内的半衰期及其他相关动力学参数，从而指导药物的使用。例如，驱虫药川楝子的有效成分川楝素的体内半衰期为：静脉注射6.6小时，肌内注射18小时，口服给药25.4小时。结果表明，体内清除速度缓慢，给药间隔时间较长，如口服应每日一次，维持剂量较小。

二、方剂中西医结合研究思路

方剂是中医药学理法方药的重要组成部分，是中医临床治疗的主要手段。中药方剂的中西医结合研究就是利用现代科学技术研究和阐明方剂的基本理论和应用规律等。

（一）中药配伍研究

中药方剂不是单一药物的简单组合，而是在一定的中医药理论指导下，有其组成原则和配伍方法。《内经》提出了制方的"君臣佐使"学说。凡方应君臣有序，各司其职，各味药物都应当有明确职责，相辅相成，共同使全方产生更好的治疗效果，以适应比较复杂的病证。

已有的研究证明，有的方剂全方有效，但其组成的各单味药物无效。锡类散能明显抑制志贺氏菌、弗氏菌、宋氏菌、史密斯痢疾杆菌的生长，组成它的各单味药

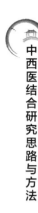

物的抑菌作用很小，有的甚至用原方10倍剂量仍无作用。葛根汤有解热作用，在等剂量下分别单用组成该方的七味药物却不呈现效果。由鬼针草、臭梧桐组成的针桐合剂，对大鼠因注射甲醛或蛋白引起的关节肿胀有明显抑制作用，但单味鬼针草或臭梧桐虽剂量超过原方1倍仍无明显疗效。

疗效对比实验研究还发现，许多处方的全方效果优于任何单一的药物。白虎汤的解热作用优于知母、石膏、甘草和粳米；温阳散寒治阴疽的阳和汤，抑制结核杆菌生长的能力强于其他任何组成中药；当归补血汤能显著提高腹腔巨噬细胞的吞噬率和吞噬指数，而黄芪和当归单独使用效果不如全方明显。

人参和黄芪是最常用的"相须"药物，是广泛应用的补气方剂。二者均可提高正常人及虚证患者血浆中IgM、IgG、IgE和cAMP的水平，促进白细胞干扰素的诱生能力，促进巨噬细胞吞噬功能。其中，人参能提高骨髓细胞中的cGMP，降低cAMP水平，促进其DNA、RNA和蛋白质的生物合成；黄芪可抑制磷酸二酯酶活性，抑制环核苷酸降解，从而扩张血管，改善微循环，降低血压。两者相合，同气相求，药效益彰，能抑制血小板前列腺素的合成，提高血小板内cAMP水平，抑制血小板聚集。已制成制剂用于临床。生石膏和知母都是清热药，常相须为用。前者的解热作用快，但作用弱，持续时间短；后者的解热作用缓慢，但强而持久，两者合用，退热作用显著增强。全虫和蜈蚣都被用于镇静熄风，在抗惊厥实验中，各单服1.0 g，后者有效，前者无效；备单服0.5克，均没有作用。两者合用组成的止痉挛散，总剂量1.0 g的抗惊厥作用明显增强。

柴胡和甘草，一味疏肝，一味补脾，二者单用均可减轻四氯化碳所致动物肝脏的变性和坏死，肝细胞内积聚的肝糖原和RNA含量趋于恢复，血清丙氨酸氨基转移酶活性降低，二者结合，防止肝脏损伤，防止肝脏脂肪堆积，抑制纤维增殖和促进其再吸收的疗效更显著。瓜蒌和薤白，一化痰，一行气。单用瓜蒌，单可降低血清总胆固醇，扩张冠状动脉，改善冠状动脉血流，提高动物耐缺氧能力，对垂体后叶素所致急性冠状动脉疾病有明显的保护作用。单用薤白，可以抑制血小板聚集。二者组成的瓜蒌泻白汤治疗冠状动脉粥样硬化性心脏病心绞痛有较好的疗效。

附子和肉桂具有助阳的作用，地黄和知母具有滋阴的功效，附子和肉桂、地黄和知母是"阴阳相长"的常用相使配伍。附子和肉桂可兴奋垂体-肾上腺轴，促进皮质类固醇的合成或分泌，地黄和知母抑制皮质类固醇在肝脏的分解代谢，抵抗地塞米松的反馈抑制，四味中药合用助阳滋阴，呈协同作用。

虽然中药相须和相使的协同作用是临床所需要的，但是中药的相畏和相杀也不可缺少，它们相反相成，调节胜偏，制约毒性，减轻或消除不良反应。例如，常山有抗疟作用，但恶心、呕吐等反应严重，影响实际使用。而含常山的截疟七宝散抗疟作用优于常山，致吐作用仅为常山的1/4～1/3。经研究发现，七宝散中除去厚朴等，并不增加其致吐程度，除去槟榔则致吐作用大增，与单味常山相同，仅用常山和槟榔两药，致吐强度与七宝散相似，说明七宝散中，常山由于通过对槟榔的相畏，抑制了呕吐反应。

相同中药组成的方剂，剂量变化便能改变其疗效，其方名也发生改变；有的方剂置换一味药物，往往用途和性能各异。大量的研究工作证实了这一概念。例如，由桂枝汤演变而来的桂枝加桂汤、桂枝加芍汤和桂枝去芍汤，由于桂枝和芍药的用量不同，它们的功能作用也完全不同。用多指标、多剂量平行比较实验研究发现，桂枝加桂的镇静作用为诸方之首，而非特异性屏障功能的增强作用显著减弱；桂枝加芍汤的镇痛作用为诸方之首，促进肠道运动功能的作用强于桂枝汤，但增强机体屏障的作用弱于桂枝汤；桂枝去芍汤的镇痛作用则近乎消失。实验结果基本与方义的变化释义相吻合。又如，含藿香、栀子仁、石膏、甘草和防风的泻黄散，能抑制毛细血管通透性，阻断炎性肿胀的形成，减少本身无作用的防风剂量，使之相当于原用量的1/5，全方的抗炎作用反见增强；完全减去防风，则抗炎效果下降。再比如，四君子汤能增强巨噬细胞吞噬功能，如增加方中炙甘草含量，这种增强作用反见削弱，达到或超过全方总量的1/3，其吞噬作用明显降低。

为什么药物经配伍组成方剂能发挥更佳的疗效，现代研究有两个主要解释：

1.药效学上的累加和互补

对黄连、黄檗、大黄、甘草组成的复方对金黄色葡萄球菌代谢作用的药效学研究发现，发现黄檗对细菌RNA合成有较强的抑制作用，大黄对细菌乳酸脱氢酶的抑制作用最强，黄连抑制细菌呼吸和核酸合成的作用最强，甘草则阻止细菌的DNA代谢特别显著，以此配伍的方剂，通过互补，影响细菌的多种代谢环节，从而获得了优异的抗菌效果。

2.活性成分上的物理、化学变化

众所周知，一味中药中含有许多有效成分，许多草药组合成一个处方。在煎药的制备过程中，由于各中药有效成分之间的相互作用，某些成分的溶解、降解、取代和络合等一系列反应，导致了复方与单药作用的量和质的差异，并可见各药分煎后合并混合，与混合煎煮的药效有明显区别。例如，银翘散有9种中药材，其中含多种难溶于水的物质。"佐使药"桔梗能通过其皂苷的表面活性作用增加不溶性物质的溶解度，使整个方剂的功能得以正常发挥。通过对天麻钩藤饮12种中药材的化学研究，发现水煎剂中牛膝总皂苷与桑寄生的酚类物质发生了明显的化学反应，改变后的物质失去了部分皂苷和酚类物质的性质，这些都是有价值的工作。

（二）拆方研究

拆方研究是采用药效变换假设表，设某方为Ⅵ，是由三味生药Ⅰ、Ⅱ、Ⅲ组成，均有A、B、C、D等四种药效，分别以1、2、3、4表示强度，1表示最弱，4表

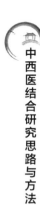

示最强。单味生药以药效表示作用强度，当Ⅰ的作用为A4，Ⅱ为C4，Ⅲ为D4，当其组方成Ⅳ时，该复方的主要作用即为三味生药相加时作用最强的那种药效——B。此法只适用于药味简单的复方，若药味复杂就会增加复方拮抗和增效等作用的复杂性，不能真正反映复方的作用机制。通过拆方研究，才能了解清楚某些药物功效之主次，从而探求适宜的剂量，确定有效的主治病证。

通过拆方实验证实，许多传统名方，其君药的药理作用常表现为该方的主要药效。活血通络的补阳还五汤能抑制血小板聚集，有助于化瘀，其主药黄芪也有相同功效，若全方中减去黄芪，则抑制血小板聚集的作用消失。主治蛔厥的乌梅丸能驱蛔治疗胆道蛔虫，实验观察能使蛔虫麻痹，奥狄氏括约肌松弛，胆汁排泄量增加，使胆道蛔虫退回十二指肠，其中君药乌梅起了主要作用，临床用胆囊造影和超声检查均证实，服药后人体胆囊收缩。加大全方中的乌梅剂量，作用更加显著。

近年来，通过对部分方剂组方规律的研究，加深了对方剂组方原理的认识。例如，正柴胡饮是张景岳平散风寒的重要方剂。用该方及其组分治疗小鼠流感病毒性肺炎的实验表明，整个方剂有效，单味药物只有芍药有效。如果从整个处方中依次减去一味，该药单独并无作用，即使单药不起作用，也会明显削弱整个处方的作用。方药之间的关系也是复杂多变的。没有某种作用的两种药物如柴胡和陈皮合用可以产生作用；没有某种作用的药物可以与具有这种作用的药物如柴胡和芍药配伍应用，效果可以加强；没有这种作用的药物也可以对抗有这种作用的药物如芍药和防风。它们有的呈现相须作用，如柴胡配伍芍药、陈皮配伍防风、防风配伍生姜；有的呈现相使作用，如柴胡配伍陈皮、柴胡配伍防风；有的呈现相恶作用，如芍药配伍陈皮、芍药配伍防风。根据方中药味的主次，序贯累加，单用柴胡对病毒性肺炎无明显抑制作用，与陈皮配伍，出现效果，再加防风，对疗效无明显影响，再加芍药，效果明显增强，继续加甘草和生姜即整方，效果更为明显，对肺炎的抑制效果最佳。

柴胡是君药，对其本身无明显作用，配伍上任何一味或全部臣药，作用显著增强。佐使药生姜，对大鼠肺部疾病无明显抑制作用。然而，从整个处方中减去生姜可以显著降低它的功效。在拮抗对药芍药和陈皮、芍药和防风中加入生姜，可大大提高疗效，超过单用芍药的疗效，具有调动其他药物的作用。以附子、甘草和干姜组成的具有回阳救逆的四逆汤，进行离体蛙心实验。结果表明，附子能增强心肌收缩力，而甘草和干姜则无此作用；附子加甘草比单独应用附子更能增强心肌收缩力；附子加干姜，起初能在短时间内增强心肌收缩力，而经过一段时间后不再有心肌收缩力的作用。三者相合的四逆汤则可使心收缩力经短暂的下降后逐渐增强，在强度和持续时间上均超过附子。以家兔肠系膜动脉闭塞性休克为模型，研究了原发性小肠缺血性损伤和继发性小肠缺血性损伤的晚期失血性休克。附子具有强心作用和升压作用，但可导致异位心律失常。甘草不能增加心脏收缩的幅度，但可以增加血压。干姜无明显生理作用，三者相合的四逆汤，其强心升压效果应大于各个单味药，且能减慢窦性心律，避免附子引起的异位心律失常，降低毒性，使口服的半数致死量同附子相差4倍以上。

四君子汤具有健脾益气的作用。实验研究发现，四君子汤及其君药党参和佐药茯苓对新斯的明所致肠道运动障碍有抑制作用。整体方剂能增强腹腔巨噬细胞的吞噬细胞作用和吞噬指数，提高机体的免疫功能。在方剂中，党参、茯苓和白术均具有相同的作用，作用强度顺序为君药、臣药和佐药；君臣、君使、臣使相伍，效应显著，任何三药相合，也有明显作用，但以全方的作用最强。

桂枝汤解肌发表、调和营卫，不仅具有抗炎作用，而且能改善机体的非特异性免疫功能，还能抑制病毒引起的肺实变。方中以桂枝为君药，是方中抗炎的主要中药；臣药芍药能抑制病毒增殖；佐使药红枣和甘草增强网状内皮系统功能；芍药和生姜、大枣配合桂枝增强抗炎作用，生姜和大枣、甘草配合芍药减轻肺实变，芍药还能促进甘草增强机体屏障功能。

"调动"效应是近年来方剂配伍研究中的一个重要现象。通过对养阴清肺汤"中和"白喉毒素作用的实验研究，发现该方中单味中药白芍、麦冬、玄参和贝母的"中和"作用较强，其余四味中药的作用较差。原方轮流减去一味，仍有明显的"中和"能力，没有一味药可以有力地影响全局。但在抗菌效果方面，生地、丹皮、白芍和甘草的抑菌杀菌作用极强，超过原方，玄参、薄荷、麦冬和知母作用低于原方，在原方中轮流减去一味，抗菌作用均比原方下降，其中以减去玄参为最甚。由于单味玄参的抗菌作用并不强，提示它在方中有调动其他药物效能的作用。补中益气汤中升举清阳的升麻、柴胡对肠管蠕动无明显作用，但全方减去升麻和柴胡，促蠕动作用明显减弱。类似玄参等的"调动"作用，在茵陈蒿汤中大黄对该方的催胆效能、三黄丸中大黄对该方的降脂作用、正柴胡饮以及补中益气汤中均能观察到。

（三）作用机理研究

麻杏石甘汤具有抑制金黄色葡萄球菌、绿脓杆菌和流感病毒以及增强机体免疫力、抑制组胺释放和抑制致敏肥大细胞脱颗粒等作用。龙胆泻肝汤是清除肝胆湿热的清热剂，能增强巨噬细胞的吞噬功能，促进血浆内毒素的清除和解毒，促进淋巴细胞转化，调节抗体的形成。

参附汤和四逆汤均为回阳救逆的祛寒剂，前者能扩张冠状动脉，抑制心肌细胞ATP酶，降低心肌耗氧量，改善微循环，降低血液黏度和红细胞聚集，改善血液流变学，对乌头碱或氯仿引起的心律失常和室颤，还可增强肝脏呼吸；后者可增强心肌收缩力，增加冠状动脉血流量，并刺激肾上腺皮质功能，对失血、内毒素、缺氧和心源性休克有显著影响。

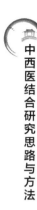

大承气汤、甘遂通结汤、三物备急散均为攻逐里实的泻下剂。它们能增强胃肠蠕动，增加胃肠道容积和游离肠祥血流量，扩张血管，减少血管通透性，抑制细菌和抗感染。研究结果表明，它能通过调节肠蠕动功能恢复肠道正常通畅，改善血液循环障碍，切断感染等继发的病理过程，部分治疗肠梗阻和急性炎症性疾病的机理，也为"六腑以通为用"和"痛随利减"的理论提供了一定的科学依据。

八正散是利水通淋的祛湿剂，能抑制致病性大肠杆菌菌毛在尿道中的表达，防止其与尿道上皮细胞黏附而起防治尿路感染作用。

活血祛瘀的补阳还五汤和舒筋活络的大活络丸均能防治脑血管病及其后遗症，它们都能改善脑循环，降低脑血管阻力，促进动脉粥样硬化斑块的消退和颅内血肿的吸收，降低全血黏度，抑制血小板聚集，对实验性脊髓损伤有修复作用。

具有益气功效的生脉散作用于皮层下中枢，增加垂体前叶促肾上腺皮质激素的储备，刺激肾上腺皮质功能，降低血浆前列腺素水平，增加DNA合成和RNA含量，增加缺血心肌细胞糖原含量，促进合成代谢和电子传递系统，减少心肌对氧和能量的消耗，使缺血心肌以最经济的方式工作，抑制细胞膜Na-K-ATP酶的活性，改变心肌中某些阳离子的运动和转运，兴奋b受体，具有强心、升高血压、防治休克和抑制弥漫性血管内凝血等作用。

具有补血作用的当归补血汤降低心、脑、血液耗氧量，抑制乳酸升高，促进窒息动物脑电图活动恢复，延长耐缺氧时间，促进肝细胞RNA和蛋白质的生物合成，修复受损的肝细胞线粒体，提高实验和临床的细胞免疫和体液免疫功能。

大菟丝子饮能促进骨髓造血干细胞以及粒细胞系和红细胞系造血祖细胞的增殖，有助于再生障碍性贫血的治疗。壮阳的右归丸能保护肝细胞核和线粒体的亚显微结构，调节谷氨酸脱氢酶活性、琥珀酸脱氢酶活性、单胺氧化酶、乳酸脱氢酶、葡萄糖-6-磷酸脱氢酶、酸性磷酸酶和肝糖原的含量，促进下丘脑-垂体-性腺轴的功能，改善甲状腺功能，增加E2受体数量，改善雌二醇外周代谢，提高雌激素水平，升高血浆镁含量，促进胸腺功能和体液免疫功能。

治疮疡的外用金黄膏能增加创面分泌物和血清中溶菌酶的含量，激活巨噬细胞及其表面的Fc受体，产生各种生物效应，提高对异物的消化能力，促进创面愈合。

（四）古方新用研究

随着医学实践和科学研究的积累，发现了一批古方的新功效，适应范围不断扩大。《千金翼方》中治乳蛾、牙腐和口舌糜烂的锡类散，确能治疗口腔溃疡，将其用于慢性菌痢和慢性结肠炎，收到了满意的疗效，乙状结肠镜检查表明，它能使肠黏膜充血消退，促进溃疡愈合；抑菌实验证明它在志贺氏菌和其他四种常见的痢疾杆菌中都有抑制作用。

《外科正宗》的冰硼散是喉科常用的方剂。经实验研究，简化制成霜剂，对霉菌性阴道炎疗效显著。在《伤寒论》中治下焦蓄血，常用桃核承气汤治疗妇科血瘀证。有人用桃核承气汤治疗暴发性痢疾26例，治愈22例。也有人以此方为主治疗流行性出血热少尿期，均取得可喜的疗效。

《良方集腋》中活血散瘀、定痛止血主治跌打损伤的七厘散，根据该方的功能，结合辨证加减，治疗冠心病心绞痛，心电图改善的有效率达47%。实验证明葛根黄连汤治疗伤寒菌血症，减少细菌在肝脾的滞留，降低发热，降低动物死亡率；亦有人发现它能抗急性缺氧，降低肾上腺素系统的功能，对乌头碱、氯仿、肾上腺素、氯化钙等引起的心律失常有拮抗作用。通过文献调查和药理实验，发现失笑散能提高缺氧耐受能力，降低自发活动能力，降低家兔血压，减缓蛙心收缩幅度和心率，对抗急性心肌缺血，减轻心肌微血管挛缩、血小板聚集和线粒体损伤，并通过体细胞受体阻滞发挥抗心绞痛作用。

犀黄丸能抑制小鼠梭形细胞肉瘤的生长，对肿瘤的临床治疗有一定疗效。六味地黄丸能抑制亚硝胺等化学物质诱发小鼠胃鳞癌、肺腺癌和自发性肿瘤的发生，并拮抗诱导剂的致突变性，治疗食管癌前病变，特别是阴虚患者，具有预防食管癌的作用。

乌鸡白凤丸是调经名方。除了具有增强垂体-肾上腺皮质功能、增加尿中17-酮和17-羟类固醇含量、促进皮质类固醇和性激素样作用外，还具有保护四氯化碳所致肝损伤、降低转氨酶、促进糖原和蛋白质的生物合成和解毒等作用。

（五）创制新方研究

选择药味较多的复方，经过遴选，精简药味，提高疗效。例如，苏合香丸由15味中药组成，可治疗中风、中气、中恶、心腹疼痛等症。已经发现它可以治疗冠心病心绞痛。经药理研究，将其简化为6味，命名为冠心苏合丸，能延长犬抗缺氧时间，增加心肌梗死犬冠状血流量，减慢心率和心脏动-静脉血氧差（MA-VO$_2$），并进一步发现苏和香脂和冰片是其主要成分，又简化为苏冰滴丸，具有一定的疗效，可增加心肌营养血流量，改善心肌缺血性疾病，具有开窍清香、理气止痛的作用。可运用于冠心病胸闷、心肌梗死、心绞痛等症，能迅速缓解症状。

安宫牛黄丸可治疗热邪内陷引起高烧、神昏、中风和内闭等症，实验证明对脑组织损伤有保护作用。由于本方含有牛黄、犀角，故经简化改进制成清开灵注射液，同样能提高脑内蓝斑中神经元的乙酰胆碱酯酶活性，调节儿茶酚胺活性，恢复脑干网状结构的上行激动功能，促进复苏，并能抑制心肌ATP酶，改善受损肝细胞的基本氧化吸收和能量代谢，促进变性坏死肝细胞的功能恢复和再生，临床上对神经系统引起的高热、惊厥、昏迷和肝昏迷有良好的恢复效果。

当归龙荟丸原用于治疗肝胆实火引起的头晕目眩、胸膈痞塞和大便秘结等，后在临床上发现对慢性粒细胞白血病有治疗作用，在此基础上做了拆方研究，发现青

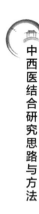

黛是有效主药，应用单味青黛也能使患者的外用白细胞数下降到正常，使巨脾回缩，甚至骨髓相恢复正常。经进一步研究，靛玉红是青黛的主要活性成分，已被开发为治疗慢性粒细胞白血病的新药。

由天花粉、牙皂、细辛和狼毒组成终止妊娠复方，经过实验和临床研究，去掉细辛和狼毒这两种药物，对大月份人工流产同样有效。最后明确主要是天花粉起作用，病理检查发现，天花粉蛋白的主要作用是使胎盘滋养细胞和绒毛间质变性，绒毛间隙纤维素沉积，血栓形成，胎盘硬化。由于天花粉蛋白对绒毛有选择性作用，并用于治疗绒毛膜癌和恶性葡萄胎，疗效显著，很明显天花粉蛋白是其活性成分，来源于最初的经验，高于原来的应用范围。

方剂和方剂相合，组成新方，可以互相协调，增强疗效，也可能互相拮抗，降低疗效，也可以改变原来的作用。例如，以二神丸和五味子粉为原料合成四神丸。它们都是用来治疗早泄的，四神丸效果最好。实验研究结果表明，它们均能抑制肠道自发活动，拮抗乙酰胆碱和氯化钡引起的平滑肌痉挛，减缓肠道运动。根据"春夏养阳""病痰饮者当以温药和之"的中医药理论，以主治脾胃虚寒的附于理中汤和消痞利气的三子养亲汤合成痰饮丸，采用冬病夏治治疗慢性气管炎。本方虽无镇咳、祛痰和平喘作用，但对脑干有作用，通过影响中枢神经系统刺激垂体-肾上腺系统，具有抗炎、增强体力和耐寒能力，随着服药时间的延长，疗效逐步提高，服药1年的有效率为46%，4年有效率为77%。

三、中西药结合研究方法

无论是中医还是西医，都离不开医学理论，都要经过临床医学检验。中西药结合的需要和融合的基础也在于中、西药各自的优势，中西药结合就是中西医结合的具体方法，提高疗效为其主要标志。

中、西药合理并用或组方制剂可以标本兼顾，具有提高临床疗效，降低毒副反应，扩大适应证，缩短疗程，减少用药量，节省药材，以及有利于剂型的研制和改进等特点，并能发挥单独使用中药或西药所没有的治疗作用，显示了合理并用药物的优越性。相反，不合理的中、西药物并用，可使药效降低或消失，毒副反应增加或引起药源性疾病，甚至死亡。例如，地高辛和中成药六神丸并用后出现频发性室性早搏。因此，研究中、西药物之间的相互作用，合理并用中、西药物，最大限度地避免盲目并用所产生的不良后果，以保障病人的用药安全，无疑有着重要的临床意义。

中、西药结合的合理选择和疗效应以临床和药理学的基本知识为基础，及早预测或发现相互作用和预防毒性。由于西医与最常用的中医药在化学成分、理化性质、药理作用及毒副作用等方面已经有所了解，二者既有相似之处，又有一定的内在联系，这就使西医知识可供借鉴的相互作用逐渐丰富起来，为理解和掌握中、西药结合的一些原理和合并应用的规律提供了有利条件，有利于指导临床实践，合理地并用中、西药物。

（一）中药和西药的概念

中药从中医药理论体系的角度来描述药物的性能、疗效和使用规律，只有从中医理论的角度来考虑其应用时，才称之为中药。

西药是西医理论体系中用来描述药物的性能、疗效和用途的术语，只有按照西医理论对其进行运用时，这种药物才被称为西药。

中药和西药都是用来预防和治疗疾病的。这些物质是由分子组成的，这些分子作为中药或西药单独使用或相互配合。中药或西药都可以有单体化合物和混合物，都有天然产物和合成产物，都有成分结构清楚和不清楚的物质。

无论是中药还是西药，它们的作用对象都是人体，即能防治人体的疾病，这是它们的生物活性同一性。根据中医学的理论和内容，可以归纳出中医药的基本内容，从而形成中医药的运用。

（二）中西药结合以增强疗效

中、西药若能相互取长补短组合成方，当能提高疗效。举例来说，针对慢性支气管炎的主症咳嗽、咳痰和气喘自拟的"咳痰敏"方，以中药为主（鱼腥草、七叶一枝花、桔梗、半夏和罂粟壳），西药为辅（氨茶碱和苯海拉明），观察316例患者，治疗1个月后，148例患者得到临床控制，疗效显著，显效控制率为46.85%。关于这种方剂的报道很多，如珍菊降压片和复方罗布麻片等。

（三）推导中医药理论继承与发展

从古代中医记载和现代临床实践来看，黄芪可升可降，能利则止，便难则通，便泄即止，尿涩可利，尿多可止的作用特点。说明黄芪的药理作用不仅与本身的疗效有关，而且与药物作用时机体的反应状态关系密切。从现代药理学研究来看，黄芪是一种双向调节剂。例如，研究了玉屏风散（黄芪、白术和防风）和黄芪对小鼠抗体形成细胞数（溶血空斑实验和空斑形成细胞）的影响，证明玉屏风散和黄芪可以双向调节空斑形成细胞的数量，具体表现在调节机体状态，增强机体的适应性。通过对玉屏风散中不同中药的研究，发现只有黄芪具有这种双向调节作用，而防风以及防风加白术的平行实验中没有发现这种双向调节作用。

在硬皮病和角膜瘢痕的治疗中，丹参能抑制胶原的形成和促进胶原的吸收，而在骨折的治疗中则相反。从血液黏度的角度发现，丹参的一种成分丹参醛和另一种成分丹参素对血液黏度有相反的作用，这为解释某些中药的双向调节提供了线索。中医药具有多方面的调节功能，探讨中医药的调节机制具有重要意义。现代药理学认为受体理论是药物作用的主要方式。如果我们能从受体的角度来研究中药的双向调节作用，将会在分子水平上获得新的认识。

（四）中西药合用减轻西药毒副作用

西医的许多化学合成药物都有很好的疗效，但其毒副作用往往使治疗过程难以完成或勉强完成，而且严重损害人体器官和组织，甚至危及生命。

例如，根据中医学理论，何杰金氏病是由痰热引起的。放、化疗联合治疗后肿瘤虽然缩小，但患者常常出现阴虚内热症状。文献报道，对40例何杰金氏病在1～2周的化疗和放疗后，按出现阴虚的类型，给予滋阴疗法，获得5年以上生存者21例。其中18例患者治疗前后淋巴细胞转化率平均分别为30.85％和45.33％，治疗后显著上升（P＜0.01），E-玫瑰花结形成率治疗前后平均分别为28.72％和40.11％，治疗亦有显著上升（P＜0.01），说明在化疗和放疗后机体的细胞免疫处于较低水平，经滋阴疗法后，患者的免疫功能均有明显提高，对增强机体抗肿瘤能力以及减轻化疗和放疗的毒副作用均有一定影响。放疗时多以清热养阴，化疗时多以健脾和胃兼养肝肾，若能提前应用可使大部分患者不出现不良反应。

随着皮质类固醇在临床上的广泛应用，许多疑难重症疾病的病情得到缓解，但也要看到激素严重并发症的增多，激素抑制垂体-肾上腺皮质轴而引起器质性改变是常见的。寻找一些能减少激素副作用，保持其有效治疗效果的中药具有重要意义。实验研究表明，温补肾阳可以保护肾上腺免受外源性激素的抑制，但应用于临床时发现，肾病综合征患者在服用激素和温肾阳药同用后，迅速出现皮质醇增多症的明显满月脸现象。由于临床长期使用大、中剂量激素会出现面红耳赤、兴奋失眠、五心烦热等中医辨证为阴虚阳亢、内热旺盛的现象，再加上温补肾阳的热药，如同如火上加油一样，动物实验的结果必须结合中医理论进行临床检验。所以选用生地和知母滋阴清热及解百药毒并清火的生甘草的反馈抑制作用。根据中医学理论，大剂量激素引起的发热症状，大补阴丸可以治疗。另外，西药氟尿嘧啶是常用的肿瘤化疗药，能引起恶心呕吐、口腔溃疡、胃溃疡和便血等毒副作用，与白芨、海螵蛸共同制成复方片剂，则防止上述消化道反应。这些都为在中西医结合理论指导下，中、西药结合工作开辟了一条新的研究途径。

（宋亚中）

第四节　系统生物学在中西医结合研究中的应用

中医学"整体观念"和"治未病理念"在疾病预防、诊断、治疗和预后康复管理中发挥着重要作用。随着现代科学技术和西方医学的飞速发展，中医药现代化也越来越受到重视。如何将中、西医的特点和优势有机结合，并更好地服务人类健康事业面临着挑战。随着控制论、信息论和系统论（以下简称三大科学方法论）的出现，它们在推动各学科和技术的发展和思维方法的建立方面发挥了巨大作用，也为中、西医学的交流奠定了坚实的基础。系统生物学是在三种科学方法论的基础上产生的，主要研究生物系统中各组分的组成及其在特定时空条件下的相互关系，分析生物系统在一定时间内的动态过程。其动态、全面、系统的思维方法有望成为中西医结合的桥梁。

一、中医和西医的特点和优势

中医学和西医学各有特点和优势。首先，中医学来源于经验性医学，其理论是通过实践经验总结出来的。它的系统主要是以功能为基础的，无论是八纲辨证体系、六经辨证体系或是脏腑辨证体系等，都以功能为基础；西医学属于实验医学，它的理论往往是从实验中获得的，它的体系是以形态结构为基础的，如解剖学、组织胚胎学和病理学等。其次，中医学重视整体观念，往往把人体看成一个整体或一个系统，而西医更注重局部与细节，很明显要研究特定器官的结构和功能的变化或相对的理化指标。此外，中医学强调形象思维，通常通过"取象比类""司外揣内"等来认识疾病和健康，而西医学则通过逻辑思维寻找疾病的因果关系。在逻辑学中，综合和分析是两种截然相反的思维方式。中医学是通过望、闻、问、切的综合方法收集患者的各种信息，然后按照"理法方药"原则遣方用药，即辨证施治。西医常采用分析方法，结合病史分析各项理化检查的异常，根据相关的诊疗指南或标准，对疾病的分类、分期和分级，进行分阶段治疗，可以理解为辨病论治。

二、中西医结合的三个维度

中西医结合是多维的。从关注点上看，中医学强调功能，西医学强调结构，中西医结合应是结构与功能的统一；从思维方法上看，中医学强调综合，西医学强调分析，中西医结合应是综合与分析方法的统一；从观念上看，中医学强调整体，西医学强调局部，中西医结合应是整体与局部的统一。

三、中西医结合的三个层次

中西医结合的理念虽然提出已久，但多数时候效果并不尽如人意，因为中西医结合有很多层次，容易达到较低层次，但很难达到较高水平。

最低层次是"协同"，即中医和西医运用各自的方法，用两种不同的医疗手段对同一个病人进行协同治疗。第二层次是"结合"，即以其中一种医学为主而对另外一种医学有所了解和简单运用，如西医师学点中医，他们可以开几种中成药，或者中医师学点西医，对西医的常见疾病有所了解，知其然却不知其所以然。最高层

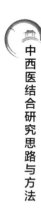

次是"整合",即在理论上融会贯通,在临床上优势互补,在疗效上达到"1+1＞2"。

理论上融会贯通,它是指在中医证候的前提下,了解人体结构、功能和代谢的变化,在西医疾病的前提下,了解其常见中医证候特点。通过中西医结合,对疾病做出准确诊断,制定适当的治疗方案,除了针对中医的病因病机外,还应针对西医的病因病机。在临床实践中,优势互补,即哪种医疗方式具有优势,就成为主要治疗方式。

例如心力衰竭、呼吸衰竭及其他需要外科手术或介入治疗的重要疾病,西医学有明显的优势,而中医学在伤寒和温病等方面有系统完善的辨证治疗体系,有明显的优势。此外,对于慢性肝病、肾病、风湿免疫或妇科疾病,即使有效果良好的西药,也会出现药物不良反应或依赖性,在这个时候,中药仍然可以发挥其优势。当中医学和西医学在理论与临床上实现了真正的融合,疗效必然达到"1+1＞2"的目标。

四、中西医结合面临的问题和挑战

目前,中西医结合面临诸多问题和挑战,尤其是中医理论研究,已成为制约中医生存和发展的不可逾越的鸿沟。首先是来自中医工作者自身,对于"守旧派"的中医学者来说,他们认为中医理论是自成体系的,不能用现代科学理论来解释,也不需要学习现代医学和科学。其次,中医学的理论体系确实很独特,它以阴阳学说、五行学说和藏象学说为基础,属于哲学范畴。"西中学"的一些人很难理解中医独特的理论,但他们又不能用纯粹的西医学思维来理解和认识中医,因此在研究中很难找到突破口。

五、三大科学方法论在中西医结合领域的重要地位

(一)控制论在中西医结合领域的应用

控制论是关于动物和机器中的控制与通讯的科学。它与医学密切相关。常用的理论与方法主要有黑箱理论和白箱理论。中医学是"整体医学时代"的产物,是运用黑箱理论的代表性学科。虽然我们看不到身体里的器官,但我们可以通过外部表现来判断内部器官。通过反复的临床试验,分析"输入-输出"的对应关系,利用信号(如中药或针灸)进行干预,根据反馈信息(如症状的变化)推测出黑箱内五脏六腑的结构和功能(藏象学说)。西方医学是"分析科学时代"的产物,致力于把"黑箱"变成"白箱",从人体到器官、组织、细胞、分子和量子深度解剖,甚至可以用肉眼在共聚焦内镜下看到胃肠道腺体结构的变化。然而,白箱理论在医学上有其局限性。虽然影像学技术已达到分子影像学的水平,但是疾病在不同阶段的变化是不同的,所以西医实际上更多地使用介于黑箱和白箱之间的"灰箱理论"。

（二）信息论在中西医结合领域的应用

信息是物质的一种普遍属性，它代表着物质在相互作用中的外部表象。它是一个物质系统的性质在另一个物质系统中以某种形式的表现，同时又与系统的内部调控过程密切相关。从信息论的角度看，全息定律揭示了有机体的局部和整体之间的全息关系，局部可以反映整体。从潜在信息的角度来看，细胞、枝节、叶片等都包含着与整体相同的信息，生物每个细胞核中的DNA是该生物体全部生命信息的储存库，近年来克隆技术被用来从单个动物细胞复制出完整的生物体，这是生物全息技术成功应用的典型例子。在中医学中，通过观察人体的外部表象信息，如面部面象、舌象、脉象和手象等来推断内脏结构和功能的变化，实际上是中国古代生物全息理论的发现和成功应用。

（三）系统论在中西医结合领域的应用

系统论强调把所研究和处理的对象看作一个系统，分析系统的结构和功能，研究系统、要素和环境三者之间的关系和变化规律。人体是一个复杂的自组织、自调节、自稳定的生物系统（整体）。这个系统不断地交换物质、能量和信息（系统与环境），并实现复杂的自适应和自调节。其中，物质是基础（食物、氧气等），包含能量和携带信息。这与中医"天人合一"的自然观是一致的。此外，在人体系统（整体）中，它可以分为若干个子系统（要素），每个子系统由不同的器官、组织和细胞组成。各子系统在神经和内分泌的调节下相互联系、相互影响而协调工作，使人体处于健康状态。一旦内外环境变化超过系统的自我调节和自我稳定能力（阈值），就会出现结构或功能异常，进入疾病状态。

这些变化的本质是生物分子（核酸、蛋白质、脂质、碳水化合物及其代谢产物等）的代谢发生紊乱。在不同的健康阶段和疾病阶段，系统的结构和功能在物质代谢的基础上会发生不同的规律性和动态性变化，所以治疗措施也不尽相同。这与中医基础理论所强调的"整体观念"和"辨证论治"的理论是一致的。因此，综合三种科学方法论为中西医结合的可行性奠定了基础。

六、系统生物学对中西医结合研究的指导意义

（一）系统生物学的灵魂

整合是系统生物学的灵魂。第一个整合是系统不同性质的组成部分的整合；第二个整合是纵向整合，比如从基因到细胞，到组织，到器官，再到个体的各个层面的整合；第三个整合是研究思路和方法的整合，也就是说，经典分子生物学研究（纵向研究）与各类代谢组学研究（横向研究）的整合；第四种整合是学科包括信息科学、生命科学、计算机科学和数学等的整合。通过已知的事物推测未知的事物，将已知跟未知不断地结合，让更多未知变成已知，这是系统生物学的一个循环。

（二）系统生物学的基础

信息是系统生物学的基础。这是一个持续发展的过程。在前分子生物学时代，人们把生命看作具有特殊"生命力"的有机体；在分子生物学时代，人们把生命看作精密的机器；在后基因组时代，人们把生命看作信息的载体。从系统生物学的角度来看，所有生命系统包括人体都贯穿着信息流。例如，基因信息可以从DNA传递到RNA，然后再转移到蛋白质。蛋白质通过相互作用控制身体的新陈代谢，这可以直接影响细胞的功能，而细胞可以进一步影响组织、器官和系统。所有系统相互作用、相互协调，完成整个生命活动。

（三）系统生物学的钥匙

干涉是系统生物学的关键。在控制论中，干涉的过程是对中药黑箱系统的"输入-输出"信息的分析。医学研究采用系统、定向和高通量的干预和分析，因为即使只有一种药物进入人体，它也会影响多个信号通路的活动。比如我们在研究湿热证的特点时，经常用清热解毒的中药进行干预。通过比较清湿热前后代谢组学的变化，分析清湿热对哪些基因、蛋白质和代谢物的影响，就能了解清湿热的机理是干扰过氧化损伤、炎症或影响细胞增殖、凋亡和自噬。

（四）系统生物学研究的基本方法

系统生物学最基本的研究方法是组学。在这个大发现的时代，"生命组学"是一门综合性学科，它运用组学的策略、技术和思路研究生命的发育、组成和新陈代谢等规律。它以基因组学、RNA组学和蛋白质组学为基础，包括多肽组学、糖组学、代谢组学、生理组学和病理组学等系列组学范畴。从系统生物学的角度看，中医证候的物质基础可能是功能基因组和蛋白质组异常表达所产生的特异性代谢物（代谢组）。基因表达差异和多态性决定了个体对疾病的易感性。基因芯片技术可以用来筛选出"证"的状态下显著上调或下调的基因组，这可能构成该证的基因表达谱。应用蛋白质组学方法筛选功能相关蛋白质，分析其特征，从基因和蛋白质水平揭示证候的物质基础和内涵。利用代谢组学方法，通过分析各种体液中代谢物或底物的变化，判断证型的异常代谢。通过对中医证候基因表达谱、蛋白质谱和代谢谱的研究，可以更全面、有效地揭示中医证的本质和规律。

七、系统生物学对中西医结合临床思维的影响

（一）认识疾病的三要素

要看待疾病和健康，我们需要从结构、功能和新陈代谢的角度来思考。其中，结构是功能的基础，物质代谢是本质，功能异常引起症状。它们都是系统论的组成部分，相互联系，相互融合。每一个元素都反映了疾病的一面，是不可分离的。X线、超声、CT、MRI和内窥镜等影像学方法和组织病理学技术可用于识别疾病的结

构改变。功能改变通过心电图、超声心动图、胃肠动力等功能检查来检测，利用实验室数据和相关的组学技术检测代谢变化。同时，应与中医"望闻问切"四诊相结合，了解人体脏腑经络虚实、阴阳五行盛衰以及气血津液盈亏等情况，并与结构、功能和代谢三要素紧密联系，从中西医结合的角度出发，可以更快、更准确地进行疾病诊断，从而更系统、全面地指导疾病的预防、治疗和康复管理。

（二）重视"分层"的理念

系统生物学的概念确定了"过程与环节"在疾病诊治过程中的核心地位，强调了"分层"概念的重要性。第一是不同疾病和人体健康状况的分层；第二是同一疾病的不同类型、程度和阶段的分层。在不同的层次上，结构、功能和代谢等方面存在相似性和差异性，导致了五种临床表型数据（病史、体格检查、实验室、影像学、功能检查）的相似性和差异性。传统中医也是如此，不同的疾病或同一疾病的不同阶段可以有相同的证，也可以有不同的证。因此，把中医学思维与西医学思维巧妙融合，将辨病论治与辨证论治紧密结合，灵活掌握"同病异治""异病同治"等方法和技巧，对疾病的诊断、鉴别诊断及治疗有重要意义。

（三）重视综合医学模式

现代临床医学模式应是"生物-心理-社会"综合医学模式，即在生物医学模式的基础上，整合心理和社会因素，把患者作为一个整体，不仅从疾病诊断和治疗中的生物因素角度出发，还要注重精神状态和社会支持系统对生命和疾病的影响，坚持"在健康和疾病中，心与身不可分离"的观点。从系统生物学的角度来看，人体会受到心理和社会因素的影响，主要在于接受了相应的信息。与人体物质基础直接携带的信息不同，如饮食、外界的摄氧量等，这里的信息主要是指视觉、听觉等感官接收到的信息，当传递到中枢神经系统时，通过下丘脑和自主神经系统影响到大脑皮层的活动，进而影响身体，并在疾病发生的阈值内维持动态平衡，当超过其阈值时就会出现疾病。

以消化系统疾病为例，腹泻和便秘等胃肠道症状常在焦虑或抑郁状态下出现或加重，当采用药物或其他手段缓解其焦虑或抑郁状态后病情会得到一定程度的改善。此外，经济压力、工作压力等社会因素和饮食、运动等行为因素也是重要的致病因素。身体功能性或器质性疾病伴随的病痛也会影响心理状态，进一步加重身体疾病，造成恶性循环。因此，在治疗方法的选择上，除了适当的药物干预外，还要充分发挥中医非药物干预方法的优势（如呼吸吐纳、功法导引、音乐理疗等），中西医结合"多管齐下"以达到治病的目的。

（四）重视多维度思考

以系统生物学为基础的中西医结合临床思维需要从多个维度进行思考。除了上述分层观念中提到的不同层次的结合外，我们还需要注意宏观与微观、整体与局部

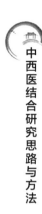
的结合。在宏观方面，应强调中医理论中"天人合一"的自然观和"形神合一"的整体观。系统生物学的观点还认为，人体与外部环境以及各种系统（要素）的内部有着密切的关系。例如，临床上常见的胃肠道症状与消化系统本身、神经系统、内分泌系统及其他多系统、器官和外界环境密切相关。如果仅仅考虑组织器官的水平而没有系统地联系，很容易导致误诊和漏诊。在微观方面，随着实验室检测指标的不断丰富和影像学技术的不断提高，传统中医"望闻问切"的范围得到了不断拓展和深入。因此在临床诊疗过程中，需要从宏观和微观、整体与局部等多维度思考，以达中西医优势互补的目的。

随着社会的发展和科学的进步，中西医结合逐渐成为新时期医学模式的必然趋势。系统生物学以三大科学方法论为基础，以多因素、多维度、多层次、动态、有序的方式研究人体复杂的生物系统，为中西医结合的临床和科研工作提供了新的思路和方法。要坚持"勤求古训、博采众方"的理念，不断挖掘和吸收中西医精髓，在理论上实现两者的融合，在临床上取长补短，在疗效上做到"1+1＞2"，力争达到中西医结合的最高水平，为人类健康事业做出贡献。

（张莉　甘洁文　蔡俊媛　陈名庭　张久梅　卓超林）

第五节　基因组学与中医证候组学研究

随着人类基因组工作草案的完成，人类基因组研究将进入一个更加艰巨和复杂的后基因组时代，其主要工作是阐明一些已知基因的功能和进行基因组序列变异研究。这必将为自然科学各学科的发展提供新的机遇，也将促进各学科的进一步渗透和融合，形成新的科学发展格局。中医学再一次面临着巨大的机遇。如果我们能够很好地吸收当代科学技术的精华，并在其平台上整合中医学独特的研究方法，将会促进中医学的发展，特别是中医学的主要问题，如证候组学研究的突破。在WHO生物医学家们认同"个体化的具体治疗"是临床试验的最高层次的时候，利用基因组学研究中医证候和复方，探索辨证治疗和改善亚健康状态的科学原则，可能是中医药学的发展方向之一。

一、研究思路和意义

（一）研究思路

目前已知有6000多种遗传病和基因有关；大多数癌症和基因有关；监测已查明的与疾病相关的基因群是一种创新的癌症诊断方法；人的体型、长相约与500多种基因有关，生物芯片与DNA样品的杂交相互作用，原则上可以确定人类的特征。生物学的复杂性在分子水平上却高度一致。基因在空间和时间上表达以产生细胞分化，一系列细胞分化和高度有序排列导致个体发育。中医证候在基因组或后基因组中应具有相应的特征和变化。

目前中医对证候的干预和调节较为一致地认为：虽然中药不大可能改变核苷酸和氨基酸的结构，但它对许多常见疾病和重大疾病都有可靠的治疗效果。它的治疗效果可能在影响基因的调节和表达，特别是表达产物的标示方面更为重要，它的调节作用可能是在调节、修饰疾病的相关（易感）基因和表达产物的表达方面发挥重要作用。国内外大量研究表明，中药对基因表达和修饰有确切的作用，为今后的研究奠定了良好的基础。

反义RNA在基因治疗中的应用将有助于中医证候组学的研究。反义RNA治疗具有很强的特异性，可以阻断靶基因的翻译表达，适用于多种疾病，也可以同时阻断多个基因，有可能用于多基因病的治疗。中医药独特的优势在于对证候相关基因调控网络的有效干预，这是其对多基因疾病的多靶点效应的疗效基础。

不同证型的基因表达谱应有差异。不同的组织和细胞含有相同的基因组，但基因表达模式不同。不同的基因表达调控有其自身的特点，也有其共同的特点。因此，对基因表达全景的研究将为确定证候相关基因提供可能性。根据"功能重要的编码序列在进化上一般保守"的原理，对候选区域的基因组片段进行转录序列筛选，以筛选致病基因。通过与正常基因表达的比较，筛选致病基因是一种有效的方法。在此基础上，疾病相关基因的功能克隆、定位克隆、比较基因组学等研究方法可根据不同目的应用于中医证候研究。

基因芯片技术已应用于基因组学研究的诸多领域，可以对许多功能基因进行大规模、高通量的分析，在基因组水平上通过简单的实验检测相关基因的不同表达丰度，通过一定的研究手段分析差异在不同环境中的表现。近年来，基因芯片技术已成为基因诊断、相关基因鉴定、疾病分子机制研究、药物筛选等方面的重要工具，并以其使用快捷方便的优点广泛应用于医学、生理学等方面的研究。如类风湿关节炎相关基因研究、肿瘤多基因关系研究、多发性硬化相关基因研究，并发现了新的基因、睡眠和睡眠剥夺相关基因等。近年来，一些生物技术公司推出了一系列创新的研究方法，可用于基因差异表达的分析。在国内外，相关技术的研究工作已经成功开展，有了一些新的发现。

中医的整体观和中药的多靶点调节决定了在思路与方法上应对前期的大量研究工作进行升华，避免因研究条件的不同而无法对研究结论做可比性分析及因研究指标的局限性限制了中医药学的优势发挥。基因表达谱的最新检测和分析技术如基因芯片和生物信息学等技术已能够在基因组水平动态检测许多基因的表达。如果结合药物干预研究证候相关基因和关键基因的调控作用，将大大丰富和发展中医证候组学。

（二）研究意义

加深对中医证候客观性和复杂性的认识。证候是一种多基因参与的，且已经超出了人体正常的网络调节能力，处于"络病"状态的症状群。这些症状群是由一个能表达其症状的相关基因组成的调控网络来维持的，但每个相关基因在网络调节中的作用和地位是不同的，其差异不仅是区别于其他证候的物质基础，又是确定其所代表症状在证候中的重要性和贡献性的依据。

阐明中药的药理作用机理，客观评价其疗效。阐释中药方剂的干预效果可能是通过解毒以调控"络病"来实现的，即通过主要药效组分在多靶点或多器官上发挥整体综合调节作用，达到治疗、预防、康复和保健的效果，其对相应基因调控网络的调控是其必不可少的环节。随着30亿人类代码的完全公开，药物基因组学（pharmacogenomics）将应运而生，其将是一门阐述基因序列变异及其对药物反应变异影响的科学，并有利于发现新颖和高效的药物，同时亦可用于药物疗效的客观评价。

寻求病证结合的突破口。中西医虽是两种不同的理论，但是研究的却是同一个对象，在一定的结构或功能层次上必然有其共性的物质基础。在基因组水平，特别是后基因组上可能存在结合点。虽然对同一表型的不同分析思路和风格迥然不同的理论构架形成了不同的学科（西医学、中医学、生物学等），而在基因组或后基因组上寻求病证结合的突破口（共同的功能基因）将为新医药的建立和整合奠定基础。

探索更为切合中医药特点的研究途径。通过中医证候的基因组学研究以及方剂对网络的调控和干预，为中药疗效的评价提供切合中医药特点的方法，为中医药未来发展提供研究思路。在WHO生物医学家们认同"个体化的具体治疗"是临床试验的最高层次的时候，建立单核苷酸多肽性（SNP）为代表的DNA序列变异的系统目录，以及基因组在不同环境中转录和翻译水平的不同表达，既是"三因制宜"的内在基础，亦是辨证论治的优势所在。

探索建立一种新的评价模式生物体（动物模型）的方法。虽然模式生物存在基因组的差异性，而相同的病理表现应有其相应的共性基础，在基因组学上，即表现为相应的基因。人们已成功地运用基因敲出等技术制作了一些动物模型，但是许多疾病非单基因疾病，其所涉及基因非单纯敲出所能为。例如，目前发现的原发性高血压涉及的相关基因已经超过70个。因此只有在探明证候的相关基因和关键基因并明确其相互关系后才有可能制作出理想的动物证候模型及评价药物疗效。

二、注意问题

1.中医证候研究应根据中医药自身特点制定证候研究的思路和切入点，并贯彻"有所不为，才能有所为"的思想。

2.中医证候组学的研究应重视本底资料的积累和收集，只有在较丰富的前期研究工作的基础上，如对证候的分布特点、演变规律有了较为明确的认识之后，所开展基因组学的研究，得出的结论将更为可信。

3.基因的功能是一个多因素共同作用的结果，应注意基因组学与中医证候研究中的简单性与复杂性的整合问题：每个个体都是他的基因和环境相互作用的产物。基因决定论对生命现象过于简单化将不利于对复杂生命现象的认识，亦无助于对中医证候是一个多因素参与和调控的具有时空性、系统性及层次性的临床症状群的理解。若能将简单性和复杂性整合起来，不仅有助于对基因组学、蛋白质组学中基因与基因、基因与蛋白、蛋白与蛋白等复杂的非线性关系的认识，而且将启发我们深刻理解中药方剂多组分通过对多靶点的复杂级联反应来沟通基因型及相关的表型。

目前国外几乎所有的主要制药公司都不同程度地运用了基因组研究的成果，并采用基因芯片等技术开展功能基因组的研究。我国在该领域虽然起步较晚，但经过科研人员的艰苦努力，已经有了一定的成绩且潜力较大。在对中医药理论有深入、全面理解的基础上，以此作为突破口用于中医证候组学及创新药物的研究，大有可为。生物芯片技术、生物信息技术、核酸及蛋白质工程的发展不仅为生命科学的诸多领域研究带来了一场革命，而且为我国中医药现代化带来了新的契机，适时抓住这一良机必将给中医学的发展和我国药物研究带来更大的拓展空间。

（林洪）

第六节　中西医结合开放性研究思路

中医药学的本质特征以中医药基础理论为代表，在中医药现代化进程中，理论的研究发展是一个影响全局的问题，对中医药能否真正实现现代化起决定性作用。目前中医药理论研究发展存在什么问题，如何才能把握住中医药现代化研究的正确发展方向，抓住关键问题，突出重点，使中医药理论现代化研究在近期取得明显的成绩，国内近年对此开展了较热烈的讨论。下面就中医药理论的研究发展工作提出一些学术上的意见。

一、解放思想，迎接挑战，寻求发展

中医理论奠基于2000多年前的《黄帝内经》，历代均有所发展，自清朝末期西医传入中国后，中医和西医共存的局面一直延续至今，两者的力量对比和格局不断发生变化，西医对中医的影响和冲击成为客观的事实存在。西医学依托现代科学技术，不断完善自身，迅速发展。近年来，一些新的认识开始渗透到中医理论的认识论领域。

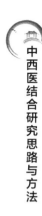

如艾滋病的鸡尾酒疗法和肿瘤联合化疗的复方给药类似于中药复方的含义，但现代中药复方给药的科学理论基础更为充分，疗效更为明显，发展速度更快。

另一个例子是生活质量的观点和研究方法，注重病人的主观反映，重视病人与生活环境的关系，定量评价病人的主观感受。事实上，中医一直都是这样认为的，而且一直都是这样做的。但相比之下，中医学的科学表达不够，缺乏量化，人们无法理解它，加上宣传力度不够，国际学术交流较少。所以，生存质量可以在短时间内成为一个世界性的学术课题，而中医和中西医结合却仍然基本固守在国内较小的范围。

现代科学，包括医学的发展，往往提供了一个机会，从某种角度证明中医的理论观点。这种证明往往会产生两种反应，首先是对我们古老的伟大文明表示钦佩，其次是惊讶地发现近代中医基础理论基本上没有新的发展。西医研究有其自身的体系和自身的发展。如果中、西医都想解释同样的问题，但西医在发展，中医本身不发展，或者发展速度慢，那么中医就有可能出现被替代的被动局面，而不是我们主观愿望的中西医结合产生新医学的结果？如何解决这个问题呢？关键是中医要敢于正视本身理论基础的不足之处，敢于向自身挑战，敢于将大门打开，吸收现代科技和现代医学的精华为我所用，以求新的发展。

中医药学历来就是一个开放的科学领域，它的理论发展从来都没有排斥过其他学科的渗透。自古以来，中医就与天文学、地理学、哲学和气象学等诸多学科相融合，更难能可贵的是中医药学将各门学科的精华比较合理地吸收并化为自己的理论，而且每个时代都有代表其时代特征的学术见解和理论认识以丰富中医药学本身。

主要是由于历史的原因，目前中医药理论的基本内容和主要学术思想还是内经、伤寒、金匮、神农本草等2000多年前奠定下的基础，明清之后没有见到有重大的学术见解和理论发展。从今天来看，中医学的基本理论仍然是建立在古代朴素唯物辩证法的基础上的，其中有一些机械唯物主义的东西。在这种情况下，中医理论要现代化，首先，必须把中医基础理论走上现代自然科学研究与发展的道路。中医理论现代化要在保持中医学原有学术思想和临床应用特点的前提下，逐步完成以下几点工作：

1.使用全世界都能理解的科学术语，为中医药学走出国门，走向世界，成为全人类的医学创造条件。

2.获得现代科技进步的依托，这是从根本上解决中医药理论现代化的关键所在，中医药学只有充分消化吸收现代科技技术，才有可能取得新的发展。

3.指导临床实践，既要充分发挥中医药学的特点和优势，又要与西医理论知识和技术手段相适应，既要理论的结合，又要临床应用的结合，在指导临床实践中既要充分发挥中医理法方药的特色和优势，又能兼容西医理论认识和技术手段（理论上的结合，不仅仅是临床上的并用），西医学对中医学的影响、渗透和冲击是不可避免的，是客观事实，只有积极消化、主动吸收、为我所用的态度和做法，才是最正确的。

4.形成能够在实践中不断修正和验证的动态理论体系，科学上没有绝对真理，一个故步自封、不求发展的理论体系，必将被淘汰，中医药学理论既然自古就是一个开放的体系，时至今日，我们更没有任何理由自我封闭。

中医理论的研究和发展已经被纳入现代自然科学研究的轨道，那么在保持中医理论本质特征不变的前提下，中西医结合必将正确地向现代化的方向前进，并且以崭新的面貌出现在世界面前。

二、抓住本质，强调理论，明确方向

在中医药现代化的进程中要明确一个基本前提，即中医药的临床实践是在中医药理论指导下进行的。因此离开中医药理论指导的临床医疗实践活动、科学研究和药物开发等，严格来说都不应属于中医药学的现代化进程的范畴。这个道理似乎很浅显，实则不然。当我们据此观点综览一下中医药现代化工作的现状，就会发现不少戴着中医药学的帽子，分割着中医药学学科财力、物力的研究发展工作，其实不一定拿中医药理论当回事。各级中医院的中医药特色和优势日渐式微，与西医院的特点越来越接近，除了中医院用的中药比西医院多之外，本质上似乎看不出有明显的区别。中医药高等教育中的西化倾向也非常严重，部分中医院校学生轻视中医药理论的言行更令人担忧。

或许有问，什么才算是中医药学的研究内容。确实，要想泾渭分明地辨别你我，不是科学的态度，再说也不现实。但能否提出以下一点参考意见：在中医药理论指导下的中医药学研究（包括理论自身）可视为中医药现代化进程的中心内容，人力、物力应给以重点保证。在近年拟定的某些研究工作计划中，为了中药走向世界，按欧美，主要是FDA的认可为目标开展中药研究，强调中药的专属成分、工艺、药代动力和针对西医病名的明确疗效方面，这些研究内容无疑是正确和有必要的。可以预测，如果中药研究按此方向发展下去，某些用中药制备的药品可能得到国外市场的认可，但就中医基础理论的立场来讲，中药的应用也因此有可能抛离中医药理论的指导，合并到现代医学（或说西医）的领域中去。中药如果没有在中医药理论指导下应用，而是只看到单体，只看到专属成分，只有针对西医病名起治疗作用，则不能算是中药，而是中药的异化。

我们不反对任何形式和任何领域的科学研究，但要提醒注意不能离开中医药理论去谈中医药学的现代化研究和发展，因为中医药理论才最能反映中医药学的本质

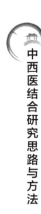

特征。如果都是传统的疗法或中药，但一个是应用中医理法方药指导，针对中医病证起治疗作用，另一个不考虑中医的理法方药理论指导，只着眼于西医的疾病起治疗作用，谁是真正意义上的中医药？答案显然是前者，中医药现代化的研究工作重点应放在前者，只有中医药理论及中医药理论指导下的临床实践和科学研究走上现代化，才是真正意义上的中医药现代化。

三、正确选题，认真整理，重点突破

中华人民共和国成立以来，从广度和深度上对中医药理论进行了研究，这是有史以来从没有过的。如证的研究和证的模型研究等，都积累了很多科学的资料。有些专家还提出了一些理论假说，如邓铁涛的脏腑相关学说，杨维益的肝疏泄的机制有可能是通过中枢调控的假说等。说明中医基础理论研究具有合理总结和发展的条件，有必要根据中华人民共和国成立后的研究成果，借鉴近代新的学术思想，组织力量，对中医理论进行全面系统的理性总结，形成既保留原有理论的基本学术思想和特点，又具有时代特色的新的中医基本理论体系，并且能反映中华人民共和国成立以来的研究成果和理论发展。

具体内容包括阴阳学说、脏腑学说、气血津液学说、经络学说、病因病机学说、辨证施治方法、药物性质、组方原则等。五行比较机械，建议删除。需保留的部分可换个说法，如培土生金可考虑改成培脾生肺或补脾益肺。体例建议按以下：定义、内容、应用、源流、现代研究、评述和参考文献等。

中医药理论的科学研究是中医现代化的重要组成部分。由于中医药理论内容丰富，意义深远，在科学研究中难以充分开花结果，因此建议仍以证的研究作为主攻方向，重点突破。理由如下：①证是中医理论不同分支的交汇点；②证是基础理论和临床实践的结合点；③辨证论治是中医学的精髓，证是辨证论治的核心，"辨""论""治"都是针对"证"，以"证"为应用对象；④有"六·五"和"七·五"的研究经验；⑤证理论研究的突破可向其他中医药学科辐射，以点带面，影响全局。

研究中需要解决的关键问题是如何证明证的客观存在。广州中医药大学陈蔚文教授提出了证病并存的假说。他认为，在同一个病人身上，有西医疾病和中医证候，它们在本质特征上是相互独立的，有各自的病因、部位、转化规律和治疗反应，但可以相互影响，这种影响虽然不能支配对方的本质特征，但对对方疾病表现程度或治疗反应有正向或负向作用。在发病过程中，证和病可以并重，或轻重不一，或轻重转化，治疗上宜病证分治，但又应适当互相兼顾。下面是一些证病并存的例子：

①在脾胃病的研究中发现，西医治愈的疾病，仍然存在中医的证，中医药可以

很好地治愈证，但西医的病却没有好转；②一些中成药仅对某一证型有效，如胃乃安治疗慢性胃炎胃脘痛，对虚证有效，对实证热证效果不明显；③西医的病也有证型，特异性疗效的西药对某些证型无效，如中医研究院中药研究所观察到青霉素对大叶性肺炎湿热型无疗效。西医临床中存在着大量的诊断不明的病症，有时无法用药，其中一部分属于将来可以明确诊断的疾病，另一部分可能就属于中医的证；④湿热证动物模型的研究：在人工湿热环境下，注射内毒素的家兔有身热不扬、厌食、大便稀溏、疲乏无力、倦怠嗜睡、苔白腻等症状，而单纯注射内毒素家兔只有发高热而无湿的表现。应用青蒿、藿香、佩兰、黄芩、扁豆衣和滑石等组成的清热化湿方治疗后，湿热证可明显改善。

中医药理论是一门具有明显临床特点的基础学科。它与天文、地理、物理、化学、哲学等学科紧密结合，体现了学术思想的核心整体观。证是一个综合性概念，包括病因、病理、病位、证候群（量化）和理化体征。临床上具有明显的阶段性、变异性和并发性特点。在此基础上，证的研究应以临床实践为重点，以证的定义为核心，以证候群诊断的量化和病因、病理、病位的物理、化学、生物学综合征象为主要研究内容，针对方药对证的特异性和确切疗效进行研究。

广州中医药大学脾胃研究所坚持脾胃虚实证研究22年，在学术研究上坚持临床研究与基础研究相结合，在硬件建设上建立了脾胃病诊疗研究中心临床研究基地，还有脾胃生理学、生物化学、药理学、分子生物学、消化功能等基础实验室。人才结构以中医、西医和基础学科人才为主，广泛接触校内外各类科技力量，系统开展脾胃虚实证研究。

在总结以往脾虚证本质研究经验和成果的基础上，近年来扩张临床药理学、实验药理学和分子药理学的研究课题，从微观到宏观，从临床到基础，从局部到整体，逐步展开探讨脾胃虚实证的科学本质。广州中医药大学坚信证的科学性，不受干扰，认准目标，锲而不舍的科学态度和思想作用，以及所走的道路和做法，都值得借鉴。

（林洪 范中农）

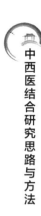
第五章　中西医结合临床研究指南

　　近年来，国家对中医药和中西医结合的科研投入逐步加大，科研产出受到关注。国内中文期刊发表的大量临床研究报告质量较差，行业认可度不高。原因之一是临床研究缺乏方法论指导。目前，我国还没有系统、全面的方法论指导中医药临床研究和中西医结合研究。这是本指南的目的和当前行业的需要。

　　本指南旨在帮助中医和中西医结合的临床研究人员设计和实施临床研究方法。集中介绍中医及中西医结合领域常用的临床研究方法，包括随机对照试验（RCT）、队列研究、病例对照研究、病例系列研究及其他与临床研究有关的研究方法。该指南的范围包括辨证论治、复方或单味中成药治疗、针灸疗法和太极拳、推拿等非药物治疗方法，以及中医药各种疗法与西医药疗法不同方式的联合应用，进行有效性、安全性和健康经济学评价。本指南也适用于其他传统医学的临床研究，包括民族医学和民间疗法。

（林洪）

第一节　概　述

一、目的

　　根据中西医结合综合干预和个体化诊疗的特点，介绍RCT、队列研究、病例对照研究和病例系列研究的重点和应用范围，结合现代中医学的试验研究方法，提出合理的中医学研究建议和方法。规范中医临床研究，为中西医结合临床研究提供方法学指导，产生高质量的循证医学证据，为政府卫生决策和临床医疗决策提供参考。

二、中西医结合临床实践的特点

　　中医药理论体系在整体观的指导下，以辨证论治为诊疗特点。中医临床实践中常用的治疗方法有药物治疗和非药物治疗。中西医结合是将中医学知识和方法与现代医学知识和方法相结合，力求相辅相成，提高临床疗效，并在此基础上，阐明其作用机理，以达到继承、创新和发展中医学的目的。中西医结合的临床研究，在很大程度上是利用现代科学知识和技术，对中医诊疗过程中的临床实践进行科学解读，同时结合中医体系的特点，探索以共性规律为基础的个体化医疗效应。

（一）遵循中医药理论的思维和原则

中医理论是指导中医临床实践的重要理论基础。在中医临床研究中，应遵循中医学的思路和原则，阐述选择治疗方法的合理性。在中医临床研究中，特别是中药复方、单方药及其提取物或活性成分的临床应用研究中，力求符合中医学的思想和原理，体现其临床应用特点。中西医结合临床研究应注意综合干预（复合干预）的研究特点，进行方法论设计。

针灸临床研究还应遵循中医传统理论，反映针灸临床实践的特点，探讨经络辨证、不同针法和不同灸法在临床治疗中的作用。其他非药物疗法包括八段锦、太极拳、推拿和气功等临床研究也应充分考虑中医理论特点和合理的方法设计。

（二）辨证论治原则下的中医药临床研究模式

辨证论治是中医治疗学的精髓。在辨证论治原则指导下，中医临床研究通常采用病证结合临床研究、"病"的临床研究和"证"的临床研究。

1.病证结合临床研究

在疾病普遍规律和患者个体特征有机结合的基础上开展临床研究，是目前最流行的中医临床研究模式。临床研究中的"病"是指现代医学的疾病，"证"是指中医的证候，其临床疗效评价也应采用病证结合的观察模式。不仅应该选择业界认可的疾病疗效评价指标来评价干预措施对"病"的效果，而且应该采用主客观的结合评价方法来评价中医"证"的疗效。目前常采用症状评分量表的改善或主要症状消失率的观察。鼓励选择能够反映中医治疗特点和优势的评价指标。尽量将望、闻、问、切的量化信息和中医辨证指标相结合，建立共识度较高的中医证候疗效评价方法。所有中医和中西医结合都可以开展病证结合的临床研究。

2."病"的临床研究

评价现代医学疾病干预措施的有效性和安全性。中医辨证分型可作为入组的诊断标准和/或指导制定治则治法的标准，也可作为疗效评定中亚组分层的依据，但中医证候不能作为评价疗效的主要指标，其重点在于现代医学疾病的疗效。疗效评价指标应选择临床终点结局指标、患者报告的结局（PRO）、患者相关结局指标如生活质量等以及现代医学公认的疾病相关替代指标。所有中西医结合疗法均可开展针对现代医学疾病的临床研究。

3."证"的临床研究

在中医辨证论治原则指导下，对中医证候药物的有效性和安全性进行评价。要

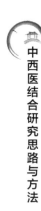

注重中医证候的规范化和客观化，选择公认的证候评价标准或量表，重视对证候疗效的临床价值的公认性，充分说明证候疗效的科学性。在以中医证候为评价指标的临床试验中，通常需要建立证候整体的定量评价工具或量表和质量控制体系。建议在临床研究前对不同研究者和不同研究中心的证候量化评价进行一致性检验，以确保评价结果的可信性和一致性。可以开展中药复方以及针灸等非药物治疗对中医证候影响的临床研究，也可以针对中医证候的主要"症状"开展临床研究模型。

（三）综合干预模式下中西医结合临床研究特点

在临床实践中，中医治疗往往只是综合干预的一部分，通常包括标准化西医的联合治疗以及饮食和生活方式干预等，这些干预可以同时实施，也可以先后实施。临床观察到的疗效往往是综合疗效的结果，因此在综合干预模式下的临床研究中，"疗效"不仅是中医的疗效，而且是多种因素对疗效的影响。在综合干预模式下，临床研究结果可能会因同时使用不同的治疗方法而产生以下交互作用：疗效提高（协同和相加效应）、疗效降低（拮抗作用）、毒副作用增加、毒副作用降低等。应根据干预措施的特点和前期研究结果确定研究目的，并说明综合干预设计评价的合理性。

在综合干预临床研究中，应根据研究目的选择不同的设计方法。若要评价中西医结合治疗的总体疗效，且西药的使用符合相应的指南或规范，可采用加载设计（对照组在西药基础上设立中药的安慰剂组），此设计可采用随机双盲对照试验。如果不能设置安慰剂，可以选择实用随机对照试验（pRCT），即对照组只用西药治疗。如果不能实施随机分组，如患者对治疗方案有明确的偏好，可以采用前瞻性队列研究设计。在这类临床研究中，除了应用传统的统计学分析方法外，还应运用多因素分析探讨影响疗效的各种因素。

三、中西医结合临床研究设计的基本原则

（一）伦理和受试者保护

尊重和保护受试者的权利、安全和健康是临床试验伦理的基本原则。进行临床试验必须有足够的科学证据。临床试验的设计和实施应符合国际公认的伦理原则，如《赫尔辛基宣言》，同时应符合我国《药物临床试验质量管理规范（GCP）》、伦理委员会具体工作细则和审查技术原则，并参考国家食品药品监督管理局（SFDA）发布的《药物临床试验伦理审查工作指导原则》等相关的伦理要求。如对受试者的权益、安全和健康的考虑必须高于对科学和社会利益的考虑。

（二）对比原则

设立对照是科学研究的核心理念和基本要求，只有通过比较才能确定疗效。在临床疗效研究中，病情的改善并不意味着治疗措施一定有效。影响疾病预后的因素

包括疾病的自然史、患者的身体和营养状况、非特异性因素和治疗措施等。因此，应根据临床试验的需要设立相应的对照组，包括空白组、安慰剂组、标准治疗组或常规治疗组。

（三）均衡原则

为保证研究结果的准确性和可靠性，排除受试者群体间差异的影响，合理推断因果关系，有必要采取随机分组或配对等措施，确保受试者在组间基线特征方面具有同等可比性，即试验组和对照组患者的背景相同或相似。

（四）重复原则

单个案例或少数案例的观察结果都容易因机会的作用而产生随机错误。因此，临床研究如果经过多次重复，能够得到相同或相似的结果，那么研究结果是可重复的。一般来说，重复的次数越多，即样本量越大，机会对结果的影响越小，从而使结果更接近客观现实，但并不是样本量越大越好。因此，临床研究需要提前估计样本量。

（五）盲法原则

盲法是临床研究中非常重要的设计原则和质量控制措施。研究对象、研究人员、结果评价者等相关人员根据其盲法的程度，无法提前知道研究对象所接受的干预措施，以避免在信息收集和结果测量过程中产生偏倚，保证测量数据的真实性，减少了测量过程中主观因素的干扰。

四、中西医结合临床研究设计要点

在中西医结合临床研究项目设计中，应考虑以下内容：立题依据，明确临床研究目的，制定临床研究方案，确定适宜的受试对象，确定干预措施，及其对照、有效和安全评价指标的选择及临床研究质量控制措施的制定等。

（一）立题依据要充分

临床研究的首要问题是立题是否充分，应说明研究的临床价值问题。立题开始，就要对以往的研究进行整理、归纳和系统综述，找出临床研究的突破口和创新点，说明其优势和临床研究的科学价值。

（二）研究目的明确

临床研究的目的应根据整个临床研究计划来确定。首先，应明确这项临床研究所处的临床研究阶段，是探索性研究或证实性研究。不同阶段的临床研究目的不同。其次，应该充分评估临床前研究或临床研究提供的数据，并确定下一个临床研究需要回答的问题，以确保临床研究之间合理和有序的衔接。试验目的是设计和制定临床研究方案的前提。中西医结合临床研究的目的应该具体、可行，符合临床实际，突出中医临床的优势和特点。研究目的应根据干预措施的功能主治和作用特

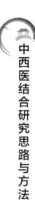

点，参考以往的临床研究工作基础，反映干预措施的临床应用价值。干预措施功能主治的表达应根据干预措施临床效果的特点制定，一般分为三种情况：一是以中医证候作为临床适应证；二是以现代医学疾病与中医证候相结合作为临床适应证；三是仅以现代医学疾病作为临床适应证。目前，中医临床研究主要集中在病证结合方面。结合临床实践，确定中医药的作用和治疗方法，是临床研究的主线。

（三）临床研究方案设计

表1 研究问题及其相应的研究方法

研究问题	优选的研究方法
中医药治疗某种疾病或症状的效力	安慰剂对照、双盲、RCT
中医药在现实世界中的效果	pRCT
不良反应是否由中医药导致	观察性研究-纵向调查、病例对照研究
患者服用中医药的经历	定性研究
中医药疗法对哪些症状效果良好	受试者注册、观察性研究、横断面调查
特定中药的有效成分	实验室研究
针灸干预起效机制	
中医药治疗疾病的经济效益	卫生经济学评价

在中医临床研究中，要注意中医药的特点和临床研究中需要回答的问题。适合西医的RCT模式不能简单照搬到中医临床研究中去。科学假设的确立和研究目标的确定是制定研究方案的前提。对于中医综合干预措施的评估，可参考英国医学研究委员会的综合干预措施评估指南。建议采用分阶段的方法：

1.解释性随机对照设计

有关中医药治疗特定疾病的疗效问题，可参考解释性随机对照设计（eRCT）。这些研究的特征是高度选择的同质人群、标准化干预、安慰剂对照，采用双盲或双盲双模拟设计的试验。

2.pRCT

要回答有关中医干预在常规临床实践中的有效性的问题，可以参考pRCT。

3.个体化治疗

在前期研究阶段，回答有关中医药疗效的问题时，可以考虑个体化治疗等研究，如观察性研究和病例系列研究。

4.标准化治疗

如果先前研究的数据显示有显著的益处，后续研究可以使用标准化的治疗方案，例如固定处方治疗。

5.其他研究方法

其他问题的解决可能不需要RCT，可通过其他研究方法进行探讨。

（四）受试者确定

受试者的选择取决于临床试验的目的。选择受试者是开展中医临床研究的重要环节。对于病证结合模式下的临床研究，建立正确的病证诊断标准是保证样本同质化的关键，尤其是在多中心临床试验中，目标适应证（包括现代医学疾病和中医证候）统一的诊断标准、纳入标准和排除标准是试验设计的关键。其中，诊断标准应为正确诊断一种疾病或证候的现行公认标准，包括西医诊断标准和/或中医辨证标准。纳入和排除标准是选择可能获得研究结果的受试者，排除可能混淆结果的受试者及可能处于高风险的受试者（伦理考虑）。

（五）样本量估计

样本量估计是临床试验设计中的关键问题之一。每项临床试验所需的最小样本数量应符合统计学要求，以确保试验目的得到可靠的回答。临床研究初期的探索性研究无需样本量计算。样本量通常是根据主要结果指标，即疗效和/或安全终点来确定，并应考虑试验设计的类型、比较类型、检验假设、Ⅰ类和Ⅱ类错误参数等。

（六）干预方案确定

在临床研究计划中应制定干预措施，包括干预方案、剂量、实施方式、疗程、联合治疗规定等。中药临床试验的干预剂量通常根据以往的临床经验或以往的研究确定。安全性也是干预剂量设计中的一个重要考虑因素。根据疾病的发展变化规律和干预措施的特点确定疗程。合并治疗包括基础治疗和联合治疗。合并治疗应事先规定，否则将严重影响疗效和安全性的评价。

（七）对照组选择

对照组的设定须根据研究目的而定，不是所有的临床研究都需要设置对照组。如无对照组的观察性研究，观察和记录研究对象在自然状态下的特征，并描述和分析结果。然而，在疗效评价的比较研究中，有必要设计一个对照组来比较研究因素对研究对象的影响。在等效性试验中，中药治疗可与标准西药治疗或其他中药治疗相比较。在剂量效应研究中，采用不同剂量作为对照。在研究中药的确切疗效时，可以采用安慰剂作为对照，获得中药治疗效果的基线测量数据，然后通过随后的比较，评价阳性干预是否优于其他治疗措施。安慰剂对照组的选择应谨慎，选择标准取决于整个研究的设计是否正确，是pRCT还是eRCT。前者的目的是提供更接近临床实际情况的综合治疗效果，需要与目前最好的常规治疗进行比较，以便临床医生做出决策。后者的目的是评估除了安慰剂效应之外的干预的特定疗效。如果安慰剂的使用和设置是不合理的，这项研究将受到质疑。

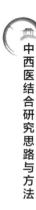

（八）结局和指标确定

效应观察和评价指标包括有效性评价指标和安全性评价指标。有效性指标是反映干预对受试者有效性的主要观察和评价工具，包括疗效指标及其判断标准。病证结合模式下的中医疗效评价主要包括疾病疗效评价和中医证候改善评价。可以根据试验目的选择公认的临床终点指标、患者相关结局指标或替代指标，或其他合适的指标。对于中医证候疗效的评价，临床试验应采用具有科学性、信度和效度检验的中医症状量表。

安全性指标的观察和评价应根据药物或治疗的目标适应证、受试者的特点、治疗过程、干预途径、已知的毒性靶器官和以往的临床应用经验设计，并应有足够的暴露时间和病例数来评价安全性。根据临床试验的目的，安全性指标也可作为主要效应指标。

（九）患者的随访

中医药在长期疗效和促进健康方面可能有一些优势。足够长的随访时间可以更客观地评价中医药的疗效。根据药物或中医疗法的特点和试验目的，设计随访的时限、频率和间隔时间。如果随访的目的是观察疗效的稳定性和复发情况，则观察临床疗效为痊愈和/或显效的病例资料。

五、中西医结合临床研究质量控制

良好的临床研究质量是保证设计合理的临床试验能够获得有效性和安全性评价数据的必要条件。基于GCP原则，中医临床试验设计应考虑影响数据采集的关键点。临床试验实施前，应制定质量控制措施和标准操作流程（SOP），并在临床试验计划或相关文件中予以说明和解释。重大临床研究项目应建立相应的数据安全监察委员会（DSMB）和数据协调中心（DCC）。

在实施过程中应加强临床试验质量控制。现阶段要重视控制以下影响中医药临床试验质量的主要因素。

在实施过程中应加强临床试验的质量控制。目前，以下影响中医临床试验质量的主要因素应注意控制。

（一）受试者选择偏倚的质量控制

当研究结果与其真实值存在一定差异时，这种差异的现象和结果称为偏倚。选择性偏倚是临床研究结果偏倚评价的重要影响因素之一，在研究设计阶段，由于选择研究对象的方法不当而产生选择性偏倚，是干扰评估临床研究结果偏倚的重要因素之一。严格的科研设计强调运用随机化原则进行分组，可以有效地防止选择性偏倚。选择性偏倚的质量控制应注意随机序列的产生和隐藏。在研究设计中应注意是否选择了合适的随机分布序列生成方法，在试验过程中是否真正实现了随机隐藏，给定的随机分配是否按照方案实现，是否发生了随机破坏。研究人员应遵循试验方案的随机化过程，以确保随机化方法的严格实施。

（二）对受试者评价偏倚的质量控制

在中医临床研究中，由于中医药自身的特点，疗效评价的主观指标较多，应注重通过合理设计控制评价偏倚。盲法的设计与实现是控制评价偏倚的主要措施。临床试验按盲程度分为开放（非盲）、单盲和双盲。双盲是指受试者（包括受试者本人、家属、监护人和陪护者等）和研究者（包括信息采集者、效果评价者以及与本研究相关的临床研究团队的所有成员）不知道受试者的分组，除此之外还包括监察员、数据管理员、统计分析人员等。双盲实验要求实验中使用的治疗在给药前或给药期间不能通过感官感知来识别，并且在整个实验过程中始终是双盲的。双盲临床试验的双盲原则应贯穿于整个实验过程。从方案制定、盲法设计中随机分配序列号对应的治疗措施（盲底）的产生、组内受试者的服药、试验结果的记录和评价、监察员的检查、数据管理乃至统计分析等方面，必须保持盲态。任何不符合规定的情况下造成盲底泄露，都会导致破盲。由于中医药的特点，安慰剂的制备存在一定的实际困难，临床实验中应加强对安慰剂的研究，避免因安慰剂制剂质量而造成破盲。当受试药物与对照药物的剂型、用法和用量不同时，采用双盲、双模拟的模拟技术，分别为受试药物和对照药物制备安慰剂，以实现实验组和对照组在给药外观与给药方法上一致。双盲实验需要保存盲法的操作过程文件记录，并应在临床实验总结报告中注明。

如果基于伦理学和可行性不宜采用双盲实验，应考虑单盲实验或开放性实验。在单盲和开放性实验中，应制定适当的措施，尽量减少已知的偏倚来源。如主要变量应尽可能客观，评价应采用中心随机化法和盲法等。

（三）量表或主观症状评价的质量控制

在中医临床试验中，使用疾病相关症状、体征或症状群量表是疗效研究的重要组成部分。常见的问题是参与临床试验的研究人员评价的一致性差，特别是作为主要结果指标，影响了疗效的最终评价。在评价症状、体征或症状群量表的效度时，应注意研究者评价一致性的质量控制。在临床试验方案的设计中，应采用公认的及信度、效度和反应度良好的量表或症状等的量化标准。研究人员在进行临床试验前应接受统一的培训，培训结束后，应进行量表使用的一致性检验，必要时还应获得适用某些心理健康领域量表的相应资格，以确保研究人员使用量表的质量。尤其是在多中心试验中，确保试验前研究人员收集的临床试验数据对量表和主观症状的可评价性非常重要。

（四）理化指标检测的质量控制

参与临床试验的医疗机构临床实验室应当制定质量管理标准和SOP，保证检测、诊断数据和结果的准确性和可靠性。多中心实验室应注意主要诊断或治疗指标的一致性和质量控制。建议使用通过卫生部临床实验室中心的室间质量控制评价的实验室和检测项目，或通过ISO15189认证的实验室。如果实验室检测指标是有效性或安全性评价的关键指标，或者是病毒、结核病和器官纤维化等变异性较大的特殊检测指标，则不同中心的实验室检测结果受到检测仪器、检测条件和检测人员的影响，建议在中心实验室采用一批次集中检测。中心实验室可选择经专业机构批准的实验中心。为了保证样品收集和运输的质量与安全，有必要制定严格的样品收集、保管和配送的SOP。如果不使用中心实验室，不同的研究中心可能会因为不同的设备、分析员和参考值范围而获得不同的实验室评价结果。此时需要采取措施取得一致性的数值，例如统一培训测试方法和确定一致性，这在实验室指标被用作主要指标时尤其重要。否则，由于系统性误差的存在，很难对不同研究中心的实验室检测结果进行比较或合并，从而难以正确评价研究药物的安全性和有效性。

对于非实验室检查，如医疗器械检查（如血压检查、心电图运动平板试验等）或影像学检查（如X射线、超声、CT和MRI）等，应选择临床认可的、质量可控的测量方法和仪器，对检查过程制定规范的SOP，保证不同中心、不同人员检查测量的一致性，检查过程中，应对影响检查结果的人为因素或仪器因素加以控制。明确对测定仪器、被测人员和环境的要求，明确对测量人员的技术要求和培训规定等，并尽可能在临床试验设计之初制定相应的规范，如原发性骨质疏松症，骨密度计的测量精度应事先规定。如果将检查结果作为疗效的主要指标或疗效评价的关键内容，建议采用第三方统一进行。

（五）临床数据管理的质量控制

临床数据管理是临床试验实施过程的重要组成部分。它是数据采集、录入、清理和管理过程的综合体现。其目的是为统计分析获得高质量的临床数据，从而得出真实可靠的结论。整个数据管理过程包括试验前准备阶段、数据管理计划、数据采集工具如研究病历/病例报告表（CRF）的设计、建立数据库、制订数据验证计划、培训临床研究人员、数据采集、源数据现场核查、数据编码、数据清理、试验结束后盲态审核、数据库关闭以及数据管理文件归档等步骤。世界各国对临床研究数据的质量评价也有明确的要求，美国FDA发布的临床试验中应用计算机系统技术指导原则（CSUCT）对数据质量的要素做了明确的定义，包括归属性、可读性、实时性、原始性和准确性，合称ALCOA原则。除此之外，良好的数据质量还应达到留存的持久性、采集的完整性和内外的一致性，以上三点与ALCOA原则合称ALCOA+原则。数据质量的高低取决于数据对于这些属性的展现程度。ALCOA+原则是国际上评估临床研究数据质量的重要原则。基于以上原则，我国SFDA颁布了临床试验数据管理工作技术指南（2012年），为临床试验数据管理过程的指导和质量评价提供参考。

（六）临床原始数据采集的质量控制

通过对临床研究原始数据的完整收集和记录，可以了解影响临床研究质量控制的相关因素，也可以解释临床研究数据中发现的问题，从而反映研究是否按照计划进行，是否及时、准确、完整、规范、真实地收集临床研究资料。中医临床研究应注意以下原始资料的收集：①基线数据的可用性。临床研究的基线筛查方法可以确保纳入符合条件的受试者，但应保留相关的筛查记录，如纳入标准要求以初次诊断经过生活方式干预后的疾病人群，则受试者应保留生活方式干预的记录以及筛选的相关检查记录。②纳入受试人群的证据。根据临床研究设计中的预定人群，应保留纳入临床研究的人群特征的原始记录（如病史、病程和既往药物使用情况）、重要诊断标准（如CT、超声、ECG、冠状动脉造影和病理报告等），并通过适当的原始CRF，提醒研究人员收集和整理纳入患者群体的重要信息，确保纳入患者符合设计要求。③缺失数据跟踪。临床研究中数据缺失的常见原因：受试者拒绝继续参与研究、治疗无效或有效、不良事件发生以及受试者出差等。有些病例在纳入时可能只有基线测量值，或在一次或多次随访后数据缺失。虽然完整的分析数据集通常需要截取未记录的数据，但数据的缺乏是临床研究中产生偏倚的一个重要原因，数据缺失过多会影响有效性的评估，影响试验组与对照组之间的可比性，以及被纳入人群特征的代表性。因此，临床研究应跟踪和记录所有临床试验数据的信息，以避免丢失数据。④合并治疗记录。为了保证受试者在临床试验中的安全性，临床试验中很难避免使用影响疗效和安全性的药物，即使联合治疗方案是事先规定的，也要按照伦理原则，保持准确详细的记录，以评估其有效性和安全性。需要注意的是，过多影响有效性和安全性药物的合并应用，将导致临床试验疗效和安全性结果难以评价。

（七）多中心临床试验质量控制

多中心临床研究可以在较短时间内收集研究所需的受试者，且收集的受试者范围广，用药的临床条件广泛，研究的结果对将来的应用更具代表性。

在多中心临床研究中，研究中心通常是根据方便性和可用性来选择的，这对于选择目标人群中具有代表性的样本很重要。在进行固定样本量的多中心临床试验时，需要注意的是，与少数研究中心相比，更多的研究中心观察到显著的治疗-中心交互作用的概率更大，从而影响疗效的判定。

多中心临床研究要求各中心的研究人员采用相同的试验方法，在试验前对人员进行统一的培训，并在试验过程中进行质量控制。当主要指标受主观因素影响时，应进行一致性检验。如果不使用中心实验室，不同的研究中心可能因设备、分析员和正常值范围的不同而获得不同的实验室评价结果。在此时，应采取措施，以实现一致性的数值，如进行检验方法和步骤的统一培训和一致性测定。这对于作为主要指标的实

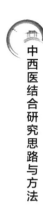

验室指标尤其重要。否则，由于可能存在的混杂偏倚，很难将不同研究中心的实验室测试结果合并起来，从而很难对研究药物的安全性和有效性进行无偏估计。

（八）数据和安全监察委员会

数据与安全监测委员会（DSMB）是一个独立的专家咨询小组，负责监督和指导临床研究人员。其成员包括来自多个学科的专家，包括医学（具有相关专业背景的医生）、临床药理学和/或毒理学、流行病学、统计学、临床试验管理和伦理学专家等。它的工作是确保数据的科学性、完整性、可靠性和受试者的安全。

考虑建立DSMB的必要性时，需要考虑所研究疾病的规模、复杂性和潜在的安全风险。通常，当研究满足以下特征时，建立DSMB是必要的：①大型、多中心、双盲的Ⅲ期临床研究，可能对受试者构成潜在的安全风险；②研究高风险或弱势群体，或采取风险干预措施，或可能出现高发病率或死亡率的终点；③在紧急情况下进行临床研究，而无法征得患者同意；④关注症状解除的大型研究；⑤试验过程中可能存在较高的毒性风险或其他重要的医学风险；⑥转基因试验。

DSMB通过定期评审会议控制研究质量。评审内容包括：①阶段效应及安全性数据；②研究进展报告（各分中心进展情况）；③严重不良事件报告；④累计安全性数据；⑤数据质量、完整性和及时性；⑥累积入组患者揭盲后的随机分布情况和人口学特征；⑦方案的依从性（包括临床研究者及患者两方面）；⑧影响研究结果、危害数据和参与者保密性的因素。

（林洪）

第二节　常用临床研究的设计方法

一、RCT

（一）定义

RCT是在人群中进行的前瞻性的、用于评估医学干预措施效果的临床研究方法。按照正规随机方法，每个研究对象有相同的机会被分为试验组和对照组。治疗措施在试验组实施，对照组实施对照措施或仅给予安慰剂。在相同条件下，应用客观效果指标。经过一段时间的随访观察，比较两组之间的差异。

（二）研究设计

中西医结合临床研究中，有许多RCT设计可供选择。

1. eRCT

eRCT设计的目的是能够控制所有可能的混杂因素的影响，以便准确评估干预措施与安慰剂或阳性对照相比的特定疗效。这种方法的优点是可以用来研究特定干预措施与其有效性之间的因果关系，而缺点是可能不适合评价受特定环境因素影响的复杂个体化治疗的有效性。在选定的人群中，eRCT也经常用来测试单一疗法在理想条件下的疗效。这种情况通常不会在"现实世界"的临床实践中推广。

2. pRCT

与eRCT相比，pRCT对各种因素的控制相对宽松，并不试图排除治疗的背景效应。这种设计强调在现实世界中对高度异质的人群使用以患者为中心的结局指标来检测某种疗法的实际效果。它的内部设计不够严谨，因此它不能建立一个特定治疗和疗效之间的因果关系，但是pRCT比eRCT具有更高的外部真实性和外推性。

3. 交叉试验

在试验的第一阶段，患者被随机分配到治疗组或安慰剂组接受相应的治疗，接着是一段没有治疗措施的洗脱期，然后接受与之前相反的治疗。每个受试者都接受了两种治疗，但是他们接受两种治疗的顺序是随机的。交叉试验的好处是差异最小化。每个研究对象都是自身对照，因此个体差异可以最小化，从而减少样本数量。交叉试验只适用于研究稳定性疾病或干预措施的短期疗效。虽然已经有一些非常成功的试验，如使用交叉设计研究中药治疗特应性湿疹，但这个试验设计并不适合研究中药的长期疗效。

4. 单病例随机对照试验（N-of-one RCT）

N-of-one RCT可以被认为是只有一名受试者的交叉试验。它有很多实施方法，常用的方法是使受试者按照随机分组的方法接受A治疗或B治疗，一段时间之后采用另一种可能有效的疗法或安慰剂。这种方法可反复多次进行，从而来确认某种特定疗法的疗效。这种方法比传统的案例分析法更严谨、更科学。N-of-one RCT可用于检测个体而非群体对于某种治疗的反应，并根据药物选择和剂量变化研究治疗变化。而且一个阶段的干预效果可能会延续到下一个阶段，这可能是一个非常重要的混杂因素。

5. 加载设计

加载设计是中西医结合临床研究的一种设计方法。它是基于现有的临床标准治疗（如西医）加上中药或安慰剂。一般而言，当研究中的疾病有标准的治疗方法而且其疗效已得到证实时，以及从伦理学考虑不宜中断原来的标准治疗时，应考虑加载设计。

在加载设计中，所选择的标准疗法应被公认，疗效指标应明确和恰当，并应反映出加载的试验药物的添加疗效。受试者的选择应具有可比性，一般筛选出使用标准治疗已取得最好效果，但未达到治疗目的，同时保持病情稳定的人群作为受试者。采用加载设计时应注意治疗的规范性和一致性，包括标准治疗的条件、允许的

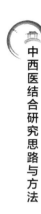

药物种类、用量、方法和时间等。观察指标的选择应综合考虑，除了评价本病的主要疗效指标外，标准治疗药物的用量或使用频率的变化以及某一标准治疗已知不良反应的频度或严重程度，均可作为评价试验药物疗效的指标。

由于加载设计的治疗效果是多种应用因素综合作用的结果，中药效应的确定容易受到混杂偏倚的影响。当发生罕见或不常见的不良反应时，通常无法确定是哪种或两种药物引起的。试验对象需要承担两种药物混合的风险。有时候，解释会更复杂或者更困难。当标准治疗本身的疗效过高时，"天花板"效应可能导致无法确定试验药物的疗效。所以，加载设计的应用需要慎重，并应慎重考虑标准治疗的确定和一致性，以及受试人群的选择等。

6.剂量效应研究设计

剂量效应研究是评价中药疗效和选择最佳治疗剂量的有效研究方法，其设计类型通常可分为平行量效研究、交叉量效研究、强制剂量滴定和供选择的剂量滴定等。

平行量效研究是剂量研究中常用的设计方法。受试者被随机分成多个有各自固定剂量的小组。固定剂量是指最终或维持剂量；受试者可以在开始时使用该剂量，也可以安全地逐步滴定到此剂量（通常通过强制的滴定方案）。一般应建立多个剂量组，并通过试验获得剂量-效应曲线，以证明剂量-效应关系。

临床试验中的量效关系一般要求每个剂量组有一个完整的量效关系曲线，通常通过曲线拟合方法得到，曲线拟合应具有统计学意义。一般不要求各剂量组间两两比较显示出统计学差异。对于中药复方制剂，由于剂量组设置相对较少，应采用组间效应两两比较来确定量效关系。

一般来说，剂量组越多，剂量梯度越合理，各组样本容越小，否则，所需样本量越大。此外，剂量效应研究可选择交叉剂量效应研究、强制剂量滴定等试验设计方法。

7.析因设计

析因设计是一种非常有效的研究设计，它可以同时回答多个研究问题。从统计学上讲，这样的设计会减少样本量。以中药与安慰剂对照试验为例，在各组基线水平可比的情况下，将治疗方案分为辨证施治或标准化治疗方案，并对同一治疗方案下的中药剂型划分为汤剂和胶囊。通过本设计，可以实现以下比较：①汤药与安慰剂汤药比较；②粉末胶囊与胶囊安慰剂比较；③个体化汤药与标准化汤药比较；④个体化胶囊与统一标准化胶囊比较；⑤统一标准化汤药与统一标准化胶囊比较；⑥个体化汤药与个体化胶囊比较。

这些数据对于验证中药不同剂型的疗效差异具有重要意义。然而，在比较中药和安慰剂对照的疗效差异方面，这种设计方法的可信度降低了，需要包括更大的样本量。

8.整群随机试验

在整群随机试验中，一个相对离散的群体在参与试验前被随机分配到一个群体中，例如社区全科医疗机构或临床病房。这种方法可能不适用于个别受试者的随机分配，例如，当对照组可能因暴露于试验组的干预而受到沾染时，或当所需的样本量很大时。在中药研究中，这种方法可以用来掩盖真实药物和安慰剂之间草药味的差异，以避免破坏受试者的盲法的实施。

9.技能型随机对照试验

基于技能的随机对照试验是将受试者随机分配到医师具有 A 技能的干预组或医师具有 B 技能的干预组。两组医生利用他们擅长的技能来干预试验对象。这种设计可以用来测试非药物疗效。

10.Zelen 设计

Zelen 设计是随机对照试验的一种变异类型，可以解决随机分组的问题（当患者被随机分配时，发现他们不能接受他们希望 Zelen 设计的治疗，他们的依从性下降，这可能导致招募问题和研究中的偏倚）。Zelen 设计的核心是在患者知情同意前随机分配患者，包括单组知情同意和双组知情同意。单组知情同意是将知情同意患者在签署知情同意书后，随机分为治疗组，知情后不同意的患者接受标准治疗。双组知情同意患者首先被告知提供随机分配的治疗，如果患者拒绝，则转为另一组（包括治疗组），只对保留原始分配的患者进行数据分析。Zelen 设计的优点是更容易招募受试者，更容易招募有治疗偏好的患者，患者的纳入不受医生偏好的影响，样本更具代表性，避免了霍桑效应，它主要用于人群筛查和对干预有明显偏好的患者。同时，Zelen 设计也存在一些不足，包括未经知情同意的单组知情同意对照组所引起的伦理问题、因换组率增加而导致的结果稀释效应以及样本量增加等问题，在做统计时无法进行意向性分析（ITT）等。

（三）RCT 设计方法要点

在 RCT 的设计中，我们需要注意一些基本的方法。主要讨论知情同意、随机化方法、中草药安慰剂的制备及样本量的估算。

1.知情同意

知情同意是按照受试者知情同意的标准操作规程进行的，中医药临床试验需要更详细、更耐心的解释。在患者知情同意的过程中，有四个要素不容忽视：必要的信息、充分的理解、完全自愿、书面签字。

（1）专业人员执行知情同意。知情同意最好由专门指派的人员进行。大多数专业人士主要由临床医生组成，他们可以接触病人，最了解临床试验。知情同意能够保障医患双方的利益，回答患者提出的各种问题。

（2）知情同意对象应具有自主判断力和行为能力。知情同意的对象应当具有独立的判断能力。知情同意主要是针对患者本人，但由于患者自身条件和能力的原因，需要采取一定的措施，如无行为能力的受试对象，可以由法定监护人代理；行为能力受限的受试对象应当有法定监护人陪同；如果患者及其法定监护人不识字，则知情同意书应当由证人参加，证人对知情同意书做出详细说明后，受试者或者其法定监护人口头同意，证人应当在患者签字的当天宣读并签署知情同意书。个别特殊的临床试验，如不孕症的临床试验，有时需要病人丈夫的签字。

（3）口头交流内容应与知情同意书中的内容保持一致。在试验开始之前，知情同意必须经过伦理委员会的审查和批准。伦理委员会将逐一审查其内容，在执行知情同意期间不能以其他版本取代。虽然在给患者口头告知时不要求完全复制知情同意书的文字，但对关键问题的解释必须严格遵循知情同意书的原文，例如安慰剂的解释或盲法的实施。口头陈述包括：研究目的、研究步骤（包括所有侵入性操作）、研究时间，以及研究对象可选择的其他方法等预期的受试者风险与受益。当受试者没有直接受益时，应告知受试者和参加研究是否获得报酬和承担费用情况、试验过程中造成的损害的治疗、保险和赔偿，以及相关的保密规定。经知情对象了解试验信息及基本认同后，向其提供知情同意书，逐一指出口头交流信息在知情同意书中相应的文字，并根据知情同意书对口头交流内容进行补充。

（4）给受试者足够的时间阅读知情同意书，并确保他/她完全知情。研究人员向受试者提供一份书面知情同意书，让他们有充分的时间和机会阅读并询问研究的细节，以及任何其他问题，以决定是否参与研究。此外，为了确定受试者是否真正知情，可以使用问答测试来确定受试者是否真正理解所提供的信息，以避免某些患者盲目服从或过度抗拒而不能做出正确判断。

（5）研究者获取受试者的知情同意签名。获得受试者同意后，受试者或其法定监护人应签署知情同意书并注明日期，知情同意书的实施者也应签署知情同意书并注明日期。签署一式两份后，双方均获提供一份由双方签署的知情同意书。

2.随机化相关问题

随机分组是消除随机对照试验中混杂因素的重要方法之一。随机分组的最初目的是确保各组间基线因素的均衡分布，以避免在特定研究组中更可能出现的混杂因素。随机分配方案的隐藏应将产生随机序列的受试者与随机分配的受试者分开，以尽量减少医生在知道分组后对患者进行区别对待的可能性。在安慰剂对照试验中，试验药物和安慰剂都可以由独立的药房分发，以完成随机。

对于开放试验，最好使用随机电话或网络来实现随机隐藏。研究中心的随机化分配和药物配给由一个独立的机构或组织来实施，整个试验的随机性由一台中央计算机集中控制，研究中心通过电话、传真或计算机网络，与这个独立机构联系，进行各种临床试验操作。基于电话传真的中心随机化系统（IVRS）和基于因特网的中心随机化系统（IWRS）都依赖于计算机，在使用时应适当考虑系统的可靠性和稳定性。一个设计良好的中心随机化系统应具有登记、筛选、随机、给药和紧急揭盲以及导出试验分组数据的功能。

（1）分层

在小规模单中心临床试验中，应重点关注疾病、干预措施的效果以及可能独立影响治疗效果的潜在可预测因素。对于大样本试验，混杂因素通常在两组之间均匀分布。对于小样本试验，特别是当有一些变量对试验结果有显著影响时，我们应该通过"分层"来保证这些变量在两组之间的平衡。此外，在多中心临床试验中，单中心通常是一个独立的分层因素。

由于参与同一研究的受试者及其预后可能在不同的临床实践或医院条件下有所不同，因此确保在每个研究中心分配相同数量的受试者进入试验组或对照组非常重要。分层的另一个原因是为了平衡亚组中的受试者，进行有用的亚组分析，如不同的中医诊断模式。这将有助于衡量哪些中医亚型比其他中医亚型对治疗效果有更多或更少的影响，并将成为分析试验和未来相关研究设计的有用数据。该试验设计允许基于中医辨证的个体化治疗。在这种类型的试验中，受试者不仅不知道应用了什么样的干预，也不知道关于他们的任何辨证信息。

（2）整群（定群）

对于理解和解释整群效应感兴趣的医生可以参考这种方法。

在随机多中心临床试验中会出现各种各样的问题。同一疗法可能在每个中心的执行情况不同，或者在不同的中心执行情况不同，导致结局可能出现中心"聚集"效应。应尽一切努力使受试者招募、样本量和所有数据分析标准化，同时考虑可能的整群效应。因此，考虑将研究中的每位医生作为治疗"中心"，使用统计分析来评估不同医生对临床结果的影响。当分析多中心临床试验时，对理解和解释整群效应感兴趣的医生可以参考这种方法。

（3）协变量适应性随机化

不同的试验有不同的试验设计、不同的目的或者不同的预后因素。协变量适应性随机化又称最小化法（或称中央随机化），它需要不断更新协变量的现状，以实现影响临床治疗效果的预后因素的协变量平衡。适应性随机化不能在试验开始前准备随机表，要根据随机进入各组的受试者人数、影响治疗效果的预后因素的协变量均衡，或先前分配给受试者的治疗反应的成败来调整当前受试者的分配概率。例如，在抗肿瘤药物的临床试验中，疾病的分期、病理分型和年龄等因素都对治疗效果有很大的影响。在这个时候，分层随机化很难保证每组的病例数接近预后因素，且分析的病例数足够。

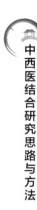

3.中药安慰剂制备

安慰剂通常用于临床研究以实现盲法。安慰剂需要在外观、颜色、气味、口味、包装、用法和剂量上与被试验的干预措施完全相同，并且要经得起评价。目前尚无公认的评价安慰剂质量的方法。国外一些学者提出了安慰剂质量检查清单（PQC）的概念。重点是从盲法的成功与否评估安慰剂的质量，但目前没有获得可靠的验证。我国一些学者要求从事制剂和临床研究的人员对安慰剂的外观、颜色和口味等进行评分，并以综合评分结果作为评价指标，为安慰剂的质量评价提供了有益的启示。

（1）中药安慰剂

由于中药独特的外观、味道和气味，很难生产出与原试验药完全一致的安慰剂，特别是对于中药汤剂的配制，由于存放时间的限制，在配制好原料后不可能分批煎包中药汤剂。即使在严格控制煎煮条件的前提下，仍存在较大的变异性，这对临床研究的操作实施提出了更高的要求，使用安慰剂对照时，要重视临床研究人员对安慰剂和干预措施的一致性评价。

对于由中药粉末制成的胶囊或药丸，比较容易选择安慰剂。不含活性成分的淀粉和着色剂可以用来增强其外观的仿真性。目前，汤药按照个性化剂量包装在密封的塑料袋中，这一技术促进了中药杂质安慰剂的发展，其味道与试验药物相似但无药理作用，使安慰剂外观更有说服力。试验证明了该方法的可靠性。下一步是用已被证明无效的食用色素和香料取代有杂质的中药安慰剂。

（2）针刺

虽然双盲安慰剂对照RCT是评价干预措施特定疗效的最佳方案，但针刺的安慰对照制作和实施一直存在争议。安慰针刺或称为"假针刺"，一般分为刺入性与非刺入性。刺入性安慰针刺是将针灸针刺入皮肤内非常浅或皮肤下非腧穴，或与疾病治疗不相关腧穴而不进行手法操作；非刺入性安慰针刺是将针灸针用一定的方法"如粘贴"，固定于皮肤表面腧穴位置处而并不刺入皮肤，或行针时退缩回针具的手柄内。然而，刺入性安慰针刺的设计存在着传统针灸理论明显的缺陷，非刺入性安慰针刺对有针灸经历的受试者几乎不可能做到盲法。对于一项研究而言，安慰针刺刺入非穴或不相关腧穴一定不产生针刺效应，是整个研究的前提假设，但是这个假设往往缺乏依据而且难以证明。

对于电针，安慰电针的设置相对明确。常用的方法有模拟电流法，即将针头刺入或放置到穴位或指定部位，将针柄连接到电极上，指针指示灯亮起，但没有电流通过针。如果电针组和安慰组的毫针刺法相同，只是电流有差异，那么区别就在于毫针刺法是否带电，所以两组比较的是整体差异。

（3）太极拳

目前太极拳临床研究一般不采用安慰剂设计，不能实现太极拳教师和受试者的盲法。为了评价太极拳的特异性疗效，可以将对照组设计为不进行治疗的空白对照。

（4）拔罐

由于操作方法和器械的特殊性，目前尚无合适的安慰剂对照。一方面，目前尚不清楚拔火罐的机理是单纯的负压作用，还是与热效应相结合。另一方面，还不清楚负压的效果是立竿见影，还是需要一段时间（至少10分钟）才能使受试者的感受更加明显，而且很难在不破盲的情况下建立安慰剂对照组。虽然有研究试图进行安慰剂对照研究，比较传统拔火罐和小负压留罐的疗效，但没有取得突破。因此，拔罐作为一种与技能相关的非药物疗法，与其他疗法如按摩和瑜伽相似，目前以非安慰剂对照的形式进行研究，如标准对照、空白对照和常规治疗对照等。总之，对于受试者和临床操作人员来说，盲法更难实现。

4.样本量估算

在RCT中通过样本量的计算纳入一定数量的研究对象，以获得对研究对象的重复观测。它可以避免将个别情况误认为一般情况，将偶然和巧合现象视为不可避免的规律。通过重复一定的样本量，研究结果稳定，假设检验达到了预期目的。样本量的估计可以通过相应的公式得到，但首先需要确定基本的统计参数。

（1）选择单侧检验和双侧检验。当研究结果高于或低于效应指数阈值均有意义时，应选择双侧检验，所需样本量较大；当研究结果仅高于或仅低于效应指数阈值有意义时，应选择单边检验，所需样本量较小。

（2）确定检验水准或显著性，主要指检验的第 I 类错误概率 α，即假设检验第 I 类错误出现的概率，也就是假阳性错误出现的概率。α 越小，所需的样本量越大，反之越小。α 水平由研究者根据具体情况决定，通常取 0.05 或 0.01。

（3）确定检验的第 II 类错误概率 β 或检验效能。检验效能又称为把握度，为 $1-\beta$，即假设检验第 II 类错误出现的概率，为假阴性错误出现的概率。检验效能即避免假阴性的能力，β 越小，检验效能越高，所需的样本量越大，反之就越小。β 水平由研究者根据具体情况决定，通常取 0.2、0.1 或 0.05。

（4）处理组间差别 δ 的估计，即确定容许误差。如果调查均数时，则先确定样本的均数和总体均数之间最大的误差。容许误差越小，需要样本量越大。

（5）总体标准差 σ 或总体率。有效率越高，即试验组和对照组比较数值差异越大，样本量就越小，反之越大。两样本均数比较，按下式计算：

$$N=2\left[(Z_\alpha+Z_\beta)\ \sigma/\delta\right]^2$$

N 为每组所需的例数，Z_α 和 Z_β 在正态分布表中可以查找。

（四）试验实施与资料收集

1.研究对象的确定和招募

在随机对照试验中，受试者通常是患有某些疾病的病人或者是没有相关疾病的健康人。研究对象的选择应根据研究的目的而定。一般可分为：①从该研究中受益最多、受害最少的人群，也是最有可能发现疗效的人群；②受到研究者特别关注的人群，如儿童和老年人；③治疗效果不明确或可疑的人群。

因此，在选择研究对象时，应明确病例来源，包括地区、医院以及门诊或住院等，研究疾病的诊断标准、病情程度、疾病分期、是否有并发症、患者年龄、性别、病史、以往治疗史等。同时根据研究要求制定纳入标准和排除标准。在排除标准中，应列出不宜使用该药的情况，如心、肺、肝、肾功能障碍。因此，有必要遵循以下原则：选择对干预措施有效的对象；选择干预措施对其无害的对象；选择能将试验坚持到底的对象；选择依从性好的对象。所有研究对象对研究知情认可，即了解研究目的、研究过程、可能的收益和危害等。受试者必须签署患者知情同意书。

受试者招募过程主要包括招募受试者、选择合格受试者和获得受试者知情同意三个步骤。具体的受试者招募标准化操作流程为：①确定招募员工。这可以是主管医生、接诊医生、护士或其他临床医生。一旦确定了招聘人员，就开始制订招聘计划和要求。②确定招募方式。招募广告、专家电视健康咨询时招募、专家社区义诊时招募和电子邮件招募，最常见的形式是招募广告。③招募广告应当包括：临床试验机构的名称和地址，试验目的或者试验概况，受试者的主要入选和排除条件，试验的预期效益，受试者应配合的事项，试验的联系人和联系方式。招聘广告中不应包括的内容：声明或暗示试验药物是安全、有效或可治愈的；声明或暗示受试者将接受新的治疗或药物，但不提及研究的试验性质；强调受试者将获得免费医疗或费用补助；强调临床试验已获得卫生当局或人体试验伦理委员会的批准；使用名额有限；即将截止或立即联系等文字；使用具有强迫性、诱惑性或鼓励性的图表、图片或符号。④确定招募的场所。一般在医院和社区招募受试者，医院可分为门诊、住院及健康体检中心，同时也可以在社区卫生服务中心进行患者招募。⑤接待潜在受试者。设立一个专门的招募窗口，由专人负责接待来访者，或使用专用电话解答患者的问题。⑥根据入选和排除标准以及医生的临床经验，初步判定合格受试者。⑦受试者合格性筛查。对初步判断可能合格的受试者进行试验概况说明，进行体格检查或实验室检查，根据检查结果，再次确认受试者是否真正符合试验纳入和排除标准。⑧受试者知情同意。对筛查合格的患者进行临床试验方案的详细说明，并告知其可能存在的获益和风险，做到充分知情。

2.确定干预措施

根据研究目的确定RCT干预措施。首先，研究人员必须界定和描述干预措施的实施细节，例如给药途径、用药剂量和时间、停药时间、发生严重不良反应时的治疗原则，以及其他注意事项。在不同的用药条件下，同一种治疗方法的疗效和副作用可能不同。研究中的用药安排是未来实际用药的主要参考依据。

（1）中药干预措施的确定。在中医实际干预研究中，中药有着非常重要的地位。一般来说，中药汤剂是辨证施治和个体化治疗的必要干预手段。但考虑到中药汤剂煎煮费时、味浓，以及对研究依从性的影响，因此，在实际研究中，煮好的中药可以按照日剂量分别包装在一个封闭的、独立包装的袋子里，这样既保证了中药干预的规范性，又不必自己煮药，进一步提高了患者服药的依从性，并且提高了药物的一致性。另外，当液体汤剂不适用时，研究人员可以考虑从汤剂中提取粉末制成中药片、颗粒剂或粉末胶囊等这些不同类型的中药制剂。

同时，在试验过程中应明确：中药的具体成分，如中药汤剂的组成和剂量、中成药的药名、生产批号和生产厂家；中药的具体用法和剂量，如使用时间、频率和方法；中药干预的实施周期，如一个疗程需要多少天，共有多少个疗程；同时，在临床研究中，治疗方案可能有变化，中药干预实施的注意事项也应明确。

（2）针刺干预措施的确定。针刺是一种基于操作者技能的操作性干预措施，除了严格执行经典药物RCT干预要求外，有其独特之处。

针灸师之间针灸技术存在差异。针灸师的文化程度和临床工作时间的差异会导致针灸技术的差异。由于专业技能的差异，对于标准化处方（选穴和针法标准化）的针灸方案，所有参与试验的针灸医师必须经过足够强度的针灸操作标准化培训，对于指定的穴位和针灸方法应详细说明和演示，必要时可采用针刺手法量化工具，帮助实现针灸的标准化。训练结果要求所有参与试验的针灸医师在穴位选择和针刺方法上达到一致性。即使个别针灸医师对取穴和针灸方法有争议，在给试验组患者进行针灸治疗时，也必须按统一的标准操作。对于允许穴位加减的RCT，必须明确所选穴位的选择方法和针刺方法。

针刺操作的精确安排。通常针刺RCT会对穴位、留针时间等做出明确规定，如留针30分钟或得气后立即取针。有的研究还明确了行针时间，如每5分钟行针1次，但要求还不十分清晰。如留针时间起点是从得气后开始计算还是从进针后开始计算；行针的时机是每刺入一个腧穴即行针，还是所有的腧穴都刺入后再统一行针；穴位的刺入顺序是否一致；从保证试验严格性的角度出发，上述问题应明确规定。

（3）太极拳。由于太极拳干预措施的效果受到学习方法、练习方法、练习频率、周期和强度等因素的影响，而太极拳教师的水平和学习者的心理对干预措施起着至关重要的作用。因此，除了严格执行经典药物治疗方案的设计和实施方法要求

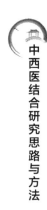

外，还应考虑太极拳干预的以下特点。

太极拳教师的差异。参加RCT试验的太极拳教师的背景，包括他们的资格或与太极拳相关机构的从属关系、练习太极拳的时间、太极拳教学经验以及任何其他相关经验，都会对太极拳的教学产生影响。对于采用标准化太极拳教学方案的RCT，如果涉及多个太极拳教师，太极拳教师必须在教学开始前就教学方案达成一致，并按照标准化规范进行太极拳教学，包括讲解语言，身体动作示范的细节，以及与太极拳学生交流的内容和方法等。这些都会影响到研究的结果和推广应用的效果。

太极拳方案的制定。在试验设计阶段，应明确太极拳的学习方法，如在太极拳教师指导下学习、自学、应用太极拳教学光盘等，太极拳学习的步骤和强度将影响太极拳的学习进度和干预效果。太极拳学习的内容不仅是具体的身体动作，还有深厚的文化内涵、武术精髓以及哲学和医学相关理论，这些因素决定了太极拳练习者掌握太极拳的程度，进而影响太极拳干预的效果，以及太极拳的练习方法、单元次数、频率和疗程。如果练习单元的次数和频率与太极拳集体练习或太极拳课堂上练习以及自我练习或在家练习存在差异，应有明确的规定。如果干预方案在RCT试验期间发生变化，也应该有明确的规定。

（4）拔罐干预措施的确定。由于拔罐属于穴位刺激疗法，又具有非药物疗法的特点，所以对拔罐疗法的研究在方法论上与针刺疗法相似。因此，上述针刺治疗的一些方法学要点也适用于拔罐疗法。还有以下几个问题需要特别说明。

拔罐操作员的专业技能。拔罐治疗师不同于针灸师，他们并不是专门的技术员，也没有专门的测试来评定其拔罐水平。因此，拔罐员的水平参差不齐，难以量化。在对拔罐疗效的评价中，如果不对拔罐人员的技术水平进行评价，必然会对评价结果产生不可预测的影响。拔罐治疗中，拔罐负压大小、负压持续时间及作用部位的选择等直接影响疗效的因素与操作者的技术密切相关。因此，在研究设计、实施和报告阶段，有必要明确拔罐治疗操作者的资历。

拔罐强度。与针刺研究不同，传统的玻璃拔罐疗法不能用"刺入深度"来描述刺激强度，而局部负压的大小是拔罐治疗的强度之一。负压的大小取决于治疗师的技能水平和熟练程度。解决这一问题的方法之一是利用真空压力表进行观察，并随时注入或抽出空气来调节压力。但这种方法不适用于走罐、闪罐等要求手法操作的拔罐方法。因此，如何界定负压大小，使研究中拔罐治疗的强度达到标准化，也是研究设计阶段的关键问题之一。另一个衡量刺激强度的量化指标是作用时间，针刺一般以30分钟为标准作用时间，而不同的拔火罐手法标准不同。目前，鲜有研究针对留罐时间对疗效的影响进行比较和评价，故而，对于拔罐疗法的作用时间尚待确凿的临床试验数据来形成标准化的治疗方案。

3.结局指标的测量。对于所有使用定量方法测量结果的研究，与中药疗效有关的结局应由独立研究人员进行测量。如果可能的话，应当对结局评价者施盲，以尽量减少结局测量中的偏倚。为了避免不同的测量方法和测量时间对测量结果的影响，各组应采用相同的结局测量方法。

临床试验结局有许多分类，包括主要和次要结局、终点结局、替代终点结局、生活质量、主观结局和客观结局等。

主要结局指标的厘定是基于研究目的。国际上普遍认为，死亡、影响健康的重大医疗事件如中风和受试者的生活质量是临床试验的最重要结局。次要结局指标通常包括症状的改善，疾病生物学指标如血清学、病因学、影像学等，此外还有安全性结局和卫生经济学结局如成本-效果分析等。设定研究的主要结局指标非常重要，因为这样可以避免在得出结论时出现 I 类错误（即偶然出现的假阳性结果）的可能性。例如，一项临床试验使用20个结局指标，其中可能有一个指标在试验药物和安慰剂治疗之间在5%的水平上出现统计学的显著差异，因此这可能被认为是一个显著性的结果。而事实上，如果其他19个结局指标的结果显示试验药物和安慰剂治疗之间没有差异，这也很可能仅仅是一个简单的随机事件。为避免出现这种随机事件需要预先确定主要结局指标。

具有不同健康状况维度的综合结局指标，如健康评估问卷（HAQ）具有将所有相关结局整合为一个数值的优点。综合结局指标避免了多重比较引起的P值调整，提高了临床试验的统计效率，从而减少了对样本量的要求。综合结局的缺点是其合并了结局和测量过程，而没有考虑其相应的临床意义。虽然各指标在综合结局中的权重仍有争议，但普遍认为该指标能够反映患者的整体状况。然而，临床试验在报告综合结局时也必须同时报告构成综合结局的各项疗效指标单独的效应。

临床研究应使用已证实（理论上国际公认）的测量结果。这使得研究结果更容易推广，并有助于将试验纳入系统综述和Meta分析。此外，从中医学的角度来看，今后还应当开发新的能够敏感捕捉到重要临床变化的结局指标。比如皮肤损伤后的颜色变化、月经周期的变化等，这些都可能是反映中医疗效的重要指标。一些具体的结局指标可以与传统指标结合使用，以确保临床研究结果与中医实践相关联。

（五）统计分析

在RCT设计中，应根据试验目的、指标和方法以及预期结果选择相应的统计分析方法。

首先，试验完成后，应根据设计要求对数据进行核对和整理，以确保其准确性和不遗漏。

其次，结果分析的内容主要包括两组或两组以上结局指标的比较、两组或两组以上剂量指标的比较、相关性分析和多因素分析等。最常用的一般原则和方法是：计量资料数据，符合正态分布者用组间t检验，经方差齐性检验，方差相齐者用t检

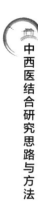

验，方差不齐者用校正t检验（t'）检验。不符合正态分布者用非参数分析。当考虑治疗措施与结果的关系时，可以做相关性分析，如不同药量、不同疗程和不同剂量等因素与疗效的关系。也可以采用多元线性回归，获得研究因素对结果的贡献。

计数和等级数据用频率（构成比）描述。秩和检验用于比较治愈、有效和无效的等级数据。计数数据用 x^2 检验或 Fisher 精确概率法进行检验。如果考虑多因素对结果的影响，可以采用 Logistic 回归分析等多因素分析方法，得到研究因素的净效应，明确相关因素影响的大小和方向。

（六）适应性试验

适应性设计是指根据已有试验的部分结果，对后续试验方案进行调整，以便在试验设计开始时发现并纠正一些不合理的假设，从而降低研究成本，缩短研究周期的研究设计方法。适应性检验包括样本量的重新估计、反应变量-适应性随机化，根据劣者淘汰原则选择干预措施。详情如下：

1.通过样本量再估计

设计人员在试验开始时重新设置参数，并根据试验前期获得的数据进行调整，以避免研究人员在试验结束时获得所有数据后发现样本量不足而失败。因此，它避免了试验初期对样本量估计不足等常见缺陷，与下述适应性试验相结合将更有利于应用。

2.反应变量-适应性随机化方法

它是基于一个最优分配目标而进行，具有明确的最优分配目标，这个最优分配目标往往取决于一个未知参数的分布，因此称为参数法。对于多阶段适应性设计，可以利用前一阶段数据所获得的统计量代替总体参数来计算下一阶段待分配的比例。再按照所得最优分配比例，采用一般的随机化方法对下一阶段的受试者进行分配。对于单阶段的适应性设计，可以根据已有的数据计算出最优分配比例，获得下一位受试者分配到 A 组或者是 B 组的概率，从而在总分配结果中实现最优分配。试验可以通过变量-适应性随机化来调整，以减少分配给治疗结果相对较差的组的受试者数量。

3.劣者淘汰原则或胜者优先原则

指在试验实施阶段按照正式的决策规则改变随机分组，特别适用于 Ⅱ 期临床试验中选择（确定）不同剂量水平的药物。

二、队列研究

（一）定义

队列研究最初用于研究与疾病发病相关的病因或危险因素。将一组受试者按是否接触某一特定因素分为暴露组和非暴露组，比较两组之间该疾病的发生率或结局的差异，以探讨暴露因素与疾病或结局的关系。

20世纪80年代，队列研究开始被用于评价医疗防治措施。暴露指的是具有预防和保健或治疗作用的医疗措施，研究目的也从最初的对疾病发生、发展和死亡的评价转变为对治疗结局的评价。治疗性队列研究是指将特定患者按照是否接受某种（类）治疗措施或不同类型治疗措施分为不同的亚组，然后随访一定时间，比较治疗组与对照组的死亡率或治愈率等结局事件的发生率。

注册研究和数据库研究是近年来中医药疗效研究中的一个新的队列研究，也称为"真实世界研究"。数据库研究，如1996年，在台湾建立的全民健康保险研究资料库（NHIRD），包含门诊、住院病历的中医及西医治疗方案、理疗、牙科服务、处方药、医疗机构等的登记信息，研究人员利用这些数据库资源设计回顾性队列研究，以比较干预的效果。

适用范围：在中医临床研究中，我们可以通过比较不同的队列效应，探讨中医治疗的主要疾病、疾病的预后，以及中医疗效的比较研究（CER）等。

（二）研究设计与方法要点

根据研究结果是否发生在研究开始时，队列研究可分为前瞻性队列研究、回顾性队列研究和双向队列研究。根据暴露因子（干预）与研究结果（干预与研究预期结果之间的时间）之间的诱导期（从给予干预措施到发生预期研究结局之间的时间）的长度和预期研究结果的发生率，选择不同类型的队列研究方法。例如，针灸对某一疾病的疗效评价适合于前瞻性队列研究，因为针灸起效快（诱导期短）、疗效明显（研究结果发生率高）；而观察药物的不良反应，因为上市药物不良反应（ADR）的发生率低，可采用回顾性队列研究。

1.前瞻性队列研究

从现在时点开始，观察一定时期，目的是比较两组人群预期结果发生率的差异，以阐明暴露因素（干预措施）与预期结果之间的关系。可以同时进行随访，选择最佳检测方法，及时记录，采用统一的判断标准，使两队列具有良好的可比性。同时，我们还可以观察到其他次要因素对观察对象预期结果的影响。

在前瞻性队列研究中，根据观察人群，可分为同群体队列研究和不同群体队列研究。同群体队列研究中的观察对象无论给予何种暴露因子（干预措施），它们都处于同群体中，就像在同一医院、同一社区收集的观察对象一样。不同群体队列研究是指不同暴露因素（干预措施）的观察人群不在一个群体，但基本条件相似。例如，一些中医医院采用简单的中医干预措施比较容易收集到研究对象，而采用简单的西医干预措施的研究对象却很难收集到。因此，我们也可以根据统一的纳入标准选择同一水平的西医医院，选择西医干预的研究对象作为对照组，并比较两种干预措施的疗效。

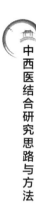

2.回顾性队列研究

又称历史性队列研究。研究工作从现在开始，但研究对象是以过去某个时间段的回顾轨迹为起点，进入观察队列，是过去时的起点；研究对象根据当时是否受到干预分组，研究结果在研究开始时已经发生，探讨过去暴露因素（干预措施）与目前预期结果之间的因果关系。这项研究通常基于对过去病历数据的分析，是当前"大数据"时代的研究方法之一。这项研究节省时间、人力和财力，来使用此研究设计用来进行疗效因果推断或观察药物不良反应。

3.双向性队列研究

从过去某个时间点开始到现在，又从现在开始继续进行随访研究，直到将来某个时期为止。这种方法具有观察时间短的优点，可以节约很多时间、人力和财力。

4.病例队列研究

病例对照研究是一种结合队列设计和病例对照研究设计优点的设计方法，也称为巢式病例对照研究。病例队列研究是一种将病例对照研究套于队列研究的设计，基于队列研究确定研究对象，其中队列中的所有病例都作为病例组，然后根据病例的发病时间，在研究队列的非病例中随机匹配一个或多个对照，组成对照组。但研究分析的方法仍与病例对照研究（主要是配比病例对照研究）相同。

这种研究设计特别适用于涉及复杂化学或生化分析的前瞻性研究，是数据库挖掘的方法之一。它只需要收集被选择用于巢式病例对照研究的对象，而不需要收集整个队列的完整数据，从而降低了数据收集的人力和物力成本。第二，随着时间的推移，队列研究可能会增加一些原始设计中没有的暴露或混淆因素，而病例对照研究是解决这个问题的一个好办法。

5.样本量计算

队列研究样本量估计需要考虑两个问题：一是对照组的样本量不应小于暴露组，两组相等时统计效率最高；二是考虑随访率的损失，失访率通常按10%估计，即样本量按计算出的样本量增加10%。样本量与4个因素有关：①非暴露组发病率（P_0）；②该因素引起的相对危险度的估计值（RR）；③希望达到的检验水准 α，通常取0.05；④检验的把握度（1-β），β 通常取0.20或0.10。

（三）研究实施和资料收集

1.确定研究问题

队列研究常用于评价防治措施的效果和因果关系假设。

2.制订研究计划

研究计划应包括明确的研究因素和特点、暴露（干预）的定义、分组和受试者来源、样本的大小和每组的人数比例、调查和分析的方法、内容和时间、可能的偏倚和控制方法、研究人员培训、设备准备及预期结果等。

3.选择研究人群和研究场所

由于队列研究需要大量样本，应在不同的医院或社区等多个研究地点进行观察，并制定相应的纳入和排除标准。基线信息可以通过问卷或访谈、体格检查、中医辨证和实验室检查等方法获得。

4.队列的形成

纳入和排除标准决定受试者是否暴露或接受某种治疗，暴露组（干预组）和非暴露组（对照组或其他治疗组）或不同暴露程度的亚组（如肿瘤受试者接受不同程度的中医药治疗）。

5.测量暴露与结局随访

根据研究计划中确定的结果指标，定期对受试者进行测量和记录。收集的资料主要包括暴露（注意队列迁移的问题）和结果。治疗观察应跟踪登记接受治疗措施的情况和接受治疗措施的程度，登记所研究疾病结果的发生日期和测量日期，登记随访对象的迁移、外出和返回信息。由于跟进时间较长，研究小组应制定措施以提高受试者依从性，包括为研究对象设立绿色就医通道、定期提醒系统、提供宣传及教育手册、减免医疗费用，甚至为受试者提供交通津贴等。

6.队列研究资料收集

队列研究不但要收集与暴露有关的资料，而且还要收集与结局有关的资料。研究方案必须明确规定暴露与否或暴露水平的测量，以及研究结局事件、观察终点和终止时间。暴露或结局事件的测量必须准确和标准化。还应收集可能的混杂因素的数据。

（四）统计分析

固定队列和动态队列的统计分析方法不同。固定队列中的每个个体从研究中指定的同一时间点到研究结束时间进行观察。在控制混杂因素后，定期测量结果指标。比较两组或更多组之间的差异。计量数据采用重复测量方差分析，计数资料采用生存分析。对于动态队列，任何时间点都会有个体退出和/或加入，除了常规的统计分析方法外，还可以采用分次分析和多变量分析等方法对协变量进行控制，如Logistic回归和Cox比例风险模型，它不仅可以控制混杂因素，而且可以探索多暴露因素与研究结果之间的相关性，以及多因素之间的交互作用。当队列研究的样本量较小时，某一暴露组中的人数可能过少，或者基线可能不平衡。当这种情况发生时，研究人员没有更好的方法来弥补，只能通过统计方法纠正基线不平衡，甚至进行配对。队列研究中使用的统计分析方法不同于一般临床试验。除了校正分析外，亚组分析、多元回归分析和倾向指数评分均是常用的统计分析方法。

队列研究中干预措施与效果之间关联的强度通常表示为相对获益。当干预水平不同时，剂量-反应关系可以增加与疗效的相关强度。

（五）注册研究

临床注册研究是近年来国内外医学界和政府部门越来越重视的一种新的临床研究形式。文献报道中也有学者翻译为"登记研究"。它不同于在同质人群中进行的临床试验，其定义是有计划、有组织地使用观察性研究，为人群中特定疾病状态收集统一的临床相关数据，为达到预定的科学、临床和决策目标，对患有特定疾病或接触特定因素的人进行特定结局评估的一种研究形式。设计和实施良好的注册研究可以提供真实世界中有关临床实践、受试者结局、安全性和成本效益的信息，促进证据的开发和应用，并使医疗保健的科学决策成为可能。注册研究是真实世界研究（RWR）中一种重要的研究方法。

注册研究大多基于电子信息系统，在大多数情况下需要多中心和多方合作。它最大的优点是可以在很短的时间内收集到某一领域的相关数据，有时甚至可以将数据整合到全球医疗资源的范围内。这些大数据为医学研究提供有价值的第一手临床数据。因此，注册研究与其他临床研究机构相比具有无可比拟的优势。

注册研究是一种观察性研究方法，可以根据不同的研究目标和内容选择不同的设计方案。它既可用于前瞻性研究，也可用于回顾性研究。然而，最常见的方法是前瞻性队列研究，它比传统的队列研究更灵活。例如，注册研究可以同时为多个研究目的收集数据，收集数据的方法有很多种。

注册研究的设计应首先考虑注册的主要目的。此外，需要考虑的主要因素包括：①明确阐述研究问题，有关的临床问题会直接指导登记的设计，包括暴露与结局的选择，以及目标人群的界定。②根据研究目标及研究问题，选择合适的研究设计类别，例如前瞻性队列研究、病例对照研究及结局研究等。③应界定目标人群、诊断、纳入及排除标准，以及登记人群应尽量接近目标人群的特征，以确保研究对象的代表性。④确定是否需要设立对照组，描述性研究可不设立对照组，以分析性研究为目的的注册研究可根据目的不同选择内对照、外对照和历史性对照。⑤选择有临床意义的，与受试者和医疗决策相关的临床结局。⑥确定数据来源，选择最有效、最可靠的数据采集方法。⑦确定随访时间和样本量，受试者数量及随访时间应与注册的总体目标相一致。

需要注意的是，注册研究毕竟是一项观察性研究，因此会存在观察性研究固有的问题，如已知或未知的混杂因素较多，组间可比性差等。因此，注册研究的结果必须排除各种混杂偏倚的影响，除了在研究设计阶段对注册设计进行审查以评估可能的偏倚来源外，方法学专家在方法学上也进行了许多尝试，如工具变量、倾向性评分和多因素分析模型等。因此，这类研究往往需要方法学和统计专家参与数据的设计和分析。

三、病例对照研究

（一）定义

病例对照研究是临床流行病学的观察性研究方法，也是因果推断的分析性研究。它以确诊患有某种疾病为病例，以未患疾病的可比性个体为对照。通过询问、实验室检查或回顾病史，收集过去各种可能危险因素的暴露史，测量并比较病例组和对照组各因素的暴露率。经统计学检验，如果两组间差异显著，可以认为各因素与疾病之间存在统计学相关性。经典的病例对照研究主要用于病因推断。

目前，一些学者已逐渐将这种方法从病因和危险因素的研究扩展到疗效评价。在这一点上，受试者的临床结果，如治愈和不治愈、改善和不改善成为分组的基础，而不是条件，先前的暴露是接受治疗的措施（而不是先前暴露的风险因素），通过比较两组不同结局患者既往治疗方法的不同，推断先前治疗（暴露）与结局（病例）之间是否存在相关性。

（二）研究设计与方法学要点

病例对照研究的设计原理如下：首先，根据一定的条件，以某一人群中患有研究疾病的人群为研究对象，作为病例组，并为每个病例选择一定数量的研究对象作为对照组，对照组产生于该人群内部，属于相应病例发病时尚未发生同一疾病的人群。然后，按年龄、性别和社会阶层等因素进行匹配（即危险集抽样），收集病例组和对照组的相关数据和生物学样本进行检测。最后，根据病例对照研究分析方法（主要是匹配病例对照研究）对数据进行统计分析和推断。研究的步骤和设计要点如下：

1.研究目的

研究的目的是确定设计步骤的起点、结果（终点事件）、暴露（干预措施）和协变量等。

2.确定结局组

当使用病例对照研究进行疗效评估时，分组的依据不再是是否有疾病，而是是否有某种临床结局。因此，本研究使用了"结局组"和"对照组"这两个术语，而不是原来的"病例组"和"对照组"。结局是指研究人员预期的结局事件，可以是定性指标，如治愈和无效，也可以是定量指标，如某一血清指数的水平。对于结局的确定，需要采用国际或国内的通用标准，对结局组和对照组采用统一的判断标准。

3.确定对照组

对尚未发生临床结局的病例，应根据年龄和性别等因素与结局组相匹配。对照的来源可分为人群对照和医院对照两种模式。人群对照的代表性较好，但人力和物

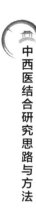
力成本较高，且应答情况较差。医院病人对照配合良好，但容易出现选择性偏倚。事实上，并不存在完全理想的对照，最好的方法是建立多组不同类型的对照，这反过来又增加了分析的成本和复杂性。在现实中，保持矛盾的最佳平衡是病例对照研究的一个难点，而且常常是容易产生偏倚的环节。

4.样本量计算

目前尚无计算药效评价样本量的专用公式，可参照经典病因学推断中的病例对照研究计算公式。

（三）研究实施和资料收集

既往暴露的收集：在疗效评价的病例对照研究中，暴露指的是先前的治疗或干预。每一种干预措施，如药物治疗、手术和患者教育，都需要一种独特且相关的暴露测定方法。当干预是一次性的活动时，例如手术，测量只需要确定是否暴露和何时发生暴露。当一种干预措施要持续一段时间时，如药物，其测量需要结合剂量、干预频率和持续时间来确定暴露强度。有时候还需要考虑干预所处的环境。此外，暴露测量还需要考虑暴露与结局之间的理论和生物学关系，暴露导致结局事件的诱导期和潜伏期，以及暴露状态是否随时间变化等，以确定接触测量的方法和时间。简言之，没有一刀切的解决办法来衡量暴露，它需要根据具体情况来确定。

在中药疗效评价中，所涉及的暴露因素不仅包括中药注射剂、太极拳、穴位敷贴等特定暴露因素和单一暴露因素，还包括辨证论治、中西医结合治疗或多种方法组合等抽象和复杂的暴露因素。与特定暴露因子相比，抽象暴露更难定义和测量，没有国际公认的定义和测量方法。目前可采用的方法有文献研究法、头脑风暴法和德尔菲法。有些学者选择将中医药整体作为一个暴露因素。此时，有必要准确界定中医药的暴露程度。例如，可以分为以下几类：只接受标准化的中医药治疗（极高暴露）；在西医治疗的基础上，接受长期连续的中医辨证论治等综合治疗，包括中药、针灸和气功等治疗（较高暴露）；在西医治疗的基础上，短期或间歇的中成药治疗（弱暴露）；纯西药治疗（无暴露）。或把中医药各组成要素作为独立的暴露因子，应在调查表中详细列出。这种方法需要大量的工作，以确保所有可能的暴露因素能全部鉴定出来。

（四）统计分析

优势比（OR），也称为OR值，是病例组中暴露和未暴露的比值除以对照组中暴露和未暴露的比值，它反映了疾病与暴露之间的关联强度。在病例对照研究中，使用OR值和OR值的95%可信区间可以估计暴露和结局之间的关联。此外，作为一项观察性研究，病例对照研究不能像随机对照试验那样，将暴露（或待评估的干预措施）之外的所有混杂因素（如人口学数据和生活方式等）完全平衡。因此，有必要采用多因素Logistic回归方法对混杂因素进行校正。结合临床知识，将可能的混杂因素纳入模型中，得到暴露因子调整后的 OR 值。在配对病例对照研究中，采用条件 Logistic 回归分析暴露和结局之间的关系。

（五）巢式病例对照研究

在比较效果的研究中，病例和对照常嵌入队列研究中，即巢式病例对照研究。巢式病例对照研究，又称套叠式病例对照研究或队列内病例对照研究，是将病例对照研究和队列研究相结合而形成的一种新的研究方法。也就是说，在对预先确定好的队列进行跟踪观察的基础上，应用病例对照研究（主要是匹配病例对照研究）的设计思想进行分析。

与队列研究相比，巢式病例对照研究具有节省人力、物力和财力等优点。此外，由于研究中的暴露数据（即治疗措施）是在结局发生之前收集的，如果研究结局显示治疗措施和临床结局之间存在相关性，则相关性与因果推断的时间顺序一致，因果联系的推断更有力。最后，巢式病例对照研究的统计效率和检验效率高于病例对照研究，并且可以计算临床结局的发生率。

巢式病例对照研究的设计原理是：首先，根据一定的条件选择一定的人群（一般为患某种疾病的人群）作为研究队列。收集队列中每个成员的相关信息和/或生物标本。队列随访一段时间，所有的临床结局，如治愈和改善的病例全部挑选出来，组成"结局组"。然后，为每个"结局"选择一定数量的受试者作为对照组。对照组均在队列内生成，属于相应的无临床结局的患者，按年龄、性别和社会阶层等因素（即危险集抽样）进行匹配，最后收集事件组和对照组的相关数据和生物样本进行检查和整理，并按病例对照研究（主要是匹配病例对照研究）的方法，对数据进行统计推断和分析。

四、病例系列研究

（一）定义

病例系列研究是对单个病例报告的集中描述和分析，一般包含 10 多个病例的详细临床报告，包括临床表现（症状、体征和实验室检查结果）、治疗、治疗后的反应和结局，是作者对多年积累的病例的总结。目的是通过研究一组研究群体的详细临床数据或病史，观察和分析干预措施与结局之间的关系。

（二）研究设计和方法学要点

病例系列研究的基本设计模式是从患病人群中挑选符合纳入标准并接受某些干预措施的受试者，研究一定观察期后某些结局指标的情况，并探讨干预措施和结局之间可能存在的关系。主要设计要点包括：没有对照组，仅仅描述和评价一组接受同一干预措施的受试者的临床表现、临床治疗和疗效，分析结局和干预措施之间的关系，提供的证据只能作为经验证明，不能作为结局与干预措施之间关系的最终结论。

从新发现的异常病例中提出一些可疑的假设，通过观察异常发生的频率和分布、异常临床表现、异常实验室检查结果和异常治疗反应等，研究者可以分析异常病例的成因。当然，在这个阶段，我们只是基于现有的理论或相关信息提出假设。因此，病例系列研究可用于观察特殊疾病（艾滋病、非典型肺炎等）、罕见慢性疾病、长期暴露和结局时间的研究、并发症和不良反应等，可用于因伦理问题而无法实现的对照研究设计，也可用于观察被排除在临床对照试验之外的患者，为将来进一步的试验研究提供依据。它还具有成本低、易于实施、可提出假设和指出未来研究方向等优点。然而，由于病例系列研究不能提供因果解释，证据力度较低，而且研究结局是基于选定的研究对象，因此研究结局对其他研究对象的适用性尚不明确。此外，在病例系列研究的设计中没有考虑许多潜在的混杂因素，容易高估观察的有效性。因此，在采纳研究报告的结论时，必须非常谨慎。

病例系列研究适用于以下几个方面：①疾病预后明确，受试者有明确的选择倾向，没有其他可用或可接受的治疗方案。②研究罕见病、特殊疾病或研究周期较长的危险因素、预后和疾病演变等。③排除在其他研究设计之外的特殊人群。④特殊新药和新疗法的疗效及不良反应监测。

根据时间顺序，病例系列研究可分为回顾性病例系列研究和前瞻性病例系列研究。最常见的是回顾性病例系列研究，撰写于治疗结束后，治疗前没有文献回顾，也没有既定的治疗计划。虽然可反映医生的最佳医疗水平，但由于未能采用最佳治疗结局指标，其可信度可能会下降。前瞻性病例系列研究要求临床医师提前对感兴趣的医学问题进行文献研究，然后确定医疗计划和结局评价指标，等待符合条件的受试者前来就医。当受试者来诊时，按预定方案进行治疗，并分别测定治疗前、治疗中、治疗后的疗效评价指标。这种报告的优点是，写报告的时间比较短，而且由于提前编制了医疗计划，可以提高医生的医疗水平。

根据结局对照的类型，病例系列研究可分为仅有治疗后结局的病例系列研究和无对照、无治疗前后比较的病例系列研究。前者是指干预后才记录结局指标，无同期平行对照组比较；后者是为了探讨影响受试者结局的因素，通过观察受试者已经出现的结局，调查是否因接触某致病因素或接受某治疗措施而提出一系列叙述性资料。本设计没有对照组，有时可以用自己或他人以往的研究成果作为对照，也叫历史对照。在病例系列研究中，对干预前后的结局指标进行比较。这种方法常用于临床干预研究，也可用于评价某些新药在Ⅱ期和Ⅲ期临床研究中的安全性和临床疗效。

病例系列研究中常见的偏倚包括：回忆偏倚是由于对过去事件或经历的回忆的准确性和完整性不同所引起的；选择性偏倚是由于非随机抽样所引起的选择性研究

对象和非选择性研究对象在某些特征上的系统性差异所引起的；以及由于杂志编辑或作者过分强调"阳性结果"而引起的统计学差异，这是由于有统计学差异的文章比没有统计学差异的文章更容易发表。

（三）研究实施和资料收集

研究实施的过程是设计一个完整的研究计划、临床研究标准操作程序和病例报告表，然后根据具体的研究内容估计适当的样本量，制定严格的诊断、纳入和排除标准，以确定合适的受试者；在观察期内，根据已建立的病例报告表收集全面、完整的资料，研究人员独立、客观、清晰地评价结果，最后评价研究结果的临床价值，为进一步研究提供有价值的线索。需要强调的是，病例系列研究是一种观察性研究，研究者不能强行对被观察者进行干预。

设计时应充分考虑研究对象。例如，自愈性疾病必须有对照，但如果是罕见病或慢性疾病，或符合"全"或"无"规律的疾病。"全"是指在没有使用这种治疗之前，所有受试者都会有一些不良后果，如死亡，在使用这种治疗之后，一些受试者存活下来；"无"是指在使用这种治疗之前，一些受试者死于疾病，但在使用这种治疗之后，受试者没有死于疾病。或者涉及伦理学问题不能设定对照时，可以使用病例系列研究方法。

由于研究对象的选择不是随机的，因此不能只选择疗效好的病例，不能人为地夸大疗效。如果是前瞻性设计，应该连续招募病例；如果是回顾性设计，应该选择在一定时间内接受治疗的所有患者。受试者的诊断、纳入和排除标准与其他研究相似。然而，对于病例系列研究的样本量估计，目前中医药的病例系列研究还没有统一的标准或公式。建议参考横断面研究的样本量估计方法。

对于干预措施，虽然病例系列研究不需要对每个受试者进行详细描述，但应反映中医药的特点，如描述中医辨证分型基础和中药的组成、加减原则、成分、来源、质量、剂型等，中药的给药途径、剂量和疗程，针灸拔罐的类型、手法细节和取穴方法等，以便其他中西医结合临床实践进行参考或使用。

病例系列研究结局指标的选取主要基于研究目的。国内外中医药病例系列研究结局指标大多选择疗效指标和安全性指标。医生和受试者最关注的临床事件应作为中医药治疗性病例系列研究的结局指标，并应尽量选取现有的终点结局指标。当终点结局指标无法获得时，可选择其他结局指标（中间指标），包括受试者的生活质量。此外，还要注意观察受试者治疗依从性等指标，判断干预措施实际应用的可行性。

（四）统计分析

根据病例系列研究的设计模式，也可以列出如下四格表，将结局填入相应的表格内，对暴露或接受某种因素的结局进行分析和比较。

表2 病例系列研究的结果分析

		结局		合计
		+	−	
暴露或接受某干预因素	是	a	b	a+b
	否	c	d	c+d

与有对照的研究不同,对照组的数据c和d可能来自历史对照组或治疗前数据。它们的区别在于,对于结果指标为计数数据的数据,历史对照的统计分析可采用一般的四格表卡方检验(或根据数据特征选择Fisher精确概率法和秩和检验等),而自身治疗前后数据对照的统计分析可采用配对四格表卡方检验。对于计量资料类型的结果数据,历史对照统计分析可根据数据分布类型选择两个独立样本t检验或独立样本秩和检验进行统计分析,采用配对t检验或配对秩和检验对治疗前后的自我对照资料进行分析。在考虑观察结果和时间序列的关系时,可采用生存分析和获得干预的存活率或某些事件的发生率与既往研究结果的比较。

五、卫生经济学评价

卫生经济学研究是运用一定的经济学分析和评价方法,对相关卫生规划或卫生活动的投入和产出进行比较评价。对于药物和医疗卫生手段的研究,在确定疗效和安全的条件下,开展健康经济学评价对于健康和医疗决策具有重要意义。卫生经济学评价结果可以减少或避免可能的损失或浪费,使有限的卫生资源得到合理配置和有效利用。近几十年来,补充替代医学的研究成果不断涌现,主要涉及补充替代医学的功效、作用机制、药材和药品的质量标准化等方面。研究人员主要集中在高负担疾病如慢性病的预防和管理上。在这些疾病中,西医进展缓慢,没有明确的疗效证据,而补充替代医学和西医的联合应用逐渐得到推广。因此,目前越来越多的中医临床研究在评价疗效的同时进行经济效益的评价,即除了在研究过程中收集疗效和安全性数据外,还在试验中获得成本数据。卫生经济评价的讨论和分析重点是选择。它的基本任务是识别、测量、比较和评估候选项目的成本和收益。

(一)卫生经济学评价方法

卫生经济学评价主要有四种方法:最小成本分析(CMA)、成本效果分析(CEA)、成本效用分析(CUA)和成本效益分析(CBA)。

1.最小成本分析

最小成本分析是在相同的效果(效用,效益)的基础上比较不同药物或医疗程序的成本,即两种或两种以上具有相同或类似效果(效用,效益)的替代药物的成本,以选择成本最低的药物的分析方法。例如,若普通药的疗效与品牌药相同,那么普通药的成本就低于品牌药。

运用最小成本分析，两种方案的疗效应该是相同的，因此在药物经济学评价研究中有必要证明两种方案的疗效相同。然而，由于统计学中使用了反证法，统计结果并不支持疗效的差异，这并不意味着疗效是相同的，因此很难判断两种或两种以上的药物是否具有相同的疗效。此外，统计学意义上相同的疗效并不意味着相同的临床疗效。正是由于疗效相同判定的困难，最小费用分析有时会产生误导效果。由于严格的约束条件，最小费用分析在药物经济学中的应用有限。但是，最小成本分析只需要比较每种备选药物的成本。评价结果易于计算和理解。因此，在药效相同或相似的情况下，最小成本分析法是药物经济学评价的首选方法，如果效果不同，则应采用其他分析方法。

在应用最小成本分析时，如果有药品不良反应发生，成本核算中应纳入处理不良反应的成本。

2.成本效果分析

成本效果分析是药物经济学评价和分析中较为成熟的方法之一。它是对药物治疗的成本和效果进行分析，然后对两种或两种以上备选药物的成本和效果进行评价，根据评价结果评价药物的经济性。效果是个体在使用一种或多种药物后的健康状态，这些状态显示为健康结果，例如治愈率和发病率的降低。成本效果分析是最广泛的药物经济学评价方法之一，要求比较的效果单位一致，但不需要疗效相同，且结果易于被临床人员和公众所接受。成本效益分析主要有两种方法：

（1）成本效果比。指平均每产生一个单位效果所需的成本。其计算公式是：成本–效果比（C/E）=成本/效果。

（2）增量成本效果比（ICER）。是指相对某种药物，检验药物每增加1个单位效果所增加的费用。

成本效果分析的产出采用非货币健康产出，但反映这种效应的指标很多，因此选择合适的效果指标显得尤为重要。由于国家医疗监测系统的不完善和受试者的高流动性，在我国难以获得长期的临床效果指标。在大多数情况下，使用的指标，如有效率和治愈率。这些指标不能反映受试者的长期生存状态，在判断时容易受到结果观察者的主观影响，尤其是不采用盲法时，结果偏倚较大。

在成本效果分析中，不良反应，尤其是长期不良反应，在最终结局指标和中间结局指标之间差异很大。那么也许只有最终结局指标才能反映，中间结局指标很难反映。因此，使用中间结局指标可能不能反映不良事件的影响，只有生命年等长期结局指标才能反映不良事件的影响。

3.成本效用分析

成本效用分析是通过比较成本和质量调整后的健康效益产出来衡量药物或治疗措施的一种经济评价方法。成本效用分析是成本效果分析的发展，与成本效果分析

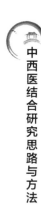

有许多相似之处。两者都用金钱来衡量成本，而临床指标则用来衡量最终结果。不同之处在于产出的测量。成本效果分析的输出效果使用与治疗目标一致的天然单位，如延长生命周期，增加体重，降低血压。采用健康改善指数评价成本效果分析的效用，不仅关注寿命长短，而且考虑生活能力等因素。

成本效果分析侧重于寿命延长，而成本效用分析侧重于延长生命的质量，并使用生存质量调整年（QALY）等指标作为效用参数。由于成本效用分析衡量的是生命的质量和数量，因此它能够更好地反映慢性疾病的治疗效果，尤其是肿瘤等器质性疾病。同时，由于成本效用分析采用相同的结局指标，能够方便地比较成本效果分析所不能比较的结局指标不同的药物，并且能和以前所做的成本效果分析进行比较。成本效用分析的计算方法与成本效果分析的计算方法相似，有成本效用比和增量成本效用比两种方法。

成本效用分析在药物经济学评价中有着广泛的应用，也是评价药物不良反应的良好工具。成本效用分析在中医药评价中具有明显的优势。中医学的目标之一是改善症状，改善症状可以提高慢性病患者的生活质量，但许多治疗指标如血压和血糖等可能不能反映受试者的临床疗效。中医药联合介入治疗肝癌的临床研究表明，中医药联合介入治疗组与单纯介入治疗组在肿瘤病灶治疗效果上无显著性差异，但是中药配合介入治疗的受试者的生活质量（卡氏评分）和生存时间（随访时间4年）均优于单纯的介入治疗组。因此，中药与常规治疗慢性病的成本效果分析结果可能没有差别，但是由于中药改善了受试者的生活质量，根据成本效用分析结果，中药治疗优于常规治疗。

4.成本效益分析

与成本效果分析不同，成本效益分析的结果是以货币形式表达的。因此，成本效益分析是一种以货币单位计算成本和结果的经济评价分析方法。成本效益分析可以用来比较不同药物对同一疾病的治疗效果，同一药物对不同疾病的治疗效果，甚至不同药物对不同疾病的治疗效果。它是一种以政策为导向的经济评价和分析方法，其结果对制定药品报销指导目录等卫生政策具有指导意义。然而，许多临床效果指标，如发病率、死亡率和寿命年数等，难以用货币单位来衡量，临床医务人员和公众也难以接受用货币单位来衡量生命和健康的价值。因此，成本收益分析在药物经济学研究中的应用相对较少。

（二）卫生经济学研究中的成本测算

药物经济学中四种分析方法的不同之处在于结局测量不同，但成本测量相同，即无论采用哪种方法，都要对成本进行计量。虽然可以根据客观指标来衡量成本，但不同的研究角度决定了成本测算的范围和研究成果的外推。从全社会的角度进行的研究需要包括直接的非医疗费用，如因治疗疾病而产生的交通费用，以及诸如因疾病而失去工作而导致收入损失等间接费用，但是，从医疗保健提供者的角度进行的研究只需要包括直接的医疗相关费用，而不包括直接非医疗费用。药物经济评价的一般研究视角包括：全社会角度、医保支付者角度、受试者角度和医疗服务提供者角度等。全社会角度的成本计量是最全面和最详细的，其他角度的测算成本将包括全社会角度测算成本中的一部分或几部分。药物经济学的全社会成本估算包括以下几个部分：

1.卫生服务系统内的直接成本

直接医疗费用，如药物治疗费用，及使用药物的额外费用，例如注射费用、住院费用及护理费用等。可通过向医疗机构查询医疗纪录或向医院的财务部门索取这部分费用的信息。相对而言，直接医疗费用最容易收集，获得的信息可靠性也较高。但是，如果药品是受试者自行购药且自行应用的，医疗机构没有记录这些费用，需要通过问卷调查或向受试者索取购买发票获得。

2.卫生服务系统外的直接成本

直接非医疗费用，指受试者为寻求医疗卫生服务而发生的费用或支出，如受试者的交通费和陪护费等。这些成本估算无记录可查，需要通过问卷调查才能获得。

3.间接成本

疾病、残疾和死亡造成的经济损失是由于劳动者有效工作时间和劳动能力的减少。常用的间接成本计算方法有以下4种：

（1）现值法，间接经济负担按工资标准计算，即工资标准×因疾病损失的有效工作时间。

（2）人力资本法，可以用人均国民生产总值或人均国民收入来计算年度工作损失造成的间接经济负担。

（3）意愿支付法，是指个体为避免特定疾病而愿意支付的货币价值。它认为人的价值包括人的健康和收入。它是用效用函数估计的，数据通常是通过问卷调查获得的。

（4）磨合成本法，在完全劳动力市场条件下，由于受试者缺勤，需要招聘新员工代替，只能在招聘和培训后才能上岗的情况下，采用磨合成本法。因此，在这一运行期间，除了生产损失外，还需要培训和上岗成本投资，以估算疾病造成的总生产成本损失的价值，这种间接成本比用人力资本方法估算要小。

4.隐性成本

隐性成本是受试者因病遭受的痛苦、悲伤和抑郁等难以用金钱衡量的代价。由于治疗的时间跨度和对过去回顾性研究的需要，贴现率被用来将不同时间点的成本或收益转换为同一时间点的成本和收益。另外，在分析不确定因素时，通常采用可变折现率指标进行敏感性分析。

（三）卫生经济学评价注意事项

1.卫生经济学评价中不可忽视不良反应

据WHO统计，各国住院患者药物不良反应发生率为10%~20%，严重不良反应导致的死亡率为0.2%~0.29%。在中国，估计每年治疗不良反应的医疗费用高达15亿元。不良反应的发生不仅增加了患者的治疗费用，体现在成本测算中（一般体现为成本增加），而且还影响到结局指标，体现在部分产出指标中（一般体现为降低产出）。药物不良反应增加的成本包括直接医疗费用、直接非医疗费用、间接成本和隐性成本。药品不良反应的影响有病死率、死亡率和致残率的增加，治愈率的降低、生活质量的下降和收益的降低等。在药物经济学评价中，不良反应对成本和产出指标有重要影响。对正确、合理地指导临床和卫生政策的制定具有重要意义。但是，在药物经济学评价研究中，不良反应的报告情况并不完善，忽略不良反应的药物经济学评价研究可能会给试验药物带来更有利的结果。因此，在处理药物不良反应时，必须考虑药物成本和负产出，否则可能影响药物经济学评价结果。

2.卫生经济学评价中的不确定性因素

敏感性分析是药物经济学评价中广泛应用的处理不确定因素的方法。敏感性分析是评价经济模型可靠性的过程。通过几个主要变量在一定范围内的变化，分析检验对结果的影响。国内外各种指南都推荐使用敏感性分析来处理不确定性。常用的敏感性分析方法有单因素敏感性分析、多因素敏感性分析、阈值法、极端分析和概率分析等。在实际应用中，建议根据数据特点和分析目的，采用多种敏感性分析方法。

六、定性研究

（一）定义

定性研究指的是通过在自然环境中各种资料的相互作用来获得对其行为和意义建构的解释性理解的一种方法。通常情况下，定性研究可以回答一些定量研究和统计数据无法回答的问题，比如"为什么"和"怎么办"等。

（二）研究设计和方法学要点

定性研究在医疗卫生领域里主要有三种方法。

1.观察研究

研究者们从对事件、现象或人的行为观察中获得最原始和最直接的第一手资料。

2.访谈研究

研究者通过提问和与被访谈者交谈来获取信息，可分为结构化访谈和非结构化访谈。前者主要用于社会调查，后者指自然情境下对话中的自由交流。介于两者之间的是适合医学研究的半结构化访谈和深度访谈。访谈在医学研究中最为常见。

3.实物资料研究

对各种来源的数据和信息进行分析。

此外，定性研究的方法包括焦点组讨论、德尔菲法、群体决策、共识和案例研究法等。定性研究的典型方法有访谈法、焦点组讨论法、扎根式参与观察法、自传式民族志、基于受试者报告的症状量表、共识会议和受试者报告结局等。

无论采用何种方法，都需要在文献研究和专业背景知识的基础上，通过共识和讨论，对观察大纲或问题大纲进行精炼。具体方法包括头脑风暴法、小组讨论法和专家咨询法等。通过预访谈确定所提出的观察或访谈大纲的可行性和合理性，并最终确立。根据观察或访谈的大纲，收集定性研究数据，并对收集到的数据进行分析，形成研究报告。

定性研究强调研究者与被试之间的和谐关系，注重自然情境下的数据收集，研究策略更具灵活性和变通性，体现个体特征而非整体推断，主要收集非定量文本资料，采用归纳法进行资料分析。具体而言，它的研究涉及研究目的的灵活性和"求异化"，研究者角色的人性化，研究背景现场化，研究工具主观化，研究方法多样化，假设建构"扎根化"，资料分析意义化（理解化），抽样方法特殊化等。定性研究利用独特的研究方法和方式，获取其他研究所无法获得的研究数据和信息，如对深层次、特殊现象的详细描述和分析，能够了解研究对象的复杂、内在心理及生活体验，即人的内心的主观世界，人的言语行为所包含的意义和信息，以及无法量化的整体背景下的个体研究等。

因此，定性研究可以用来在广度和深度上探索未知领域和未知因素。它适用于领域未知、范式不确定、概念不确定、原因不明、要素深刻及问题新颖的学科。由于上述特点，适合于中医药领域的研究。虽然目前的定量研究似乎越来越占主导地位，但事实上，定性研究在理解中医药的作用和结局方面发挥着重要作用。与只提供疗效平均值的定量方法不同，定性研究回答了更为详细的问题，如中医药的疗效如何、适用的条件、采用的途径、针对的对象群体以及所谓"有效"的真正含义。定性研究可以评估干预的作用范围和类型，发现未曾预期或意想不到的结果，以及研究人员从未考虑过的问题。在中医药研究领域，由于涵盖了哲学、文化和信仰等因素，且人文和主观因素在临床应用中起着不可忽视的作用，运用定性研究方法探索中医学，具有重要的现实意义和尝试价值。

（三）研究实施和资料收集

主要对定性研究中较常用的定性访谈和焦点组讨论分别进行介绍。

1.定性访谈法

定性访谈是基于日常生活的专业谈话，至少涉及两个人：采访者和受访者。研究人员需要事先为访谈过程制订一个简单的计划，并在访谈过程中执行，以保证内

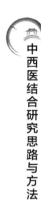

容的深度，即"半结构化深度访谈"。充分的准备是进行定性研究访谈的先决条件。

在准备阶段，定性访谈大纲需要包括主题、关键词或问题。研究者需要考虑受访者的情况，如知识的类型和程度，以及他们在访谈中的热情程度。在访谈之前，研究者需要思考访谈的深度，并将这些信息反映在访谈指导手册中，这也很重要。

被选中的被访谈者将收到一封简短的介绍信，包括研究目的、研究背景、研究过程、研究者的材料、访谈的焦点、被访谈者选择的原因、访谈地点、访谈开始和结束的时间。准备文字信息和诚信条款，以获得被采访者的同意并允许被采访者随时退出研究，还将研究的内容、方法和结果告知被访谈者。

访谈分为简介部分、主体部分和结尾部分三个阶段。在简介部分，双方首先互相接触，取得信任，并简单地重复一些背景信息。在主体部分，研究者可以运用多种方法提问，其中分为引入问题和深度访谈。设置问题的目的是从受访者那里得到反馈。在访谈结束时，研究人员有责任以被访谈者接受的方式结束访谈，决定是否再次进行访谈，并了解被访谈者希望从研究人员那里得到什么样的反馈。

2.焦点组讨论法

焦点组是一群聚在一起讨论一系列特定问题的人。典型的焦点组由8~12名参与者和一名主持人组成，主持人鼓励参与者积极讨论和交流，关注参与者之间的各种互动，而不仅仅是对话。实施前要进行项目组的构建、选择和招募，参与者的选择和三角互证以及讨论主题提纲。具体操作包括主持人介绍研究主题、开场问题、关于研究主题的介绍性问题、讨论主体部分、结束讨论。

（四）资料分析

1.定性访谈的资料分析

在获得访谈资料后，有必要通过几个步骤对资料进行分析：再次收听访谈录音，评估声音质量，随时准备发现新的研究问题。在决定如何誊录录音之后，需要将有用的部分转录成文字，然后由其他人根据原始录音进行校对。接着进行转录内容的编码，此时分析过程已经开始，研究人员需要选择要使用的概念，用理论术语也可以进行编码，这一步骤可以用计算机软件完成。

2.焦点组讨论法

焦点组讨论结束后，主持人和记录员需要互相询问焦点组讨论的实施情况，并进行数据分析，包括语言以外的转录语言和社会元素。

七、系统综述

（一）定义

系统综述和Meta分析属于循证医学系统综合方法。系统综述是在现有临床资料的基础上，通过定性和定量相结合的方法，为临床决策提供最佳依据。作为评估干预措施疗效的金标准，对所收集的研究资料进行定量数据合并和综合分析，对所纳入的临床研究进行定性的方法学质量评价，系统评价干预的有效性和安全性，为临床决策提供依据，促进临床实践。

Meta分析是定量分析系统综述的常用统计方法。Meta分析是通过统计方法将两个或两个以上的研究数据进行合并和综合的过程。一般来说，它可以理解为系统综述的定量综合部分。在一项研究包括的临床试验中，如果两个或两个以上的试验具有相同的干预、对照、结局指标和同一标准的测量方法，或者研究之间的一致性在一个合理的解释范围内，可以进行Meta分析，以合并多个临床研究数据。

值得注意的是，并非所有Meta分析的研究都是系统性综述，因为后者必须建立在前瞻性检索策略和制定纳入、排除标准，以及系统检索和数据收集的基础上，而前者只是一种统计学综合方法；相反，并非所有系统性综述都有Meta分析，如果一项系统综述没有可以合并的临床研究资料，就可以不进行定量数据分析，而只进行描述性文字综合和定量方法学质量评估。

（二）系统综述的步骤和方法

系统综述被认为是循证医学领域鉴定和获取证据的最佳途径。系统综述通常包含在特定类型研究的文献中，最重要的是RCT，尤其对于评价疗效的研究来说，Cochrane协作组对RCT进行的系统综述被国际公认为高质量的系统综述。Cochrane协作网是一个国际性的、非营利的和非政府的医疗保健学术团体，有超过50010名参与者，分布在13个中心，包括中国和中国共同准则互认协会（CCRA），为全世界用户提供论坛和联络点，并鼓励支持他们参与制定、保存、传播和更新卫生领域的预防和治疗措施，促进系统评价在医疗实践、健康保健、医疗决策者和使用者中的广泛应用，并推动21世纪临床医学从经验医学向循证医学的转变。对Cochrane（或non-Cochrane）系统综述通常包括以下七个步骤：

1.提出研究问题，形成研究方案

作为一种科研工作，系统综述需要事先确定。研究者需要在研究计划中考虑题目、研究背景、研究目的、研究标准、检索策略、评价方法、致谢、利益冲突、参考文献和附表。在研究背景下，提出需要解决的临床问题的合理依据、意义和途径。

由于系统综述是一项前瞻性研究，因此在设计阶段注册研究计划是一个越来越被接受和重视的步骤。Cochrane系统综述在题目注册后首先发表研究方案，研究人员遵循既定的程序格式撰写方案，经过同行评审和编辑后发表。未经Cochrane注册的系统综述题目，可以在撰写后直接提交给选定的期刊，但仍然鼓励研究人员提前注册。预先设计的系统综述为医疗政策和临床决策提供了最好的依据。

但是，在系统综述和Meta分析过程中，由于研究的特点和方法论质量的评价结

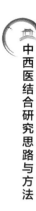

果与预期结果不同，研究者往往会修改项目计划，从而导致系统综述结论的偏倚。与临床研究类似，实施基于网络注册的系统综述方案可以在一定程度上解决这些问题。研究人员在综述前需要上传具体方案，评审人员和相关领域的同行可以对方案进行点评并提出相应的意见和建议，在此基础上对方案进行修改，然后根据方案对研究进行系统综述，基于此得出的结论将更有说服力。

目前权威的注册机构是约克大学评估与传播中心建立的系统综述国际化前瞻性注册数据库（PROSPERO），该平台提供了一个免费的注册和审查过程，用于系统地审查治疗、预防、诊断和监测等领域的系统综述研究。注册时需提供详尽的计划书，根据网站提示填写必填条目22项，可选条目18项。一般方案递交后一周内注册成功。注册后的方案会获得相应的注册编码，研究者在撰写系统综述全文时可同时提供PROSPERO的注册编码，方便读者直接查询相应的方案。

2.研究的获得和选择

系统综述检索和传统检索的关键区别在于根据检索策略进行全面无偏检索。常用的数据库包括PubMed、EMBASE、Cochrane图书馆等英文数据库，以及中国知网CNKI、维普、万方、SinoMed等中文数据库。除了网络数据库的电子检索外，还包括手工检索已发表或未发表的资料。一般来说，为了防止语言偏倚，检索并不限制语言。继而，根据研究计划中规定的符合系统综述的纳入标准和排除标准，遴选已经检索到的命中项目。首先，根据阅读材料的标题和摘要进行一轮筛选。在下载其余标题的全文后，阅读全文并确定系统综述中包含的最终研究。为了准确和客观，这项工作一般需要两位研究人员独立选择研究对象。如出现不一致的情况，由第三人或双方讨论协商解决。

3.资料提取

研究涉及的主要特征包括方法、对象、干预措施和结局等。方法通常包括设计类型和设计质量如随机分配方案生成、随机方案隐藏、盲法、病例退出、潜在混杂因素等。研究对象包括种族、性别、年龄、诊断标准、研究背景、病例来源、纳入标准和排除标准等。干预措施包括试验和对照干预、使用剂量和使用途径、实践、治疗过程，以及是否随访；结局测量可以有多种结果，如病死率、发病率、生活质量、不良反应或同一结局采用不同的测量方法和测量时间点。

4.纳入研究的质量评估

包括真实性和可能的偏倚。目前，对于质量评价还没有金标准的方法，Cochrane系统综述常用的质量评价标准为Cochrane协作网的RevMan软件中提供的偏倚风险量表。

5.分析和结果描述

根据系统综述所载数据的性质，有定性及定量分析方法。定量统计分析又称

Meta分析，定性分析主要是单项研究的描述性综合。

6.结果解释

主要涉及证据的力度、结果的适用性、与决策有关的其他信息和临床实践的现状，以及干预措施的利弊与成本之间的权衡。

7.系统综述的改进和更新

当有新的临床研究证据时，应更新系统综述。Cochrane系统综述要求每年更新一次。

（三）系统综述的资料分析

系统综述的目的是对收集到的研究数据进行综合分析，以确保研究结果的可靠性，即对干预措施的有效性和/或安全性进行全面评估，并得出综合结论，指导决策或促进临床实践。在系统综述中，原始数据是从符合纳入标准的研究中提取出来的，并用统计学方法对数据进行分析和总结。如果方法应用得当，数据合成将为从资料中得出有意义的结论提供有力的帮助，同时也有助于避免资料解释中的错误。系统综述的数据分析按分析对象和方法可分为定性数据分析和定量数据分析。定性数据分析是对单个研究结果的描述性综合，通常是在研究之间存在显著的异质性时进行，资料的定性分析通常包括对数据类型、相对效应、研究特点和研究结果等的描述性分析。Meta分析是一种定量数据的统计分析，当干预措施、结局度量、测量方法和效应量的表达一致时可以进行Meta分析。

首先，需要选择效应量进行Meta分析，有三种常见的资料类型。一种是计数资料，主要是指二元类变量，如生存和死亡，有或无等。此类资料可用比值比（OR）、相对危险度（RR）、相对危险度降低（RRR）表示。第二种是连续变量，例如身高和体重，可以用均数和标准差来表示。系统综述中常用组间均数的差值（MD）或标准化的均数差值（SMD）来合并效应量。第三种是生存率资料或时间–事件资料，这是癌症研究中常用的资料，这类资料通常用危害率（HR）表示。

当研究之间不存在异质性，或者异质性在合理的解释范围内并且可以进行统计学处理时，可以使用固定效应模型进行Meta分析，当纳入的研究之间存在显著的临床或统计异质性时，应使用随机效应模型，并且当临床异质性很大时，应放弃Meta分析，只进行描述性分析。当存在较明显的异质性时，在解释合并结果时应格外小心，研究人员应尽量解释异质性的来源，如果能事先制订计划，考虑可能导致纳入研究结果差异的因素，则更可取。

由于两项研究之间存在明显的异质性，因此可考虑以分组方式，例如对性别和年龄进行亚分组，分析系统综述研究对象的某些特征，而这亦需要制订前瞻性研究计划。

发表偏倚是系统综述中存在的问题之一，它指的是阳性结果容易发表的倾向。

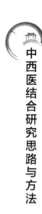

为了控制系统综述中发表偏倚造成的研究结果与实际情况的偏倚，首先，系统综述要求全面、严格的检索，系统综述鼓励包含未发表的研究成果，如会议摘要和学位论文等。对于实际纳入的研究，可用于检测发表偏倚的方法包括漏斗图、Egger线性回归、Begg秩相关法、剪补法、失安全系数、Macaskill's检验、Richy法等。一般来说，如果研究数量超过10时，应使用倒漏斗图，否则很难从图的对称性判断发表偏倚。

为了进行评估，建议使用Cochrane协作网系统综述手册中风险偏倚评估工具［risk of bias（ROB）tool］对六个维度进行评价。

（四）特殊类型系统综述研究

1. 累积Meta分析

根据原始研究的时间顺序进行的重复Meta分析，以反映研究结果的动态变化趋势，评价各研究对综合结果的影响。

2. 个体患者数据（IPD）系统综述

与传统的系统综述系统不同，IPD系统需要从原始研究者那里收集每个研究对象的原始资料，然后重新分析这些资料。它获得的证据质量更高，被称为系统综述的金标准。

3. 前瞻性Meta分析

在纳入的任何研究结果尚未出来之前，先进行系统检索、评价和制定纳入、排除标准的一种Meta分析方法。它可以反映"不确定性原则"，克服传统回顾性系统综述中存在的已知临床试验结果所造成的偏倚。

4. 网络Meta分析

当临床试验中没有直接比较的证据，或者对某种疾病（症状）有多种临床干预措施需要寻求最佳措施时，将传统的直接比较和间接比较相结合进行Meta分析，形成网络形态。这类分析的主要功能是同时在统一的证据体中全面评价所有干预措施，同时进行综合评价。

（林洪）

第三节　临床试验方案撰写和注册

临床试验方案是描述临床试验的背景、目的、理论基础、设计、方法和组织，以及统计学方法、方案实施和完成条件的文件。包括多个项目：指导研究者实施试验的文件；为受试对象详细描述试验方法；向伦理委员会提供事先了解受试者保障措施的文件，以保护受试者的安全和权益；提供给资金支持方研究方法的评估手段；为系统综述作者以及其他读者提供评价潜在偏倚的描述。临床试验方案是关系到临床试验成败的关键文件，为试验项目的实施提供了依据、方法和标准。它直接关系到是否能够按照试验目的和目标的要求对受试者进行干预，客观、准确地观察或衡量试验的效果和安全性，试验过程中能否遵守伦理原则，为受试者提供安全、权利和利益保障。临床研究方案也是临床试验质量控制的重要参考依据。

一、临床试验方案的主要内容

2007年，来自不同国家和地区的115个临床研究项目利益相关者发起了规范临床研究方案内容（SPIRIT）的项目。这一国际合作项目通过循证方法提供临床研究方案的基本条目，提高了临床研究计划的完整性。2013年版的SPIRIT声明包含33个条目。

表3　临床试验方案建议报告的条目以及相关文件

部分/条目	编号	描述
管理信息		
标题	1	题目应描述该研究的设计、人群、干预措施,如果适用也要列出题目的缩写
试验注册	2a	试验的标识符和注册名称。如果尚未注册,写明将注册机构的名称
	2b	WHO临床试验注册数据所包括的所有数据集(附表,可查阅www.annals.org)
方案版本	3	日期以及版本号
基金	4	基金的财政、物资和其他支持的来源和种类
角色与职责	5a	方案贡献者的名称、附属机构和角色
	5b	试验赞助者的名称和联系方式
	5c	如有试验资助者和赞助者,其在研究设计、收集、管理、分析及诠释资料、报告撰写、出版等环节的角色,以及拥有最终决策权者
	5d	试验协调中心、指导委员会、终点判定委员会、数据管理团队和其他监督试验的个人或团队的组成、作用及各自的职责,如果适用,参见21a有关于数据监察委员会的内容
引言		
背景及原理	6a	描述所要研究的问题以及开展试验的理由,包括对相关研究(已发表的与未发表的)中每个干预措施的有效性及不良反应的总结
	6b	对照组选择的解释
研究目的	7	特定的目的或者假设
试验设计	8	试验设计的描述,包括试验种类(如平行组、交叉、析因以及单一组)、分配比例及研究框架(如优劣性、等效性、非劣势性、探索性)

续表

部分/条目	编号	描述
方法：受试对象、干预措施、结局指标		
研究场所	9	描述研究场所(如社区诊所、大学的医院等)以及数据采集的国家列表，并且提供所列出国家研究中心的网站以供参考
合格标准	10	受试对象的纳入、排除标准，如果适用需要说明研究中心以及实施干预的具体操作人员的合格标准(如手术、心理咨询师等特殊干预手段)
干预措施	11a	描述各组干预措施的细节以使他人能够重复，包括如何、在何时进行干预
	11b	中止或调整受试者所接受干预措施的标准(如针对不良反应、受试者要求、疾病进展或恶化情况等调整药物剂量)
	11c	提高依从干预措施方案的策略，以及任何监管方案遵守的流程(如药品回收、实验室检测等)
	11d	试验期间允许或禁止的相关伴随的护理和干预措施
结局指标	12	首要、次要和其他结局指标，包括具体的测量指标(如收缩压等)，分析度量(如与基线的差值、终值、事件发生时间等)，数据整合方法(如中位数、比例等)，以及每个结局指标的测量时点。强烈建议对所选疗效和安全性结局指标的临床相关性做出解释
受试者时间轴	13	受试者纳入时间表、干预措施(包括所有磨合和洗脱情况)，评价以及受试者访问。强烈建议使用示意图
样本含量	14	达到研究目的所需的受试者数目估计值，并说明如何确定样本含量，描述支持样本含量估算的临床假设和统计学假设
招募信息	15	描述为达到目标样本含量以纳入足够受试者的策略
方法：干预措施分配(对照研究)		
随机序列产生	16a	随机序列产生的方法(如计算机产生随机数字等)，并列出所有分层因素。为降低随机序列的可预测性，应在单独的文件中记录任何限定的细节(如区组等)，该文件对纳入受试者或分配干预措施的人员保密
随机分配隐藏	16b	用于执行随机分配序列的机制(如中心电话、按顺序编号不透光的密封信封等)，描述干预措施分配之前为随机序列隐藏所采取的步骤
实施	16c	谁生成随机分配序列，谁纳入受试者，谁分配受试者所接受的干预措施
盲法	17a	分配干预措施后将对谁设盲(如受试者、医护人员、结局评价者、数据分析人员等)，以及如何实施盲法
	17b	如果实施盲法，试验期间在何种情况下允许破盲，描述暴露受试者所受干预措施的程序

部分/条目	编号	描述
方法:数据收集、管理与分析		
数据收集方法	18a	评价和收集结局、基线和其他试验数据的方案,包括任何提高数据质量的相关程序(如双测量、评价者培训等),并描述测量工具(如调查问卷、实验室检测等),如果测量工具的信度和效度已知,需进行描述,如果试验方案中没有提供数据收集表格,需提供参考文献
	18b	提供受试者完成治疗和随访的方案,包括列出中断或偏离干预措施方案受试者的结局数据
数据管理	19	数据录入、编码、安全和储存的方案,包括提供数据质量的相关流程(如双录入、数值范围检查等),如果试验方案中没有提供数据管理流程,需提供参考文献
统计方法	20a	分析首要和次要结局指标的统计学方法。如果试验方案中没有提供数据分析方法,需提供参考文献
	20b	其他分析的方法(如亚组分析和校正分析等)
	20c	不依从方案人群分析的定义(如随机化分析)以及处理缺失值的统计学方法(如多重填补等)
数据监察	21a	数据监察委员会的组成;委员会职责和监察报告的结构概述;申明是否独立,是否有利益冲突;如果试验方案中没有提供委员会章程的细节,需提供参考文献或说明不需要成立数据监察委员会的原因
	21b	描述中期分析和试验中止原则,包括谁可以使用中期结果和谁有权决定结束试验
危害	22	描述要求的和自愿报告的不良事件的收集、评价、报告和管理方案,以及干预措施或试验实施产生的其他意外效果
审计	23	如果有需报告审计试验实施的频率和流程,以及是否该过程独立于研究者和申办者
伦理与传播		
研究伦理批准	24	描述寻求伦理委员会批准通过试验伦理审查的方案
方案修正	25	描述与相关当事人(如研究者、伦理委员会、受试者、试验注册者、记录员和协调员等)交流重要的方案修正(如合格标准、结局指标、分析方法等的变化)
知情同意	26a	潜在的受试者中谁将会获得知情同意,以及如何实施知情同意(见条目32)
	26b	若有辅助试验,需描述收集和使用受试者数据与生物学标本的其他知情同意条款
保密	27	描述如何收集、使用和保存潜在和纳入的受试者个人信息,以保护在试验前、试验中和试验结束后的信息保密性
利益声明	28	整个试验的主要研究者和各个研究中心的财务和其他利益冲突声明

第五章 中西医结合临床研究指南

续表

部分/条目	编号	描述
数据访问	29	申明谁有权使用试验最终数据集,并报告合同约定的对研究者该权利的限制
辅助和试验后护理	30	如果有辅助和试验后护理,描述其条款,并描述对那些因参加试验受到伤害的受试者进行补偿的条款
传播政策	31a	研究者和申办者将试验结果传达给受试者、医疗保健专家、社会公众以及其他相关组织的方案(如通过文献发表,在结果的数据中报告或其他分享数据的办法,包括出版限制条件)
传播政策	31b	作者资格的指导原则以及拟使用的专业撰稿人
传播政策	31c	让公众可以查阅完整试验方案、受试者数据集以及统计学编码的方案(可选)
附件		
知情同意材料	32	知情同意书和其他相关的给予受试者和授权代理人的文件模板
生物标本	33	如果进行了辅助实验,描述收集、实验室评估和保存生物学标本,用作本试验和在未来辅助研究中进行基因或细胞分析使用的方案

二、临床试验的国际注册

国际医学杂志编辑委员会(ICMJE)要求所有临床试验在发表之前必须在国际上注册,否则试验结果将不予发表。因此,临床试验注册是国内医学研究人员在国际医学期刊上发表研究成果的重要步骤之一。目前,符合WHO注册标准并获ICMJE批准的注册机构和平台主要列于下表。注册试验资料可直接提交以下任何一个注册机构或中心,但国际注册应在通过伦理审查并根据各国临床试验实施和监督过程的法律、伦理、财务和管理要求确定方案后进行。其中,美国临床试验注册中心(clinicaltrails.gov)在所有临床试验登记平台中,以临床试验登记数目及参与注册国家而言,排名第一。

表4 国际临床试验注册平台

名称	缩写	网址
Australian New Zealand Clinical Trials Registry	ANZCTR	http://www.anzctr.org.au/
Brazilian Clinical Trials Registry	REBEC	http://www.ensaiosclinicos.gov.br/
Chinese Clinical Trial Registry	Chi-CTR	http://www.chictr.org/cn/
Clinical Trials.gov		http://clinicaltrials.gov/
Cuban Public Registryof Clinical Trials	RPCEC	http://registroclinico.sld.cu/
Eu Clinical Trials Register	EU-CTR	http://www.clinicaltrailsregister.eu/

名称	缩写	网址
German Clinical Trials Register	DRKS	http://drks-new.uniklinik-freiburg.de/drks-web/
International Standard Randomized Controlled Trial Number Register	ISRCTN	http://www.controlled-trials.com/
Iranian Registry of Clinical Trials	IRCT	http://www.irct.ir/
Japan Primary Registries Network	JPRN	http://rctportal.niph.go.jp/
Pan African Clinical Trial Registry	PACTR	http://www.pactr.org/
The Netherlands National Trial Register	NTR	http://www.trialregister.nl/
Sri Lanka Clinical Trials Registry	SLCTR	http://www.slctr.lk/

（林洪）

第四节　统计分析计划

一、定义

统计分析计划（SAP）是由生物统计专业人员根据试验方案的要求编写的文件，它比方案中描述的主要分析特征更具技术性和信息性。它将分析数据集的选择、疗效和安全性的主要变量和次要变量、使用的统计分析方法、疗效和安全性评价方法、预期统计分析图表等统计分析报告格式编制成计划书或模拟报告。从某种意义上说，SAP是从严格的统计学角度来设计的，目的是回答临床试验的目标或终点的临床问题，为临床试验中数据的处理和分析制定了基本指南，以遵守生物统计分析的公认标准。

二、SAP的主要内容

SAP是在试验方案和病例报告表（CRF）确定后形成的。统计分析报告的编制，只涉及统计分析的相关内容。在临床试验过程中可根据实际问题进行修改、补充和完善，在盲态审核时可再次修改和完善。但是，必须在第一次揭盲之前以文件形式确认，不得再次进行更改。SAP主要包括计划书的缩写，还包括以下内容：

（一）说明临床试验的概况

1.研究目的

研究的目的是解决研究人员希望通过这项临床试验解决的问题，例如评价一种

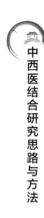

药物的有效性和安全性，比较两种药物的经济效益等。在制定试验方案的过程中，应明确临床试验研究的目的。一项临床研究可以有一个研究目的或多个研究目的。具有多种研究目的的临床研究可以根据其重要性分为主要目的和次要目的。

2.研究的终点结局指标

包括主要结局指标和次要结局指标及探索性分析指标。

3.说明临床试验的总体设计

试验设计、样本量、研究药物、治疗方案、剂量调整和停药，描述临床试验的总体设计原则、受试者如何入组、研究药物的信息，如商品名、剂型、剂量、储存方式和生产企业等，治疗方案包括治疗组和对照组使用的药物、服药时间、服药方法，以及剂量调整（根据病程调整用药方案）和停药条件等。

（二）样本含量的计算方法及统计学把握度的设定

把握度是指定量干预措施与对照干预措施之间，通过显著性检验可检测到的实际差异的概率。在研究设计上，对差异显著性的把握程度越高，所需的样本量就越大。

（三）确定统计分析方法

1.根据试验目的确定比较类型，如差异性检验、等效性检验、优效性检验、非劣效性检验。

2.判断资料所属的设计方式，如完全随机、随机区组、配对设计、交叉设计、析因设计、重复测量及观察性研究等设计类型。

3.判断需要分析的资料是定量资料、无序分类资料还是有序分类资料。

4.确定反应变量是单变量、双变量还是多变量。

5.判断影响因素是单因素还是多因素。

6.判断资料是否符合拟采用的统计分析方法的应用条件，比如是否服从正态分布、方差齐性等重要条件，必要时应进行变量变换。

（四）确定统计分析数据集

统计分析的数据集被划分为：根据ITT原则，分析所有随机纳入的受试者的数据集，即全分析集（FAS），这是评价疗效的主要数据集。符合方案分析集（PPS）是全分集的一个子集，它将按照方案规定完成药物治疗、无明显方案偏离和完成所有评价内容的受试者纳入分析。方案偏倚是指不符合纳入标准及依从性差等。安全性分析集（SS）是指所有经随机化分组用于评价药物安全性的主要人群构成的分析集，包括有一次药物试验，并至少进行了一次安全性评估的受试者。

缺失值和离群值的处理方法如下。缺失值是指在数据收集期间应该可用但未收集的数据。由于各种原因，任何临床试验都会遭遇数据丢失。对于完全随机删除，可以忽略缺失值。然而，这种方法违反了ITT原则，可能会对结果产生偏倚，因此不推荐作为验证性临床试验的缺失值处理方法。其他缺失值处理方法包括简单填补（基线访视截转、末次访视截转、最差病例填补、最好病例填补等）、多种填补（多重回归填补法、趋势得分法和数据扩增法等）。离群值是指收集到的数据中不合逻辑或不合理的异常值。统计软件发现的异常值还需要医学专家判断是否为离群值。

（五）统计分析报告的呈现

统计分析报告一般以文字描述以及预设的表格和图等形式呈现，包括：

1.病例的分布和受试者的一般信息。

2.治疗依从性。说明研究的依从性，是否有脱落、失访病例以及原因。

3.疗效评价。主要疗效指标表和次要疗效指标表。

4.安全性评价。包括生命体征、实验室检查及心电图反映的情况，不良事件和合并用药情况

（六）期中分析和数据监察委员会

应说明期中分析的目的、进度和安排，尽量避免计划外的期中分析。期中分析过程由独立的数据监察委员会执行，应明确委员会的职责，保证能够控制整体的 I 类错误。

（七）统计分析程序的设定

首先确定待分析变量的参数，即主要结局指标和次要结局指标的定义、评价标准和测量方法；其次确定统计分析软件和结果输出模式，以及一般数据集分析规则或定义。

（林洪）

第五节　病例报告表

根据研究方案设计的病例报告表（CRF），用来记录试验期间每个受试者的信息。CRF作为临床研究中的二手数据，可以由临床研究协调员抄录，研究人员审核后签字。临床数据交换标准协会（CDISC）发布的临床数据采集标准（CDASH）是一种被广泛接受和应用的数据采集标准。CDASH根据数据信息的分类，将数据采集领域划分为16个领域，基本涵盖了临床研究中需要采集的数据信息。采用统一的数据标准将减少后期数据传输和交换的工作量。

一、CRF的设计流程

一般而言，临床研究人员负责设计CRF，但数据管理人员应密切参与CRF的设计过程，以确保研究期间收集的数据符合方案的要求。CRF格式必须符合设计规

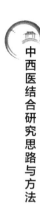

范，CRF的封面不能包含受试者可以识别的信息。

数据管理员通常需要对最终的CRF进行注释。带注释的CRF（aCRF）将作为重要文件存档。aCRF中的变量名应与数据库中的变量名相同。虽然变量命名规则在不同的机构有自己的约定，但采用CDISC系统标准对规则进行注释，这样可以节省数据传输和交换过程中的工作量。CRF的设计通常要经过三个步骤：初稿形成、修订和审查、批准和修订。

1.CRF初稿形成

当研究方案形成但尚未最终确定时，CRF设计者应着手设计CRF，找出与研究方案所要求的有效性和安全性指标有关的数据项，确定随访频率和时间窗口，初步明确要收集的数据的频率、时间、内容、结构和类型，从而形成CRF的初稿。提前进行CRF设计，可以及时发现或确定研究方案中的一些细节，并提出可能的改进建议。例如，研究方案要求收集用药史，但没有规定收集的时限；方案要求收集不良事件，但实验室检查指标异常是否报不良事件、原有疾病加重时是否报告不良事件，以及如何记录复发性疾病的不良事件；如方案偏倚需要记录，但未定义方案偏离或定义不具有可操作性。总之，在不断改进和优化方案的同时，也要进行CRF的设计。

2.CRF的修改和审查

研究方案定稿后，检查CRF初稿中数据收集的内容、流程和格式是否符合研究方案的要求。定义或解释不明确的条目，如专用术语、诊断和评分标准，并检查解释是否与方案一致。

主要研究人员、研究协调员（CRC）、项目经理、数据管理员和统计人员反复审查和修订CRF。审查过程可以帮助研究项目组成员进一步了解试验要求，并从各自的角度对CRF的内容和形式提出建议，使CRF能够满足项目组成员的要求，最终就CRF的设计和使用达成共识。至于对CRF的审查，则可制定CRF质量审查清单，要求项目组成员逐一审查，以避免遗漏审查项目，以及方便全面收集各方的意见。最后通过填写模拟病历，进一步验证CRF设计是否科学、严谨、完整、准确、简洁、美观，并具有可操作性。

3.CRF的批准和修订

最后，根据申办方或研究基地的审批流程，完成CRF审批，即可正式投入使用。在研究过程中，如果对CRF方案进行修订，应严格按照变更控制程序进行修订，注明CRF相对于不同版本试验方案的版本号，以防使用的CRF版本不符合最新方案。

二、CRF的主要内容

1.首页。一般包括试验名称、中心编号与名称、受试者编号、研究者姓名、临床试验方案编号等信息。

2.填表注意事项。

3.临床试验流程图。

4.表头。一般包括临床试验批件号等信息。

5.注脚。一般包括CRF版本号、版本日期等信息。

6.基本试验参数模块。一般包括访视名称、访视日期、人口统计学信息、研究结束情况、研究者审核签名等。

7.安全性相关模块。一般包括纳入标准、排除标准、生命体征、体格检查、病史、伴随治疗、研究药物服用情况、实验室检查和不良事件等。

8.疗效性相关模块。根据研究目的选择。

9.预备与追踪CRF页。外访时间点依据模块需要决定。

三、CRF设计的注意事项

1.文字叙述要准确，避免含糊其辞。

2.格式要简洁易行，避免烦琐和复杂。

3.用流程图表示必须进行的观察或检查的顺序。

4.为待收集的数据留下足够的空白。

5.只收集试验方案要求的数据，明确数值类型、数据位数与单位。

6.采用问答形式，避免诱导性提问，填写内容尽量采用选项式，收集分类型数据，减少收集自由文本。

7.避免重复收集数据。

8.尽量采用业内公认的数据采集标准构建CRF。

9.提供CRF填写指南。

四、CRF设计的常用软件

EpiData软件是一个常用的CRF设计软件。它是由丹麦的一个非营利组织开发的，是一款系统资源小、操作简单的免费软件。软件的输入界面与CRF的形式完全一致，便于数据录入，而且具有强大的数据验证功能。数据录入的质量由双录入控制。

典型的EpiData数据库包含3个核心文件：调查表文件，用来定义CRF的结构；数据文件，用于存放数据以及已经定义好的编码；核查文件，用来定义数据输入时进行字段控制的有效性规则。

（林洪）

第六节　临床研究的伦理审核

世界医学大会起草的《赫尔辛基宣言》，是人类医学研究的伦理准则声明，用于指导人体医学研究。世界医学大会的日内瓦宣言，用"病人的健康必须是我们首先考虑的事"这样的语言对医生加以约束。国际医学伦理准则宣告："只有在符合病人的利益时，医生才可提供可能对病人的生理和心理产生不利影响的医疗措施。"

一、临床研究伦理学应当参考的文件或规范

临床试验研究应当根据《赫尔辛基宣言》、国际医学科学组织委员会（CIOMS）《人体生物医学研究国际伦理指南》、卫生部《涉及人的生物医学研究伦理审查办法（试行）》、SFDA《药物临床试验质量管理规范》《药物临床试验伦理审查工作指导原则》、国家中医药管理局《中医药临床研究伦理审查管理规范》等规范或文件，结合临床实际情况进行试验方案的设计与实施。

二、伦理审核所需提交的材料

临床研究开始之前，首先应当确定相关的伦理审核机构，然后向其伦理委员会提交伦理审核所需的材料，主要包括：

1.伦理审核文件的清单。

2.伦理审核申请表。

3.相关管理部门批准的批件。

4.申办者资质证明。

5.试验用品提供单位的资质证明。

6.药品质量检测报告。

7.申请项目的临床前整套研究资料摘要，包括综述资料、药学研究资料、药理毒理研究资料、对该项目迄今的临床经验总结，以及对照药品质量标准和临床研究文献资料。

8.临床研究方案（版本日期和版本号）。

9.向受试者提供的研究简介和知情同意书（版本日期和版本号）。

10.用于招募受试者的材料（包括布告、广告等）。

11.受试者日记卡和其他问卷表（注明版本号和日期）。

12.主要研究者履历（最新版本，签名并注明日期）。

13.研究者手册（版本日期和版本号）。

14. 研究 CRF（版本日期和版本号）。

15. 如为多中心合作的试验，还需递交组长单位伦理委员会对申请研究项目的重要决定（包括否定结论或修改方案）的复印件和对研究方案做修改的说明。

16. 资金来源说明。

17. 不良反应应对措施说明。文件中要对临床试验所带来不良反应的监测、出现不良反应时的应对措施及上报受试对象不良反应的渠道进行详细说明，可以作为方案中的应急预案。

18. 临床研究项目还需要提交任务书或者立项书的复印件。

初审未通过的研究项目，申请复审时，除提交上述材料外，还应递交初审时伦理委员会对该研究项目的重要决定，包括否定结论或修改方案，以及修改研究方案的说明。

（林洪）

第七节　数据管理

整个临床试验过程中贯穿着临床研究数据的管理，总体流程为：制定数据管理计划、设计数据收集工具（研究病历/CRF）、建立数据库、为临床研究人员提供数据管理培训、数据收集、数据核查和清理、盲态审核、数据库锁定、数据管理文件归档等。研究数据的收集方式应确保信息得到保存、保留和恢复，并易于审核。对于与数据相关的文件记录，"没有记录，等于没有做"，已成为研究中所有参与者的重要原则。一个完整的文件系统不仅反映了研究人员所做工作的数量和质量，而且表明研究的所有方面都遵循最佳和标准的操作程序。临床研究数据管理学会（SCDM）发布的良好临床数据管理规范（GCDMP）为临床研究数据管理提供了最全面、最详细的操作指南。2012年，药品审评中心（CDE）发布《临床试验数据管理工作技术指南》，加强临床试验数据管理的监督管理。近年来，基于电子数据采集（EDC）的数据管理得到了迅速发展。电子数据管理具有提高试验效率和数据质量、节约成本、缩短研究周期等诸多优点，逐渐成为数据管理的主流形式。

一、数据管理计划

数据管理计划（DMP）是临床研究数据管理的程序文件。它对数据管理进行了详细规划，以确保及时获得真实、准确、完整和合法的数据库，这个数据库可以直接用于统计分析。DMP是临床研究的必要文档。在临床试验开始前，数据管理员会根据研究方案、资料管理程序、现行监察计划、SAP、CRF来撰写DMP，并经统计

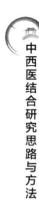

人员、临床监察员（CRA）或项目经理审核及批准后生效，作为临床研究各方进行日常工作的重要参考或依据。虽然DMP是事先计划好的，而且是研究人员对未来研究数据的操作过程的计划，但如果研究过程有重大更改，DMP也必须根据需要进行修改。

不同机构的DMP在组织结构上可能有差异，以下13个方面基本涵盖了DMP的主要内容：

1. 批准页。

2. 方案介绍。

3. 工作职责与培训。

4. 数据管理工作时间表。

5. 数据库的设计、建立与维护。

6. 数据录入。

7. 数据核查与清理。

8. 质量控制与质量保证。

9. 外部数据的管理。

10. 严重不良事件（SAE）一致性核查。

11. 医学编码。

12. 数据库锁。

13. 数据管理报告与盲态审核。

二、数据库设计

不良的数据库设计方案不仅会严重影响数据的录入过程，而且还会影响后续数据的清理、提取以及列表程序的编写和分析。数据库设计的主要目标是保证数据录入的准确性。下列其他规定，亦应予考虑：

1. 清晰、便利和数据录入的速度。

2. 能够有效地为统计分析人员创建统计分析数据集。

3. 数据格式的转换。

4. 数据库应用的软件要求等。

三、数据录入

受试者的数据应依数据保护法保密处理，也应保证其准确性。受试者在治疗前的状态和对治疗的反应，包括评估者的观察，受试者的感受和不良反应，都应全面记录在案。在处理受试者信息数据时，应根据《保密法》和《数据保护法》保护受试者隐私。应尽一切努力保持记录无误，并尽可能少地丢失信息。试验参与者应得到足够的支持，使他们能够在试验过程中提供完整的数据。使用网络作为一种现代的信息收集方式，可能有助于准确地记录数据。

四、数据清洗

在进行数据核查前，数据管理员应制定数据核查计划（DVP），以全面核查方案中规定的主要和次要有效性指标及主要安全指标，以确保数据的正确性和完整性。数据核查应该在未知试验分组的情况下进行，生成的数据质疑表（DCF）内容应该避免偏倚或诱导性的提问。

数据不一致情况的发现可能来自：①临床监察员或数据管理人员的手工检查；②由数据管理员预先编写的计算机应用程序进行实时录入核查；③独立于录入系统的外部程序核查，此外部程序由数据管理人员或统计分析人员编写。

五、盲态审核与数据库锁定

临床研究阶段完成数据录入和清理后，数据管理人员报告试验过程中的数据管理情况，申办方、主要研究人员、数据管理人员和统计人员对临床研究数据进行审核和讨论。确定人群划分并定稿SAP。上述工作完成后，数据管理员会在取得锁定批准文件后锁定数据库，并将数据库交给统计方。

一般来说，数据库锁定后数据仍有疑问的情况并不多见。因此，应该有足够的理由才能解锁数据。解锁的条件和过程必须按照相应的标准操作程序进行，并详细记录。

数据解锁和修改后，应有明确的质量控制过程，以确保数据的重新锁定。

六、数据管理文件归档

数据管理过程中会产生大量的工作文档，数据管理部门应妥善归档备查。由于各机构数据管理SOP的不同，保存的工作文档也存在一定差异，一般包括以下文件：

1. 研究病历/CRF。
2. 数据管理计划。
3. 设计验证计划（DVP）。
4. 数据库设计文档。
5. 数据库测试记录。
6. 数据库发布函。
7. 用户培训记录及账户使用申请书。
8. 空白/含数据的CRF。
9. 数据库光盘。

10. 数据库交接记录（交统计方/申办方）。

11. 各中心实验室理化指标参考值范围。

12. 数据管理报告/盲态核查报告。

13. 数据库锁定记录。

（林洪）

第八节　临床研究相关报告规范

一、RCT的报告规范

为了提高RCT的报告质量，一个由专家和编辑组成的工作组制定了RCT临床试验报告的统一标准（CONSORT声明）。CONSORT声明于1996年首次发表，并于2010年更新，由25个条目组成，该声明制定了对RCF的严格评价和解释临床试验报告的统一标准。同时还包括非药物试验的CONSORT扩展。

国际草药CONSORT声明沿用了CONSORT声明的22个项目，细化了其中的9项，以使其更加适应草药临床试验的报告，包括对8个项目的小的建议和对1个项目［第4项（干预）］的细化建议。

《针刺临床试验干预措施报告的标准》（STRICTA）最早在2001年出版，其设计是为了提高针刺对照试验中干预措施报告的完整性和透明度，使这种试验能够更加清楚地被解释和重复。STRICTA包含一个扩大了CONSORT声明中条目4的通用内容的清单，此清单与干预措施的报告有关。修订的STRICTA清单包括6个条目，17个亚条目。

除针刺临床试验外，目前尚无关于太极拳及拔罐的临床试验干预措施报告规范建议，根据STRICTA、CONSORT声明及其非药物治疗扩展版制定出的关于太极拳和拔罐临床试验干预措施的报告规范建议条目，供各位读者参考。

表5　CONSORT 2010核对清单与非药物试验的CONSORT扩展

章节/主题	序号	CONSORT2010声明:对照检查的条目	非药物试验的CONSORT扩展中增加的条目
文题和摘要	1a	文题能识别是随机临床试验	在摘要中描述试验措施,对照,医护提供者,试验中心和盲法状态
	1b	结构式摘要包括试验设计、方法、结果、结论;具体的指导建议参见摘要CONSORT	

章节/主题	序号	CONSORT2010声明:对照检查的条目	非药物试验的CONSORT扩展中增加的条目
		引言	
背景和目的	2a	科学背景和对试验理由的解释	
	2b	具体的目的或假设	
		方法	
试验设计	3a	描述试验设计(如平行设计、析因设计),包括受试者分配入各组的比例	
	3b	试验开始后对试验方法所做的重要改变(如合格受试者的入选标准),并说明原因	
受试者	4a	受试者合格标准	条件允许时,详述试验中心以及实施干预者的合格标准
	4b	资料收集的场所和地点	
干预措施	5	详细描述各组干预措施的细节以使他人能够重复,包括干预时间和方法	精确地描述试验措施和对照措施的细节
结局指标	6a	完整而确切地说明预先设定的主要和次要结局指标,包括时间和方法	
	6b	试验开始后结局指标是否更改,并说明原因	
样本量	7a	如何确定样本量	条件允许时,论述是否及如何基于医护提供者或中心进行聚类分析的细节
	7b	必要时解释中期分析和试验中止的原则	
序列的产生	8a	产生随机分配序列的方法	条件允许时,描述医护提供者如何被分配到每一个试验组
	8b	随机方法的类型,任何限定的细节(如分区方法和各区组样本量)	
分配隐藏机制	9	用于执行随机分配序列的机制(如按序编码的封藏法),描述干预措施分配之前为隐藏序列号所采取的步骤	
实施	10	如何生成随机分配序列,执行招募干预措施分配者	
盲法	11a	如果实施盲法,分配干预措施后对谁设盲(如受试者、医护提供者、结局评估者)以及盲法如何实施	分组方法是否对联合干预实施者设盲,设盲的方法及描述干预措施的相似之处
	11b	如有必要,描述干预措施的相似之处	

第五章 中西医结合临床研究指南

续表

章节/主题	序号	CONSORT2010声明:对照检查的条目	非药物试验的CONSORT扩展中增加的条目
统计学方法	12a	用于比较各组主要和次要结局指标	条件允许时,论述是否及如何基于医护提供者或中心进行聚类分析的细节
	12b	附加分析的方法,如亚组分析和校正分析	
结果			
受试者流程(极力推荐使用流程图)	13a	随机分配到各组的受试者例数,接受已分配治疗的例数,以及纳入主要结局分析的例数	每组中实施干预的医护提供者或中心的例数,以及每一个医护提供者治疗的患者例数或在每一个试验中心中接受治疗的患者例数
	13b	随机分组后,各组脱落或被剔除的例数,并说明原因	
干预的实施			实施过程中描述试验措施和对照措施的细节
招募受试者	14a	招募期和随访时间,并说明具体日期	
	14b	试验中断或停止原因	
基线资料	15	以表格列出每一组受试者的基线数据,包括人口学资料和临床特征	允许时,描述每组中的医护提供者(病例数量、资历、专业技能等)和中心(数量)
纳入分析的例数	16	各组纳入每一种分析的受试者数目(分母),以及是否按最初的分组分析	
结局和估计值	17a	各组每一项主要和次要结局指标的结果,效应估计值及其精确性(如95%可信区间)	
	17b	对于二分类结局,建议同时提供相对效应值和绝对效应值	
辅助分析	18	所做的其他分析结果,包括亚组分析和校正分析,区分预先设定的分析和新尝试的分析	
危害	19	各组出现的所有严重危害或意外效应,具体的指导建议参见危害CONSORT	
讨论			
局限性	20		
可推广性	21	试验结果被推广的可能性(外部真实性、适用性)	根据试验涉及的干预、对照、患者以及医护提供者和中心得出的试验结果的可推广性(外部真实性)

章节/主题	序号	CONSORT2010声明:对照检查的条目	非药物试验的CONSORT扩展中增加的条目
解释	22	与结果相对应的解释、权衡试验结果的利弊,并考虑其他相关的证据	还要考虑对照的选择,缺乏盲法或部分盲法,各组医护提供者或中心专业技能的不一致性
其他信息			
试验注册	23	临床试验注册号和注册机构名称	
试验方案	24	如果有,在哪里可以获得完整的试验方案	
资助	25	资助和其他支持的来源(如提供药品),资助者所起的作用	

注:极力推荐结合《CONSORT 2010说明与详述》阅读本声明,因为其对所涉及的全部条目做了详细阐述;推荐必要时阅读关于群组随机试验、非劣效性和等效性试验、草药干预,以及药物试验的各种CONSORT扩展版;详见 www.consort.statement.org

表6 草药随机对照临床试验报告:CONSORT声明细则

章节/主题	序号	内容
文题和摘要	1	参加者如何被分配入组(例如:随机),标题和摘要中至少有一处标出该试验中所应用的草药产品的拉丁名,入药部位和剂型
引言		
背景	2	科学背景和原理解释包括简短说明进行此项试验的理由和使用该特定草药制品的依据,如果可行,请报告是否有关于此药物适应证的新的或传统的研究
方法		
受试者	3	参加者的入选标准、数据收集的场所和地点。如果要检验的是传统适应证,那么就要对这种传统理论和观念进行描述,例如:参加者纳入标准应该反映出支持这一传统适应证的理论和观念
干预	4	详细描述每组的干预措施,包括给药时间和方法
草药产品名称	4a	每种草药成分的拉丁双语名、植物学权威名和科名,常用名;正确的商品名(例如:商标名称)或提取物名称;制造商名称;该产品在试验实施地是否经过认证(注册,登记)
草药产品的特征	4b	生产该药品或提取物所采用的植物部位;药品类型[生药(鲜或干),提取物];提取所用溶剂的类型和浓度(例如80%酒精,100%水,甘油等);草药提取比例(例如2:1);生药材的鉴定方法(例如如何鉴定,鉴定人是谁)和批号,说明是否贮存了凭证标本(例如保留样品)及其贮存地和编号

续表

章节/主题	序号	内容
给药方案和定量描述	4c	用药剂量、疗程及其依据;所有的定量草药产品(含生药和添加剂)的每单位剂量药物的质量、浓度等指标(适当时,可用范围来表示),添加剂材料,例如黏合剂、辅料和其他赋形剂(如17%麦芽糊精,3%二氧化硅/片)也需要在文中列出;标准化产品,必须列出活性/标志性成分的每单位药剂量
定性检验	4d	(1)产品的化学指纹及其检测方法(设备和化学参比标准品)和检测者(如试验室名称),是否贮存了产品样品(如保留样品)及贮存地;(2)描述进行过的全部特殊检验/纯度测定(如重金属或其他污染物测定),报告去除了哪些物质及去除方法;(3)标准化:被标准化的对象(如产品中哪种化学成分)和方法(如化学过程或生物/功能性活性测定)
安慰剂/对照组	4e	对照/安慰剂的说明
研究人员	4f	描述研究人员情况(如培训和实践经验)
目的	5	特定目的和假说
结局	6	清楚定义主要和次要结局指标,说明进行过的用以提高测量质量的方法(如多次观测和结局评价者培训),结局指标应反映干预措施和适应证的基础理论
样本量	7	样本量如何决定,解释所有的期间分析和终止条件
随机序列的产生	8	产生随机序列的方法,包括任何限制的细节描述(如区组、分层)
分配隐藏机制	9	执行随机分配序列的方法(如有编码的序列信封或中心电话),说明序列是否在干预措施分配结束之前处于隐藏状态
实施	10	说明分配序列制作人、受试者登记人、受试者分配人
盲法	11	对受试者、干预措施实施者和结局评估者是否使用盲法,如使用盲法,如何评价盲法的成功
统计学方法	12	用于比较组间主要结局的统计学方法;附加分析方法,如亚组分析和校正分析
结果		
受试者流程	13	推荐用流程图报告各阶段受试者流程,特别是报告参加随机分组、接受治疗、完成研究方案、参加主要结果分析的受试者数目;描述实际研究情况与研究方案之间变异的情况及其原因
募集受试者	14	明确定义募集受试者时间和随访时间
基线资料	15	基线人口统计学和临床特征包括联合使用的医疗措施、草药和替代治疗
数据分析	16	纳入每一分析的受试者数(分母),是否采用了ITT;如可能,采用绝对数字表述结果(如10/20而不是50%)
结局和效应值	17	对每一个主要和次要结局说明每组汇总的结果、效应估计值及其精确性(如95%可信区间)

章节/主题	序号	内容
辅助分析	18	报告所进行的其他任何分析以说明方法的多样性,包括亚组分析、校正分析,指出预先制定和临时添加的分析
不良事件	19	各组所有重要不良事件或副作用
讨论		
结果解释	20	结果解释应考虑研究假设、潜在偏倚和不精确的原因,及与结果和分析的多样性相关的危险因素,根据产品/给药方案解释结果
可推广性	21	试验结果和结论的可推广性(外部真实性);可能时,讨论本试验所用的草药产品和给药方案与在自我保健和/或临床实践中应用的关系
解释	22	根据当前证据,概括解释结果联系其他产品的试验,讨论本试验结果

表7 针刺临床试验干预措施报告标准核对清单

条目	序号	内容
针刺治疗的合理性	1a	针刺治疗的类型(如中医针刺、日本汉方医学针刺、韩国韩医针刺、西医针刺、五行针刺、耳针等)
	1b	提供针刺治疗的理由,依据的历史背景、文化因素和/或共识法,引用文献(适当情况下)
	1c	不同治疗程度的详细介绍
针刺的细节	2a	每一受试对象每一治疗环节用针的数目(相关时用均数和变异范围表示)
	2b	使用的穴位名称(单侧/双侧)或位置(如无标准穴位名称则说明)
	2c	进针的深度,基于指定的计量单位,或描述进针的肌肉层次
	2d	引发的机体反应(如得气或肌肉抽动反应)
	2e	针刺激方式(如手工行针刺激和电刺激)
	2f	留针时间
	2 g	针具类型(直径、长度和生产厂家或材质)
治疗方案	3a	治疗次数
	3b	治疗频率和持续时间
辅助干预措施	4a	对针刺组施加的其他附加干预措施细节(如灸、拔罐、中药、锻炼、生活方式建议)
	4b	治疗场所和环境,包括对治疗师的操作指南所做的说明和指导以及对患者所做的解释说明
治疗师的资历	5	对针刺治疗师的描述(资历或从业部门,从业时间,其他相关经历)
对照和干预	6a	基于研究问题解释试验中对照或对比干预的选择,援引资料证明其合理性
	6b	精确地描述对照或对比干预措施,如果采用假针刺或其他任何一种类似针刺的对照措施,需提供条目1—3所要求的细节信息

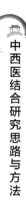

表8　太极拳临床试验干预措施报告建议条目清单

条目	序号	内容
太极拳干预的合理性	1a	太极拳的类型和套路(例如:108式杨式太极拳、24式简化杨式太极拳等)
	1b	所提供太极拳干预的理由、依据的历史背景、文化背景,和/或共识法,在适当处提供参考文献
	1c	说明太极拳的干预在哪些方面有变化
太极拳学习和练习的细节	2a	太极拳学习方法(例如:在太极拳老师的指导下学习,跟随太极拳视频或书籍自学等)
	2b	太极拳学习步骤(例如:首先进行准备活动,然后进行太极拳练习,最后进行整理运动等)
	2c	太极拳的强度和衡量标准
	2d	太极拳练习方法(例如:集体练习或自己单独练习,在太极拳老师的监督或带领下练习等)
	2e	太极拳学习内容(例如:太极拳理念、原则、呼吸技巧、太极拳动作等)
	2f	太极拳学习和练习过程(例如:试验前2周循序渐进地学习太极拳,后8周练习全套太极拳等)
太极拳干预方案	3a	太极拳干预的单元数
	3b	太极拳干预单元的频率和疗程
其他干预措施	4a	对太极拳组施加的其他干预措施的细节(例如:常规西药、中药、针刺、慢跑、自行车、生活方式建议等)
	4b	干预实施的场所和相关信息,包括对受试者解说的信息
太极拳老师的资历	5	对太极拳老师的背景进行描述(包括资历、从属的太极拳相关机构、练习太极拳的时间、太极拳教学经验等)
练习太极拳的达标要求	6	针对该试验的研究目的和采用的太极拳干预措施,具体报告受试者练习太极拳的达标评估标准以及评价者
对照或者对照干预	7a	在阐述研究问题时引用资料证明选择对照或对照措施的合理性
	7b	精确地描述对照或对照措施,如果采用其他任何与太极拳类似的对照措施,则提供条目1—3所要求的细节信息

注：阅读该清单时，建议与每个条目的详细介绍和高质量报告范例一起阅读，本清单适合与CON-
　　SORT 2010条目5"关于临床试验干预措施报告的条目"结合进行报告。表9同。

表9　拔罐疗法临床试验干预措施报告的信息项目核对清单

条目	序号	内容
拔罐的基本原理	1a	拔罐的种类及选择拔罐治疗的依据(如辨证情况、罐疗种类选取、个体化治疗选择等)
	1b	文献理论依据
	1c	不同治疗程度的详细介绍
拔罐的细节	2a	每一受试对象、每一治疗环节用罐的数目(相关时用均数和变异范围表示)
	2b	穴位或行罐部位的选择(单侧/双侧)
	2c	行罐的手法及作用强度
	2d	不同拔罐方法行罐的时间等
	2e	对刺络拔罐研究应同时详细描述刺络的方法和穴位选择
	2f	对出血量的控制情况
	2 g	罐的类型(生产厂家或材质)
治疗方案	3a	治疗次数
	3b	治疗频率和持续时间
辅助干预措施	4a	对拔罐组施加的其他附加干预措施细节(如针刺、灸、中药、锻炼、生活方式建议)
	4b	治疗场所和环境,包括对治疗师的操作指南所做的说明、指导以及对患者所做的解释说明
治疗师的资历	5	治疗师是否具有相关培训和资质证明、临床实际工作的年限以及对该疾病的治疗水平
对照和干预	6a	基于研究问题解释试验中对照或对比干预的选择,援引资料证明其合理性
	6b	精确地描述对照或对比干预措施,如果采用其他任何与拔罐相似的对照措施,需提供条目1—3所要求的细节信息

二、观察性研究报告规范

2007年,WHO推荐为改善观察性研究论文的质量而建立的报告规范,即加强观察性流行病学研究报告的质量(STROBE),由于观察性流行病学研究常包含数种研究设计和诸多的主题,因此制定小组把STROBE建议限定在3种研究设计(队列研究、病例对照研究和横断面研究),并制定成通用的格式。共22个条目。

表10 STROBE声明—观察性研究必需项目清单

内容与主题	序号	内容
标题和摘要	1a	题目或摘要中要有常用专业术语表述研究设计
	1b	摘要内容要丰富,并且能准确流畅地表述研究中做了什么
前言		
背景/原理	2	对所报告的研究背景和原理进行解释
目标	3	阐明研究目标,包括任何预先确定的假设发现了什么
方法		
研究设计	4	在论文中较早陈述研究设计的要素
研究现场	5	描述研究现场、具体场所和相关时间范围,包括研究对象征集、暴露、随访和数据收集时间
研究对象	6a	队列研究:描述选择研究对象的合格标准、源人群和选择方法,描述随访方法;病例对照研究:描述选择确诊病例和对照的合格标准、源人群和选择方法,描述选择病例和对照的原理;横断面研究:描述选择研究对象的合格标准、源人群和选择方法
	6b	队列研究-配对研究:描述配对标准和暴露与非暴露数目;病例对照研究-配对研究:描述配对标准和每个病例对应的对照数目
研究变量	7	明确定义结局、暴露、预测因子、潜在的混杂因子和效应修饰因子,如果可能,列出诊断标准
数据来源/测量	8	对每个关心的变量,描述其数据来源和详细的判定(测量)方法,如果有多组,还应描述各组之间判定方法的可比性
偏倚	9	描述和解释潜在偏倚的过程
样本大小	10	解释样本量的确定方法
计量变量	11	解释分析中如何处理计量变量,如果可能,描述怎样选择分组及分组原因
统计学方法	12a	描述所有统计学方法,包括控制混杂方法
	12b	描述亚组和交互作用检查方法
	12c	描述缺失值处理方法
	12d	队列研究:如果可能,解释失访的处理方法;病例对照研究:如果可能,解释病例和对照的匹配方法;横断面研究:如果可能,描述根据抽样策略确定的统计方法
	12e	描述敏感性分析
结果		
研究对象	13a	报告研究的各个阶段研究对象的数量,如可能合格的数量、被检验是否合格的数量、证实合格的数量、纳入研究的数量、完成随访的数量和分析的数量
	13b	描述各个阶段研究对象未能参与的原因
	13c	考虑使用流程图

内容与主题	序号	内容
描述性资料	14a*	描述研究对象的特征(如人口学、临床和社会特征)以及关于暴露和潜在混杂因子的信息
	14b*	指出每个关心的变量有缺失值的研究对象数目
	14c*	队列研究:总结随访时间(如平均时间及总和时间)
结局资料	15*	队列研究:报告发生结局事件的数量或根据时间总结发生结局事件的数量;病例对照研究:报告各个暴露类别的数量或暴露的综合指标;横断面研究:报告结局事件的数量或总结暴露的测量结果
主要结果	16a*	列出未校正的和校正混杂因子的关联强度估计值和精确度(95%CI),阐明根据哪些混杂因子进行调整以及选择这些因子的原因
	16b*	当对连续性变量分组时报告分组界值
	16c*	如果有关联,可将有意义时期内的相对危险度转换成绝对危险度
其他分析	17	报告进行的其他分析,如亚组和交互作用分析及敏感性分析
讨论		
重要结果	18	概括与研究假设有关的重要结果
局限性	19	结合潜在偏倚和不精确的来源,讨论研究的局限性;讨论潜在偏倚的方向和大小
解释	20	结合研究目的、局限性、多因素分析、类似研究结果和其他相关证据,谨慎做总体的结果解释
可推广性	21	讨论研究结果的可推广性(外推有效性)
其他信息		
资助	22	列出当前研究的资助来源和资助者,如果可能,列出原始研究的资助情况

注：*在病例对照研究中分别列出病例和对照的信息；如果可能，在队列研究和横断面研究中给出暴露组和未暴露组的信息。

三、定性研究的报告规范

目前暂时没有公认的权威的定性研究报告规范，相比之下报告定性研究综合标准（COREQ），更为具体和容易掌握，共32项。

表11　COREQ项目清单

内容与主题	序号	内容
研究团队和过程反映		
研究者个人特征		
访谈者/组织者	1	哪位(些)文章作者实施访谈或焦点组访谈
学位/学历	2	研究者的学位,例如:理学博士(PhD)或医学博士(MD)

续表

内容与主题	序号	内容
职业	3	在研究进行时,研究者的职业
性别	4	研究者性别
经验和培训	5	研究者的经验和培训情况
研究者与参与者的关系		
关系建立	6	与参与者的关系是否在开始研究前就已建立
参与者对访谈者的了解	7	参与者了解的访谈者信息,如个人目标及研究依据和理由
访谈者特征	8	文中报告的访谈者/组织者特征,如偏倚、研究结果猜测、进行研究的原因和兴趣
研究设计		
理论框架		
方法学观念和理论	9	文章报告的在研究中被应用的方法学观念、理论和方法,如扎根理论、话语分析、人种学和内容分析
选择参与者		
抽样	10	如何选择参与者,如目的性抽样、便利性抽样、连续性抽样及滚雪球抽样
与参与者沟通的方法	11	如何与参与者沟通,如面对面、电话、信件或电子邮件
样本量	12	研究中有多少参与者
拒绝参加研究或中途脱落	13	多少例拒绝参加研究或中途脱落,原因何在
场所		
资料收集场所	14	在哪里收集的资料,如家里、诊所或工作场所
在场的非参与者	15	除了参与者与访谈者外,是否还有其他人在场
样本描述	16	样本的主要特征,如人口学信息和日期
收集资料		
访谈提纲	17	访谈中所用到的问题、提示和提纲等是否由文章作者提供,是否经过预访谈检验
重复访谈	18	是否进行过重复访谈,如果进行过,有多少次
音/像录制	19	研究是否通过录音或录像收集资料
场记	20	在个体访谈/焦点组访谈过程中和/或结束后是否做了场记
时长	21	个体访谈或焦点组访谈的时长
信息饱和	22	是否讨论了信息饱和问题
转录文字返还	23	访谈转录成文字后是否返还给参与者征询意见和/或纠正错误

内容与主题	序号	内容
分析和结果		
分析资料		
资料编码的数量	24	共用了多少个代码对资料进行编码
描述编码树	25	作者是否描述了编码树
主题来源	26	主题是预设的,还是源自获得的资料
软件	27	如果用了软件来管理资料,软件的名称和必要信息
参与者检查	28	参与者是否提供了对研究结果的反馈
报告		
报告引文	29	是否用了参与者引文来说明主题或结果,每条引文是否都有身份标记,如参与者编号
资料和结果的一致性	30	根据报告的资料能否得出研究的结果
重要主题的清晰报告	31	研究结果中是否清晰报告了重要主题
次要主题的清晰报告	32	是否有对特殊案例的描述和对次要主题的讨论

四、系统综述的报告规范

PRISMA声明由22个条目组成。目的在于帮助作者撰写系统综述和Meta分析报告。主要针对RCT的系统综述,也可作为其他类型研究系统综述报告的基本规范,特别是对干预措施进行评价的研究。PRISMA也可用于对已发表的系统综述进行严格评价。

表12　系统综述或Meta分析报告条目清单

项目	序号	内容
标题	1	明确本研究报告是针对系统综述、Meta分析,还是两者兼有
摘要		
结构式摘要	2	提供结构式摘要,包括背景、目的、资料来源、纳入研究的标准、研究对象和干预措施、研究评价和综合的方法、结果、局限性、结论和主要发现、系统综述的注册号
前言		
理论基础	3	介绍当前已知的研究理论基础
目的	4	通过对研究对象、干预措施、对照措施、结局指标和研究类型五个方面(PICOS)为导向的问题提出所需要解决的清晰明确的研究问题

续表

项目	序号	内容
方法		
方案和注册	5	已有研究方案,则说明方案内容并提供可获得该方案的途径(如网址),提供现有的已注册的研究信息,包括注册编号
纳入标准	6	将指定的研究特征(如PICOS,随访的期限)和报告的特征(如检索年限、语种、发表情况)作为纳入研究的标准,并提供合理的说明
信息来源	7	针对每次检索及最终检索的结果描述所有文献信息的来源(如资料库文献,与研究作者联系获取相应的文献)
检索	8	至少说明一个资料库的检索方法,包含所有的检索策略的使用,使得检索结果可以重现
研究选择	9	说明纳入研究被选择的过程,包括初筛、合格性鉴定及纳入系统综述等步骤,还可包括纳入Meta分析的过程
资料提取	10	描述资料提取的方法(例如预提取表格、独立提取、重复提取)以及任何向报告作者获取或确认资料的过程
资料条目	11	列出并说明所有资料相关的条目(如PICOS,资金来源)以及做出的任何推断和简化形式
单个研究存在的偏倚	12	描述用于评价单个研究偏倚的方法(包括该方法是否用于研究或结局水平),以及在资料综合中该信息如何被利用
概括效应指标	13	说明主要的综合结局指标(如危险度比值、均值差)
结果综合	14	描述结果综合的方法,如果进行了Meta分析,则说明异质性检验的方法
研究偏倚	15	详细地评估可能影响数据综合结果的可能存在的偏倚(如发表偏倚、研究中的选择性报告偏倚)
其他分析	16	对于研究中其他的分析方法进行描述(如敏感性分析或亚组分析、Meta回归分析),并说明哪些分析是预先制定的
结果		
研究选择	17	报告初筛的文献数、评价符合纳入的文献数,以及最终纳入研究的文献数,同时说明每一步排除文献的原因,最好提供流程图
研究特征	18	说明每一个被提取资料的文献的特征(如样本含量、PICOS、随访时间)并提供引文出处
研究内部偏倚风险	19	说明每个研究中可能存在偏倚的相关数据,如果条件允许,还需要说明结局测量水平的评估(见条目12)
单个研究的结果	20	针对所有结局指标(有效或有害性),说明每项研究的各干预组结果的简单合并以及综合效应值及其可信区间,最好以森林图形式报告

项目	序号	内容
结果的综合	21	说明每个Meta分析的结果,包括可信区间和异质性检验的结果
研究间偏倚	22	说明对研究间可能存在偏倚的评价结果(见条目15)
其他分析	23	如果有,列出其他分析的结果(如敏感性分析或亚组分析,即Meta回归分析,见条目16)
讨论		
证据总结	24	总结研究的主要发现,包括每一个主要结局的证据强度;分析它们与主要利益集团的关联性(如医疗保健的提供者、使用者及政策决策者)
局限性	25	探讨单个研究和结局水平的局限性(如偏倚的风险),以及系统综述的局限性(如检索不全面,报告偏倚等)
结论	26	列出对结果的概要性的解析,并提出对未来研究的提示
资金支持		
资金	27	描述本系统综述的资金来源和其他支持(如提供资料),以及系统综述的资助者

(林洪)

第五章 中西医结合临床研究指南

第六章　恶性肿瘤中西医结合研究方法

　　恶性肿瘤是严重危害人类健康的重大疾病，其发病率和死亡率呈逐年上升趋势。近年来，随着科学技术的发展，恶性肿瘤的临床与基础研究取得了长足的进展，人类对恶性肿瘤的认识逐步深入，有关恶性肿瘤的病因、诊断、治疗以及预后等方面的新理念、新观点、新方法、新技术不断涌现，有些已经应用于临床，较大幅度地提高了治愈率。手术、放疗、化疗以及近年来快速发展的分子靶向药物等现代抗肿瘤治疗的主要手段，相互配合，使更多的肿瘤患者有了根治的希望。目前，放疗对部分恶性肿瘤的疗效已经接近手术治疗的效果，化学药物治疗也有了质的改变，微创手术的开展使手术的安全和耐受性明显提高。而且随着肿瘤分子发病机制的阐明，靶向治疗药物等生物学及免疫学治疗在临床的逐步使用，已经改变了肿瘤的治疗策略。但放疗、化疗及靶向治疗等在获得疗效的同时，对机体的生理功能也带来严重不良影响，导致人体免疫系统、骨髓造血系统、消化系统功能以及心肝肾等重要脏器的功能损伤。

　　随着中医药事业的快速发展，其作为中国传统特色疗法，在恶性肿瘤的综合治疗中发挥着越来越大的作用，已成为我国肿瘤治疗体系的重要组成部分，在辨证论治、扶正与祛邪相结合的理论指导下，与其他治癌手段综合应用，应用现代科技，辨证与辨病结合、局部与整体结合、扶正与祛邪结合，中西医相辅相成，尽力让癌症患者接受最适当的规范化治疗，在临床中逐步形成了一定特色和优势。据初步统计，有70%～80%的肿瘤患者接受过不同程度的中医药治疗。特别是近年来，通过中医学者和中西医学者的不懈努力，中医药治疗恶性肿瘤的研究已从单一的验方研究、个案报道逐步走向科学化、规范化的大规模临床研究，从简单的中药抗肿瘤实验研究进入中医药抑制肿瘤的分子生物学机制研究。可以说，中医药在肿瘤研究方面取得了巨大的成绩，中医药在保护人体正常生理功能、增加现代抗肿瘤疗法的敏感性、减轻或改善肿瘤患者临床症状、提高肿瘤患者免疫功能、预防肿瘤复发与转移、延长生存期、提高生存质量等方面发挥了重要作用。中西医结合治疗肿瘤的研究已经从简单的临床研究逐步走向科学化、规范化、系统化。由于中、西医各自理论体系和临床实践的差异，对肿瘤的治疗具有其各自的特点和优势，所以将西医治疗手段和中医中药治疗有机地结合起来，正确地选用治疗方法，可以使二者优势互补，提高肿瘤的临床疗效。对于从事肿瘤医疗和研究的同道来讲，如何有机结合地运用中、西医的不同理论体系，将临床与基础研究的新成果、新技术应用到临床，解决实际问题，体现治疗的规范化与个体化，实行中西医的辨证和辨病结合是目前中西医结合肿瘤临床治疗的重要课题之一。

自17世纪中叶中西汇通思想产生后，随着中西医结合的基础理论体系逐渐搭建，临床应用也在更大范围的医学领域中广泛实施。20世纪中叶是中西医结合肿瘤学基础和临床研究取得巨大进展的时期，以植物药使用为主体的传统中医学为有效抗癌药物筛选提供了丰富的资源和线索，如从我国特有的植物喜树中提取，继而部分合成的羟喜树碱、伊立替康和拓普替康等。砒霜提取物三氧化二砷治疗急性早幼粒白血病等，是运用现代科技发展中医药的成功体现。进入21世纪，随着人类对肿瘤不同基因表达和受体情况的深入认识，癌症的真相正在被层层解析，由基础到临床的各种转化性研究不断涌现出最新的结果，"个体化治疗"的理想已经逐渐迈向现实的诠释。然而，个体化治疗绝不仅仅是靶向药物的治疗，肿瘤治疗的终极目标应当是期望每一位患者能够活得更长，活得更好，甚至痊愈回归社会。中医学的辨证论治、同病异治和异病同治的理念，恰恰是与现代医学所倡导的个体化治疗息息相通。

中西医结合肿瘤学作为中西医结合医学的分支学科，更深入、全面地认识肿瘤疾病的病因、病机、发病、发展和预后，使辨证论治客观化、规范化和个体化，用循证医学不断优化肿瘤的治疗模式，中西医结合肿瘤学科也由之成为实用、开放、发展的学术体系。自20世纪70年代以来，中西医结合肿瘤治疗的理论与临床研究不断取得进展，中西医治癌方式不拘一格、融汇互通，正如陈可冀院士指出："中医药学是比较更强调宏观和整体的；西医则是强调局部的和微观的，两个互相取长补短，可以更全面；尤其在癌症晚期，中医药的康复效果是很好的，这种治疗被外国人称为肿瘤中国模式的治疗。"对于肿瘤这种多基因参与、多步骤作用和多阶段发展的复杂疾病，整体与局部相结合的多学科综合治疗模式成为中西医结合治疗采取的必然模式，所取得的将是"1+1＞2"的成效。

（林洪）

第一节　中西医结合治疗现状和展望

一、减轻放、化疗毒副反应

放、化疗是治疗恶性肿瘤的重要方法，广泛用于多种肿瘤的综合治疗。由于模式的局限，在杀伤肿瘤细胞的同时，不可避免引起相关组织的损害，导致各种毒副

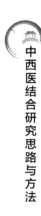

反应，从而影响患者的生活质量。中医药与放、化疗联用，可有效减轻放、化疗毒副反应，使患者顺利渡过治疗期，获得最佳疗效。

（一）中医药对放疗局部反应和损伤的防治

肿瘤放射治疗的原则是在正常组织能够耐受的条件下，最大限度地杀灭肿瘤细胞。放射治疗对肿瘤是否有效取决于多种因素，如临床分期的早晚、肿瘤局部类型和它对放射线的敏感程度、患者的整体状况和肿瘤周围组织的情况等。许多肿瘤患者通过放疗获得治愈，如早期鼻咽癌、淋巴瘤和皮肤癌等；有些早期患者的放疗疗效甚至同手术疗效一样好，如早期宫颈癌、声带癌、皮肤癌、舌癌、食管癌和前列腺癌等，而患者的说话、发音、咀嚼、进食和排便等功能完好，外观也保存完好；早期乳腺癌通过小手术、大放疗后，不仅存活时间同根治术，而且乳腺外观保存基本完好。

尽管放射技术水平不断提高，但由于方法的局限，放疗的细胞毒作用不仅作用于癌细胞，也损害了正常细胞，产生了严重的毒副反应。放射反应根据发生时间的不同分为急性放射反应、亚急性放射反应和晚期放射反应。急性放射反应发生于治疗期间，亚急性和晚期放射反应出现于放射治疗后几个月或几年，如果周围正常组织器官所接受的照射剂量超过了它的耐受范围，就可能变为不可逆的，甚至威胁生命的一些临床表现，形成放射损伤。

急性放射反应所引起的全身反应主要表现为疲劳、头晕、失眠、食欲下降、恶心、呕吐和骨髓抑制。全身反应多在胸腹部大野照射、全身照射及全淋巴照射时表现较为明显。一般局部治疗很少出现或出现轻微反应，对放射治疗无影响。可对症处理，加强营养，给高热量、高蛋白、高维生素饮食，或给予维生素类药物、升白细胞药物和提高免疫功能的药物。

根据放射野的区别，还可能引起放射性皮炎、放射性口腔炎、放射性肺炎、放射性食管炎、放射性胃炎等局部反应。周岱翰教授认为，放疗引起的"放射病"病因当属"火邪""热毒"，辨证可循温病范畴，"存得一分津液，便有一分生机"，应将中医养阴保津原则贯彻于肿瘤放射病治疗过程始终，分别使用甘寒生津、咸寒甘润、酸甘化阴、苦甘合化法，根据病位不同，选择辛凉宣肺、滋养胃阴、增液润肠和滋补肾阴等方法。

1.放射性皮炎

见于皮肤癌及各种恶性肿瘤放疗后对皮肤的损伤。临床表现包括急性反应和慢性反应。一般将急性反应分为三度，Ⅰ度：红斑、充血、潮红，有灼烧和刺痒的感觉。最后可逐渐变成暗红，表皮脱屑，称干性皮炎；Ⅱ度：充血、水肿、水泡形成，发生糜烂，有渗出液，称为湿性皮炎；Ⅲ度：放射性溃疡，表现为灰白色坏死组织覆盖，边界清楚，底部较光滑，呈火山口型凹陷成痂下溃疡，有剧痛。慢性反应常出现于放疗后数月或数年。表皮萎缩变薄，浅表毛细血管扩张，有时有色素沉着、脱屑、皮肤瘙痒，易受损溃破。高能射线可致皮下组织纤维化，有时呈板样坚硬，纤维化的程度与早期皮肤反应的严重性无关。有皮下组织纤维化的患者常可合并感染，发生放射性蜂窝组织炎，有高热、局部红肿热痛，可用抗生素治疗但易复发。晚期慢性放射性皮炎，其溃疡可向深部组织发展，甚至累及骨组织，并发坏死性骨髓炎。中医学认为，放射线是火热毒邪，侵袭于皮毛、肌肉之间，热盛则肉腐，从而产生脱屑、溃疡；热邪伤阴，热毒内郁而见脱屑、热痒；热入营血，血热互结，外发于皮肤而出现红斑；血失濡润，气血凝滞，经络阻塞而致灼痛。主要表现为皮肤的损害、溃烂、渗液或干燥疼痛等。

（1）湿热毒盛

主证：皮肤溃烂、渗液，病程较短，体质好。见全身湿热之证，口干不喜饮，厌油腻，食欲缺乏，大便不畅，舌红苔厚腻，脉滑数。多见于急性反应。

治法：清热解毒，化湿敛疮。

方药：金黄散加减。药用黄檗、苍术、花粉、苦参、白鲜皮、地肤子、土茯苓、虎杖、薏仁、儿茶、大黄、白芨等。

（2）热毒伤阴

主证：皮肤损害、干燥脱屑，病程较长，并见全身气血不足、头昏、乏力、口干、低热等，舌淡红少苔、脉沉细数等。多见于慢性反应。

治法：气血双补，活血养阴，生津润燥。

方药：八珍汤加减。药用太子参、白术、黄芪、当归、丹参、枸杞、白芍、龟板、白及等。

清代吴谦《医宗金鉴》言"痈疽原是火毒生，经络阻隔气血凝"，治疗体表溃疡需重视热、火、毒、湿。故多治以清热解毒之品，如大黄、黄连、黄芩、黄檗、芙蓉叶、泽兰、紫草、虎杖煎汤后去渣，湿敷患处，具有改善全身及局部血液循环，促进创面炎性吸收及肉芽组织生长的作用。一些植物提取物，如芦荟凝胶、玫瑰油、橄榄油、夜来香油、杏仁油等，在放射性皮肤炎的防护中，也取得一定的疗效。西药中的激素类乳膏，如1%氢化可的松乳膏可能对缓解局部的干燥和瘙痒有一定的作用，局部应用倍氯米松喷雾剂，也可以减轻术后放疗患者皮肤湿性脱皮的发生率。但激素可以使皮肤变薄，长期应用具有依赖性，且可能掩盖表面的感染，应谨慎使用。

2. 放射性口腔炎

放射线在杀死头颈肿瘤细胞的同时，对口腔唾液腺细胞、口腔黏膜细胞也产生亚致死性损伤和潜在致死损伤，甚至致死损伤，引起口腔黏膜出现不同程度的红肿、糜烂、溃疡出血；引起唾液分泌量减少、性质改变，如酸碱度、电解质以及酶

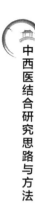

的变化，从而导致口腔内菌群失调而致口腔炎。口腔黏膜反应出现时间较皮肤为早，一般在放疗后2～3周最为严重，以后可自行缓解。按《内经》"以象之谓"的理论，认为射线具火热之性，直接灼伤口腔黏膜，引起阴液耗损，日久导致脾气虚衰，痰湿内阻，运化失司。

（1）热毒壅盛

主证：口腔溃烂，疼痛，有白色膜状物，局部见散在溃疡点，甚则吞咽困难，妨碍饮食，舌边尖红，苔黄厚而干或中部焦褐，脉弦数。

治法：清热解毒，佐以清凉辛润。

方药：普济消毒饮加减。药用黄芩、黄连、生石膏、陈皮、甘草、玄参、柴胡、桔梗、连翘、板蓝根、马勃、牛蒡子、僵蚕、升麻、龙胆草等。

（2）阴虚内热

主证：口干舌燥，咽痛，入夜尤甚，五心烦热，舌质偏红，苔少，脉细数。

治法：养阴清热。

方药：麦门冬汤加减。药用麦门冬、半夏、人参、粳米、甘草、沙参、玉竹、大枣等。

（3）湿浊挟热

主证：口舌破溃，疼痛，流涎，口气臭秽，口干饮少，或饮不解渴，头晕头胀，舌红，舌苔厚腻，脉濡数。

治法：清化湿热。

方药：三仁汤合藿朴夏苓汤加减。药用杏仁、滑石、白通草、白蔻仁、竹叶、厚朴、薏苡仁、半夏、赤苓、猪苓、淡豆豉、泽泻等。

对于放射性口腔黏膜炎，多以外治法含漱，使药物直达病所，以祛消肿止痛、解毒利咽，可使用银花、薄荷、甘草等；口腔含片如西地碘、六神丸、西瓜霜含片等，也可缓解疼痛。放疗后出现的口腔干燥症，可用胖大海、麦门冬、金银花、桔梗、生甘草等开水冲泡，代茶饮。

3.放射性肺炎

放射性肺炎分急性和慢性炎症。急性放射性肺炎常发生在治疗后的3周，4～6周达高峰，2～3个月消退。常见的症状是刺激性干咳，可能有低热、盗汗及呼吸困难。严重者可有突然高热、胸痛、发绀、气急等。治疗主要是使用大剂量皮质激素、抗生素和吸氧等。慢性放射性肺炎主要因肺纤维化而造成，表现为持续性、刺激性干咳，肺功能减退，通常于治疗后2～3个月出现，可持续多年。治疗主要是抗炎、止咳及大剂量抗生素、皮质激素、维生素支持治疗及吸氧等。中医认为放射性肺炎主要是由于素体正气不足，放射线热毒侵袭，肺热血瘀，损伤肺络，耗损阴津，肺阴亏损，治节不行，百脉朝会受阻，以致气阴两伤，宣肃失司，脉络瘀阻，阴伤、气虚、血瘀和热毒是病机要点。治则多为补气养阴，清肺活血，止咳平喘。

（1）痰热郁肺

主证：恶寒发热，咳嗽痰多，痰黏厚或稠黄，咯吐不爽，咳甚胸痛或咯血，口干欲饮，舌红，苔薄黄或黄腻，脉滑数。

治法：清热解毒，清肺化痰。

方药：清金化痰汤合千金苇茎汤加减。药用桑白皮、黄芩、栀子、知母、鱼腥草、金银花、连翘、红藤、薏苡仁、冬瓜子、贝母、瓜蒌、桔梗、芦根、石斛等。

（2）阴伤肺燥

主证：刺激性干咳，无痰或少痰，咽痛，口干喜冷饮，胸闷心烦，或伴低热，食欲缺乏，舌红少苔缺津，脉细数。

治法：滋阴润燥，止咳生津。

方药：清燥救肺汤加减合沙参麦门冬汤加减。药用麦门冬、人参、半夏、阿胶、胡麻仁、石膏、枇杷叶、竹茹、竹叶、天花粉、知母、川贝、沙参、玉竹、银柴胡、百合、白薇等。

（3）气虚血瘀

主证：咳嗽反复发作，病程迁延，痰黏腻或稠厚成块，色白或带灰色，晨起咳痰较多，常伴胃脘痞满，食欲缺乏，呕恶，乏力懒动，大便稀溏，小便数，舌紫黯，苔白腻或黄腻，脉濡滑或滑细。

治法：补气活血，祛湿化痰。

方药：生姜甘草汤合二陈汤或桃红四物汤加减。药用人参、黄芪、茯苓、陈皮、法半夏、白术、苍术、厚朴、生姜、甘草、红花、八月札、苏木、蜂房等。

（4）肺肾两虚

主证：气喘，干咳，伴口干咽燥，双下肢萎软，舌淡红，苔薄黄而干，脉沉细或沉弱。

治法：滋养肺肾，补中益气。

方药：百合固金汤加减。药用百合、沙参、丹参、玄参、甘草、枇杷叶、生地黄、熟地黄、桔梗、黄芪、山萸肉、五味子等。

4.放射性胃炎

放射性胃炎是上腹部接受放射治疗后引起的并发症。胃为辐射敏感器官，随着食管癌、胆管癌、原发性和转移性肝癌、胰腺癌中放疗的开展，胃不可避免地接受一定剂量的照射。尽管三维适形放疗成为发展的趋势，减少受照胃的体积和剂量，但胃仍不能被完全排除在照射野之外。放射性胃炎多在放射2～3周后出现，常表现为胃酸分泌抑制、食少、呕吐、腹泻，甚至溃疡、穿孔、狭窄、梗阻等严重并发症。中医认为放射线引起的胃黏膜损伤，属"胃脘痛""嘈杂""吞酸"等病证范

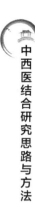

畴，主因邪热客胃，阻滞气机，肝失疏泄，肝胃不和，瘀血内结而致，邪热伤津耗液，久而可见胃阴虚损征象。

（1）胃火炽盛

主证：胃脘灼痛拒按，便秘，或伴牙痛，牙龈肿痛，面赤，口干舌燥，舌红苔黄，脉滑数。

治法：清胃凉血。

方药：清胃散加减。药用生地黄、当归、黄连、丹皮、升麻、青皮、玄参、生甘草等。

（2）肝胃不和

主证：胃脘胀满，两胁窜痛，或两胁时有隐痛，恶心，呕吐，呕逆，舌淡红，苔薄白或黄，脉弦细或沉弦。

治法：疏肝和胃，降逆止痛。

方药：加味逍遥散加减。药用柴胡、当归、白芍、白术、茯苓、元胡、郁金、川楝子等。

（3）胃热伤阴

主证：五心烦热，口干欲饮，胃脘嘈杂，胃内灼热感，食后胃脘疼痛不适，食欲缺乏，小便短赤，大便干燥，舌质红或绛红，少苔或无苔或苔黄干少津，脉细数或弦细。

治法：滋阴清热。

方药：沙参麦门冬汤或玉女煎加减。药用麦门冬、沙参、花粉、玉竹、石斛、太子参、淡竹叶等。

5.放射性肠炎

中医认为放射性肠炎乃因湿热下注，灼伤血络所致，初期以实证为主，日久则出现脾虚中阳不举。如有便血，还会出现血虚，最终导致脾肾双亏。

（1）湿热下注

主证：腹泻，便溏，甚为水样便，或便中带鲜血，肛门灼痛，胸闷烦渴，恶心纳呆，舌质红绛，苔薄黄或黄厚腻，脉弦滑。

治法：清热解毒利湿。

方药：白头翁汤加减。药用白头翁、黄连、黄檗、秦皮、马齿苋、苦参、地榆、槐花、生薏苡仁、广木香等。

（2）脾虚内热

主证：腹泻，黏液样便或血便，伴里急后重，腹痛，面色苍白，气短乏力等。

治法：清热燥湿，理气健脾。

方药：黄檗槐角汤加减。药用白花蛇舌草、黄檗、木香、陈皮、马兜铃、白芍、地榆、槐角、诃子肉、赤石脂、罂粟壳、党参、山药、茯苓等。

（3）脾肾两虚

主证：腹泻，甚则滑脱不禁，偶见黏液脓血，腰痛头昏，形寒肢冷，面色淡白，乏力倦怠，小便清长，舌淡苔白，脉沉细无力。

治法：健脾益肾，固摄肾气。

方药：参苓白术散合四神丸加减，药用人参、白术、茯苓、砂仁、陈皮、甘草、桔梗、扁豆、山药、薏苡仁、补骨脂、肉豆蔻、吴茱萸、五味子、淫羊藿、黄芪等。此型主要见于重度放射性肠炎的患者，治疗棘手。

外治法可用中药煎剂保留灌肠，临床可选用清肠解毒，收敛止血的中药，如肿节风、蜈蚣、紫草、甘草、豨莶草、五倍子等。

（二）中医药防治化疗引起的胃肠道不良反应

化疗引起的胃肠道不良反应，包括胆红素、转氨酶、碱性磷酸酶升高及口腔溃疡、恶心、呕吐、腹泻等。中医辨证主要为脾胃不和。同时，化疗患者化疗期间多卧床，活动少，故易生内湿，脾虚湿邪乘虚而入，内外湿合而困脾，脾胃运化失职。治疗以和胃降逆，消食导滞，健脾调中为主。

（1）肝气犯胃

主证：呕吐吞酸，嗳气频作，胸胁满痛，烦闷不舒，每遇情志刺激则呕吐吞酸更甚，舌边红，苔白腻，脉弦。

治法：疏肝理气，和胃降逆。

方药：半夏厚朴汤加减。药用苏叶、茯苓、半夏、厚朴、生姜等。

（2）痰饮内阻

主证：呕吐清水痰涎，胸脘痞闷，不思饮食，头眩心悸，或呕而肠鸣有声，苔白腻，脉滑。

治法：温化痰饮，降逆止呕。

方药：二陈汤合苓桂术甘汤加减。药用半夏、陈皮、白术、茯苓、桂枝、甘草等。

（3）脾胃虚弱

主证：饮食稍多即欲呕吐，时作时止，胃纳不佳，食入难化，胸脘痞闷，面色少华，倦怠乏力，大便溏，舌质淡，苔薄白，脉细弱。

治法：健脾和胃，降逆止呕。

方药：六君子汤合保和丸加减。药用党参、茯苓、白术、木香、砂仁、半夏、神曲、陈皮、山楂、莱菔子、连翘、甘草等。

（4）胃阴不足

主证：呕吐反复发作而量不多，或时作呕吐，恶心，口干咽燥，饥不思食，胃脘部有嘈杂感，舌红，苔少或无苔，脉细。

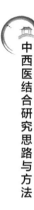

治法：滋阴润燥，降逆止呕。

方药：麦门冬汤加减。药用麦门冬、人参、甘草、大枣、玉竹、花粉等。

针灸治疗多从调理脾胃入手。常取穴位为足三里、内关、三阴交等。足三里穴为足阳明胃经要穴，胃下合穴，可调理脾胃、培元固本、通经活络。八脉交会穴之一的内关穴为手厥阴心包经之络穴，通于阴维脉，能利膈降逆，通降三焦逆气，主治胃痛、呕吐、呃逆等胃腑病变。三阴交为脾经要穴，是脾、肾、肝经三经交汇之穴，具有补益肝脾肾之效。还可使用药物穴位注射，如用甲氧氯普胺、地塞米松等西药注入足三里、内关等穴位，从而达到优于单纯肌注的效果。灸法可温通经络，行气活血，"针所不为，灸之所宜"，对于化疗后虚寒证腹泻，可灸百会、足三里、中脘等穴以提高免疫、促进胃肠功能恢复。《黄帝内经·灵枢·口问》曰"耳为宗脉之所聚"。耳与全身经脉有密切关系，可采用王不留行籽压耳穴法治疗化疗引起的呕吐。一般取肾上腺以益肾补虚；胃、口、膈三穴调中焦、和脾胃、理气降逆；神门、脑，以镇静安神、醒脑定志。

（三）中医药防治放、化疗引起的骨髓抑制

放、化疗常可抑制骨髓的造血功能，导致外周血象降低，面色少华，头晕眼花，少气乏力，心悸多梦，舌淡苔白，脉象细弱等证候，当属中医脾肾亏损，气血两虚证，以补益脾肾，益气养血法，有利于促进骨髓造血功能的恢复。

（1）气血两虚

主证：面色苍白，头晕眼花，四肢倦怠，气短懒言，心悸怔忡，舌淡，苔薄白，脉虚弱或细大无力。

治法：益气补血。

方药：八珍汤加减。药用党参、黄芪、白术、当归、熟地、制首乌、苦参、女贞子、阿胶、木香等。

（2）脾胃虚弱

主证：面色萎黄，精神倦怠，短气懒言，心悸，不思饮食，食后脘腹痞满，嗳气不舒，或时吐清水痰涎，肠鸣便溏，肌肉瘦削，舌淡胖或有齿痕，苔薄白，脉缓弱。

治法：健脾养胃补血。

方药：四君子汤加减。药用党参、白术、茯苓、薏苡仁、陈皮、鸡血藤等。

（3）精亏血少

主证：形体虚弱，眩晕耳鸣，眼花，精神萎靡，腰膝酸软，发落齿摇，手足麻木，舌嫩红，少苔或无苔，脉细或弱或细数。

治法：补肾填精生血。

方药：河车大造丸。药用紫河车、生地、人参、龟甲、杜仲、牛膝、麦门冬、

黄檗等。

（4）津枯血亏

主证：口燥咽干，肌肤干燥，尿少，大便秘结，舌红干，苔少，脉细。

治法：生津润燥。

方药：生脉散加减。药用人参、麦门冬、五味子、黄精、生地、石斛等。

（5）瘀阻血亏

主证：面色或唇色紫黯，舌有紫斑或瘀点，舌下脉络迂曲，脉涩。

治法：活血生血。

方药：桃红四物汤。药用桃仁、红花、当归、生地、赤芍、川芎等。

（四）中医药对化疗药物引起神经毒性的防治

化疗药物引起的神经毒性是临床常见的药物剂量限制性不良反应。严重的神经毒性反应常常使患者面临减少化疗药物剂量甚至停药的困境，同时对患者的心理、生理和生活质量都可能产生损害。化疗药物引起的神经毒性主要包括中枢神经系统毒性，外周神经系统毒性和感受器毒性三个方面。中枢神经系统毒性多表现为中枢神经受损和小脑受损，有不同程度的脑膜刺激症状、脑白质病、记忆力下降和痴呆等症状。外周神经毒性包括末梢神经、颅神经和自主神经的损害。感受器毒性表现为视觉系统，听觉和平衡觉系统，嗅觉系统，味觉系统的毒性。根据神经毒性主要表现为不同程度的肢体麻木，面部、口周、指端感觉过敏，遇寒则甚，温之则缓解的特点，可归为祖国医学里的"痹症""不仁""痿证"范畴。《黄帝内经·灵枢·九针》曰："邪入于阴，则为血痹。"《黄帝内经·内经·痹论》云："其不痛不仁者，病久入深，荣卫之行涩，经络时疏，故不痛，皮肤不营，故为不仁。"化疗药物乃大毒之品，伤及人之正气，造成气血亏虚，元阳亏损，温煦不足，推动无力，可致瘀血阻络，不通则痛；气血无法到达四末，肌肉筋脉失于濡养，故不荣则痛。神经毒性病机主责于气血亏虚、气滞寒凝、瘀血阻络。

（1）气虚失运

主证：手足麻木，犹如虫行，面色苍白，自汗，气短乏力，嗜卧懒言，易感冒，大便稀溏，舌淡，舌体胖大，苔薄白，脉弱。

治法：益气健脾。

方药：补中益气汤加减。药用人参、白术、黄芪、当归、升麻、柴胡、生地、甘草等。

（2）血虚不荣

主证：手足麻木，面色无华，眩晕，心悸，爪甲不荣，舌质淡，苔白，脉细。

治法：养血和营。

方药：四物汤加减。药用当归、川芎、生地、赤芍等。

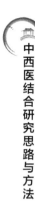

（3）痰瘀阻滞

主证：四肢麻木日久，或固定一处，或全然不知痛痒，舌有瘀点或瘀斑，舌苔腻，脉沉涩。

治法：化痰活血。

方药：桃红四物汤合二陈汤加减。药用桃仁、红花、当归、川芎、生地、赤芍、半夏、陈皮、茯苓、甘草、生姜等。

中医药增强放化疗效果，逆转耐药。研究发现，大部分中药对肿瘤的细胞毒作用较弱，其增强放化疗效果的机制可能在于增强宿主的免疫功能。如扶正培本中药人参、黄芪等可促进机体免疫功能，提高淋巴细胞增殖和网状内皮系统活力，从而增强对外界恶性刺激的抵抗力；并具有双相调节作用和提高机体物质代谢作用，从而增强放化疗效果，控制癌细胞浸润和转移，预防肿瘤的发生和发展。多药耐药性（multi drug resistance，MDR）是由一种药物诱发而同时对其他多种结构和作用完全不同的抗癌药物产生的交叉耐药。研究表明，癌的复发与转移与其MDR有着密切关系，MDR是肿瘤化疗失败的主要原因之一。中药人参三醇能增强白血病细胞株K562细胞对化疗药物的敏感性；防己提取物汉防己甲素有钙离子拮抗活性，其逆转耐药的机制很可能与干扰膜的功能，直接与P-gp结合，竞争性阻断P-gp对细胞毒药物外排作用有关。由于多数逆转MDR剂的不良反应限制了它们的临床应用，所以在中药中寻找抗多药耐药的药物是中西医结合肿瘤学的重要研究方向之一。

二、术后康复

手术是根治肿瘤的有效方法，但只有肿瘤尚局限于原发部位及区域性淋巴结时才取效。在多数情况下，肿瘤在临床确诊时已存在微小或亚临床转移灶，这常是术后复发转移的根源。术后辅助中医药的康复治疗，可减少复发，防止转移，延长生存时间。

中医肿瘤康复治疗是指在肿瘤经过治疗得到有效控制后，以辨证康复观为指导，运用中医药消除治疗遗留的器官或多功能障碍以帮助患者重建健康，重新适应社会生活，并预防复发和转移的发生。常用的治疗方法有：中医辨证康复治疗、针灸推拿康复治疗、食疗康复治疗、心理康复治疗、传统体育康复治疗、中药沐浴康复治疗等。

如食疗康复是中医康复治疗的特色疗法，中医认为：药食同源，利用某些食物的治疗性能，作为饮食疗法，可以收到维持健康、防治疾病、促进康复的功效。中医食疗必须在中医药理论的指导下，按照中医学的阴阳五行、四气五味、脏腑经络、辨证施治等理论，在辨明证候的基础上根据人的体质、性别、年龄的不同以及地理和气候的差异，进行全面分析，强调辨证施食。如热性病，应忌食辛辣、油腻、煎炸性食物，宜用凉润之品；寒性病，应忌食生冷瓜果、清凉饮料等，多用甘温食物；胸痹者患者应忌食肥肉、动物内脏、烟、酒等；肝阳上亢而头晕目眩、烦躁易怒者，应忌食动物脂肪及辛辣烟酒刺激之品；脾胃虚弱者，应忌食油炸黏腻、寒冷固硬、不易消化的食物；肾病水肿应忌食盐、碱过多的和酸辣太过的刺激性食品及植物性蛋白质；疮疡、皮肤病患应忌食鱼、虾、蟹等腥膻发物及辛辣刺激性食品。对于手术后恢复期的患者，食疗的目的是增加身体的抗癌能力，辅助其他治疗以避免今后可能出现的复发或转移，可以食用补益和可能具有抗癌作用的食物，宜以补益气血、调整脾胃功能的食品为主。如肺切除术后出现食欲不振，根据具体病情，可服用健脾益气、理气和胃、消食化滞或利湿清热的中药。药膳方选如党参粥、党参炖肉、茯苓粥、砂仁粥等。手术后虚汗，可选用益气固表、养阴敛汗方药，如浮麦红枣汤、西洋参粥等。

三、与新治疗方法结合的展望

（一）与微创治疗结合

随着肿瘤患者生存期的延长，临床局部肿瘤病灶越来越多地应用微创治疗。如肝动脉化疗栓塞术及瘤内药物注射、微波、激光等肿瘤消融治疗是肝癌介入治疗最常用的手段，多次的介入治疗有希望从量变到质变，达到根治，或由"大肝癌"变"小肝癌"。

自20世纪80年代始，国内陆续开展的中医药介入治疗肝癌的研究。1985年，冯敢生等首先报道用白芨粉作为栓塞剂治疗原发性肝癌，在其后的研究中认为白芨粉栓塞效果优于吸收性明胶海绵，但仍存在有明显的肝功能损害。许多学者尝试用中药注射剂进行肝动脉内灌注，并以化疗药物作对比，也取得与化疗栓塞术相类似的疗效，且肝内、外毒性较小。有协作规模研究的包括榄香烯、羟喜树碱、康莱特等。中药微球是近年来改革介入治疗常规药物剂型的研究热点，理论上认为：微球易于停滞，能切断肿瘤的血液供应，并在一定程度上阻断肝动脉血流对化疗药物的冲刷作用，而使化疗药物缓慢释放，因此，微球类药物有药物缓释治疗和栓塞的双重作用。实验研究提示，其在肝癌介入治疗中选择性作用更强，而对肝组织损害轻微，目前开发的中药微球有羟喜树碱微球、莪术油微球、斑蝥素微球、华蟾素精微球等。

1.与血管性介入治疗相结合

（1）中药制剂作为动脉灌注药物的使用

①榄香烯：榄香烯是从中药姜科植物温莪术（郁金）提取出来的抗癌活性成分，以β-榄香烯为主。腹腔及静脉注射榄香烯注射液对肿瘤细胞的DNA、RNA及蛋白质合成有明显的抑制作用。联合化疗药物进行晚期肝癌的介入治疗，疗效较

好，且副作用少。

②丹参：丹参酮是丹参的主要抗肿瘤活性成分，通过各种肿瘤细胞杀伤、诱导分化及诱导凋亡等机制发挥抗肿瘤作用。诱导分化治疗恶性肿瘤与传统化学治疗的根本区别在于它不杀伤肿瘤细胞，而是诱导肿瘤细胞分化成为正常细胞或接近正常细胞，对正常细胞无杀伤作用，且少有骨髓抑制等副作用。联合化疗药物进行肝癌的肝动脉灌注治疗，病情可得到有效的缓解，且副作用小，与单纯西药组比较，在缓解率和副作用方面，有着明显的优越性。

③消癌平：消癌平是采用现代高科技手段从天然绿色植物乌骨藤中提取、纯化而成的中药制剂，内含多糖、生物碱、皂苷等多种有效成分，能干扰癌细胞DNA合成，抑制癌细胞发展，具有广谱抗癌作用，对肉瘤、胃癌有明显的抑制作用，临床应用有较好的治疗效果。

④鸦胆子油：鸦胆子是苦木科植物鸦胆子的成熟果实的提取物，研究发现其对癌细胞有较高亲和力，具有扶正固本作用，保护骨髓造血功能，提升外周血象，提高机体免疫力的作用，毒性小、副作用小，单用可以抗癌；联合放、化疗有增效减毒的作用，临床应用安全。

（2）中药微球介入治疗肿瘤的应用

药物微球是近年来发展的一种药物新剂型，是利用如淀粉、壳聚糖、聚乳酸、明胶等高分子聚合物材料作为载体，将固体或液体药物包裹固化而形成的微小球状实体的固体骨架物，其直径大小不一，一般在 $1\sim300\ \mu m$，甚至更大，属于基质型骨架微粒。药物微球由于其缓释、靶向、栓塞的特性而广泛应用于子宫平滑肌瘤、神经系统瘤、骨肿瘤等的介入治疗中。中药微球除具有以上的优点外，尚有低毒的优势，可减轻常规化疗药的骨髓抑制、肝肾功能损害及免疫抑制等不良反应。

①莪术油微球：莪术油为抗癌中药莪术经蒸馏得到的挥发油，不仅具有抗癌活性，还具有抗病毒、改善微循环等作用，是一种低毒性抗癌药物。莪术油微球中所含药物缓释后能达到杀灭肝癌细胞的作用，且无降低血白细胞及致呕吐等毒副反应，治疗后能使大部分患者在短期内保持较好的生活质量。

②羟喜树碱微球：羟喜树碱为水不溶性药物，临床应用的制剂为经碱化后溶于水的注射液，这导致制剂质量不稳定以及抗癌活性的下降，且其体内半衰期短，这些严重限制了羟喜树碱的临床应用。通过剂型的改变，采用中药微球给药，具有缓释、延长半衰期、降低毒性、提高药物对组织的亲和性等作用，是一种理想的新剂型。

③斑蝥素微球：斑蝥素为抗癌中药斑蝥的主要成分，将其去甲基化后生产的衍生物去甲基斑蝥素，可增强抗癌作用而减轻泌尿系统等毒性。但去甲基斑蝥素微溶于水，且对血管的刺激性大，因此很难静脉给药，口服生物利用度亦低。通过改变给

药途径，选择性栓塞肿瘤末梢血管引起肿瘤缺血、缺氧和坏死；去甲基斑蝥素从微球中缓慢释放，使局部药物浓度增高。高浓度的去甲基斑蝥素更易向肿瘤组织弥散，对肿瘤组织的作用时间延长，且处于缺氧状态的肿瘤细胞对去甲基斑蝥素更为敏感。

④华蟾素精微球：华蟾素具有强烈的致血管炎作用，通过改变给药途径，使被栓血管产生血管炎和继发性栓塞，变药物不良反应为治疗作用，加强了栓塞效果。微球在栓塞血管的同时充当药库，随微球的降解缓释药物，并使被栓血管远端血流停滞。根据时间、浓度吸收原则，可使同时灌注药物的肝组织吸收增加，局部产生持久的药物高浓度区域，提高药物疗效，降低毒性反应。华蟾素是我国传统药材中的抗肿瘤药物，除此之外，还具有强心、利尿、升高外周白细胞、抗炎、镇痛、提高机体免疫功能等多方面的作用。

（3）围微创治疗期中医药的应用

中医认为，微创治疗是一种攻伐的治疗手段，攻伐过甚会进一步损伤患者的正气。根据这一原理，在围微创治疗期使用扶正祛邪方法，配合针刺，内服汤药，有助于增强治疗效果，提高机体免疫力及减轻微创治疗的不良反应。有资料显示在介入治疗前或间歇期，对肝癌患者进行辨证论治，予以化瘀散结并分别佐以健脾益气、疏肝理气、清热利湿、养阴清热之剂，可减轻介入并发症，改善患者生活质量，提高机体免疫功能。经过中医药辨证施治，可能增强机体对微创治疗的耐受性，从而提高总体治疗效果。

（二）与分子靶向药物结合

生物靶向治疗着力于调控基因、受体、免疫和酶。尽管分子靶向药物的临床应用时间不长，但其作为一种全新的生物治疗模式，可以说是目前肿瘤生物治疗最有发展前景和实际应用价值的部分。近年来，新型分子靶向治疗药物风起云涌，并取得以往不可想象的疗效，但是在为肿瘤治疗带来新的希望的同时，其本身仍有许多问题有待解决，如疗效预测问题，耐药性问题，长期服用的不良反应问题，药物性价比等。有研究显示，部分抗肿瘤中草药具有靶向治疗作用，如冬凌草中萃取的冬凌草素甲可诱导 t（8；21）型急性非淋巴细胞白血病细胞凋亡，具有靶向治疗白血病的效应，且不良反应低。对于小分子靶向药物吉非替尼、厄罗替尼以及单克隆抗体西妥昔单抗引起的严重皮疹，赫赛汀所致心脏毒性等毒副反应，通过中医辨证理论指导，确立病机，采用通络活血、养血熄风、宁心安神法治疗，亦丰富了中西医结合理论内涵，为中西医结合临床与实验研究带来崭新的课题。

随着人口谱向老龄社会转变，疾病谱由传染性疾病向代谢性疾病的转变，肿瘤成为人类第一杀手。20世纪80年代以来，社会心理肿瘤学，以及提高患者生活质量的观念的提出，使人们对肿瘤治疗的模式逐渐从生物-医学的模式向社会-心理-生物医学模式转变。医学模式发生了巨大变化，推动了西医模式由实验医学向整体医

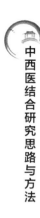
学发展，而国内学者提出的"生物-自然-社会-心理-个体"医学模式更接近于中西医结合的特点，对中西医结合临床肿瘤学的发展有着指导性的意义。

预测未来，20世纪癌症治疗的策略是"寻找和破坏"，21世纪将是"靶向和控制"。中西医结合肿瘤学以延长生存时间，提高生存质量为实践目标，重视患者的受益反应，与循证医学的诸多观点不谋而合，该学科作为一个开放的体系，在新的世纪，生命科学、生物技术、信息技术领域和科技进步，必将对我国肿瘤防治产生深刻的影响。在研究过程中，把握机遇，合理利用我国的丰富人口和患者资源，充分发挥中西医两种肿瘤科学的特色和优势，形成中西医结合的诊治规范、疗效评价标准，也将是中西医结合学科进一步发展、壮大、融合和完善的必经之路。

（林洪）

第二节　常见恶性肿瘤的中西医结合治疗

一、鼻咽癌中西医结合治疗

鼻咽癌是来源于鼻咽部上皮的恶性肿瘤，素有"广东瘤"之称，世界上80%的鼻咽癌发生在我国，其确诊依赖病理诊断。无论在高发区和低发区，鼻咽癌均占鼻咽部恶性肿瘤的绝大部分。由于鼻咽癌病变部位较隐蔽，古代缺乏必要的器械进行检查，因此没有专门的病名及论述，但古代医著在"失荣""瘰疬""石上疽"等病证中有类似鼻咽癌常见症状的描述。

鼻咽癌是一种地区分布极不均衡的肿瘤，可见于五大洲的许多国家和地区，但在世界上的绝大多数地区，鼻咽癌的发病率低于十万分之一。而在我国，鼻咽癌是常见的恶性肿瘤之一，其发病率和死亡率居恶性肿瘤的第八位，主要多见于我国南方的广东、广西、湖南、福建、江西等省，特别是广东的中部和西部的肇庆、佛山和广州地区更高。无论在高发区或低发区，男性鼻咽癌的发病率均超过女性，男女之比为2～3：1，40～60岁为高发年龄组。临床根据病史和症状、血清学检测、X线检查、B超、CT、MRI检查以及鼻咽光导纤维镜检查等可确诊。鼻咽癌首选放射治疗，并配合化疗、中医中药及免疫治疗以防止远处转移，提高放疗敏感性及减低放疗并发症。

（一）中医药配合放射治疗

由于放射治疗射线辐射损伤，因此不少患者在放疗的同时及放疗后出现口干、鼻咽部干燥难忍、咽喉疼痛、吞咽困难、口腔溃烂，照射区皮肤出现水泡、糜烂、渗液、溃疡，疲乏虚汗，食欲不振，心慌气短和腰酸腿软等诸多放疗近期不良反应，有的不得不中断放疗或者减少放射总剂量，从而影响疗效和生活质量。中医药治疗鼻咽放疗的近期不良反应有着丰富的临床经验，中医认为放射线属"火邪""热毒"，治疗仍以清热凉血，解毒养阴为主，根据病症及部位不同，辨证施治。

1.放疗近期不良反应的中医药防治

（1）口腔、咽及鼻黏膜的放射反应

临床表现：症见口腔黏膜充血、水肿、溃疡，甚则出血，舌体生疮，咽喉肿痛，口舌干燥，吞咽困难，舌红，苔薄黄，脉细数。

中医辨证：火热灼肺，肺肾阴虚。

治则：清热宣肺，凉血育阴。

方药：清营汤加减。

药物：水牛角30 g（先煎）、生地20 g、玄参15 g、竹叶心10 g、麦门冬15 g、丹参15 g、黄连6 g、金银花15 g、连翘10 g。

加减：由于口腔溃疡，影响进食，可用五汁饮频频呷吸：梨汁、荸荠汁、鲜苇根汁、麦门冬汁、藕汁，头痛加白芷、羌活、川芎各10 g；发烧加青蒿10 g（后下）、黄芩、连翘各10 g，腹胀加大腹皮、厚朴各15 g，砂仁10 g（后下）；食欲缺乏加谷麦芽、山楂、山药各15 g；恶心呕吐加陈皮6 g、法夏12 g、砂仁10 g（后下）；口干咽燥加天花粉、石斛、玉竹各10 g；便秘加瓜蒌仁、牛蒡子、枳实各15 g，便溏加薏米30 g，山药、扁豆各15 g，气虚乏力、腰酸腿软加黄芪、枸杞子各15 g；鼻衄加仙鹤草、紫珠草各15 g。

（2）放射性皮炎

临床表现：症见皮肤红肿热痛，进而脱皮屑、脱皮毛，阵阵发痒，此为干性皮炎；肿痛潮红，皮肤破损，渗出大量黄色液体，为湿性皮炎，伴口渴唇燥，发热，大便秘结，舌红，苔黄或腻，脉数。

中医辨证：热伤肺卫，气阴两伤。

治则：辛凉宣肺、苦甘养阴。

方药：牛蒡解肌汤加减。

药物：牛蒡子15 g、薄荷6 g（后下）、连翘10 g、栀子10 g、牡丹皮12 g、石斛15 g、玄参10 g、夏枯草12 g、黄芩6 g、蛇舌草15 g、石膏30 g（先煎）。

加减：口干咽燥加天花粉、石斛、玉竹各10 g；便秘加瓜蒌仁10 g、牛蒡子15 g、枳实10 g；皮肤溃疡，外涂碧玉散：滑石30 g、甘草6 g、青黛10 g。

（3）放射性骨髓抑制

临床表现：症见疲乏虚汗，食欲不振，心慌气短，腰酸腿软，血液检查可见白细胞、血红蛋白下降，血小板减少，舌淡红，苔薄白，脉弦滑。

中医辨证：肝肾不足，气血亏虚

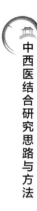

治则：补气养血，滋补肝肾。

方药：六味地黄丸加减。

药物：熟地黄 25 g，山茱萸、山药各 12 g，泽泻、茯苓、丹皮各 9 g，黄精、补骨脂各 15 g。

加减：口干甚，大便干结者，加玄参 20 g，麦门冬 15 g；胃脘不适，胃纳欠佳者，选加砂仁（后下）6 g，佛手花 10 g，神曲 15 g，谷芽 30 g；耳鸣目眩，五心烦热，低热盗汗加鳖甲、龟板各 30 g（先煎），旱莲草 15 g。白细胞偏低加党参、黄芪各 30 g；红细胞偏低加熟地、白芍、川芎各 15 g；血小板偏低加花生衣 5 g、石韦 15 g。

2.放疗远期不良反应的中医药防治

鼻咽癌放射剂量一般都较高，放射面积也较大，因此易造成正常组织、器官的损伤，从而造成放射后遗症，放射性脑脊髓病，放射性颞颌关节及咬肌纤维化、颞颌关节炎等，在不同程度上影响患者的生存质量，放射后遗症中医药治疗有它独特优势，通过祛瘀通络，结合辨证施治，达到机体功能恢复的目的。

（1）放射性脑脊髓病

临床表现：症见神清淡漠，烦躁不安，语言謇涩，口眼歪斜，上肢或下肢麻木感或触电感，甚则截瘫，二便失禁，舌红或黯紫，苔薄，脉沉细。

中医辨证：肝肾阴虚，瘀血阻络。

治则：滋肾养阴，通络祛瘀。

方药：左归饮合补阳还五汤加减。

药物：熟地 24 g、山萸肉 12 g、枸杞 15 g、菟丝 15 g、龟板胶 30 g（先煎）、川牛膝 15 g、归尾 6 g、黄芪 30 g、地龙、桃仁、红花各 10 g，田七 6 g。

加减：头痛畏寒，四肢不温加肉桂 10 g、熟附子 15 g。口干甚，大便干结者，加玄参 20 g、麦门冬 15 g，心烦易怒，夜寐不宁加天麻、钩藤各 10 g，夜交藤 30 g、柏子仁 15 g。

（2）放射性咬肌纤维化和颞颌关节炎

临床表现：症见张口困难，颞颌关节疼痛，颈部肌肉硬化，口干欲饮，大便干结，舌质红，苔少，脉弦滑。

中医辨证：热毒伤络，肺络瘀阻。

治则：清热解毒，祛瘀通络。

方药：化瘀汤加减。

药物：白花蛇舌草、半枝莲各 30 g，水蛭 5 g、芒虫 6 g、当归、川芎各 9 g，牡丹皮 6 g、鸡血藤 12 g、黄芪 15 g、苏木 10 g，三棱、桃仁各 10 g。

加减：口干咽燥加天花粉、石斛、玉竹各 10 g；便秘加瓜蒌仁、牛蒡子、枳实各 10 g。

（二）中医药配合化学治疗

1.口腔黏膜溃疡

临床表现：口腔黏膜及咽喉水肿、疼痛、溃疡以及进食困难，舌质红，苔黄，脉弦滑。

中医辨证：心胃积热，虚火上炎。

治则：清心养阴，泻火解毒。

方药：导赤散加减。

药物：生地黄15 g、木通10 g、甘草6 g，车前草、泽泻各15 g，灯芯草3扎，苡仁、白茅根各30 g。

加减：食欲缺乏加谷麦芽、山药各15 g，山楂10 g，恶心呕吐加陈皮6 g、法夏15 g、砂仁10 g（后下）；口干咽燥加天花粉、石斛、玉竹各10 g；便秘加瓜蒌仁、牛蒡子、枳实各10 g，便溏加山药15 g，苡仁、扁豆各30 g，疲倦乏力加黄芪、枸杞子、紫河车各15 g。

2.消化道反应

临床表现：胃部不适，食欲减退，恶心呕吐，腹胀腹泻，舌淡红，苔白，脉细。

中医辨证：脾胃虚弱，痰湿内阻。

治则：健脾和胃，降逆止呕。

方药：香砂六君子汤加减。

药物：陈皮9 g、法半夏12 g、党参30 g、白术15 g、茯苓10 g、甘草6 g，木香、砂仁各10 g（后下）。

3.骨髓抑制

临床表现：面色萎黄或苍白，唇甲色淡，疲乏无力，头晕眼花，心悸失眠，手足麻木，腰酸腿软，舌淡红，苔薄白，脉细。

中医辨证：脾肾不足，气血亏虚。

治则：健脾补肾，益气养血。

方药：八珍汤加减。

药物：党参15 g，白术、生地、当归、白芍、赤芍、川芎各10 g，黄芪20 g、生甘草6 g。

加减：手足麻木，腰酸腿软加紫河车、熟地黄、人参、龟板、杜仲、牛膝。骨蒸潮热加鳖甲30 g（先煎）、麦门冬15 g、黄檗10 g。

二、肺癌的中西医结合治疗

肺癌又称原发性支气管肺癌，是一种生长在支气管和肺泡上的癌症。临床上一般分为小细胞肺癌和非小细胞肺癌两大类型。属于中医学"肺癌""咳嗽""咯血"

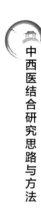

等范畴。

肺癌是临床常见的恶性肿瘤之一。在发达国家，肺癌在男性和女性中占癌症死因的第一位，尽管采取了包括禁止吸烟在内的各种预防措施，肺癌的死亡率还是持续上升。据估计，全世界每年有60万新发肺癌患者。近20年我国的肺癌发病率以每年11%的速度递增，总患病率已占男性恶性肿瘤首位，预计到2025年，每年将有90万人死于肺癌，我国将成为世界第一肺癌大国。临床根据病史和症状、X线检查、痰或胸水脱落细胞学涂片、淋巴结穿刺或活检、纤维支气管镜检查、CT检查以及胸部探查等可确诊。早期肺癌及时治疗可以根治，中晚期肺癌治疗效果仍不理想，主要通放疗、化疗、生物靶向治疗及中医药等非手术中西医结合的综合治疗以期获得较好的姑息效果。

西医治疗肺癌的模式以手术、放疗、化疗为主要有效手段，然而，单纯的西医治疗模式仍有其局限性。手术会损伤组织器官，引起创伤出血；放、化疗缺乏选择性，毒副作用较大，对机体免疫功能有损伤作用，即使癌肿一时缓解，仍可迅速复发或广泛转移。而且现在已经认识到肺癌首先是一种全身性疾病，除了借用手术切除或用放射线、化学药物杀灭肺癌细胞外，还应从机体的整体观念出发进行综合治疗。

（一）中医药配合放射治疗

放疗是治疗肺癌的主要方法之一，但放疗可引起一系列副作用及后遗症。在放疗期间同时应用中医药治疗，可达到局部与全身兼治的目的，取得更好的疗效。在放疗后，继续服用中药攻补兼施，以防止复发和转移。

1.防治毒副反应和后遗症

中医认为，放射线为热毒之邪，易伤阴耗气，治疗应以养阴益气、清热润肺、滋补气血为主。

（1）放射性肺炎：急性放射性肺炎大多发生在剂量在40 Gy以上。主要症状是咳嗽、胸痛、气短、发热，严重时出现呼吸困难。中医认为放射性肺炎是由于辐射的燥热灼伤肺阴，故治宜清热养阴润肺。常用药物：沙参、玄参、麦门冬、天冬、百合、川贝母、鱼腥草、北杏、桔梗、丹参。出现咯血者，可酌加仙鹤草、白及、花蕊石、阿胶（烊化）。

（2）放射性肺纤维化：多出现在肺部足量放疗后数月。主要症状是气短、干咳，引起继发感染时则发热，咳吐黄痰。治宜养阴润肺，佐以活血化瘀。常用药物：丹参、赤芍、桑白皮、北杏、川贝母、麦门冬、天冬、鱼腥草、沙参、桔梗、黄芩。应当指出，在放疗期间应用中药防止和减轻放射性肺纤维化，疗效比放疗后出现肺纤维化时再用要好。

（3）放射性脑反应：经全脑或脑局部照射后均可引起脑水肿、颅内压增高。主要症状是头痛、恶心呕吐等。治宜利水补肾，佐以活血化瘀。方用五苓散合羚角钩藤汤加减，常用药物：泽泻、猪苓、车前子、白术、云苓、丹参、枸杞子、僵蚕、钩藤、石决明、羚羊角粉等。

（4）头发脱落：头部放疗可有不同程度的脱发，治宜滋阴养血生发。方用生血丸合七宝美髯丹加减，常用药物：何首乌、阿胶（烊化）、紫河车、鹿角胶（烊化）、女贞子、生地、龟板、黄精、淫羊藿、枸杞子。

2.中药的放射增敏作用

临床及实验研究证明，中医药配合放疗，对放疗本身有一定的协同增效作用。中日友好医院用扶正增效方（黄芪、白术、太子参、枸杞子、鸡血藤、石斛、沙参、银花、红花、苏木等）配合放射治疗肺癌，有效率（CR+PR）69.9%，明显高于对照组的40.7%，其锁骨上淋巴结缩小程度明显高于对照组，并提高了患者1、2、3年生存率79.4%、49.4%、23.3%，较对照组提高了8.6%～22.9%。很多活血化瘀的中药，如丹参、红花、川芎、毛冬青、田七等均有改善微循环，提高肿瘤组织血液的灌注量及血内含氧量，减轻或解除肿瘤局部的乏氧状态，从而增加了放射线对癌细胞的杀伤力。

3.防止复发转移

放疗后2个月内，应在辨证施治的基础上以扶正治疗为主。在2～3个月后，视患者体质恢复及肿瘤情况，在辨证施治的基础上，选用扶正培本、散结抗癌中药加强抗癌之功，防止复发转移。可选用四君子汤或六君子汤加贝母、夏枯草、桔梗、甘草、郁金、白花蛇舌草、蚤休等。

（二）中医药配合化学治疗

化疗是治疗肺癌的主要方法之一，既可单独使用，也可作为综合治疗的重要措施，其毒性较大，往往会引起很多毒副反应及并发症、后遗症。而中医药能扶正培本，提高免疫功能，对化疗起到减毒增效的作用，有利于化疗的顺利进行。化疗后，继续应用中医药治疗，攻补兼施，能使虚弱的机体尽快恢复，防止复发和转移。因此，中医与化疗相结合的治疗方法，是肺癌综合治疗中最常用的方法之一。

1.毒副反应和后遗症：中医认为，化疗主要损伤气血，使肝肾亏损，脾胃失调，累及骨髓。因此，治疗当以补益气血、健脾和胃、滋补肝肾为主。

（1）全身反应：主要症状为神疲乏力、气短、头晕、食欲不振、便溏。舌淡白，苔薄白，脉沉细。此乃气血亏虚，治宜补益气血为主。常用药物：黄芪、党参、白术、云苓、熟地、鸡血藤、骨碎补、阿胶（烊化）、大枣。出现汗多，可酌加防风、浮小麦、糯稻根、五味子。

（2）消化道反应：症见恶心呕吐，呃逆嗳气，纳呆，腹胀，大便稀溏或便秘，舌苔白腻，脉细滑。此乃脾失健运，胃气上逆。治宜健脾和胃理气。常用方剂为香砂六君子汤加减，选用药物：太子参、白术、云苓、佛手、木香、砂仁、半夏、陈皮、大枣。便溏者，可酌加淮山、麦芽、鸡内金、神曲；便秘者，体壮则加大黄（后下）、枳实；体虚则加火麻仁、肉苁蓉、玄参；腹胀者，加香附、青皮、陈皮；腹痛者，加延胡索、川楝子。

（3）骨髓抑制：表现为外周血象下降，并伴有全身症状，如面色㿠白，头晕失眠，气短心悸，舌淡红或淡白，脉细弱无力。此乃脾肾亏虚，气血不足，治宜健脾补肾、益气养血。常用方药：太子参、白术、云苓、黄芪、阿胶（烊化）、熟地、黄精、大枣、女贞子、骨碎补、鸡血藤、枸杞子。若出现畏寒肢冷者，酌加附片、干姜；腰酸耳鸣者，酌加杜仲、淫羊藿、补骨脂。

（4）中毒性心肌炎：症见心悸，胸闷痛，气短，甚至呼吸困难，浮肿等。此乃邪毒攻心，心脉瘀阻，治宜益气活血安神。常用方剂为炙甘草汤加减：太子参、丹参、沙参、麦门冬、五味子、川芎、柏子仁、大枣、黄芪、桃仁、红花。

（5）中毒性肝炎：表现为肝大，肝区疼痛，甚则出现黄疸，以及肝功能改变。此乃邪毒郁肝，疏泄不及。治宜疏肝利胆、清热利湿。常用方剂为茵陈蒿汤加减：茵陈、大黄、丹参、栀子、丹皮、柴胡、白芍、郁金、虎杖、猪苓、田基黄、五味子。若体虚甚，可酌加黄芪、太子参。

（6）肾功能损伤：可出现血尿、蛋白尿及肾功能改变。治宜益肾健脾利水，方用五苓散合六味地黄汤加减：泽泻、猪苓、白术、生地、淮山、丹皮、山萸肉、茯苓、肉苁蓉、淫羊藿、女贞子、旱莲草。

（7）药物性膀胱炎：症见尿频、尿急、尿痛，甚至血尿。治宜清热利湿、解毒通淋。方用八正散加减：木通、车前草、生地、泽泻、猪苓、白术、茯苓、白茅根、大小蓟。体虚者可酌加黄芪、太子参、大枣等。

（8）脱发：许多化疗药可引起头发脱落，停药后脱发仍会继续。治宜补肾养血、活血生发。常用药物：丹皮、赤芍、紫河车、何首乌、鹿角胶、阿胶（烊化）、枸杞子、女贞子、黄精、淫羊藿、当归、鸡血藤、熟地。

（9）闭经：许多化疗药均可影响垂体和卵巢功能，引起闭经。治宜补肾活血、疏肝通经。方用六味丸、桃红四物汤及逍遥散加减：女贞子、旱莲草、肉桂、附子、熟地、淮山、肉苁蓉、当归、桃仁、红花、柴胡、白术、云苓、山萸肉。

2.中药对化疗药物的增效作用

临床及实验研究证明，中医药配合化疗不但能减轻化疗的毒副反应，而且对化疗有协同增效的作用。北京中日友好医院研制的平肺口服液（该方由鱼腥草、桑白皮、川贝母、白及、白花蛇舌草等组成）治疗 109 例肺癌，并以联合化疗治疗非小细胞肺癌为对照，结果显示，两组在肿瘤大小变化方面作用相似，改善症状方面中药组优于化疗组，化验指标（碱性磷酸酶、癌胚抗原等）比化疗组下降明显，比较有显著性差异。治疗生存时间中药组为13.7个月，化疗组为9.2个月。无症状存活时间中药组为4.2个月，优于化疗组的3.1个月。显示了对非小细胞肺癌的治疗中，越到晚期，中药治疗总体疗效水平越高于联合化疗组。近年来，国内医学界对中药配合化疗防治和减轻副反应的认识基本一致，报道的资料也很多。随着化疗毒副反应的减轻，不但保证了化疗疗程的顺利完成，让化疗药物充分发挥作用，还起到对化疗增效的作用。

中医治疗在肺癌的综合治疗中要根据病机特点、病情的复杂性，分清主次进行辨证论治。中、晚期肺癌，不仅癌肿增大，病情日趋严重，而且正气大伤，直接威胁患者的生命，因此"扶正培本"，就成为治疗关键。通过合理的"补益"，使机体状态得到改善，不仅有助于提高抗癌能力，延缓病情的急剧恶化，同时还能提高机体对抗癌药物的耐受力和敏感性，为抗癌药物的使用创造良好的条件。在应用补益扶正药物时，要掌握补而不滞、温而不燥、通补结合的原则，并注意醒脾、健胃药的使用。注意配合选用具有抗癌作用的中草药。临证时还可根据病人的具体病情，结合针灸、气功等疗法，祛邪扶正，既要治肺，又要注意调理相关脏腑功能，力求提高防治水平。

总之，在肺癌的整个综合治疗过程中，中医药均有其独特的疗效和作用，尤其是体现在改善症状、提高生存质量以及延长生存期方面。因此，治疗肺癌不能单纯从瘤体缩小方面来评价，而应从其治疗的总体疗效水平来评价。只要运用恰当，取长补短，中西医结合疗法可取得比任何单一疗法更好的疗效。

三、纵隔肿瘤的中西医结合治疗

纵隔肿瘤是指发生于纵隔内各种组织和结构内的肿瘤和囊肿。中医的"结胸""咳嗽""肺积""胸痹"等范畴。

纵隔为胸腔的一部分，位于左右胸膜腔之间的间隙。纵隔前方是胸骨，后面是胸部脊柱及椎旁沟，两侧为纵隔胸膜，使其和胸膜腔分开。上界为胸入口，相当于胸骨柄上缘至第一胸椎上缘水平，与颈部相连。下界为膈肌。其中有许多重要器官和结构，如心脏、大血管、气管、食管、胸导管、胸腺等。纵隔可发生原发和继发性肿瘤，临床上以继发性肿瘤多见。原发性肿瘤可发生于纵隔任何器官和结构，如源于胸腺。神经源性、淋巴、生殖细胞及间叶组织。原发纵隔肿瘤除了胸腺起源外，所有纵隔肿瘤结构组织可发生于身体其他部位。任何年龄均可发生肿瘤，但以30～60岁居多。除了食管癌作为一独立疾病单独研究外，其他如气管肿瘤、心脏肿瘤、纵隔淋巴瘤、胸腺肿瘤等均归入纵隔肿瘤探讨。纵隔与肺、气管、支气管关系密切，它的发病首先累及肺脏而致咳嗽、气喘、胸闷、咯痰等症。

（一）中医药结合化学治疗

化疗药物治疗近几年发展很快，疗效确切，但化疗所引起的毒副作用亦为众所

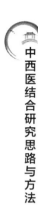

周知，并在一定程度上限制了化疗药物的使用。而中药与化疗结合一方面可以减少或减轻化疗的毒副反应，另一方面可以增强机体的免疫能力，提高癌细胞对化疗的敏感性，增加临床疗效。

1.化疗局部反应的中医药治疗

化疗药物长期刺激而引起的静脉炎可选用金黄膏、龙珠膏、双柏散等外敷治疗。

2.化疗全身反应的中医药治疗

（1）消化道反应：化疗期间常有食欲减退、恶心呕吐、腹痛腹泻等消化道症状，中医治疗主要是健脾和胃、降逆止呕，常选用旋覆花、代赭石、姜半夏、砂仁、焦三仙等。

（2）骨髓抑制：临床主要表现为血小板及白细胞的下降。临床中，我们采用补肾活血之法，疗效甚佳，常选用补骨脂、女贞子、黄精、枸杞子、鸡血藤、当归、山茱萸、桃仁、红花、赤芍等。

3.化疗后治疗方

由姜半夏15 g，红参（或党参20 g）、陈皮、茯苓、竹茹、生姜、枸杞子、锁阳各10 g，枳实6 g，甘草5 g组成。具有化痰止呕，补益脾肾作用，适用于化疗后恶心呕吐，食欲不振患者。腹胀喜按者，加炒麦芽15 g，炒山楂、炒神曲各10 g，砂仁6 g；气虚多汗者，加黄芪20 g，白术10 g；胃脘不适，泛酸，吐苦水，嘈杂者，加黄连5 g。水煎服，每日一剂，分2次服。

（二）中医药结合放射治疗

目前研究表明，中药与放疗结合可以减少放疗所致的毒副作用。中医认为放射线是一个热性物质，其在杀伤癌细胞的同时，亦作为"热毒"作用损伤人体气阴，临床中，我们常选用益气养阴、凉血解毒之品，如沙参、麦门冬、玉竹、紫草、牡丹皮、生地黄等以减少毒副作用。放射性肺炎常用养阴润肺药沙参、麦门冬、天冬、百合、百部等；放射性白细胞减少，一般用益气养血、健脾补肾中药，如黄芪、党参、生熟地、女贞子、当归、枸杞子、补骨脂等；对于放疗而致的皮肤及黏膜损伤，中药外用亦有很好的疗效。此外，中药与放疗结合也可提高放疗的临床疗效。研究表明，活血化瘀中药能改善微循环，促进血液循环，增加病变部位癌细胞的氧含量，使乏氧癌细胞对放射线敏感，从而增加放疗效果。临床常选用桃仁、红花、三棱、莪术、赤芍等。

放疗后治疗方：由生地、玄参、麦门冬、南沙参、石膏（先煎）、银花各15 g，知母、连翘、桃仁、丹皮、甘草各10 g组成。具有滋阴生津，清热解毒作用，适用于放疗后阴虚有热患者。气虚者，加党参、黄芪各15 g；血虚者，加当归、首乌各10 g；胸痛者，加延胡索、川楝子各10 g；恶心呕吐者，加代赭石（先煎）15 g，旋覆花

（布包）10 g；食欲缺乏者，加谷麦芽各15 g，神曲10 g。水煎服，每日一剂，分2次服。

（三）中医药结合手术治疗

凡能行手术切除的肿瘤均应手术切除治疗，通过手术可极大限度地减少病体内的癌细胞数目，使宿主与癌细胞比势改变有利于宿主，也可有利于打破癌细胞的免疫封闭。但手术造成的损伤和破坏则可用中西医治疗使之恢复，特别是中医药在此的作用值得重视，许多外科专家对围手术期的中医药治疗的作用充分肯定，这方面是值得提倡和推荐的。其主要作用如下：

1.术前配合中医调理，纠正阴阳的失调，可扩大手术适应证。临床常选用补气养血、健脾及滋补肝肾之品，如四君子汤、八珍汤、十全大补汤、六味地黄汤等。

2.术后配合中医药治疗，可促使术后脾胃功能的调整，气血得以恢复，对术后康复，免疫功能的提高有一定疗效，为进一步接受放、化疗打下基础。临床常选用调理脾胃、补养气血、理气行滞化瘀或益胃养阴生津之品。

3.术后配合中医药治疗，可提高近期生存率，预防肿瘤的复发和转移。手术后治疗方：由党参、何首乌、莲子肉、谷麦芽各15 g，茯苓、黄芪各12 g，白术、麦门冬、木香、红花、陈皮、鸡内金、神曲各10 g，甘草5 g组成。具有益气健脾，消食和胃作用，适用于手术后气虚食少患者。口干舌燥者，加白茅根、天花粉各15 g，石斛12 g；恶心呕吐者，加姜半夏、竹茹各10 g；大便秘结者，加火麻仁12 g，大黄6～10 g；失眠者，加酸枣仁20 g，五味子10 g；贫血者，加鸡血藤20 g，当归10 g。水煎服，每日一剂，分2次服。

四、乳腺癌中西医结合治疗

乳腺癌是乳房腺上皮细胞在多种致癌因子作用下，发生了基因突变，致使细胞增生失控而发生的恶性肿瘤。由于癌细胞的生物行为发生了改变，呈现出无序、无限制的恶性增生。它的组织学表现形式是大量的幼稚化的癌细胞无限增殖和无序状地拥挤成团，挤压并侵蚀破坏周围的正常组织，破坏乳房的正常组织结构。在中医学中属于"乳岩""乳石瘤""妒乳"等范畴。20世纪以来，乳腺癌的发病率在世界各地均有上升的趋势。在欧洲、北美占女性恶性肿瘤发病的第一、二位。中国于1990年代初有乳腺癌患者20万，每年新发病例约5万。

祖国医学认为，手术、放疗、化疗均属"攻"的范畴，因而，配合中医药的治疗，依据患者体质的强弱、阴阳的盛衰进行辨治，达到阴阳平衡。如与手术的配合，可用扶正抗癌的治则，以提高机体的免疫功能，促进手术创伤的早期恢复；与化疗的配合，可用益气补血、健脾和胃、滋养肝肾、扶正解毒法，以减轻化疗的毒副作用，提高化疗疗效。中西医结合治疗，旨在提高患者生活质量，减轻痛苦，治

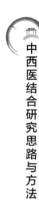

愈癌瘤或延长生存期。

术后辨证多属气血亏虚，正气不足；治疗原则补气养血，方药在八珍汤或十全大补汤基础上加用半枝莲、蛇舌草、蜀羊泉等治疗。

术后化疗期属脾失健运、升降失常，方药用香砂君子汤加竹茹、焦三仙、薏米等；化疗药物引起骨髓抑制，表现为气短乏力，精神不振，倦怠头晕等白细胞降低引起的症状应认为属脾肾气虚，治疗以补肾健脾为主，同时应关注"气血同源"。常用金匮肾气丸、八珍汤、人参养荣汤等为主方，加用黄芪、当归、地黄、补骨脂、淫羊藿等治疗；化疗引起的肢端麻木，感觉减退等多认为是气血亏虚、阳虚阴盛导致经脉不充，寒湿瘀阻，故以补养气血，温阳通络为治则，用补阳还五汤为主加减独活、续断、杜仲、补骨脂治疗。

术后放疗期多数症见疲乏头晕，恶心，食欲缺乏，咽干口燥，干咳痰少，大便干结，舌质淡红，苔薄黄，脉细数，中医辨证属肺胃阴伤，可予沙参麦门冬汤加麦芽、大枣、杏仁、瓜蒌等养阴生津，宣肺和胃。亦可见神疲头晕，恶心，食欲缺乏，情绪忧郁，心情烦躁，便溏舌淡，脉弦细，中医辨证属肝郁脾虚，可予逍遥散加合欢皮、百合、酸枣仁、远志等以疏肝健脾，安神定志。

五、食道癌的中西医结合治疗

食道癌又叫食管癌，是一种生长在食管上皮组织的恶性肿瘤，是指下咽部到食管胃结合部之间食管上皮来源的癌，由食管黏膜正常上皮细胞受体内外各种因素刺激逐渐形成。是我国常见的十大恶性肿瘤之一。进行性吞咽困难为其最典型的临床症状。早在2000多年前，我国已经有食管癌记载，属于中医学"噎膈""噎""膈""反胃""翻胃"的范畴。

食管癌是世界常见的恶性肿瘤之一，男性多于女性；其发病有地域和组织学类型上的差异，它在一些地区几乎达到流行病的比例，中国、日本、伊朗及哈萨克斯坦等亚洲国家主要以食管鳞状细胞癌为主，可能与当地人群的饮食、环境及遗传有关；而西方欧美等国家多为食管腺癌，可能与欧美人群中胃食管的反流性疾病、Barrett's食管相关。中国是世界上食管癌的高发区，其死亡率世界第一。食管癌的发病率有明显的地区差异，发病年龄以高龄为主，35岁以前发病率较低。食管癌是典型的生活方式癌，发病与饮食习惯、营养状况、微量元素和癌前病变等多方面因素有关。

（一）中医药配合放射治疗

食管癌是我国常见的恶性肿瘤之一，60%~80%患者就诊时已失去手术机会。单纯外照射疗效较差，失败的主要原因是局部未控或复发。中医学认为放射性损伤是由于毒热过盛，伤阴耗气，气虚血亏，脾胃失和，肝肾不足而造成的。中医药具有对放化疗减毒、保护骨髓、提高食欲、增强体力、改善睡眠及精神状况，以及预防恶病质等作用。为了提高中晚期食管癌患者的疗效，很多肿瘤专家主张通过应用中医药配合放射治疗治疗中晚期食管癌。

杜海峰等观察了中药生津增效汤对食管癌患者放疗前后细胞免疫功能及外周血细胞凋亡的影响。将154例食管鳞癌患者随机分为放疗组（71例）和治疗组（放疗+中药83例）。生津增效汤组成：黄芪、北沙参、石斛、女贞子、党参、何首乌、鸡血藤、七叶一枝花、石见穿、龙葵、半枝莲等，每天一剂，每剂煎400 mL，分2次服用。治疗前后分别检测各组外周血自然杀伤（NK）细胞活性、B淋巴细胞、CD3+、CIM+/CD8+水平和细胞凋亡情况。结果放疗同时口服生津增效汤的患者CD3+、NK细胞、B淋巴细胞、CIM+/CD8+值明显高于治疗前的水平（P＜0.05），细胞凋亡率明显下降（P＜0.05）。结论：生津增效汤可以明显改善食管癌患者放疗后的细胞免疫功能状态，减少外周血细胞凋亡。

谢学军运用张锡纯先生的参赭培气汤加减结合放疗治疗食管癌26例，加减参赭培气汤的组成：生代赭石30 g（先煎），党参15 g，法半夏15 g，天花粉15 g，天冬10 g，桃仁10 g，土鳖虫10 g，三七5 g。放疗全程服用（约6周）。结论：此方与放疗合用，既有放疗增敏作用，又能减轻局部炎症及全身放疗反应。王氏等对养阴清热法配合食管癌放疗防治放射性食管炎的临床疗效进行了研究。将82例食管癌患者随机分为治疗组和对照组。治疗组采用中医养阴清热法为主辨证治疗，对照组采用西药治疗。结果治疗组放射性食管炎1～3级的发生率为53.6%，对照组为73.1%。治疗组2～5级的放射性食管炎发生率为9.7%，对照组为41.4%，经统计学处理两者具有显著性差异（P＜0.05）。说明中医养阴清热法为主辨证治疗防治放射性食管炎的疗效优于西药组。

（二）中医药配合化疗

肿瘤化疗的局限性在于化疗药物的毒副作用，因此临床上防治化疗药物的毒副作用是提高化疗疗效和改善患者生存质量的重要手段之一。中药能抑制化疗引起的白细胞下降和增强免疫功能，为提高化疗药物的剂量，增加疗效，减少并发症提供了可能性。赵福霞采用补血解郁汤治疗食管癌化疗后病理反应32例。补血解郁汤：炙黄芪、白术、党参、当归、柴胡、香附、白芍、桔梗、山慈菇、苦参、甘草，治疗本病32例，并设28例单纯化疗病例为对照组。结果：治疗组总有效率为84%，对照组为78%，治疗组明显高于对照组。提示：本方法对本症具有益气养血、疏肝解郁的功效。王氏等用自拟健脾散结方联合化疗治疗晚期食管癌。分别使用单纯PCF方案化疗（对照组28例）、自拟健脾散结方联合PCF方案化疗（治疗组32例）治疗晚期食管癌。结果：治疗组有效率高于对照组，但统计学上无意义。治疗组Ⅲ-Ⅳ不良反应的发生率明显低于对照组。可知自拟健脾散结方与化疗联合应用可

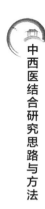

以减轻化疗反应，提高临床疗效。

六、胃癌的中西医结合治疗

胃癌是指发生于胃黏膜上皮的恶性肿瘤，也称胃腺癌，是最常见的消化道恶性肿瘤，可发生于胃的各个部位，侵犯胃壁不同深度和广度。癌灶局限在黏膜内或黏膜下层的称为早期胃癌，侵犯肌层以深或有转移到胃以外区域者称为进展期胃癌。在中医学中属于"反胃""积聚""翻胃""胃脘痛""伏梁"等范畴。

胃癌是人类最常见的恶性肿瘤之一，在全世界范围内仅次于肺癌居各种恶性肿瘤死因的第二位。据统计，胃癌常见发病年龄为40～60岁。该年龄段的患者约占全部胃癌发病率的三分之二。近几年，随着现代生活的发展，胃癌出现了年轻化的趋势，与不良生活习惯及环境污染有很大的关系。胃癌的分布有明显地域性，中国、日本、智利、欧洲均属于胃癌高发地区，而北美、澳大利亚、新西兰等发病率最低。在我国以西北地区如甘肃省发病率最高，而中南及西南地区的发病率较低，如云南省。胃癌早期常无明显症状，大部分患者发现时已属中晚期，起病隐匿。因此胃癌的早期诊断及预防非常重要。纤维胃镜检查能最直接观察胃黏膜病变的部位和范围，并可获取病变组织做病理学检查，是诊断胃癌的最有效方法，X线钡餐、腹部超声、螺旋CT等检查也可及早发现。早期胃癌及时治疗可以根治，中晚期胃癌治疗效果仍不理想。

（一）中医药配合放射治疗

胃腺癌对放射治疗敏感性较低，且胃黏膜和胃壁对放射线的耐受性有限，因此在胃癌的治疗中很少主要采用放射治疗，多为配合其他疗法协同应用。中医认为放射线对机体的损伤是热毒耗气伤阴，损及津液脏腑。应用中药配合放射治疗胃癌应注意以下几点：

1.审证求因，辨证论治：由于患者体质各异，放射线作用于机体，亦会表现为"从寒而化""从温而化"的症状，治疗应根据不同的症候特点，选择合适的方药。

2.标本兼顾，治病求本：放疗的副反应既有热盛伤筋之象，又有气血亏虚、脾胃失和、肝肾亏虚之候。临床应根据症候表现及脏腑病机确定标本缓急，决定治疗。

3.未病先防，既病防变：中药应在放疗前3～4天就开始服用，直到放疗结束后半年。目的在于保障放疗顺利完成，最大程度减轻毒副作用，增强疗效。

4.顾护脾胃：脾胃为后天之本，气血生化之源。放射线极易损伤胃肠黏膜，因此在放疗过程中，用药饮食须处处顾护胃气。

（二）中医药配合化学治疗

很多肿瘤患者就诊时就已经是晚期，大部分已失去了手术机会，在治疗上，以化疗方法为主。化疗的毒副作用常常使患者难以接受，以及由于严重的血象下降和消化道反应使患者中断化疗。因此，很多专家学者主张中西医结合治疗，用中医药来减轻化疗的毒副反应。

孙桂芝等针对胃癌患者不同阶段临床特点和治疗的主要环节，开展了扶正培本治则指导下的系列治法，研制出系列方药。其中针对化疗毒副反应是健脾益肾冲剂。健脾益肾方配合化疗远期疗效观察，重点随访Ⅲ期胃癌（术后）治疗1年以上患者，共观察303例，存活300例，一年生存率为99.01%，治疗三年以上者238例，存活184例，三年存活率为77.31%，治疗五年以上者191例，存活102例，五年生存率53.40%，治疗十年以上者76例，存活76例，十年存活率为47.37%。在随访的56例患者的中位生存期为36个月，平均生存期为38.32个月。

周福生等将中医中药与动脉插管化疗结合治疗晚期胃癌，插管前，以中医药的辨证分型治疗为主，将其分为肝胃不和型，采用疏肝和胃、降逆止痛，以逍遥散加减；脾胃虚寒型，采用温中散寒、健脾温胃，以理中汤加减；瘀毒内阻型，采用解毒祛瘀、清热养阴、活血化瘀，以失笑散加减；胃热伤阴型，采用清热解毒或养阴清热，以玉女煎合增液汤加减；痰气凝结型，采用化痰散结，温化中焦，以开郁二陈汤加减；气血双亏型，采用补气养血，健脾补肾，以十全大补汤加减。经腹腔动脉和胃左动脉灌注5-FU 1.5～2.0 g，PDD 60～80 mg，MMC 10 mg后，出现消化道反应大者，用疏肝和胃，降逆止呕法，以姜竹茹、姜半夏、砂仁、猪苓、茯苓、广陈皮、吴茱萸、川连、旋覆花、代赭石、炒白芍、炙甘草、丁香、焦神曲等；化疗后再以滋补肝肾、健脾和胃、温补气血、清热解毒为治则，结果180例晚期胃癌患者，总有效率为93.3%，半年生存率为92%，1年生存率为90%，2年生存率为85%，3年生存率为75%。

七、大肠癌中西医结合治疗

大肠癌是起源于大肠黏膜上皮的恶性肿瘤，是最常见的消化道恶性肿瘤之一。大多发生于40岁以上，男性患者约为女性的两倍，根据肿瘤发生的部位，可分为直肠癌和结肠癌。我国结肠癌的发病率超过直肠癌。临床常见血便或黏液脓血便，大便形状或习惯发生改变，腹痛，腹部包块等。根据其发生部位不同，其临床表现常各有其特殊性，大肠癌起病隐匿，病情发展较慢，早期常无明显的临床表现，远期疗效优于其他消化道恶性肿瘤，预后相对较好；但大肠癌发病率高并有连年上升趋势。中医古籍文献中无"大肠癌"这一名称，从其发病及临床特征分析，应属中医学的"肠积""积聚""癥瘕""肠覃""肠风""脏毒""下痢""锁肛痔"等病的范畴。

（一）中医药配合放射治疗

根据临床观察某些中药能增加肿瘤对放射线的敏感性，因此放疗前辨证运用某

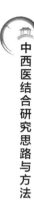

些中药可增强放疗的疗效。例如黄芪、茯苓、女贞子、当归、三七、枸杞子等可辨证加以使用。放疗后，在运用健脾益气中药的同时，可酌加清热解毒的药物。常用健脾益气的中药有人参、白术、黄芪、党参、山药、茯苓、薏苡仁、白芍、山茱萸、莲子肉等；常用清热解毒的药物有白花蛇舌草、石见穿、半枝莲、重楼、山豆根、白英、败酱草等。常用放疗后中医药治疗如下：

1.放射性肠炎

（1）大肠湿热证：症见腹痛、下痢脓血，里急后重，肛门灼热，泻而不爽。苔黄腻，脉滑数。治以清热利湿、调气行血，方以芍药汤或白头翁汤加减。

（2）寒湿凝滞证：症见腹痛、痢下白多赤少，或纯为白冻，伴腹痛，里急后重。脘胀腹满，身体困重，舌质淡，脉滑或濡，苔白腻。治以温化寒湿、调气和血，方以胃苓汤加减。

（3）脾胃虚弱证：症见腹部疼痛，大便时溏时泻，水谷不化兼有黏液，食后脘闷不舒，稍进油腻之物，则大便次数增多。面色萎黄，肢倦乏力。舌质淡苔白，脉细弱。治以健脾益气，方以参苓白术散加减。

（4）肾阳虚衰证：症见腹痛，五更泻，肠鸣，便急，泻后则安，形寒肢冷，腰膝酸软。舌质淡，苔白，脉沉细。治以温肾固肠、收涩固脱，方以四神丸合真人养脏汤加减。

2.放射性膀胱炎

（1）实证：症见热毒蕴结于下焦，湿热下注膀胱，损伤络脉所致，血尿，尿频，尿急，尿痛，排尿不畅，甚则无尿，下腹痛疼，舌红苔黄腻。治以清热解毒，利尿通淋，凉血止血。方以五苓散合小蓟饮子加减。

（2）虚证：除上述症状外，伴有腰膝酸软，五心烦热，盗汗，舌淡红，苔少或滑苔。证属肝肾阴虚，湿毒内扰。治以滋阴清热，利尿通淋，凉血止血。方以方用知柏地黄汤合小蓟饮子加减。

（二）中医药配合化学治疗

中医药在化疗中使用可起到增效与减轻毒副反应的效果。化疗药毒伤及气血、脾胃、肝肾为多，常用解毒、调脾胃、补气血、养肝肾为主的方药。在辨证论治的基础上，根据患者的气、血、阴、阳亏虚及邪气性质加以用药，气虚可选用四君子汤加减，血虚可选用四物汤加减，阴虚可选用生脉散加减，阳虚可选用右归丸加减；化疗毒副作用的治疗：化疗药物在杀伤肿瘤细胞的同时也会损伤正常组织，伤及脾胃，致脾胃运化失常，生化不足而致血虚（类似骨髓抑制），胃失和降而引起呕吐（类似消化道反应）。

1.骨髓抑制：本病以血虚证候为主，治疗以补血为要。同时针对脾胃亏虚，予以健脾和胃为法，针对精、气、津的不足给予填精、补气、生津为治，并针对瘀血，旧血不去则新血不生而予以活血化瘀以生血。

（1）脾胃亏虚证：证见面色萎黄，形体消瘦，神疲乏力，少气懒言，纳少，腹胀，嗳气不舒，大便稀溏，舌淡胖，边或有齿痕，苔薄白，脉缓弱。治以补益脾胃，方以六君子汤加减。

（2）肾精亏虚证：证见形体消瘦，耳鸣，眩晕，眼花，精神萎靡，腰膝酸软，发落齿脱，手足麻木，舌嫩红少苔，脉细弱。治以补肾填精，方以河车大造丸加减。

（3）气血双亏证：证见面色无华，头晕目眩，乏力，口淡无味，食欲缺乏，动则汗出或有盗汗，舌淡，脉虚大或细弱。治以益气养血，方以八珍汤加减。

（4）津液亏虚证：证见口燥咽干，肌肤干燥，低热，汗少，小便少，大便秘结，舌红干，苔少或无苔，脉细。治以生津润燥，方以增液汤加减。

（5）瘀血内阻证：证见面色晦暗，刺痛，痛处固定，低热，入夜尤甚，爪甲或肌肤有瘀点或有瘀斑，舌质紫黯，脉涩而芤。治以化瘀生血，方以桃红四物汤加减。

2.消化道反应

（1）肝气犯胃：证见呕吐吞酸，嗳气，胸胁胀痛，遇情志刺激则症状加重，舌边红，苔白腻，脉弦。治以疏肝理气，和胃降逆，方以四磨汤加减。

（2）痰饮内阻：证见呕吐清水痰涎，胸脘痞闷，不思饮食，头眩心悸，或呕而肠鸣有声，苔白腻，脉弦滑。治以温化痰饮，降逆止呕，方以二陈汤合苓桂术甘汤加减。

（3）脾胃虚弱：证见饮食稍多即欲呕吐，时作时止，胃纳不佳，食入难化，胸脘痞闷，乏力，大便稀溏，舌质淡，舌苔薄白，脉细弱。治以健脾和胃止呕，方以四君子汤合旋覆代赭汤加减。

（4）胃阴不足：证见呕吐反复发作，呕吐物量少，或时有恶心，干呕，饥而不欲食，胃脘部嘈杂感，舌红，苔少或无苔，脉细弱。治以养阴润燥，降逆止呕，方以麦门冬汤加减。

3.肝脏损害

（1）肝气郁结：证见胁肋胀痛，游走不定，每因情志变化而增重，食欲缺乏，嗳气，或伴反酸，苔薄，脉弦。治以疏肝理气，方以柴胡疏肝散加减。

（2）肝胆湿热：证见发热但热势不高，胸闷纳呆，口苦，恶心欲吐，目赤或目黄身黄，小便黄赤，大便黏腻不爽，舌质红，苔黄腻，脉滑数。治以清利湿热，方以龙胆泻肝汤加减。

（3）肝络失养：证见口干咽燥心中烦热，胁肋隐痛，稍有劳累则加重，绵绵不休，头晕目眩，舌红少苔，脉细弦而数。治以养阴柔肝，方以一贯煎加减。

4.脱发

（1）中气不足：证见脱发，面色萎黄，倦怠乏力，食欲缺乏，便溏，舌质淡，边有齿痕，苔薄白，脉细弱或大而无力。治以健脾益气，方以补中益气汤加减。

（2）血虚不荣：证见脱发，形瘦而面色萎黄，口唇淡白无华，手足麻木，心悸，眩晕，爪甲失荣，舌质淡红，苔薄白，脉细弱。治以补血生发，方用四物汤加减。

（3）肝肾阴虚：证见脱发，五心烦热，头晕目眩，寐差甚则失眠，急躁易怒，腰膝酸软，男子遗精，女子月经不调，舌红少苔，脉细数。治以滋补肝肾，方用六味地黄丸加减。

八、原发性肝癌中西医结合治疗

肝癌包括原发性肝癌和继发性肝癌（转移性肝癌）。通常所指的肝癌即指原发性肝癌，是指由肝细胞或肝内胆管上皮细胞发生的恶性肿瘤。肝癌是全球范围内最常见的恶性肿瘤之一，同时也是恶性程度最高的肿瘤之一。其发病率及死亡率具有较大的地域差异。亚洲及非洲地区为肝癌高发区，而北美、北欧、大洋洲等为肝癌低发区。虽然近年来我国肝癌发病率有下降趋势，但仍为发病的重灾区。我国因肝癌死亡的人数每年约11万，几乎占全世界肝癌死亡人数的45%。东南沿海各省发病率尤高。肝癌可发生于任何年龄，但以31～50岁最多，男女比约（1：1）～（4：1）。在我国，肝癌的发病与病毒性肝炎最为密切。

肝癌症状表现为肝区疼痛、乏力、消瘦、食欲减退，并可伴有发热、黄疸、腹胀等临床表现。在中医学中属于"脾积""癥积""黄疸""鼓胀"等范畴。《金匮要略·五脏风寒积聚病脉证并治》记载："积者，脏病也，终不移。"《诸病源候论·癥瘕病诸候》指出："其病不动者，名为癥。"可见中医关于癥积体征的描述与肝癌很相似。

中医肿瘤学认为肝癌是一种以局部病变为主的全身性疾病，其发病背景多有慢性肝炎、肝硬化致瘀毒内聚、肝郁脾虚，而肝功能损害（瘀毒、脾虚）既是疾病的演变结果，也是影响治疗效果的主要矛盾。针对肝癌的发病机理，结合TACE的治疗优势，广州中医药大学中医肿瘤研究所开展大肝癌保肝抑瘤的临床研究，其研究为观察口服参桃软肝丸合羟喜树碱（HCPT）介入治疗52例中晚期大肝癌的临床疗效，将85例患者随机分为治疗组52例与对照组33例，治疗组口服参桃软肝丸方合肝动脉插管局部灌注HCPT；对照组以肝癌介入的常规疗法经导管动脉内化疗栓塞（TACE）作为标准对照。结果两组瘤体均有所缩小（P＞0.05）；中位生存期治疗组为326天，对照组为262天，0.5年、1年及2年生存率治疗组分别为80.95%、41.39%、12.42%，对照组分别为64.29%、25.00%及8.33%，两组比较差异有显著性（P＜0.05）；就临床证型而言，肝盛脾虚型预后最好，肝热血瘀型次之，肝肾阴虚型最差。结果使不能介入治疗的大肝癌变为可以介入治疗，并减少介入后的肝损害，提高肝癌治疗效果，延长存活时间。王劭苗等选原发性肝癌患者共60例，随机分为治疗组和对照组，同时接受肝动脉化疗栓塞（TACE）治疗，治疗组30例在介入治疗后口服加味四君子汤，结果治疗组临床总证候治疗有效率优于对照组，对口干、腹胀、乏力和讷呆症状的改善优于对照组，可明显提高患者生活质量，减轻介入治疗后毒副反应。

九、胆道恶性肿瘤中西医结合治疗

胆道恶性肿瘤包括胆囊癌和胆管癌，可以发生在肝胆管的任何部位，占消化道肿瘤第5～6位。本病症状不典型，早期无特异性临床表现，就诊时通常已处于晚期，失去最佳手术时机，预后极差，五年生存率为2%～5%，80%以上的患者在诊断后1年内死亡。在我国，胆囊癌已居胆道恶性肿瘤的首位，起病年龄主要分布在55～65岁之间，女性比男性多3倍。Gurleyik等调查发现，胆囊癌在小于60岁的人群中发病率为0.29%，在大于60岁的人群中则上升为2.56%。全世界范围内，胆囊癌高发区主要分布在以色列、智利、墨西哥、日本等国家。美国抗癌协会研究显示，胆囊癌的发生具有明显的性别与种族差异，其非西班牙语系白人的胆囊癌发病率明显高于其他类别，但我国目前尚无大宗的统计资料显示胆囊癌的分布存在民族差异。胆囊癌在世界各国中几乎是女性的发病率高于男性；美国中白人患胆囊癌较黑人多50%。胆管癌发病的平均年龄大约为50岁，男性的发病率约为女性的1.5倍。胆管癌的发生率也有地域性分布的特点，发生率最高的是柬埔寨北部、老挝和泰国。亚洲人的发生率是白人和黑人的2倍。这种差异可能与地区分布的危险因素有关。祖国医学并没有"胆管癌"的记载，但据其临床表现可归属于"黄疸""积聚""腹痛""癥瘕"等范畴。

（一）中医药配合放射治疗

祖国医学认为，放疗同化疗一样属驱邪治疗，而放疗本身又是一种毒邪，属热毒，易耗气伤津，故放疗后的病人常出现口渴欲饮，低热盗汗，疲倦乏力等气津两伤之象，中药的运用可有效减轻此类毒副反应的发生率。有学者在放疗期间用扶正养阴汤（黄芪、党参、太子参、白花蛇舌草、白术、麦门冬、沙参、玉竹、丹参、人参、甘草等）治疗各期胆管癌患者取得了较好的疗效。

（二）中医药配合化学治疗

通过扶正与祛邪的有机结合，在一定程度上改善机体的病理生理状态，稳定或缩小肿瘤体积，维护或增强免疫重建，减轻或避免毒性反应，增强患者的反应而提高了患者的生存质量。

十、胰腺癌中西医结合治疗

胰腺癌是消化道肿瘤恶性度最高的恶性肿瘤之一，发病率近年明显上升。临床首发症状多种多样且极不典型，目前又缺乏特异有效的早期诊断手段，以致难以获得早期诊断，确诊时约90%以上为晚期。治疗仍以争取手术根治为主。对不能手术者常做姑息手术、化疗、放疗。预后较差。在西方国家，胰腺癌是癌症致死原因的第四位。在美国，2006年新增诊断病例33700例，同时几乎有相等的人数（32300）死于此病。胰腺癌在全球的发病有明显上升趋势。1920—1978年间美国胰腺癌的发病率增加了3倍，欧洲和日本的情况与之相似。据我国上海市区男性胰腺癌世界人口标化发病率由1972—1974年的4.0/10万上升到1996—1999年的6.9/10万，年平均增长2.0%；女性则由3.2/10万升到4.9/10万，年平均增长1.8%。胰腺癌在男女性的发病略有不同，资料显示男性胰腺癌的发病率和死亡率均高于女性。胰腺癌在30岁之后发病率随年龄增长而迅速升高，60～65岁为高发年龄，70～80岁达发病高峰。胰腺癌的发病还具有地域差异性。丹麦、瑞典、芬兰、爱尔兰、奥地利、捷克、斯洛伐克、匈牙利以及其他一些欧洲国家和美国非白种人的胰腺癌死亡率较高。胰腺癌死亡率较低的地区包括中国香港、西班牙、希腊、葡萄牙、前南斯拉夫地区、印度、科威特和新加坡。祖国医学并无胰腺癌这个病名。胰腺癌大致与祖国医学中的"伏梁""积气""积聚""黄疸""胁痛""腹痛"等相同。

（一）中医药配合放射治疗

根据临床观察某些中药能增加肿瘤对放射线的敏感性，放疗前联合使用可增强放疗的疗效。例如黄芪、茯苓、女贞子、人参、当归、三七、白术、枸杞子等可辨证加以使用。放疗时的反应多见热毒伤阴，治疗应以滋阴养胃为主，并酌加具有活血散结抗癌功效的中草药做到扶正兼驱邪。常用基本方药有天冬、麦门冬、女贞子、北沙参、石斛、黄芪、白芍等。

（二）中医药配合化学治疗

化疗是晚期胰腺癌的常用治疗方法，但胰腺癌对化疗药物不敏感，毒副作用大，适当配合中药治疗，可减轻其毒副作用，且相关报道认为中医药具有多靶点效应的综合体现（如抑制新生血管生成、调节肿瘤细胞凋亡、增强机体免疫功能等），从而改善患者的生活质量，延长患者的生存期。祖国医学认为，化疗药物属有毒之品，入机体后耗气伤阴，损伤正气，破坏人体的脏腑机能，尤其是脾胃、肝肾之气。脾胃有运化水谷之功，为后天之本，脾虚则气血生化乏源；肝藏血，主疏泄，肝气受损则气机升降失调，日久会影响脾胃生化功能；肾藏精，主骨生髓为先天之本，肾气虚则髓不能满，血不生化。因此中医的主要治疗原则为滋补肝肾、健脾和胃、益气养血。针对其毒副作用，可以加以辨证用药，并酌加常用抗癌中草药及成药。

十一、肾癌中西医结合治疗

肾癌又称肾细胞癌，是肾脏最常见的恶性肿瘤，占原发性肾恶性肿瘤的85%左右。肾细胞癌是泌尿系统常见恶性肿瘤之一，发病率有缓慢上升趋势，目前仅次于膀胱癌和前列腺癌，约占成人全身恶性肿瘤的3%。肾细胞癌多发生于40～60岁的成年人，偶见于青少年。男女发病率的比例约为2：1。肾癌的发病率有地区差异，瑞士及冰岛较高，英国、东欧、非洲及亚洲较低，在我国城市居民较农村发病率高。在中医古文献中原"肾癌"指的是"阴茎癌"，对于肾癌的记载则散在"腰痛""血尿""肾积""癥积"等疾病范畴中。

（一）中医药配合手术治疗

1.肾癌术后方组成：熟地24 g，黄芪、半枝莲、白花蛇舌草各20 g，淮山药、山茱萸各12 g，当归10 g，泽泻、牡丹皮各9 g。功效：补益气血。适用于肾癌手术后气血亏虚患者。用法：水煎，每日一剂，分2次服。伴血尿者，加血余炭、红鸡冠花炭各30 g，阿胶（烊化）10 g，白茅根、瞿麦各9 g，灯心炭6 g，三七粉（冲服）3 g；下腹部不适者，加滑石10 g，川楝、乌药各9 g，木香6 g，琥珀末（冲服）1.5 g；小便不畅者，加甘草梢15 g，木通10 g，竹叶、升麻各6 g。

2.生气通淋汤组成：生黄芪、半枝莲各30 g，太子参、瞿麦、土茯苓各20 g，海金砂15 g，生地、熟地各12 g，枸杞子、补骨脂、白术、云苓各10 g。功效：健脾益肾，利尿通淋。适用于肾癌手术后脾肾气虚者。用法：水煎，每日一剂，分2次服。

3.肾癌复生汤组成：白英、龙葵、蛇莓、半枝莲、土茯苓、大蓟、小蓟、仙鹤草各30 g，瞿麦20 g，黄檗15 g，玄胡、竹茹、竹叶各10 g。功效：清热解毒，凉血止血。适用于中晚期肾癌或术后复发者。用法：水煎，每日一剂，分2次服。

（二）中医药配合放射治疗

肾癌放疗方组成：石韦、鸡血藤、北沙参各30 g，麦门冬、天冬、天花粉、女贞子、黄芪各15 g，黄精、枸杞子、炒麦、鸡内金各10 g，五味子、全蝎各6 g。用法：水煎，每日一剂，分2次服。适用于肾癌放疗后治疗。血尿明显者，加大蓟、小蓟、仙鹤草各30 g；湿热较盛者，加萹蓄、瞿麦各15 g。

（三）中医药配合化学治疗

肾癌化疗方组成：黄芪、太子参、炒麦芽、炒谷芽、神曲、鸡血藤、芦根各30 g，半边莲20 g，女贞子、茯苓、枸杞子各15 g，菟丝子、鸡内金、法夏、白术、竹茹、陈皮各10 g。适用于各种肾癌化疗后治疗。加减：血尿明显者，加小蓟、白茅根各30 g，仙鹤草20 g，茜草根15 g；小便不利兼有灼热者，加猪苓12 g，瞿麦、海金沙各10 g；口干明显者，加石斛15 g，麦门冬12 g。用法：水煎，每日一剂，分2次服。

十二、膀胱癌中西医结合治疗

膀胱癌是泌尿系统中最常见的恶性肿瘤，在我国居民泌尿系统恶性肿瘤发病率的第一位，在世界则仅次于前列腺癌而居第二位。膀胱癌约占全部恶性肿瘤的

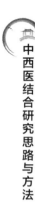

1.23%～1.9%。世界各国膀胱癌的发病率相差可达十倍之多，西欧和北美最高，东欧和一些亚洲国家比较低。发病率城市高于农村，黑人多于白人。其好发年龄为50～70岁，平均发病年龄65岁，很少有30岁以下患者，男女发病率的比例约为（3～4）：1。膀胱癌属于祖国医学"尿血""癃闭""淋病"等病范畴。

（一）中医药配合手术治疗

膀胱癌术后方：大蓟、小蓟各30 g，白英、薏苡仁、生黄芪、麦芽、谷芽、白花蛇舌草各20 g，太子参、猪苓各15 g，党参、神曲、茯苓、枸杞子各12 g，菟丝子、白术、沙参各10 g，甘草3g。本方具有益气健脾、收敛止血之效，适用于膀胱癌各种手术后尿血明显。水煎，每日一剂，分2次服。

（二）中医药配合放射治疗

膀胱癌放疗后方：半枝莲、白英、薏苡仁各30 g，茯苓、赤小豆各20 g，绞股蓝18 g，太子参15 g，麦门冬、天冬、石斛、王不留行各12 g，沙参、赤芍、丹皮、黄檗各10 g，大黄、白术各9 g，甘草4 g。本方益气养阴兼以活血散结，适用于放疗后阴伤虚热者。水煎，每日一剂，分2次服。

十三、前列腺癌中西医结合治疗

前列腺癌是指原发于前列腺腺体的恶性肿瘤，属于男性特有的老年性疾病，极少在50岁以前发病，发病高峰在70～90岁，确诊为前列腺癌时的平均年龄在72岁。前列腺癌在欧美地区属于常见的男性恶性肿瘤。随着经济发展及饮食结构的变化，我国前列腺癌发病率也呈逐年上升趋势，发病率位居男性恶性肿瘤第9位。在中医经典中无前列腺癌的记载，但根据本病的临床表现，中医学将其归入"淋证""尿血""腰痛""癃闭"等疾病范畴。

（一）中医药配合手术治疗

前列腺癌术后方生黄芪30 g，炒谷芽、炒麦芽、枸杞子各15 g，云茯苓12 g，法夏、白参（蒸兑）、当归、白术、天葵子、木通、桃仁各10 g，陈皮9 g，甘草5 g。适用于前列腺癌手术后脾虚气弱瘀血内停者，具有健脾益气，活血通络之功。

（二）中医药配合放射治疗

前列腺癌放疗方红藤、生地、枸杞子、金钱草各15 g，银花12 g，木通、麦门冬、白芍、丹皮、沙参、太子参各10 g，生甘草6 g。本方适用于前列腺癌放疗后热毒内蕴，气阴两虚者，具有清热解毒，益气养阴之功。大便黏液，里急后重者，加白头翁、当归、木香各10 g；小便频急者，加滑石（布包）15 g，瞿麦10 g。

（三）中医药配合化学治疗

前列腺癌化疗方薏苡仁30 g，白毛藤20 g，海金沙、太子参、绞股蓝、猪苓各15 g，白术、茯苓各12 g，麦门冬、女贞子、旱莲草、银花、法夏、陈皮各10 g，砂仁、西洋参（蒸兑）各6 g，甘草5 g。适用于化疗后脾气虚弱者，具有健脾益气养阴散结之功。

十四、子宫颈癌的中西医结合治疗

子宫颈癌多是宫颈阴道或宫颈管内的上皮细胞所发生的癌变，最常见的病理类型是鳞型细胞浸润癌，其次是来自宫颈内膜的腺癌以及少见的腺鳞癌、透明细胞癌等。本病属于中医"崩漏""五色带下""癥瘕"等范畴。在中医学无宫颈癌的病名，但有类似子宫颈癌的记载。

子宫颈癌是仅次于乳腺癌的第二位常见的妇科恶性肿瘤，在女性生殖道恶性肿瘤中其发病率居第一位。好发于社会经济地位低下的妇女，可能和性卫生、人乳头瘤病毒感染、早婚、吸烟等有关。据统计，宫颈癌全世界每年新发病例约46.6万，80%来自于发展中国家，其中约13万在中国。美国2007年预计将有大约11150例新发宫颈癌患者，并且将有3670例患者死亡。100年来子宫颈癌诊治研究，及近50年国内外普遍开展的宫颈癌普查普治，使宫颈癌的发病率和病死率均有明显下降，早期宫颈癌已达满意疗效。但近年来地区增长及宫颈癌年轻化的趋势十分明显。为提高晚期癌疗效，近10年国内外学者致力于宫颈癌的综合治疗并取得了一定的疗效。

子宫颈癌的治疗模式与临床分期密切相关，手术和放疗是常用的治疗手段，随着子宫颈癌发病的年轻化和腺癌比例的增加以及患者对治疗后生活质量、生存期要求的提高，化疗、免疫治疗、基因治疗、中医药治疗，共同进入有效的综合治疗行列，但综合治疗不是几种治疗方式的盲目叠加，应根据患者的具体情况有计划、合理地综合应用，在达到较好治疗效果的同时，避免产生较多的并发症。

但是无论手术、化疗或放疗，都会严重损伤机体免疫功能，造成诸如贫血、淋巴囊肿、尿潴留、泌尿系感染、放射性膀胱炎、放射性直肠炎、骨髓抑制等不良反应，如果能在放、化疗的同时，配合中医药治疗，不但可以减轻或避免不良反应的发生，使治疗得以顺利进行，而且能加强抗癌作用，防止复发和转移，提高治愈率。因此，在临床工作中，积极运用中医药与手术、放疗、化疗等治疗相结合十分必要。

（一）中医药配合手术治疗

传统的宫颈癌的治疗模式与分期密切相关，手术是Ⅰa—Ⅱa早期宫颈癌患者的首选治疗方法。因手术切除范围较大，给患者带来的各种损伤和并发症也在一定程度上影响了预后，所以应当在术前、术后积极配合中医治疗，针对患者出现的各种复

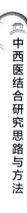

杂证候，辨证施治，为患者能耐受手术、术后康复、及早进行放化疗治疗创造条件。

1.淋巴囊肿

主证：双下肢水肿，活动尤甚，按之坚韧、不凹陷，偶可扪及腹部包块，质韧，疲倦乏力，纳眠可，舌淡胖，苔白腻，脉细。

辨证：瘀毒内阻。

治法：清热解毒、软坚散结。

方药：犀黄丸内服合大黄、芒硝外敷。

犀黄0.9 g、麝香0.9 g、乳香30 g、没药30 g、黄米饭50 g。上药为丸，空腹服，陈酒送下3 g。

加减：腹痛、伴有发热者，可加蒲公英15 g、金银花15 g、紫花地丁15 g，或在B超引导下行囊肿穿刺抽出囊液，形成纤维化囊肿且有症状者，可行腹膜外切除术。

2.尿潴留及肾盂积水

主证：排尿不畅、尿频、伴有排尿不尽感，或尿失禁，腹胀，或腰部酸软疼痛，排尿不畅，神疲乏力，恶心呕吐，食欲缺乏，眠可，舌淡胖，苔白厚腻，脉沉细或沉缓。

辨证：肾阳虚衰，水湿内停。

治法：温补肾阳，化气行水。

方药：八珍汤合济生肾气丸加减。

熟地20 g、人参15 g、白术15 g、茯苓20 g、山药20 g、当归15 g、川芎10 g、白芍15 g、山茱萸15 g、泽泻15 g、牡丹皮15 g、桂枝10 g、熟附子10 g、甘草6 g。

加减：伴脘痞腹胀、食欲缺乏者，加厚朴15 g、枳实10 g、焦麦芽20 g、焦神曲15 g；腰膝酸软、步履乏力者，加杜仲15 g、牛膝15 g；伴尿痛者，加金钱草15 g、海金沙15 g；伴少腹隐隐作痛者，加延胡索15 g、乳香10 g、没药10 g；伴血尿者，加田七粉6 g、小蓟15 g。

3.泌尿系统感染

主证：小便短赤热痛、淋漓不畅，小腹急满，口干咽燥，舌红，苔黄腻，脉滑数。

辨证：湿热下注。

治法：清热利湿。

方药：八正散加减。

木通15 g、车前草（包）15 g、萹蓄15 g、瞿麦30 g、栀子15 g、滑石15 g（包）、大黄10 g、甘草6 g。

加减：小便带血者，加小蓟15 g、白茅根15 g；小便混浊者，加草薢15 g、菖蒲15 g；少腹拘急疼痛、盆腔感染者，加黄檗15 g、蒲公英15 g、当归10 g；口干咽燥者，加沙参15 g、石斛15 g。

4.腹部伤口感染

主证：腹部伤口局部红肿热痛，压痛，愈合不良，或有脓液流出，或轻度发热，纳眠差，舌红，苔黄腻，脉弦数。

辨证：热毒内阻。

治法：清热解毒，活血生肌。

方药：仙方活命饮加减。

白芷15 g、贝母15 g、防风15 g、赤芍15 g、归尾15 g、皂角刺15 g、穿山甲10 g、天花粉15 g（包）、乳香10 g、没药10 g、金银花20 g、陈皮10 g、甘草6 g。

加减：发热恶寒者，加连翘15 g、牛蒡子15 g；伤口疼痛严重者，加延胡索15 g、郁金15 g；伤口愈合不良，有脓液流出者，可先扩创、清除异物及坏死组织、冲洗、引流，伤口脓尽无异物后，可外涂生肌收口的药膏，如生肌玉红膏、生肌白玉膏，促进愈合。

（二）中医药配合放射治疗

放疗是宫颈癌的主要治疗方法，适用于各期宫颈癌的治疗。放射治疗包括腔内放疗和体外照射两部分，腔内放疗和体外照射的合理配合是宫颈癌放疗成功的关键。高剂量率后装治疗加体外照射的放疗模式为经典治疗模式，成为宫颈癌最常用治疗方法。但是，放疗在杀伤癌细胞组织的同时也对正常组织造成损伤，产生放射性直肠炎、放射性膀胱炎等毒副反应，配合中医药辨证治疗，可减轻放疗的副作用，预防其常见并发症的产生，还具有一定的放射增效作用。

1.放射性直肠炎

主证：腹痛，大便次数增多，或便黏液血便，里急后重，臭秽，舌红，苔黄厚腻，脉弦数。

辨证：湿热下注，气滞血瘀。

治法：清热解毒，调气和血。

方药：芍药汤加减。

芍药30 g、当归15 g、黄连15 g、槟榔6 g、木香6 g、炙甘草6 g、大黄9 g、黄芩15 g、肉桂5 g。

加减：腹痛剧烈者，加木香10 g、川楝子10 g、延胡索10 g、白芍15 g；便血、赤多白少者，加白头翁10 g、秦皮10 g、三七粉（冲）g、白及10 g、阿胶10 g（烊）；腹泻里急后重脱肛者，加三奇散（黄芪、防风、枳壳各6 g）。

2.放射性膀胱炎

主证：小便频急热痛，淋漓不尽或癃闭不通，或小便带血，小腹胀满，口干口

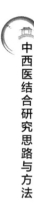
苦，舌红，苔黄腻，脉弦数。

辨证：湿热下注。

治法：清热泻火，利水通淋。

方药：八正散加减。

木通 15 g、车前草（包）15 g、萹蓄 15 g、瞿麦 30 g、栀子 15 g、滑石 15 g（包）、大黄 10 g、甘草 6 g。

加减：肉眼血尿者，加小蓟 15 g、白茅根 15 g；小便混浊者，加萆薢 15 g、石菖蒲 15 g；舌红口干者，加沙参 15 g、石斛 15 g；阴道黄色分泌物多，舌苔黄腻者，加薏苡仁 30 g、车前子（布包）10 g、蛇床子 15 g；带下赤白或阴道血性分泌物者，加云南白药 3 g（冲）、地榆炭 10 g、紫珠草 10 g。

3. 放射性皮炎

主证：阴道瘙痒、疼痛、伴有烧灼感，局部红肿，或出现水泡、溃疡，口苦口干，白带减少，色黄夹有血丝，舌红，苔黄腻，脉弦细。

辨证：热毒蕴结。

治法：清热解毒。

方药：二妙散加味。

苍术 15、黄檗 10 g、虎杖 15 g、紫珠草 10 g、生地黄 20 g。

加减：局部出现水泡者，可用黄芩 10 g、黄檗 10 g、苦参 15 g、柴胡 6 g、茯苓 15 g、白术 10 g、泽泻 12 g、白鲜皮 15 g、地肤子 15 g、当归 10 g、甘草 6 g 坐浴。局部黏膜溃疡者，可用生肌玉红膏、红油膏外敷。阴道疼痛不止者，加川楝子 15 g、延胡索 15 g、木香 15 g、杭白芍 15 g、香附 15 g、蒲黄 6 g（包煎）、五灵脂 6 g（包煎）、桃仁 10 g；口干口苦，皮肤干燥，大便秘结者，加麦门冬 15 g、玄参 10 g、生地黄 20 g。

4. 放射性盆腔炎

主证：下腹部坠胀疼痛拒按，带下量多，色黄、黏稠、臭秽，低热起伏，疲乏无力，纳眠差，小便频急，大便溏，里急后重，舌红，苔黄腻，脉弦数或弦滑。

辨证：湿热蕴结。

治法：清热解毒，利湿活血。

方药：清热调血汤加减。

当归 15 g、川芎 15 g、白芍 15 g、生地 20 g、黄连 15 g、香附 15 g、桃仁 10 g、红花 10 g、莪术 15 g、延胡索 15 g、丹皮 15 g。

加减：高热寒战，带下臭秽、量多者，加败酱草 20 g、薏苡仁 30 g、山栀子 20 g、车前草 15 g（包）、冬瓜仁 30 g；腹痛剧烈着，加木香 10 g、大腹皮 15 g；腹胀甚者，加厚朴 15 g、大腹皮 15 g。

（三）中医药配合化学治疗

化学治疗作为中晚期辅助或姑息性治疗，亦有用于新辅助化疗。常用联合化疗药物有顺铂、氟胞嘧啶、博来霉素、丝裂霉素、环磷酰胺、阿霉素、卡铂、依托泊苷和紫杉醇等。化疗带来的毒副反应主要有骨髓抑制、消化道反应等。中医药能扶正培本、祛邪解毒、提高免疫功能，既能减轻化疗的毒副反应，又能增强机体免疫系统对癌细胞的抑制作用，对化疗起增效作用，提高疗效。

1.骨髓抑制

主证：面色苍白或萎黄，头晕目眩，疲倦乏力，心悸不宁，口淡乏味，失眠多梦，食欲缺乏，舌淡，苔薄白，脉细弱无力。

辨证：气血双亏。

治法：益气养血。

方药：八珍汤加减。

当归15 g、川芎15 g、白芍15 g、熟地黄20 g、党参30 g、白术20 g、茯苓20 g、炙甘草10 g。

加减：白细胞减少者，加黄芪30 g、当归15 g、女贞子15 g、菟丝子15 g、补骨脂15 g、黄精15 g；血小板减少者，加阿胶10 g（烊）、藕节15 g、仙鹤草20 g、紫珠草15 g、花生衣10 g、鸡血藤20 g；血红蛋白降低为甚者，加阿胶20 g（烊）、鹿角胶20 g（烊）、紫河车20 g（冲）、鸡血藤20 g；五心烦热、潮热盗汗者，加山药15 g、山茱萸15 g、枸杞15 g、川牛膝15 g、菟丝子15 g、龟板30 g（先煎）。

2.重度胃肠反应

主证：呕吐清水痰涎，胸脘痞满，不思饮食，食入即吐，呃逆嗳气，烦闷不舒，疲倦乏力，便秘，舌淡胖，苔白，脉弦细。

辨证：脾胃虚弱，肝气犯胃。

治法：健脾理气，和胃降逆。

方药：香砂六君子汤加减。

香附20 g、砂仁6 g（后下）、党参20 g、白术15 g、茯苓15 g、甘草6 g。

加减：呃逆者，加旋覆花12 g（包煎）、代赭石30 g（先煎）、生姜15 g；便秘者，加火麻仁15 g、玄参15 g、生地黄15 g；困倦嗜睡者，加佩兰15 g、薏苡仁30 g；纳呆、恶心呕吐者，加姜半夏15 g、姜竹茹15 g、陈皮10 g、焦山楂10 g、焦麦芽20 g、焦神曲15 g。

十五、子宫内膜癌中西医结合治疗

子宫内膜癌是女性生殖器官最常见的恶性肿瘤之一，占女性生殖道恶性肿瘤的20%～30%，占子宫癌的90%，也称为宫体癌。在发达国家，由于筛查的应用，宫

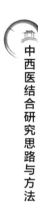

颈癌的死亡率已减少了50%，但子宫内膜癌的发病率呈上升趋势。在欧美发达国家，年发病率平均为15～23/10万。其发病率上升的原因可能与女性平均寿命的延长、医疗检查水平的提高和外源性雌激素的应用有关。子宫内膜癌的发病与地域有关，经济发达国家发病率高于经济落后国家，城市人口发病率高于农村人口。本病可发生于任何年龄，但多发于老年妇女，平均发病年龄为55岁。大约有75%的子宫内膜癌患者在诊断时病灶局限于子宫，其症状出现早，如不规则阴道流血，促使患者较早就医。因此，子宫内膜癌有较高的生存率。但是，数据表明子宫内膜癌的死亡率增长明显高于其发生率。这可能与晚期病人比例的增加和高风险病理分类如浆液性肿瘤有关。而且，很多患者并没有得到正确的分期。为了改善疾病预后，需对本病有充分的认识，并对高风险的患者制定恰当的治疗方案。本病属于中医"崩漏""五色带下""癥积"等范畴。

化疗是子宫内膜癌的辅助治疗之一，化疗主要的不良反应为骨髓抑制，重度胃肠反应，临床表现为疲倦乏力，自汗，体虚易感，不欲饮食，腹痛腹胀，恶心呕吐等。

1.骨髓抑制

主证：眩晕，耳鸣，咽干舌燥，五心烦热，盗汗，精神萎靡，腰膝酸软，舌淡红，苔少，脉沉细。

辨证：肝肾阴虚。

治法：滋补肝肾，填精生血。

方药：六味地黄丸加减。

熟地黄25 g、山茱萸、山药各12 g，泽泻、茯苓、丹皮各9 g，黄精、补骨脂各15 g。

加减：胃中嘈杂、口干口苦者，加沙参15 g、石斛10 g、佛手10 g；嗳腐吞酸者，加谷麦芽30 g、神曲15 g；畏寒，喜热饮者，加干姜15 g、草豆蔻10 g；口干，大便干结者，加玄参20 g、麦冬15 g。

2.胃肠反应

主证：胃纳不佳，食入难化，食入稍多即呕，喜食温食，恶生冷，胸脘痞闷，面色萎黄或苍白，疲倦乏力，大便溏，舌淡胖，苔白，脉细弱。

辨证：脾胃虚弱。

治法：健脾和胃。

方药：半夏泻心汤加减。

半夏20 g、黄芩10 g、干姜10 g、党参12 g、黄连6 g、甘草20 g、大枣10 g。

加减：腹胀，嗳腐吞酸者，加神曲10 g、鸡内金15 g；呕吐者，加姜竹茹10 g、旋覆花12 g（包）；气虚乏力者，加党参20 g、黄芪20 g；伴头晕、心悸、不欲食者，加苍术 10 g、石菖蒲 15 g、泽泻 10 g。

十六、卵巢癌中西医结合治疗

卵巢癌是来自卵巢上皮、生殖细胞、性腺间质、非特异性间质的原发性肿瘤，还包括来自其他脏器的转移性肿瘤。2011年世界卫生组织将卵巢癌病理类型分为五大类：①上皮性肿瘤（浆液性囊腺瘤、黏液性囊腺瘤）；②交界性上皮性肿瘤；③恶性生殖细胞肿瘤；④癌肉瘤；⑤性索间质瘤。在中医学中属于"积聚""癥瘕""肠覃""腹痛""崩漏"等疾病的范畴。

卵巢癌死亡率居各类妇科肿瘤之首。由于早期症状隐蔽，确诊时有2/3的患者已属于晚期；加之病理分类繁多，生物学特性不同，放化疗敏感性各异，且肿瘤易产生耐药，故预后较差。世界各地卵巢癌的发病率有显著差异，北欧、北美最高，挪威为15.3/10万妇女人口，美国为13/10万妇女人口，日本最低，仅为3.2/10万妇女人口。根据我国试点县市恶性肿瘤发病调查北京地区卵巢和其他子宫附件恶性肿瘤发病率，1988—1992年统计为5.7/10万妇女人口；上海市区为7.6/10万妇女人口，均占恶性肿瘤发病第8位。

卵巢癌可以发生在妇女一生中任何时期，发病年龄与其所患肿瘤的类型有关，恶性卵巢生殖细胞瘤多发生于青少年，高发年龄为20岁。21岁前2/3的卵巢恶性肿瘤是生殖细胞瘤。恶性畸胎瘤患者年龄平均为14～21岁。卵巢癌的发生以绝经后妇女为多，国外发病高峰为62岁，国内发病年龄略低，约50岁。

临床根据病史和症状、阴道涂片、X线腹部平片检查、盆腹腔彩超、淋巴结穿刺或活检等可确诊。Ⅰ期卵巢癌及时治疗五年生存率可达90%，而Ⅳ期卵巢癌五年生存率只有4.5%，治疗效果仍不理想，主要通放疗、化疗、生物靶向治疗及中医药等非手术中西医结合的综合治疗以期获得较好的姑息效果。

手术是卵巢恶性肿瘤的首选治疗方法，中医认为其术后属虚实夹杂，整体属虚，局部属实，故以扶正祛邪为其根本治疗大法。通常手术治疗后容易出现贫血、膀胱麻痹、淋巴水肿等一系列并发症。由于卵巢是合成和分泌雌激素的重要器官，相当一部分患者在施行彻底切除手术后会出现雌激素缺乏的相关症状。通过中药辨证治疗，可增强患者术后抗感染能力，减少术后并发症及后遗症，巩固手术疗效。

1. 术后贫血

主证：面色苍白或萎黄，头晕目眩，神疲乏力，气短懒言，纳眠差，舌淡，苔白，脉沉细无力。

辨证：气血亏虚。

治法：补气养血。

方药：八珍汤加减。

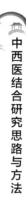

党参 20 g、白术 12 g、茯苓 15 g、当归 10 g、熟地 15 g、白芍 15 g、川芎 6 g、黄芪 30 g、大枣 30 g、甘草 6 g。

加减：气虚明显者，加人参（蒸兑）6 g；血虚明显者，加女贞子 10 g；自汗、畏风怕冷者，加防风 12 g；阴道出血不止者，加三七粉（冲）6 g、地榆炭 10 g、仙鹤草 20 g；食欲缺乏者，加黄精 15 g、鸡内金 15 g、麦芽 15 g、谷芽 15 g；心悸、眠差者，加远志 15 g、酸枣仁 20 g。

2.膀胱麻痹

主证：时欲小便而不得出，或尿量少而不爽利，小腹坠胀，神疲乏力，气短，语声低微，食欲不振，舌淡，苔白，边有齿印，脉细弱。

辨证：脾气不升。

治法：健脾益气利水。

方药：补中益气汤加减。

党参 20 g、黄芪 20 g、白术 15 g、当归 10 g、陈皮 10 g、炙甘草 6 g、升麻 6 g、柴胡 6 g、桂枝 15 g、泽泻 15 g。

加减：若有水肿者，加大腹皮 15 g、猪苓 15 g、玉米须 20 g；纳差便溏者，加五爪龙 20 g、山药 10 g、刺五加 10 g。

3.淋巴水肿

主证：身肿，腰以下为甚，按之坚韧，不凹陷，面色萎黄，神倦肢冷，腹胀腹痛，胃纳欠佳，便溏，舌淡，苔白腻，脉细弱。

辨证：脾阳亏虚。

治法：温运脾阳，祛湿消肿。

方药：实脾饮加减。

干姜 20 g、白术 15 g、茯苓 20 g、炙甘草 10 g、草果 15 g、大腹皮 15 g、厚朴 15 g、木香 10 g、木瓜 10 g。

加减：若气短懒言、神疲乏力者，加党参 20 g、黄芪 20 g；小便量少者，加桂枝 10 g、泽泻 10 g；腹胀腹痛者，加香附 15 g、沉香 5 g；便溏者，加五味子 6 g、肉豆蔻 10 g。

4.雌激素缺乏相关症状

主证：头晕目眩，五心烦热，潮热盗汗，胁肋灼痛，口燥咽干，尿黄，大便干结，舌红，苔少，脉细数。

辨证：肝肾阴虚。

治法：滋补肝肾。

方药：杞菊地黄丸加减。

熟地 15 g、丹皮 10 g、泽泻 12 g、山药 30 g、山茱萸 10 g、茯苓 15 g、枸杞子 15 g、

菊花 10 g。

加减：若有腹胀或腹痛者，加鸡内金 15 g、麦芽 30 g、木香 10 g；腰膝酸软者，加杜仲 15 g、锁阳 15 g。

十七、白血病中西医结合治疗

急性白血病（AL）是造血干细胞的恶性克隆性疾病，发病时骨髓中异常的原始细胞及幼稚细胞（白血病细胞）大量增殖并抑制正常造血，广泛浸润肝、脾、淋巴结等各种脏器，表现为贫血、出血、感染和浸润等征象。根据主要受累的细胞系列可将 AL 分为急性非淋巴细胞性白血病（ANLL）或称急性髓细胞白血病（AML）和急性淋巴细胞白血病（ALL）。

AML 与多因素关系密切，如环境、职业、遗传因素等。发达国家发病率高于发展中国家，西方国家高于东方国家，发病年龄多分布于中老年，占各型白血病的58.9%。儿童的 AML 发病率明显低于中老年人。男性高于女性，随年龄增长而发病率上升，60 岁以上为发病高峰。ALL 在 15 岁以下人群最多发，占此年龄组所有肿瘤的 1/4 和白血病的 76%。相反，ALL 仅占成人肿瘤的 1% 以下。2～5 岁和 60 岁以后分别为此病的两个发病高峰，青春期、青壮年期发病率下降。欧洲人发病率高于非洲人。除了婴儿期女性略高外，其他各年龄段均以男性为多。近 50 年来白血病的发病率有增高趋势。我国 1986—1988 年对 22 个省市进行了白血病发病情况调查，ALL 年发病率约 0.67/10 万。油田污染区发病率明显高于全国发病率，大城市发病率也呈较高（$P<0.01$）年龄分布：ALL 在儿童期（0～9 岁）存在发病高峰，30 岁前随年龄增长呈下降趋势，30 岁后趋向平稳。性别：青少年组（10～29 岁）女性发病率显著低于男性。中医学无白血病这一病名，但本病常出现的症状如发热、出血、贫血、肝脾及淋巴结肿大等历代文献多有记载，多数医学家将其归属于"血证""虚劳""瘢积""血虚""癥积""温病""痰毒肿核"等病范畴。

慢性髓细胞白血病（CML）是一种造血干细胞异常克隆增生性疾病，表现为早期多能造血干细胞的恶性克隆性增生，病程发展缓慢。骨髓以髓系增生、外周血白细胞增多及脾脏肿大为主要特征，中位生存期为 3～5 年。最近的 WHO 分类标准中仅将 Ph 染色体和/或 BCR/ABL 融合基因阳性的慢性粒细胞白血病（CGL）归入此范畴，而既往也归入 CML 的慢性中性粒细胞白血病（CNL）、不典型 CML（ACML）、慢性粒单核细胞白血病（CMML）及幼年型粒单核细胞白血病（JMML）均不归入慢性髓细胞性白血病。本章的 CML 指的是经典的 CGL，其他几种疾病仅在鉴别诊断部分简要叙述。全球发病率为 1/10 万，占成人白血病的 15%～20%，发病高峰为 50～60 岁，男女比为 1.4∶1。根据慢性粒细胞白血病的临床表现，属于中医学的"积证""痰毒""癥瘕""瘰病""血证""虚劳""髓毒"等范畴。

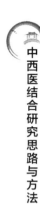

中西医结合治疗白血病，可充分发挥中医、西医的优势，取长补短，急则治标，缓则治本，以取得更好的临床效果。从大量的临床实践来看，中医、中药在白血病治疗中尽早参与可明显改善患者的病情。中医对气血、阴阳、脏腑的调整可以对应西医的免疫功能。免疫状态的调整，中医对改善患者的生活质量更具明显优势，特别对化疗后患者所出现的低热、虚汗、渗血、食欲差、精神委顿、掉头发等症状。慢性以化疗为主，化疗期间及化疗后中医辨证、辨病施治，一方面中药可配合化疗，增加化疗敏感性，也就是抗耐药，另一方面，中药可以对抗化疗副作用，可保护正常造血功能骨髓的恢复，防止化疗药物引起严重的骨髓抑制。

（一）延长或阻止白血病的复发

当白血病患者经过化疗后，达到完全缓解或部分缓解阶段时，应用中药调节机体免疫水平促使机体恢复免疫功能，可明显延长白血病的复发时间或阻止其复发。在急性白血病患者急性期骨髓内白血病细胞所占比例达到30%时，需要及时应用化疗，其间可予以中医中药辅助治疗，缓解期时应用中医中药可提高患者的生存质量，延缓或阻止复发，所以在缓解期应用中药治疗急性白血病是最佳时机和切入点。

（二）防治白血病多药耐药

白血病细胞对化疗药物是有耐受性的，细胞本身对毒物的排异机制一旦启动将会影响化疗药对白血病细胞的作用，特别是在临床化疗当中，很多患者都会出现耐药的发生，从而导致化疗的无法继续有效进行。中医药可以恢复白血病细胞对化疗药的敏感性，这一发现已得到众多学者的认可和肯定，引发了中医药治疗白血病的介入点。

（三）预防白血病的相关并发症

在白血病的临床治疗中，白血病的并发症一旦发生，治疗起来难度大，耗费也惊人。在白血病临床当中，特别是需化疗患者，采用中西结合的方法，给予清热、解毒、止血化痰、扶正补虚、利湿护肝之中药配合化疗大大减少了输血、输血小板次数。应用中药，比单用化疗组总体支持治疗费用降低了60%左右，且化疗后，应用中药与单纯化疗患者，机体免疫功能恢复情况能够提前一周左右。应用中药治疗不仅能够减少患者身体上的痛苦，还能够减轻患者的经济负担。

（四）清除体内残留的白血病细胞

西医治疗白血病主要采用化疗，就是杀死白血病细胞，因受剂量、患者体质耐受性、白血病细胞对药物的敏感度的限制。所以化疗物也不能100%地全部杀死体内的白血病细胞，残留的白血病细胞总是复发的根源。要想消灭残留的白血病细胞，主要靠中药。因中医药可以调整机体免疫功能达到扶正祛邪、排毒、解毒之功效。

（五）中药可诱导白血病细胞凋亡

凋亡的概念就是让白血病细胞按它的生长规律进行死亡；因白血病细胞的生长失去了正常的生长、衰老过程，所谓白血病细胞就是不成熟的细胞，当骨髓内的原始细胞，早幼细胞的比值超过30%即可确诊为白血病的发生。白血病细胞因其不具备正常细胞的功能，如白细胞的免疫功能，吞噬细菌、病毒的能力，且其不受人体内遗传基因的调节和控制。白血病细胞就会一味地裂变、增殖，达到一定数量后人体就会出现症状，即白血病的发生，应用中药通过免疫调节，介入细胞内促使其凋亡，我国在应用中药治疗白血病方面具有众多优势，如中药中的砒霜，经提纯后获得的亚砷酸，其治疗白血病是众所周知的，通过现代分子生物学的研究证实，其作用就是诱导白血病细胞凋亡，从而达到治愈白血病的目的。

（六）中药可以诱导白血病向正常细胞转化

也就是说使白血病细胞改邪归正，经分子生物学研究证实，白血病细胞的细胞核内染色体发生了移位，如M3型白血病细胞其细胞核内的染色体和正常细胞比对，就是15号染色体和17号染色体移位了，从而导致早幼粒细胞的恶性克隆性生长。治疗中应用中西医结合，一般白血病患者在前期经化疗和中药治疗达到完全缓解后，再用中药进行治疗，一般开始治疗的1～6个月，每月做一次骨穿检查，如有复发迹象，可再次用中西医结合的治疗方法。

（七）辨证使用中药可以减轻化疗的副作用

在白血病的临床治疗当中，当患者通过多次化疗后（一般指中剂量和大剂量化疗3～5次以上）大部分患者会出现肝脏损伤、面色黧黑、头发脱落、食欲不振等正气虚损的表现，此时若再进行化疗，患者的体质已无法承受，放弃化疗意味白血病的复发。通过临床观察，辨证施治，为每一位患者制定个性化的治疗方案，使众多已无法再坚持化疗的患者机体得以恢复，并接受中西医结合转为中药治疗的艰辛历程，达到了延长患者生命，减轻患者痛苦，恢复患者机能的治疗目的。

（八）保护正常造血功能骨髓的恢复

在白血病临床化疗中，患者出现其他脏器的损伤，或正常血细胞对化疗药物特别敏感，迫使化疗药物的用量无法达到治疗用量而中途停用时有发生。白血病临床治疗中，采用中西医结合的方法，应用中药护肝、降黄、活血化瘀、止血利尿、健脾胃、扶正补血等几方面，将患者的心、肝、脾、肾、胃肠进行中药保护，协助化疗，减轻了患者的痛苦，临床对照统计，应用中药组与单纯化疗组，患者的肝、肾、心肌、胃肠反应大大降低，化疗结束后患者体质恢复速度明显高于单纯化疗组，并发症的发生率比单纯化疗组降低50%以上。

（张广路）

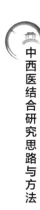
第三节　常见肿瘤并发症的中西医结合治疗

一、癌症疼痛中西医结合治疗

癌症在目前居民死因中位居前两位，据世界卫生组织（WHO）统计，全世界每年约有新发癌症患者1000万人，其中55%～85%伴有不同程度的疼痛。在非转移性的患者中15%伴有疼痛，在接受抗癌治疗的成人和儿童中，50%的患者感到疼痛。60%～90%的晚期患者有不同的程度的疼痛，其中70%以疼痛为主要症状。在有些癌症患者中，50%是中度至剧烈程度的疼痛，30%是剧烈至难以忍受的疼痛。全世界每天至少有500万人忍受着癌症疼痛的折磨。在发达国家50%～80%的癌症患者没有得到满意的治疗。在我国目前有癌症病人超过700万，各期癌症患者中51.5%伴有不同程度的疼痛，其中40%为轻度疼痛，30%为中度疼痛，30%为重度疼痛，24.5%癌痛患者未得到任何治疗，大约每天有100万癌症病人在忍受着痛苦的折磨。国内最新资料指出：我国肿瘤疼痛的病人中仅有41%得到有效缓解，而晚期癌痛仅有25%得到有效缓解。因此，有效的治疗癌症疼痛已成为世界卫生组织癌症综合规划中的四项重点之一。随着WHO癌症三阶梯止痛治疗原则和规范化疼痛治疗（GPM）的推广应用，癌痛治疗工作取得了较大的进步。

疼痛是一种与组织损伤或潜在组织损伤相关的、不愉快的主观感觉和情感体验以及保护性或病理性反应。癌性疼痛（简称癌痛）是由癌症本身以及癌症治疗过程中产生的疼痛。癌痛与一般的疼痛有以下不同：①癌痛多为逐渐加剧，是多种机制共存的疼痛，且持续时间长；而外伤和术后的疼痛一般发生较急，但经数小时或数日后即可消失；②癌痛患者与外伤、术后疼痛的患者相比，精神更加恐惧和焦虑；③50%～90%的癌症患者直至死亡都伴有疼痛，其中半数以上是剧烈疼痛；④从病理过程看，癌症患者会发生不同机制的疼痛和吗啡类药物难以控制的疼痛。

（一）中药配合西药

西药止痛药有诸多的毒副作用，在临床应用中常难以避免，如非甾体类解热镇痛药的多汗、消化性溃疡，阿片类止痛药的瘙痒、恶心、呕吐及呼吸抑制等。在临床治疗中配以中药则可以减轻止痛药的毒副作用、增强止痛疗效甚至减少止痛药的用量。

（二）中药配合化疗

化疗能减轻肿瘤负荷，缓解疼痛，但化疗会产生免疫损伤、骨髓抑制等不良反应，在治疗中如能辅以中药，则可起到减毒增效、有效控制癌痛的作用。

（三）中药配合放疗

放疗有效地控制癌性疼痛，改善患者的生活质量。其对癌性疼痛的控制主要体现在两方面：一是以根治为目的的治疗，在对肿瘤本身的治疗中，使疼痛得到缓解；二是以控制疼痛为目的的姑息治疗，旨在缓解疼痛，提高生存质量。但放疗也是把双刃剑，在肿瘤细胞被杀灭时，机体正常细胞也被损伤，严重时会出现放射性口腔炎、肺炎、膀胱炎、脊髓炎等，若在治疗中配以中药，则可增强止痛疗效，并可减轻放疗造成的毒副反应。

（四）针灸配合西药

针灸疗法以其安全、无镇痛药的成瘾性及毒副作用等占优势，但单纯针刺存在镇痛不全的缺点，因此针药结合便成为癌痛治疗的另一选择。

二、癌性发热中西医结合治疗

癌性发热是恶性肿瘤常见症状，是指癌症患者出现的直接与恶性肿瘤有关的非感染性发热。癌性发热一般有如下临床特点：常为不规则热或弛张热，少数呈稽留热，体温多在37.5～38.5 ℃之间；热程或短或长，有的可达数月之久，可呈间歇性；发热时全身症状可不明显，病人有时不能感知，或无明显不适；抗感染治疗无效，对解热镇痛药反应较好。临床以肝癌、肺癌、胃癌、胰腺癌、恶性淋巴瘤等为常见。

癌性发热的西医治疗优势在于降热效果快，疗效确定，处方简单。但对于晚期肿瘤患者易引起消化道的损伤，非甾体类消炎药还容易引起大汗淋漓、粒细胞减少等副作用。中医药治疗优势在于副作用小，能避免服非甾体类消炎药汗出较多致气阴更虚之弊，作用持久，停药后体温回升率低，可做到标本兼顾，兼顾其他伴随症状，提高了患者的生活质量，延长了生存期。但缺点在于起效慢，而且其疗效与处方者辨证施治准确与否直接有关，故多有导致疗效不确定的可能，对于发热体温较高、整体情况较差的患者有诸多不利。所以想要更好地控制临床发热症状，采取中西医结合取长补短，是提高疗效的最佳方法。

通过中西医结合治疗肿瘤的临床实践，总结出一些中西医结合治疗癌性发热的模式：对体温尚正常的肿瘤患者，只要患者愿意接受中医药治疗，在辨证论治的原则下处以相应方药，调和气血阴阳、补虚泻实，达到"未病先防"的目的。对于已经出现发热症状的患者，首先注意鉴别感染引起的发热，及时对其进行病因的判断，进行必要的实验室诊断，例如血常规，体液、分泌物的培养以及药敏等，并根据结果给予有效的治疗。如确定是癌性发热，则根据前述的辨证论治施治，治疗期间体温有稳定及下降趋势，无明显不适主诉，尽量不予西药治疗，如出现中等或中等以上热度，无明显禁忌证，在中药治疗的基础上及时予适当剂量西药治疗，达到

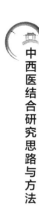

控制症状、减少能量消耗的目的。癌性发热目前仍然是肿瘤科医生经常遇见的问题，癌性发热为肿瘤本身所致，"治病求本"，故在临床治疗过程中，积极治疗肿瘤本身是最为关键的。

三、肿瘤出血中西医结合治疗

肿瘤浸润，病及脉络，致使血液不循常道，或上溢于口鼻诸窍，或下泄于前后二阴，或渗出于肌肤，称肿瘤出血，属于中医学血证范畴。临床上常见的肿瘤出血有咯血、呕血、便血、尿血、阴道出血及体表肿瘤出血。出血的对症治疗，就是有效及时地止血。可以用服药的方法，也可以用局部加压及冷冻、电烙等办法使破损的血管关闭，达到止血的目的。中医药对肿瘤出血，尤其是轻中度出血，有良好的疗效。

（一）咯血中西医结合治疗

咯血的病因主要是火与气，以邪热、痰瘀和肺损为病机之关键。肺为娇脏，喜润恶燥，不耐寒热，故内外之邪，易伤肺络，出现咯血。痰瘀毒互结于肺，郁而化热，或忧思恼怒过度，肝郁化火，木火刑金，或肺肾阴虚，阴虚火旺，均可灼伤血络导致出血；或气虚不摄血，血不循经，溢入气道，而致咯血。治疗原则为清热润肺、清肝泻火、凉血止血、固摄止血。

咯血是呼吸系统恶性肿瘤常见病证，当每日出血量大于500 mL时，称为"大咯血"，应及时抢救，中西医结合治疗。

止血剂的应用：可使用卡巴克洛、酚磺乙胺、氨甲苯酸、巴曲酶等。出血量大时，可用垂体后叶素静滴止血，垂体后叶素6～12 μ加入5%葡萄糖注射液250 mL中静滴。

镇咳剂的应用：恶性肿瘤所致的咯血可由刺激性咳嗽所诱发，因此可用镇咳药减少刺激性咳嗽，常用可待因治疗。

大咯血时应嘱患者卧床休息，消除紧张情绪。头偏向一侧，防止窒息。若出血量大，可予输血治疗贫血。出现厥脱者，可加用参附注射液静滴。

（二）消化道出血（呕血与便血）中西医结合治疗

肿瘤引起的消化道出血，除使用中药治疗外，还应配合西医治疗，特别是出现急性消化道大出血。使用止血药及制酸、保护胃黏膜制剂，如奥美拉唑、氢氧化铝凝胶等。急性消化道大出血时，可用去甲肾上腺素8 mg加入100 mL冰冻生理盐水中口服。亦可使用凝血酶口服。经上述处理后仍有出血者，可用生长抑素持续静脉滴注治疗。经内科对症治疗后大出血基本停止，患者基本情况稳定后，可行急诊内镜检查同时进行治疗。

气衰血脱者，急用参麦针或生脉针20 mL加入50%葡萄糖液40 mL中静注，每隔30分钟1次，连续3～5次。或参附注射液40 mL加入5%葡萄糖液250 mL中静滴。或急服独参汤、参附汤以益气固脱，并配合输血、静脉补液等。

（三）尿血中西医结合治疗

血尿的产生大多与湿热、瘀毒及脾肾亏虚有关。辨证时应注意标本虚实，根据血尿的颜色进行辨证。多食肥甘，痰湿内生，郁久化热，湿热下注，伤及肾与膀胱脉络；肝郁不舒，气滞血瘀，瘀浊阻络，血不循经，溢于脉外；或五志过极，心阴暗耗；或房劳过度，内耗肾阴，水不济火，阴虚火旺，灼伤肾与膀胱血络，导致尿血。治疗时，以清热利湿、滋阴降火、行气活血、凉血止血为主，同时注意化瘀消积。

1.吗特灵注射液：本药由中药苦参之有效成分提取而成，具有燥湿清热、利尿解毒之功效。每次0.5～1.0 g加入5%葡萄糖注射液500 mL内，静脉滴注，每日1次。

2.出血多者，可配合静脉补液、输血。

3.冲洗法：膀胱内出血量较大时，可试用冷盐水反复冲洗。也可用1：1000肾上腺素或巴曲酶、凝血酶进行膀胱冲洗直到止血。

4.化疗：对于膀胱癌患者可以用化疗药物治疗。噻替哌40 mg或丝裂霉素10～20 mg，每周1～2次，膀胱冲洗。

（四）阴道出血中西医结合治疗

阴道出血属中医"崩漏"范畴。即患者不在月经期间，阴道大量出血或持续下血，淋漓不断。突然大量出血称为"崩中"；日久淋漓不断的称为"漏下"。血热、肾虚、脾虚、血瘀等造成冲任损伤，不能制约经血是阴道出血发生的主要病机。感受外邪，热毒炽盛，或过食辛辣助阳之品，或七情过极，肝火内炽，热伤冲任，迫血妄行，致成崩漏；瘀毒内阻，阻滞经脉，或患病日久，脾肾两虚，冲任不固，均能导致阴道出血。治宜清热凉血、活血祛瘀、健脾补肾、养血止血。

1.若血崩出现虚脱时，可配合输血、静脉补液。

2.参附注射液40 mL加入10%葡萄糖注射液250～500 mL中静滴。

（五）体表肿瘤出血中西医结合治疗

体表肿瘤出血的产生大多与热毒、瘀血及脾肾亏虚有关，也可因不慎触碰、摩擦二次出血。辨证时应注意标本虚实，根据出血的颜色、量等进行辨证。多食肥甘，痰湿内生，郁久化热，湿热下注，伤及脉络；气滞血瘀，瘀浊阻络，血不循经，溢于脉外；或五志过极，心阴暗耗，或房劳过度，内耗肾阴，水不济火，阴虚火旺，灼伤血络，导致出血。治疗时，以清热解毒、行气活血、滋阴降火、凉血止血为主，同时注意化瘀消积。

1.使用止血药，如酚磺乙胺、氨甲苯酸、巴曲酶等，出血量多者，应予输血、静脉补液等。

2.去甲肾上腺素4～8 mg加生理盐水浸泡棉球外敷或压迫患处。

3.凝血酶加生理盐水浸泡棉球外敷或压迫患处。

四、梗阻中西医结合治疗

(一)呼吸道梗阻中西医结合治疗

呼吸道梗阻是一种由多种原因所致的气道气流严重受阻的临床急症，严重的呼吸道梗阻，处理不及时可导致死亡。因肿瘤所产生的呼吸道梗阻，有腔内型和腔外型。腔内型的典型病变为气管肿瘤及喉部肿瘤。原发性气管肿瘤少见，大多为恶性，好发于气管下段，次为上段，中段较少。当肿瘤阻塞气道达50%时，可出现呼吸困难。而甲状腺癌、巨大结节性甲状腺肿、慢性甲状腺炎，乃至纵隔肿物、恶性淋巴瘤或癌性淋巴结转移灶等均可压迫气管导致腔外型呼吸道梗阻。气管本身疾患梗阻，良性多见，如气管狭窄、气管软化，或由于炎症，近期放疗所致水肿等。恶性支气管梗阻，最常见于肺癌，胸片可见部分或完全梗阻，鳞状细胞癌占53%，腺癌占25%，大细胞分化不良癌占33%及小细胞癌占38%左右。甲状腺癌晚期或巨大结节甲状腺肿，压迫或侵犯气管，致呼吸道狭窄，呼吸不畅，慢性甲状腺炎后期，甲状腺组织纤维化挛缩，压迫气管或甲状软骨，导致气管狭窄。

根据病情，必要时给予吸氧、静脉补液、吸痰、气管插管或行气管切开术（气管造口术）。痰多黄稠患者，可用双黄连粉注射液20 mL加入5%葡萄糖注射液500 mL中静脉滴注，或穿琥宁注射液20 mL，加入5%葡萄糖液250 mL中静脉滴注，或痰热清注射液20 mL，加入5%葡萄糖液250 mL中静脉滴注。出现喘脱证者，可静脉推注参附注射液40 mL，或用参麦注射液20 mL加入5%葡萄糖溶液250 mL静脉滴注，或用生脉注射液20 mL加入5%葡萄糖溶液250 mL静脉滴注。

(二)食道梗阻中西医结合治疗

食管梗阻常由食管内肿瘤堵塞食管或食管癌食管周围浸润、淋巴结转移、纵隔肿瘤等压迫食管所致。临床常见持续性进行性吞咽困难，吞咽梗阻感，或咽下即吐。病初有较明显胸骨后疼痛者，表现为钝痛、隐痛或烧灼痛、刺痛，可伴沉重感。还可见吐白色泡沫样黏痰、呛咳、高度消瘦、声音嘶哑、皮肤松弛干燥、颈部和锁骨上肿块等。

1.华蟾素注射液：每次20～40 mL加入5%葡萄糖液500 mL中静脉滴注，每日1次。

2.康莱特注射液：每日100～200 mL，静脉滴注。

3.对于中段食管癌引起的梗阻，安放食管支架或行胃造瘘术是目前最理想的姑息性减状手术。

（三）肠梗阻中西医结合治疗

恶性肠梗阻（MBO）是指原发性或转移性恶性肿瘤造成的肠道梗阻，是晚期癌症患者的常见并发症。原发性肿瘤所致肠梗阻由于胃肠道肿瘤的浸润、阻塞所致，溃疡型或浸润性的肠道肿瘤，虽然不造成肠腔狭窄，但因肿瘤侵犯肠壁各层，造成肠壁纤维组织增生，肠壁增厚僵硬，以致肠管无力使内容物向下运行而出现肠道梗阻症状。转移性恶性肿瘤造成的肠梗阻是由于腹腔内肿瘤术后粘连或其他部位恶性肿瘤转移至腹腔压迫所致。少见的原因有腹部因放疗后肠管狭窄、肠道炎症等。根据梗阻发生的部位可分为小肠梗阻和结肠梗阻。

国外文献报道，晚期原发性或转移性肿瘤并发肠梗阻的发生率为5%～43%。最常见并发肠梗阻的原发肿瘤为卵巢癌（5.5%～51%）、结直肠癌（10%～28%）和胃癌（30%～40%，鉴于在我国胃癌发病率为消化道肿瘤的首位，胃癌并发MBO的比例可能更高）。小肠梗阻较大肠梗阻更为常见（61%和33%），超过20%的患者大肠和小肠同时受累。卵巢癌并发MBO占癌性小肠梗阻的50%，占癌性大肠梗阻的37%。肠道一旦发生梗阻，将造成全身病理生理紊乱和肠管本身解剖与功能上的变化，严重者往往危及患者的生命。晚期即使梗阻的情况获得解除，其所造成的严重病理现象，亦可能使患者趋于死亡。

1.中药直肠滴注给药。大黄20 g、黄檗15 g、金银花20 g、红花15 g、苦参20 g、山栀子15 g、蒲公英30 g等，煎水至400 mL直肠滴注，注药后保留2小时，每天1次。

2.必要时配合静脉补液、输血，以纠正水、电解质平衡及控制感染。

3.留置胃管以胃肠减压并注入辨证中药。

4.甲氧氯普胺、氯丙嗪、山莨菪碱等药物穴位注射足三里等脾、胃、大肠经穴位，也可取得一定的疗效。

5.在患者身体状况允许的情况下，可以行肠切除肠吻合术、短路手术等治疗以改善症状。

（四）幽门梗阻

一般从不完全梗阻发展为完全性梗阻，病人自觉上腹部发胀、疼痛、恶心、呕吐，吐出大量隔夜宿食，内常混有咖啡样血液或酸臭，呕吐不伴有胆汁，患者可出现脱水或低氯性碱中毒。

临床处理：拍腹部平片对病情做出初步诊断。对食管、胃、十二指肠的梗阻可行上消化道造影，钡剂灌肠是检查下消化道梗阻的一种安全、有效的方法，对于局部因素形成的胃肠道梗阻，可做包括肿物的根治性切除或做姑息性手术以解除梗阻。对于食管癌所致梗阻（表现为吞咽困难），尽可能手术切除，不能手术者，可行放疗食管镜下扩张、在狭窄局部放置金属支撑架，以解决患者进食问题。

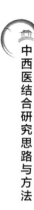
（五）胆道梗阻

胆道梗阻可由良性疾病引起，如胆总管结石，如表现为无痛性进行性加重的黄疸，则可能为胰头癌、胆总管癌直接阻塞或肝门部转移性淋巴结压迫所致。通过经皮肝穿刺胆管造影、内镜下逆行胆管造影或胆道镜可以确定梗阻部位和原因。解除梗阻的方法有：①手术切除肿瘤或做胆道转流手术（如胆管、空肠吻合术，属姑息性手术）；②胆道狭窄部位放置支撑管行胆汁内引流；③经皮肝穿刺放置支撑管行胆汁外引流，如报道的 PTCD 技术，可以经导管行近距离放射治疗及动脉内化疗栓塞。

（六）泌尿道梗阻

输尿管梗阻的主要原因是盆腔肿瘤，如卵巢癌、膀胱癌、前列腺癌和直肠癌。肾脏超声是检查输尿管扩张。梗阻部位可用 CT 检查。解除梗阻的方法为造成梗阻的肿块手术切除、手术造瘘、狭窄局部放置支撑管或支架。

五、癌性积液中西医结合治疗

（一）肺癌胸水中西医结合治疗

恶性胸腔积液（MPE）是指由肺癌或其他部位恶性肿瘤累及胸膜或胸膜原发性肿瘤所致的胸膜腔积液，是晚期恶性肿瘤的常见并发症。恶性肿瘤并发恶性胸水常见，约占各种原因所致胸腔积液的 25%～39%，也有几乎所有肿瘤均有侵犯胸膜的报道，其中约 5%～10% 的 MPE 找不到原发肿瘤灶。在渗出性胸腔积液病人中因恶性胸膜疾病所致者更高，占 42%～77%。肺癌最常见，约占 MPE 的 1/3。乳腺癌居第二位，再次是淋巴瘤，其他较少见的肿瘤还包括卵巢癌及胃肠道肿瘤。临床上恶性肿瘤患者一旦出现 MPE，即意味着病变已局部转移或全身播散，病变已到晚期，失去了手术治疗的机会。又因为积液量往往较多，且发展迅速，使肺扩展受到了机械性限制，影响心肺功能，易并发肺不张和反复感染，常常造成患者严重的呼吸困难和循环障碍，极大地影响了患者的生存质量，如不及时治疗，即可危及生命。因此，临床上越来越重视，特别是近 20 年来，对恶性胸水的研究有了长足的发展。不少临床实例和经验均说明了有可能通过适当积极的治疗获得较长期的缓解，为进一步化疗、放疗、手术治疗争取机会和时间，对延长部分病人的生命有重要意义。

胸腔积液在中医文献中称为"悬饮""癖饮"，以胁下胀满，咳嗽或唾涎时两胁引痛，甚则转侧及呼吸均牵引作痛为主症，或兼干呕、短气等。对其论述较多，治疗方法多种多样。

近年来运用中医、中西医结合治疗肺癌胸水取得了一定的进展，具有毒副作用小，能改善症状，提高生活质量，延长生存期等特点，尤其是对老、弱病人，特别是不能化疗的病人可作为首选治疗方法。在治疗恶性胸腔积液的过程中，西医的放化疗的近期疗效较明显，但中医药的综合治疗远期疗效比西医优越，尤其不会加快癌细胞的转移。所以在临床中应多加强中西医的有利结合，在放化疗的同时，服用中药汤剂，还应结合病患局部的胸腔给药及局部外敷。只有综合治疗才能更好地延长患者的生存期，提高患者的生存质量。

另外，中西医结合用药腔内灌注既可以提高疗效，与化疗药有协同作用，也可增强机体免疫力，改善生活质量，可起到减毒增效的效果。近20年见于报道的中药胸腔内注射制剂有康莱特注射液、榄香烯注射液、鸦胆子油乳、吗特灵注射液（苦参碱）、鱼腥草注射液、夏枯草注射液等。

（二）腹水中西医结合治疗

恶性腹腔积液（Malignant peritoneal effusion）指的是恶性肿瘤引起的腹腔过量液体积聚，是癌症晚期并发症之一。患者中位存活期为几周至几个月，平均生存期4个月，一年生存率<10%，患者预后与原发肿瘤类型密切相关。发病率女性以卵巢癌最多，男性以胃肠道癌最多，其他如恶性淋巴瘤、间皮瘤、子宫癌及乳腺癌也可引起。这些肿瘤占所有恶性腹水病例的80%以上，前列腺癌、多发性骨髓瘤、恶性黑素瘤引起的腹水亦有报道。

本病属于中医"水肿""鼓胀"等病范畴，因腹部膨胀如鼓而命名。腹水以腹部胀大，皮色苍黄，甚则腹皮青筋暴露，四肢不肿或微肿为特征。在历史上有许多不同的名称：如"水蛊""蛊胀""蜘蛛蛊""单腹胀"等。本病的分类主要可分为"气臌""血臌""水臌"三类，但气、血、水三者，常常互相牵连为患，临床表现仅为主次之分，而并非单独为病。正如清代何梦瑶《医碥·肿胀》篇分析："气血水三者，病常相应，有先病气滞而后血结者；有先病血结而后气滞者；有先病水肿而血随败者，有先病血结而水随蓄者。"

1.对于大量腹水者，可腹腔穿刺引流适量腹水后，腹腔内注入羟喜树碱、康莱特注射液、榄香烯注射液等中药抗癌制剂，可减少腹水的生成。

2.中药"解毒得生煎"（含大黄20 g、黄檗15 g、山栀子15 g、蒲公英30 g、金银花20 g、红花15 g、苦参20 g）直肠滴注给药，每天1次，既有通利之功，又无伤脾之虞，可在一定程度上减轻腹胀。

由于中、西医对恶性腹水的不同认识，治疗的理念和方法不同，将中西医治疗以不同的形式相组合，可优于单用化疗药物治疗。可用于腹水治疗的中药制剂有：榄香烯乳、香菇多糖、鸦胆子油乳、康莱特、苦参碱等。有报道香菇多糖联合顺铂化疗较顺铂单药对照组，完全缓解率显著增加。中药配合体外高频热疗治疗恶性腹腔积液，也取得很好的疗效。但中药制剂的研究目前存在的问题是报告病例数较少，缺少单一病种的大规模、多中心、前瞻性的临床研究报告，有待于今后进一步的提高与完善。

（三）心包积液中西医结合治疗

恶性心包积液和心包填塞发展迅速，尤其是血性渗出者，往往会危及生命。一般来说，心包积液的出现是肿瘤患者的临终前表现。据尸检结果，癌症患者约5%～12%发生心脏及心包受侵，其中一半侵及心包，1/3侵及心肌，余为两者均受侵。只有15%的心包转移者发生心包填塞症，通常发生在终末期的患者。恶性心包积液多由心包转移癌所致，心包原发恶性肿瘤罕见。人体任何系统的恶性肿瘤都可能转移到心包，以肺癌、乳腺癌、白血病、恶性淋巴瘤及黑色素瘤者为常见。

1. 对有心包填塞的患者应立即行心包穿刺术。在二维B超引导下，心包内置管间断性或持续性引流是一种改善心脏搏血量安全有效的方法，应作为首选。

2. 病情危重者，应予吸氧，心包穿刺引流术，配合使用利尿药。

3. 参附注射液40 mL加入5%葡萄糖注射液250 mL中静脉滴注，每日1次。

4. 酌情选用参麦注射液、川芎嗪注射液、丹参注射液等。

5. 局部处理的常用方法为：心包穿刺抽液后注入硬化剂；心包开窗术；心包切除术及放射治疗。

六、上腔静脉压迫综合征中西医结合治疗

上腔静脉综合征（SVCS）主要指上腔静脉梗阻性疾病。上腔静脉为血液自头、颈、上肢及上胸回流到右心的主要静脉通道，由于它本身管壁较薄、内部血流压力低，且受解剖位置所限，被多组淋巴结所包绕等原因，易受压阻塞。上腔静脉阻塞影响静脉回流，导致引流区域静脉压升高及表浅静脉扩张。表现为上半身血液回流受阻，上腔静脉压升高，形成广泛的上腔静脉侧支循环，产生一系列临床症状。上腔静脉综合征于1757年首先由William Hunter报道，可发生于主动脉瘤、甲状腺肿、结核病和恶性肿瘤等患者。在20世纪50年代初以前约40%的患者由梅毒或结核引起，然而在抗生素广泛使用的现代，则有约高达80%～98%左右的患者为恶性肿瘤所致，以肺癌最为常见，占52%～81%，其中肺小细胞癌占总数的41%～46%，鳞癌占25%～27%，大细胞癌占13%～15%，腺癌占12%～14%，其他型肺癌占2%～6%。不同病理类型肺癌的SVCS患病率为0.7%～9.2%，以小细胞型最高，腺型最低。儿童急性T淋巴细胞性白血病和淋巴瘤亦较为常见。其他如原发于纵隔的各种良、恶性肿瘤，其中包括良、恶性胸腺瘤和畸胎类肿瘤，胸内甲状腺肿等（10%左右），纵隔转移瘤（8%～10%）均可导致SVCS的发生。另外乳腺癌、生殖细胞瘤、食管癌等消化道肿瘤亦有见报道。上腔静脉内外的炎性病变均可产生SVCS。在非肿瘤性病变中，其他病因主要有化脓性、放线菌性纵隔炎，上腔静脉炎，缩窄性心包炎，升主动脉瘤，心房黏液瘤，纵隔发育不良，上腔静脉血栓，布-卡综合征，白塞病等，另有少数SVCS为医源性因素所致，如心脏起搏器置入后造成压迫、导管

操作后引起的血栓、老年人止血剂应用不当所致的血栓等。下腔静脉梗阻称下腔静脉综合征，也叫布加氏综合征，其梗阻部位常在膈肌平面以下的下腔静脉。

1.康莱特注射液：为中药薏苡仁有效成分的提取物，有益气健脾、利水渗湿、清热消痈之功效，每日100～200 mL，静脉滴注。

2.止喘灵注射液：有平喘、止咳、祛痰之功效。每次2～4 mL，每日2次，肌内注射。

3.喘可治注射液：有温阳补肾、止咳平喘之功效。每次4 mL，每日2次，肌肉注射。

4.颜面、上肢肿胀明显、呼吸困难者，可配合使用利尿药、皮质激素、吸氧等。

七、肿瘤溶解综合征中西医结合治疗

肿瘤溶解综合征（TLS）是肿瘤治疗过程中出现的一种具有潜在性的致命的严重并发症，是指肿瘤细胞短期内大量溶解，释放细胞内代谢产物，引起以高尿酸血症、高血钾、高血磷、低血钙、代谢性酸中毒和急性肾衰竭为主要表现的一组临床综合征，多由化学治疗诱发引起，也可自发产生。高钾血症最严重的后果是致死性心律失常。高碳酸血症可降低肾功能，导致尿中钾和磷酸盐的排泄进一步减少。低钙血症是高碳酸血症的后果，会引起肌肉痉挛、心律失常等。肿瘤溶解综合征最初由Cohen等人于1980年首次报道，其发病率为1.1%～6%，死亡率有时高达36%。临床观察发现，主要见于对抗癌药物敏感的肿瘤，并在进行强烈化疗时引起。

相关肿瘤包括两大类，一是血液系统恶性肿瘤，如淋巴瘤，特别是Burkitt's淋巴瘤、弥漫大细胞性淋巴瘤、急性淋巴细胞白血病、急性粒细胞白血病、慢性淋巴细胞白血病、慢性粒细胞白血病等。二是非血液系统恶性肿瘤，如乳腺癌、胃肠道腺癌、小细胞肺癌等恶性实体瘤的广泛转移。发生ATLS的其他原因是糖皮质激素治疗、单g隆抗体治疗、大面积放射治疗、恶性肿瘤引起的尿路梗阻等。一般ATLS发生在化疗后1～7天，此时肿瘤细胞溶解达到高峰。

中药"解毒得生煎"加半枝莲30 g、白花蛇舌草30 g，煎至400 mL左右，直肠滴注给药，每天1次。

八、恶病质中西医结合治疗

恶病质也称为恶病质，是肿瘤常见的并发症，近80%晚期肿瘤患者会出现恶液质。恶病质目前没有明确定义，一般认为是机体的综合性代谢变化过程，多见于慢性消耗性疾病，如肿瘤、AIDS和终末期肾衰等。2011年Lancet Oncol发表的一篇关于癌症特异性恶病质专家共识的文章。将癌症恶病质定义为一种多因素综合征，以不能被常规营养支持治疗完全逆转的进行性骨骼肌量减少（包括或不包括脂肪量减少），进而出现进行性功能障碍为特征。其病理生理学特点是由于食物摄入减少和异常代谢导致的负氮平衡及负能量平衡。与饥饿引起的脂肪丢失不同，恶病质患者不仅丢失脂肪，还丢失肌肉组织且摄食并不能逆转恶病质患者的肌肉消耗。体重下降是恶病质患者最常见症状，除此之外，还包括食欲减退、疲劳、肌肉消耗、感觉及知觉异常、贫血和水肿等，70%以上恶病质患者会出现疲劳症状。肿瘤恶病质临床上很常见，近20%的肿瘤患者直接死于恶病质。在上消化道肿瘤和肺癌中，恶病质尤为常见，85%胃癌患者、61%非小细胞肺癌患者会出现恶病质。恶病质往往与较低的生活质量和较差的预后相关，并对肿瘤治疗产生抵抗。

本病相当于祖国医学的"虚劳"的范畴。《黄帝内经·素问·玉机真藏论》有"大骨枯槁，大肉陷下，胸中气满，喘息不便，其气动形，期六月死……"的记载，就与癌症恶病质的症状相似。"虚劳"由张仲景在《金匮要略》中最先提出，并列专篇论述，认为其病理机制为五脏阴阳气血虚损。据《金匮要略》描述，虚劳多由积渐成，大抵病久体羸叫"虚"，久虚不复叫"损"，损极不复谓"劳"，并提出治疗重在温补脾肾，提出扶正祛邪，祛瘀生新等治法，首倡补虚不忘治实的治疗要点。金元以后对虚劳的理论认识及临床治疗都将有较大的发展。如李东垣重视脾胃，长于甘温补中。朱丹溪重视肝肾，善用滋阴降火。明代张景岳对阴阳互根的理论做了深刻的阐发，提出"阴中求阳，阳中求阴"的治则，在治疗肾阴虚、肾阳虚的理论及方药方面有新的发展。虚劳涉及的内容很广，癌症发展至严重阶段，出现恶病质，以脏腑气血阴阳虚损为主要表现，属于虚劳的范围。

1.康莱特注射液：是从中草药薏苡仁中提取的一种具有提高机体免疫功能又有抗癌作用的双向广谱抗癌新药。有学者研究表明康莱特能够明显地提高恶病质鼠的摄食量，缓解体重下降，延缓肿瘤生长。其改变荷瘤鼠体能状态的程度明显优于同期国际上常用的治疗癌症恶病质的阿药物-甲地孕酮、胰岛素和吲哚美辛等治疗组的恶病质小鼠。具有降低 TNF-a 和 IL-1 水平的作用，具体作用机制尚待深入研究。200 mL 静脉滴注，每日 1 次，连用 21 天。

2.参麦注射液：30～60 mL 静脉滴注，每日 1 次，连用 14 天。

3.参附注射液：30～50 mL 静脉滴注，每日 1 次，连用 21 天。

4.康艾注射液：40～60 mL 静脉滴注，每日 1 次，连用 30 天。

5.黄芪注射液：20 mL 加入生理盐水 250 mL 静滴，每日 1 次，连用 14 天。

（张广路）

主要参考文献

1. 沈自尹. 藏象本质中西医结合研究方法[J]. 中西医结合通讯, 1983(3):6-12.

2. 危北海. 有关脾虚证的中西医结合研究方法[J]. 中西医结合通讯, 1984, 2(5): 33-42.

3. 陈可冀. 常见病中西医结合临床研究方法[J]. 中西医结合通讯, 1984, 2(5): 43-48.

4. 王建华. 从脾的研究谈藏象本质中西医结合的研究方法[J]. 中西医结合通讯, 1984(5):15-20.

5. 谭家祥. 中医和中西医结合的研究方法[J]. 广西中医药, 1984(4):5-10.

6. 许自诚. 中西医结合临床研究思路和方法的我见[J]. 甘肃中医, 1987(1):4-6, 11.

7. 许有玲. 世纪之交的中医药学术发展战略思考[M]. 北京:煤炭工业出版社, 1999.

8. 孟庆云. 中西医结合研究方法与实验技术[M]. 北京:中医古籍出版社, 1999.

9. 黄建平. 中西医比较研究[M]. 长沙:湖南科学技术出版社, 1993.

10. 谢薇西, 高贤均. 中西医学互补结合的思想和方法[J]. 成都中医学院学报, 1994, 17(2):14-17.

11. 陈如泉. 中西医结合方法学[M]. 北京:中国医药科技出版社, 1997.

12. 周金黄. 展望21世纪中医药学发展前景[J]. 军事医学科学院院刊, 1998, 22 (2):154-156.

13. 黄煌. 当前中医研究思路的几个转变[J]. 北京中医药大学学报, 1997, 20(4): 8-10.

14. 吕维柏. 21世纪的中西医结合[J]. 中西医结合实用临床急救, 1999, 6(2): 51-52.

15. 肖延龄, 马淑然, 韩贵清, 等. 中西医结合发展前景预测[J]. 山东中医药大学学报, 1999, 23(2):88-92.

16. 陈弼沧. 中西医结合研究思路[J]. 黑龙江中医药, 1997(2):3.

17. 邱东兴. 中医证的实质和证病结合研究方法的探讨[J]. 中西医结合实用临床

急救,1999,6(5):195-196.

18. 邱鸿钟. 对中医现代化和中西医结合研究方法的一些反思[J]. 新中医,1990(10):12-13.

19. 陈蔚文. 中医药理论开放性研究发展思路[J]. 亚洲医药,1997,8(10):773-775.

20. 王忠,王阶,王永炎. 后基因组时代中医证候组学研究的思考[J]. 中国中西医结合杂志2001,21(8):621-623.

21. 陈蔚文. 发展中医药学面对的若干基本问题[J]. 世界科学技术——中药现代化,2000,2(3):35-37.

22. 张子理,刘延祯. 中西医结合导论[M]. 兰州:甘肃科学技术出版社,2002.

23. 李仪奎. 中药药理实验方法学[M]. 第二版. 上海:上海科学技术出版社,2006.10.

24. 王振瑞,李经纬,陈可冀.20世纪中国中西医结合研究的史学考察[J]. 中国中西医结合杂志,2005,25(11):1033-1037.

25. 中国医师协会中西医结合医师分会,中国中西医结合学会循证医学专业委员会. 中医药与中西医结合临床研究方法指南[J]. 中国中西医结合2015,35(8):901-931.

26. 杨云松,岳利峰. 中西医结合发展的历史解析和未来思考[J]. 中华中医药杂志,2015,30(12):4208-4210.

27. 张子理,金宇. 中西医结合肿瘤学[M]. 第二版. 兰州:兰州大学出版社,2018.12.

28. 段绍杰,姚树坤,魏润杰,等. 系统生物学——中西医结合的桥梁[J]. 中国中西医结合杂志,2019,39(12):1418-1421.